"十二五"江苏省高等学校重点教材（编号：2014-1-082）

教育部高等学校制药工程专业教学指导分委员会推荐教材

天然药物化学

第三版

宋晓凯 ◎ 主编　　吴立军 ◎ 主审

U0390074

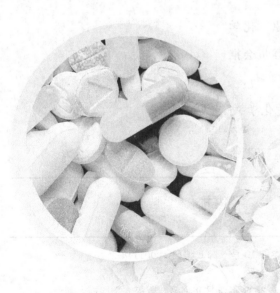

化学工业出版社

·北京·

天然药物化学是运用现代科学理论与方法研究天然药物中化学成分的一门学科。主要研究各类天然药物化学成分的结构特点、物理化学性质、提取分离方法以及主要类型化学成分的结构鉴定等。

《天然药物化学》共 10 章。第 1 章总论，介绍天然药物化学的基本知识以及工业化新技术；第 2～9 章分别介绍各主要类型化学成分的结构特点、理化性质、提取分离方法，有些章节结合实例介绍了工业化新技术；第 10 章介绍天然药物研究与开发的一般程序。

《天然药物化学》可作为高等学校药学、制药工程及相关专业的教材，也可作为相关专业的成人教育以及生产、科研人员的参考书。

图书在版编目（CIP）数据

天然药物化学/宋晓凯主编. —3 版. —北京：化学工业出版社，2016.1（2023.7 重印）
教育部高等学校制药工程专业教学指导分委员会推荐教材
ISBN 978-7-122-25191-6

Ⅰ.①天… Ⅱ.①宋… Ⅲ.①生物药-药物化学-高等学校-教材 Ⅳ.①R284

中国版本图书馆 CIP 数据核字（2015）第 221433 号

责任编辑：何　丽　徐雅妮　　　　　　　　装帧设计：关　飞
责任校对：蒋　宇

出版发行：化学工业出版社（北京市东城区青年湖南街 13 号　邮政编码 100011）
印　　装：北京科印技术咨询服务有限公司数码印刷分部
787mm×1092mm　1/16　印张 19　字数 487 千字　2023 年 7 月北京第 3 版第 6 次印刷

购书咨询：010-64518888　　　　　　　　售后服务：010-64518899
网　　址：http://www.cip.com.cn
凡购买本书，如有缺损质量问题，本社销售中心负责调换。

定　　价：49.00 元

前 言

《天然药物化学》第三版教材在第二版基础上修订编写。

第二版教材出版后的 5 年中，经国内各高校制药工程专业使用，反映良好。于 2011 年评为江苏省高等学校精品教材，2014 年评为"十二五"江苏省高等学校重点教材（修订）立项建设。

第三版与第二版教材相比，主要补充了如下内容：

第一章增加了分子蒸馏技术及其应用、离子液体萃取技术及其应用、真空气流细胞破壁技术及在中药成分提取前处理中的应用；

第五章增加了木脂素的提取分离与结构解析实例；

第六章增加了 NOESY 技术在倍半萜内酯化合物结构鉴定中的应用实例；

第七章增加了液-质联用技术鉴定三萜皂苷类成分的应用实例；

第十章增加了化学蛋白质组学技术及在天然生物活性成分筛选与新药开发中的应用。

本教材由宋晓凯教授主编，吴立军教授主审。参加编写工作的还有陈虹教授、周晶教授、凌宁生教授级高工、潘勤教授级高工。此外，天津医科大学张瑶舒教授也参加了部分编写及修订工作。

本教材主要适用于高等学校药学、制药工程专业的本科生使用，也可作为制药企业、药物研究科研人员参考。

本教材修订过程中，始终得到化学工业出版社和有关院校专家和同行的热情鼓励与支持，提出了许多宝贵意见和建议，在此一并表示衷心的感谢。

限于编者水平和能力，书中不当之处敬请读者指正。

编者

2015 年 9 月

第二版前言

《天然药物化学》第二版在第一版教材的基础上修订编写。

本版与第一版教材相比，重点在第一、六、九、十章的内容方面进行了部分的修改、调整和补充。对一些内容进行了必要的删减，同时补充了一些新的内容。例如，介绍了近几年来新出现的气-质联用技术、液-质联用技术的基本原理及应用。在第六章，介绍了气-质联用技术分析及应用实例；在第九章，介绍了液-质联用技术分析及应用实例等。此外，对近年来国际上有关新药开发方面的新理论、新技术也进行了一定补充。

第一版教材出版后的 6 年中，经国内各高校制药工程专业使用，反映良好。教材获第八届中国石油和化学工业优秀教材二等奖。还被作为教育部制药工程专业教学指导分委员会的推荐教材之一。

《天然药物化学》主要适用于制药工程专业的本科学生使用，也可作为制药企业、药物研究机构科研人员参考。

本教材由宋晓凯教授任主编，吴立军教授任主审。参加编写工作的还有陈虹教授、周晶教授、凌宁生教授级高工、潘勤教授级高工。此外，天津医科大学张瑶舒教授也参加了部分编写及修改工作。

本教材编写过程中，始终得到化学工业出版社和有关院校专家和同行的热情鼓励与支持，提出了许多宝贵意见和建议，在此一并表示衷心的感谢。

限于编者水平和能力，书中不当之处敬请读者指正。

编者
2010 年 3 月

第一版前言

中国加入 WTO 后，医药行业面临前所未有的挑战和机遇。挑战来自于国外对化学合成药知识产权的保护，使中国今后继续走仿制国外化学合成药的道路受阻；机遇来自于中国是传统中医药大国，拥有悠久的中医药发展历史，对天然药物的应用积累了丰富的经验，从而为创制拥有中国自主知识产权的中药新药提供了难得的有利时机。从事中药研制开发、生产需要具备一定的天然药物化学知识，然而，目前尚缺乏适合制药工程专业学生使用的《天然药物化学》教材，因此我们编写了这本教材。

近些年来，天然药物化学研究进展很快，许多提取、分离、鉴定的新技术、新方法不断涌现，为天然药物化学增添了新的内容。本教材与其他版本教材相比，兼顾制药工程专业学生的特点，在保持天然药物化学课程体系的基础上，酌情增加了一些对天然药物相对成熟的工业化提取、分离的理论和技术。

为保证本教材编写质量，编委会先后召开多次工作会议，制订教材编写提纲，确定教材编写内容，多次征求国内天然药物化学领域著名专家吴立军教授的意见。力求编写内容符合制药工程专业学生知识结构，循序渐进、深入浅出，使全书内容形成有机整体。本书也可作为相关专业和成人教育教材，以及生产、科研人员的参考书。

本教材由宋晓凯教授担任主编，吴立军教授担任主审。参加编写工作的还有陈虹教授、周晶教授、凌宁生教授级高工、潘勤博士。此外，天津医科大学药学院张瑶舒副教授参加了第 3、8、9 章的部分编写及修改工作。各章编写人员分别是：第 1、9 章宋晓凯；第 2、5 章潘勤；第 3、8 章周晶；第 6、7 章陈虹；第 4、10 章凌宁生。

限于编者水平和能力，书中不当之处敬请读者指正。

编者
2004 年 5 月

目　录

▶ 第1章　总　论

1.1　绪论

1.1.1　天然药物化学研究的内容及其意义

天然药物化学是运用现代科学理论与技术研究天然产物中生物活性物质的一门学科，主要研究其生物活性物质的化学结构、理化性质、提取分离、结构鉴定、生理活性、药物开发等方面的基本理论和实验技术。

天然药物是从植物、动物、矿物、微生物、海洋生物等天然资源中开发出来的药物，是药物的一个重要组成部分，是我国新药研究和开发重点。自古以来，人类为维护身体健康和生存繁衍，在获取食物和与疾病作斗争同时，发现了治疗疾病的植物（草药）和一些动物、矿物，因而有"药食同源"或"医食同源"之公论。远古时代，人类在寻找食物时意外地发现服用某些植物和动物后会引起不同的生理反应，在以身试药、日积月累大量实践经验后，开始利用这些天然物质来治疗疾病，经过无数次的试验和失败，终于发现了药物。在我国，天然药物又称中草药，更具有自己的特色，与中医一起构成了中华民族文化的瑰宝，是中华民族五千年来得以繁衍昌盛的一个重要原因，也为人类的繁衍昌盛做出了巨大贡献，因此是全人类的宝贵文化遗产。

早在数千年前，我国就有神农氏尝百草的传说，汉代的《神农本草经》记载365种药物，主要是植物药，也有动物药和矿物药；明代李时珍编写的《本草纲目》共52卷，收载天然药物达1892种，处方12000多条；清代赵学敏编写的《本草纲目拾遗》又补充1021种。

天然药物一直是人类获得药物的主要途径，天然药物之所以能防病治病，其物质基础在于所含的有效成分。然而，一种天然药物往往含有结构、性质不相同的多种成分。动、植物药及微生物药的主要类型有生物大分子、初级代谢物、次级代谢物、最终代谢物、动植物体及部分真菌体。植物药是从植物的根、茎、花、皮、叶或果实中制取的药物。例如，从银杏叶中分离银杏黄酮，从麻黄草中分离麻黄碱，从卡瓦胡椒根中分离卡瓦内酯，从马钱子中分离士的宁及从金鸡纳树皮中分离奎尼丁等。

大多数动、植物药针对性强，毒副作用小，是临床药品的主要来源之一。例如，中药麻黄（*ephedra sinica* 的地上全草）中就含有左旋麻黄素（*l*-ephedrine）等多种生物碱类物质，以及挥发油、淀粉、树脂、叶绿素、纤维素、草酸钙等其他成分；中药甘草（*glycyrrhiza uralensis* 的根及茎）中则含有甘草酸（glycyrrhizin）等多种皂苷以及黄酮类、淀粉、纤维素、草酸钙等成分。以上两例中,左旋麻黄素具有平喘、解痉作用,甘草酸则具有消炎、抗过敏、治疗胃溃疡的作用,分别被认为是麻黄及甘草中的代表性有效成分。

全世界有近 25 万种植物,其中仅有不到 10% 被测过某种生物活性,而被高通量筛选过的更是微乎其微。以我国为例,我国的天然资源极其丰富,迄今已发现 3 万多种高等植物,其数量仅次于巴西和哥伦比亚,居世界第 3 位,其中 50% 以上是特有品种。我国药用植物及中药材种类繁多,新版《中药大辞典》收载 12807 种中药材,其中药用植物 11146 种(分布在 383 科、2309 属中),动物药 1581 种,矿物药 12 类 80 种。此外,其他民族地区尚有藏药 2294 种,蒙药 1342 种,傣药 1200 种,苗药 1000 种,维药 600 种,彝药及羌药各百余种。

我国利用海洋药物有悠久的历史,目前已有 700 多个中成药组方中有海洋生物。在全球现有的 3 百万至 5 百万种物种当中,海洋物种占据近一半。海洋生物作为天然药物的巨大资源,基本未被开发(关于海洋天然产物的文献报道多以细胞毒性为主,其目的在于用简单的细胞毒检测作为抗肿瘤活性的模型)。在目前陆地植物发现新骨架化合物几率急剧下降的形势下,海洋生物成为作用机制新颖、化学结构多样化的新药和先导化合物的来源。近年来,由于超微量物质的分离及结构测定技术有了突飞猛进的发展,占地球表面积 2/3 的海洋中所含生物资源正在得到逐步的开发,在对海洋动植物的研究中发现了许多结构新颖并具有较强生物活性的化合物。比如在海洋生物中已发现有多肽类、大环内酯类、萜类、聚醚类等 2000 多种生物活性物质,从中发现了一批重要的抗癌、抗病毒活性物质,显示出海洋药物研究利用具有十分广阔的前景。

随着社会的进步、人类生活水平的不断提高,对于新药的需求正在不断增长。首先是因为传染病的有效控制使人类的疾病谱发生明显变化。近年来,一些引起人类死亡或者严重地影响患者生活质量的主要病种疾病,诸如微循环系统疾病、糖尿病及其并发症、恶性肿瘤、肝炎、老年性痴呆、心血管疾病和神经精神疾病等难于找到有效药物。其次,近年来由于世界各国之间的交往不断增加,一些原先在偏僻落后的地区内局部流行的病毒性疾病开始向外扩散。其中以艾滋病(HIV)最为严重,已在全世界范围内肆虐猖獗。这些病毒性疾病由于缺乏有效防治手段,对人类危害极大。天然产物由于其结构的多样性,被认为是寻找有效抗 HIV 药的重要资源。新近研究证明,从药用植物中分离出的萜烯类、酚类及一些稀有多糖类可以有效抑制 HIV 的复制。天然药物的研究和开发对于疑难杂症的防治具有重要意义。

1.1.2 国内外天然药物化学研究概况

50 多年来,我国以中草药为原料开发出了 40 多种特有新药,如黄连素、四氢帕马丁、东莨菪碱、莨菪碱、樟柳碱、石杉碱甲、芫花酯甲、靛玉红、天麻素、草乌甲素、蒿甲醚及丹参酮ⅡA 等。尤其是近 10 多年来,国内外天然药物研究与开发取得了长足进展。2001 年版美国药典已正式收载银杏、月见草油、卡瓦内酯、金丝桃素、人参、β-七叶皂苷等 20 多种畅销的药材及其制剂的质量标准,表明药用植物及天然药物已开始被美国官方认可,揭开了天然药物发展史上新篇章。

发达国家在研制化学合成药物方面保持领先的同时,同时对中草药和各国的传统医药、民间医药正在加紧研究。美国国立癌症研究所(NCI)在 1986 年开始了一项世界范围的植物药研究计划,寻找有效的抗癌新药和抗 HIV 药。到 1992 年,NCI 已从收集到的 23000 多种样品中发现 3 种在体外试验中具有抗 HIV 病毒作用的化合物。英国近年来从雪莲花属植物中获得的加兰他敏正在进行临床试验,有可能成为治疗早老性痴呆症的有效药物。仅从不完整的资料统计,在美国出售的药品中,有近 1/4 的药品至少含有一种来自植物的活性成分。据美国《Annual Reports of Medicinal Chemistry》报道，1984～1995 年 FDA 批准的 64 种抗菌新药中，61％来源于天然产物或是以天然产物为先导物的合成产物。1989～1995 年 FDA 批准临床观察的 299 种抗癌药中，61％是天然产物。1994 年供临床使用的 87 种抗癌药中，62％为天然产物。镇痛药河豚毒素及贝类毒素等海洋药物取得了良好的进展。另外，可直接杀伤肿瘤细胞和具有免疫调节作用的苦马豆素也进入临床试验阶段。继紫杉醇（taxol）之后，又将掀起新类型有效成分的研究热潮，研究水平不断提高，多由化学基础研究向应用研究发展，其特点是化学与活性紧密结合、加大筛选力度、以数量保质量，主要寻找一些治疗重要疾病，（如肿瘤、艾滋病、心脑血管病、神经系统疾病和免疫性疾病等）的有效成分。

海洋、地区、民间及其天然资源的研究与开发扩大了新药的来源。为了得到结构新颖的化合物，已有越来越多的人将注意力转向以前较少研究的领域。①中国海域辽阔，生物物种丰富。海洋生物中发现了多种结构新颖的化合物，其中不少有很好的生物活性。②各地区均有特产药材或植物，立足于本地资源的开发研究，补充了新化合物和部分活性化合物的来源。③民间药用资源是中药的宝库之一，各少数民族积累了不少天然药物用药经验。深入研究其活性成分，极有可能发现治疗疑难病症的新药。④苔藓植物是高等植物中最低级的类群，全世界约有 2300 种，我国约有 2100 种。近年来对苔藓的研究发现，其具有大量的高活性抗霉菌、抑制肿瘤生长等活性的结构新颖的化合物。

随着科学技术的发展，一些过去未知的植物微量成分被不断发现，其中不乏具有较强生物活性的成分，如人参和三七中的环肽，可能是一类新型活性成分；天然活性化合物由于来源问题和本身存在的副作用而很难直接成为药物，需要以其为先导化合物进行修饰乃至全合成。因而小分子化合物在快速成药方面具有明显的优势。对于某些资源有限的天然药物，结构简单的已可用全合成的方式来生产，较为复杂的则能通过结构改造变成比较容易合成的衍生物。一些植物含有高活性的化合物，但含量极微，若开发利用，天然资源很快就会枯竭。其合成、半合成及生物合成技术的研究是解决供需矛盾的途径之一，如抗癌药物紫杉醇、长春新碱、高效乙酰胆碱酯。对有效成分进行化学结构的改造，从而改变药物的性质（理化特性、生物利用度、治疗指数等），产生高效低毒的新药，这对于天然药物的化学研究具有十分重要的意义。

例如，20 世纪 70 年代我国从中草药黄花蒿中发现的新抗疟疾药青蒿素（artemisinin）为蒿属植物的生物活性成分，是公认的抗疟物质，青蒿素的独特结构于 1972 年通过 X 射线衍射分析证明，并于 1983 年被合成。它对于抗氯喹的虐原虫株有特效，但是在水、油中都不溶解，无法用于临床。但我国科研人员以其为先导物通过结构改造合成了 300 多种衍生物，其中合成了蒿甲醚和蒿乙醚，发现蒿甲醚和蒿乙醚这两种化合物不仅溶于油，抗疟效果还分别提高 14 倍和 3 倍。目前蒿甲醚已开发成为可以肌肉注射的针剂，并作为一类新药上市，它尤其适用于恶性脑性疟疾的抢救。

青蒿素   蒿甲醚

有些天然药物结构十分复杂，含量低、毒副作用大，但以其为先导物可合成结构简单、毒副作用小的产物。例如以 *d*-筒箭毒碱为先导物合成的十烃双胺就是一个成功的实例，后

者与 d-筒箭毒碱一样，具有肌肉松弛作用。有些天然材料中有效成分含量极低，需采用化学合成或现代生物技术制备。如要获得 1mg 人脑激素需要 10 万只羊脑垂体为原料，而采用基因重组技术，1L 培养液即可获得 1mg 人脑激素。此外，某些植物作为药用已有较长的历史，经研究发现了其化学成分的新活性，为这些植物增加了新的用途。另外有些天然成分活性低，或者抗菌谱窄、耐药性强、稳定性差，或者副作用大，需采用相应技术进行结构修饰，克服其缺陷。

天然药物化学的发展为新药开发提供了化学多样性基础，新的天然药物的开发也取得了许多卓著的成就。在科学技术飞速发展、化学药物占主导地位的今天，天然药物仍是活性成分或先导化合物发现的重要途径，也是新药发现的重要途径之一。新药研究出现回归自然趋向的主要原因是由于人们对药物安全性的重视，使开发高效低毒的新药的难度越来越大，研究成本急剧上升。相比之下，从来自植物的天然产物中开发新药的成功率要高得多，开发时间也大为缩短，财力及人力投入也相应减少，并且可以解决一些环保问题。目前临床使用的药物 50% 以上直接或间接来源于天然产物。

现代科学给天然药物的开发利用带来巨大变化，天然活性化合物结构修饰、合成、半合成及生物合成技术研究提供了不依赖自然资源的新药。首先，由于化学的发展，许多天然药物的有效成分被提纯和鉴定，以有效单体为原料的制剂逐步取代了把药材经过初步加工制成的丸丹膏散。这样不仅克服了生药含量不稳的问题，而且使药效明显提高，还减小了副作用。根据部分药用植物有效成分的化学结构可以设计和构建新化合物，并采用相应技术获得毒副作用低而疗效好的新药。目前临床上应用的抗癌、抗感染及抗病毒药物中，约 60% 是天然产物或以天然物为先导物合成的产物，如雷帕霉素、紫杉醇衍生物等。有价值的、来自植物前体的药物可通过化学合成、生物催化或生物转化得到。其中著名的例子就是来自罂粟属植物的吗啡、可待因；来自金鸡纳树皮的奎宁；来自颠茄属植物的阿托品等。从加利福尼亚紫杉树（taxusbrevifolia）中分离获得的紫杉醇（taxol）可通过增加微管聚集降低微管降解速率而影响肿瘤细胞有丝分裂，被用于治疗乳腺癌和卵巢癌。紫杉醇及其前体也可通过细胞培养方式获得。在发现紫杉醇后的几年内，许多植物来源的抗癌药物相继开发研究出来。

目前，天然药物化学研究依其目的不同可分为三个方面。①以阐明药用生物有效成分，获得具有新结构的化合物或具有生物活性的单体为目的，进行提取分离条件、结构鉴定、一般活性研究。②对于自然资源有限的活性化合物及其前体，以解决来源为目的进行半合成及生物转化研究。③以获得高效低毒的创新药为目的，以天然活性化合物为先导物，合成一系列结构类似物，进行构效关系研究。

国内外研究经验表明，来自天然产物的先导化合物很有希望成为治疗疑难病症的新药，而且天然产物药理筛选的命中率比合成化合物高。天然先导化合物的发现为新药的目标化合物提供了结构模式，从天然结构活性成分出发，经结构修饰、类似物的合成及系统的活性研究，总结结构与活性（毒性）的相关性，并作为设计新药目标化合物的基础，是国际上研究天然活性成分的主要思路和方法。目前，国际上采用高通量筛选的先进技术，目标就是寻找有效成分或先导物进而创制新药。

高通量筛选是发现新化合物的重要途径，而通过组合化学技术则可以天然产物为前体合成大量化合物，建立用于筛选的有机化合物库，可加快先导化合物的发现进程。在多数情况下，有活性的化合物先在最初的随机筛选过程中被偶然发现，经进一步的研究判断其是否可以产生先导化合物，再采用早已建立的药物设计工具来确证这一先导物的结构与活性的关系，从而最终发现具有活性的药物。

近年来，在成分分离方面，现代分离分析技术和基于结构鉴定的光谱技术及活性检测技术取得了飞速发展，许多结构复杂、微量的成分可以获得纯品并确定其化学结构，极大地丰富了天然药物的来源。人们从植物中发现新单体、新活性成分的速度大大提高。已从民间草药中发现多种疗效优异、结构新颖的新成分。各种现代新技术的应用，不仅使非极性的、小分子的化合物分离速度和分离质量有了大幅度提高，而且使那些长期以来分离纯化难度较大（如苷类等）的水溶性化合物也得到较好的分离。在结构鉴定方面，UV、IR、MS、NMR（包括近年发展起来的质谱、核磁共振各种新技术）、X 射线晶体衍射及 SDS-PAGE 等技术的应用，为结构和纯度鉴定提供了有力的技术手段。

研究中草药化学成分，从中寻找有效化合物或先导物，必须强调生物活性研究的重要性。活性测定工作是寻找新药的基础。在进行有效成分研究中，最好采用生物活性跟踪法。我国学者在进行抗疟药有效成分研究中，就是采用生物活性跟踪法，否则无法想象是否能找到青蒿素。生物活性模型（方法）的建立对寻找新药是非常关键的。从中草药中发现有效成分或先导物必须采用化学成分与生物活性研究融为一体的方法，要以活性为导向，化学与活性密切结合。在制备活性测定样品时要仔细考虑提取流程和条件，选用恰当的溶剂，以免漏掉活性成分。因此面对植物样品的提取加工，必须慎重考虑用何种溶剂、何种提取流程以及选择哪些部分、以何种剂型提供进行活性测定。

随着现代药理学、分子生物学等理论及相关技术的发展，天然药物的开发途径和手段也在不断现代化。随着分子生物学、遗传学及信息处理技术等的发展，分子途径已逐渐成为开发新药的主要途径。随着生命科学的进步、人体自身机能调节系统的不断阐明，许多内源性生理活性物质也在不断地被揭露出来。在此基础上，人们运用在分子水平上建立起来的新的生物活性测试体系进行广泛的筛选，还将会发现更多、更新的天然药物。

天然药物化学与药物分析、药物化学、生药学、分子生物学、生物工程、微生物学、药理学、毒理学均有密切的关系，其发展必须充分利用相关学科的理论、方法与技术进行综合研究。天然活性产物构效关系的研究需要药理学和毒理学的配合，以了解化合物的活性、毒性及作用机制，为活性分子的设计提供依据。在活性分子的设计方面，利用分子图形学及各种软件包、图形工作站系统等可以寻找分子活性部位、优化结构、优势构象、活性强弱不同的化合物间立体结构的同一性与差异及活性结构的拓扑特性、药效基团和活性规律；利用计算机辅助设计高活性分子，研究分子的三维结构和活性的关系，并提出相应的活性分子的结构模型，使得结构改造、化合物的合成更具有方向性。

随着人类基因组的完成和功能基因组学的兴起，创新药物的研究进入了全新时代。以药物基因学为研究基础的创新药物实践将为寻找新的药物作用靶点和阐明药物的分子作用机理提供前所未有的可能性。药物基因学研究的成败依赖于所使用的分子探针有效性。天然产物作为小分子探针在药物基因学的发展过程中起到了关键的作用。一方面，天然产物直接作为药物，拯救了无数的生命；另一方面，作为药物研究的先导化合物，天然产物与它相互作用的生物学靶点间的构效关系，不仅导致了许多奇妙药物的发现，而且是天然产物可以用来治疗重大疾病的分子基础。

因此，寻找活性天然产物的生物学靶点是药物研发的关键步骤。这样，通过天然产物与它们作用靶点之间构效关系的研究，人们不仅在分子水平上深刻地理解了天然产物的作用原理，而且该结果为进一步研制新型的天然产物药物打下良好的基础。因此，利用近代化学生物学方法和手段系统和深入地研究天然产物在药物研究开发过程中的先导作用，无疑会加速我国创新药物的研究进程，这对我国中药现代化特别关键。

天然药物化学今后的深入研究将以定量构效关系和三维构效关系理论为指导，在先导化合物分子结构的优化方面下工夫，即根据疾病的病因、发病机制、细胞生物学特点、受体的结构等寻找活性尤其是有特殊作用机制的先导化合物，利用适当的药理模型研究分子的活性和毒性作用机制，在此基础上进行分子的结构改造，研究分析不同活性分子的结构和构象的差异，总结其活性所必需的结构及其与某种药理（毒理）作用之间的规律。据此进行结构优化，为设计合成高效、低毒的新药奠定基础。

1.1.3 生物多样性、化学结构与活性多样性

天然药物研究中重要的一点是发现有效的化合物，因而材料的多样性显得特别重要。

地球上有植物 20 余万种，而动物特别是节肢动物门的昆虫目前已知道约 110 万种，已描述的达 78 万种之多。无论如何，昆虫作为药物研究的材料其多样性比植物丰富得多。从昆虫获得的比较典型的活性物质为抗菌肽，然而对于昆虫的药用成分研究远不及对植物成分研究得详细。这固然与昆虫成分研究中样品采集的难度有关，也与人类利用动物的经验多寡有直接联系。许多昆虫很常见，然而被忽略了。

微藻是一类分布范围较广的能进行光合作用的有机体，大约超过 4 万种。就次生代谢产物来讲，它们还没有得到广泛研究。其中一些产生的毒素（包括海藻毒素、大田酸和微囊藻素）已广为人知。它们中的一些新颖结构有可能被开发为抗肿瘤和抗真菌类新药。从此类天然资源中寻找新的天然药物也是亟待开展的工作。

来源于陆地或海洋中的细菌、真菌、植物、无脊椎动物的低相对分子质量天然产物，表现出了独特的结构多样性。植物和微生物代谢物一直是药物研究的重点。近 30 年来，从两栖动物中发现了许多活性成分。居竹伪角蚜（*Pseudoregmabambusicola* T.）在《本草纲目》中记载有治疗偏瘫的作用，民间用于治疗各种原因引起的咳喘，近年来经活性跟踪发现了 6 个具有抗组胺作用的新颖化合物。

从天然产物中寻找活性物质和开发药物可以利用生物的复杂性带来的多样性。生物多样性为我们提供了食物、药物、燃料等生产、生活资料，为天然药物的研究和开发提供了条件。生物多样性、生态环境的复杂性以及生物体内代谢过程的多样性和复杂性，导致了天然产物化学结构的多样性。资源的多样性是活性物质发现的前提，近年发展起来的组合化学和组合生物合成都是快速获得多样性的手段。

每一种生物所含的化学成分都非常复杂。现有的研究表明每一种生物的化学成分一般都在数十种至上百种。生物种类多样性、同种天然产物中结构及活性的多样性、化合物存在的不同形式以及生物间相互作用的多样性在天然药物研究和开发中起着启示作用。对自然资源结构多样性的开发利用将有助于促进先导物的发现，从而找到新的治疗剂。天然药物是一个数量庞大、资源丰富的化合物库。丰富的资源为我们从天然药物中发现新药奠定了物质基础。因此，从植物中发现天然药物的开发潜力仍然巨大，在未来相当长的时间内仍是产生新药的主要途径之一。具有生物多样性和化学结构多样性的天然产物，尤其是高等植物，将永远是开发新药的先导物最可靠来源。另外，从传统药用植物中寻找新的活性次生物，也是获取先导化合物的来源之一。

现今，自然界中仍有大量结构多样性的化合物等着我们去发现。迄今为止，仅就植物而言，相对于资源丰富的全球植物，只有为数不多的植物成分被进行过生物活性筛选，而进行过系统的化学和药理研究的植物仅有 300 余种。活性物源于天然产物（动物、植物、微生物、真菌等的代谢物）和化学合成的化合物（包括建立在经验和理论上的理性设计而合成的化合物），其发现依赖于体内外生物活性筛选实验。为获得这些多样性的结构，可依据理化特性和化学反应进行筛选，而生物学筛选方法被认为是最有效的方法。植物多样性及其次生物结构多样性将与以往一样，对开发新药将产生极大的促进作用，也充分显示出药用植物在

新药开发中的重要地位。

　　天然产物一直是活性物质发现的源泉，然而由于天然产物来源的多样性，包括生物的种类、所处生态环境、代谢途径的多样性给药物开发和活性物质的发现带来了许多问题，也给研究人员带来许多选择空间和启发。往往许多同属植物用于同一目的，但成分并不是总相似。因为一个植物中的各种成分有不同活性，不同植物可能有相同活性的相同成分或不同成分，所以有不同植物用于同一疾病，而同一植物用于不同疾病，或不同植物同时用于某种疾病的情况。同一植物又由于产地、气候、采集季节的不同存在成分的差异，这给研究者和生产者带来许多问题。首先，要确定同一植物治疗不同疾病中不同的有效成分，有时要确定同一有效成分的不同作用，这要求对立体异构体、同系物或结构相似的成分进行分离、纯化或结构修饰，获取足量化合物用于复杂的活性试验，并从技术上检测和控制化合物的含量与比例，依具体情况建立活性物质的分离、纯化方法。

　　毛茛科东亚唐松草（*thalictrum prze-walskii maxim*）与唐松草属其他植物一样，民间多作为清热、燥湿的药物，用于治疗如肠炎、痢疾、黄疸等。然而对其生物碱研究表明，此植物除含本属植物中广泛存在的抗菌活性成分如小檗碱外，还具有抗癌活性的生物碱，其中的苄基异喹啉-阿朴啡型生物碱与其他唐松草属植物中的同类生物碱的取代和联结方式迥异，而且色谱上都成对出现，分离纯化极困难。从唐松草（*thalictrum foetidum L.*）中分离到的生物碱如 fotidine 具有抗炎降压作用，但与唐松草属其他植物不同，此植物中的抗癌活性成分是三萜苷类化合物 foetoside C。由此可以看出，同一种植物中所含成分由于结构差别导致的活性差异可用于不同目的。另一方面，相关植物中具有相似活性的成分不一定为同类化合物。在考虑进行活性筛选前的样品提取方法时，结构类型不应完全是考虑问题的出发点。化合物多样性和活性多样性以及不同化合物活性的同一性在新药开发和资源的充分利用方面是值得认真思考的问题。

　　天然产物的研究被认为是有机化学发展的动力之一，由于有机化合物结构的巨大可变性，即结构多样性（structural diversity），研究这些化合物拓宽和深化了有机反应的知识。正因为天然产物的多样性，它一直吸引着化学家的强烈兴趣。

1.2 生物合成途径与生物转化

　　天然野生资源随着药物的开发利用，储存量不断下降。这样，随之而来的问题是其原料药来源能否满足批量化生产的需求，这是所有天然创新药物开发所共同面临的重大难题。天然活性成分作为天然药发挥药效活性的物质基础，由于天然资源往往有限、含量低，通过化学合成的研究来完成原料药的开发是最常用的手段。但由于有些天然活性成分结构复杂、合成困难，如紫杉醇、三尖杉酯碱、喜树碱等含量在万分之几或更低，结构中有多个不对称中心，全化学合成在仿生性、立体结构选择性方面均有一定的难度，甚至难以实现，需要寻找新的方法，协助完成那些纯化学合成较难进行的部分。

　　某种植物中不可能仅含一种活性成分，往往有一些生源关系相近或结构类似的化合物，如蓝果树科植物旱莲木（*Camptotheca acuminata Dence*）的果实（喜树果）中含有喜树碱、羟基喜树碱、去氧喜树碱、甲氧基喜树碱等多种结构类似的生物碱，喜树碱和羟基喜树碱为抗癌药物。其中 10-羟基喜树碱以疗效好、毒性低较为常用，但在该植物中生物碱含量约为万分之几，且以喜树碱为主要成分，10-羟基喜树碱仅占十万分之二，依靠从天然资源中提取分离费时、费力、浪费资源。相反，生物体经过亿万年的演化进化，长时间的优胜劣汰，使其体内物质的生成路线处于最佳状态。从图 1-1 中可以看到植物体内的物质代谢与生物合成过程。

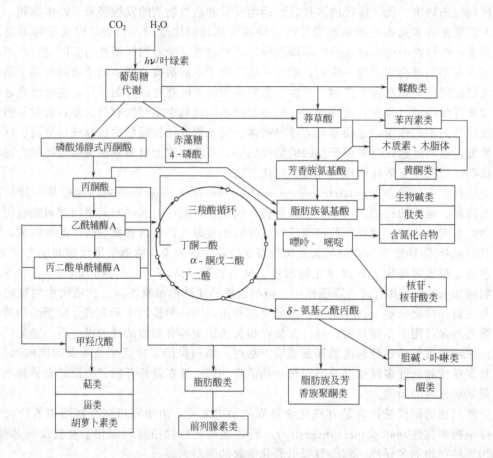

图 1-1　植物体内的物质代谢与生物合成过程

　　绿色植物及藻类因为含有叶绿素，可以通过光合作用将二氧化碳及水合成糖类，并放出氧气。生成的糖进一步通过不同途径（五碳糖磷酸途径及解糖途径）代谢，产生三磷酸腺苷（ATP）及辅酶（NADPH）等维持植物机体生命活动不可缺少的物质，以及丙酮酸（pyruvic acid）、磷酸烯醇丙酮酸（PEP）、赤藓糖 4-磷酸（erythrose 4-phosphate ，E. 4. P）、核糖等。核糖为合成核酸的重要原料；磷酸烯醇丙酮酸与赤藓糖 4-磷酸可以进一步合成莽草酸（shikimic acid）；而丙酮酸经过氧化、脱羧后生成乙酰辅酶 A（acetyl CoA），再进入三羧酸（TCA）循环系中，生成一系列的有机酸及丙二酸单酰辅酶 A（malonyl CoA）（为合成脂质的重要原料）等，并通过固氮反应得到一系列的氨基酸（为合成肽及蛋白质的重要原料）。上述过程因为对维持植物生命活动来说是不可缺少的过程，而且几乎存在于所有的绿色植物中，所以习惯上称其为一次代谢过程。糖、蛋白质、脂质、核酸等这些对植物机体生命活动来说不可缺少的物质，则被称为一次代谢产物（primary metabolites）。然而，过程并没有到此结束。在特定条件下，一些重要的一次代谢产物，如乙酰辅酶 A、丙二酸单酰辅酶 A、莽草酸及一些氨基酸等，作为原料或前体，又进一步经历不同的代谢过程，生成如生物碱、萜类等化合物。后一过程因为并不是在所有的植物中都能发生，对维持植物机体生命活动来说又不起重要作用，因此称之为二次代谢过程。生物碱、萜类等化合物则被称为二次代谢产物（secondary metabolites）。植物中的二次代谢产物因其结构富于变化，其中许多又具有明显的生理活性，所以自然成为天然药物化学的主要研究对象。

因此，探索天然活性成分的生物合成路线并据此设计仿生合成路线，对创新药物的研究将起到事半功倍的效果。著名有机化学家 Barton 曾说过，一旦生物合成途径被确定，它可与原来假设相比较，当两者一致时会令人激动不已。一个已建立的生物合成途径是对合成有机化学家的挑战，它提示你如何模拟自然。

1.2.1 主要的生物合成途径

虽然从自然界得到的化合物总数非常多，其结构也千变万化，非常复杂，但若仔细加以分析，则不难看出它们均由一定的基本结构单位按不同方式组合而成。

常见的基本结构单位大概有以下几种类型。

C_2 单位：如脂肪酸、酚类、苯醌等聚酮类（polyketone）化合物。

C_5 单位（异戊烯单位）：如萜类、甾类等。

C_6 单位：如香豆素、木脂体等苯丙素类化合物。

氨基酸单位：如生物碱类化合物。

复合单位：由上述单位复合构成。

天然化合物的主要生物合成途径有醋酸-丙二酸途径、甲戊二羟酸途径、桂皮酸途径及莽草酸途径、氨基酸途径和复合途径，且大多数已用同位素示踪试验得到了证明。

1.2.1.1 醋酸-丙二酸途径（acetate-malonate pathway，AA-MA 途径）

脂肪酸类、酚类、蒽酮等类化合物均由这一途径生成。如图 1-2 所示，天然饱和脂肪酸类均由 AA-MA 途择生成。作为这一过程的出发单位是乙酰辅酶 A，但实际上起延伸碳链作用的是丙二酸单酰辅酶 A。碳链的延伸由缩合、还原两个步骤交叉而成，得到的饱和脂肪酸均为偶数。碳链为奇数的脂肪酸，起始物质不是乙酰辅酶 A，而是丙酰辅酶 A（propyonyl CoA），支链脂肪酸的前体则为异丁酰辅酶 A（isobutyryl CoA）、α-甲基丁酰辅酶 A（α-methylbutyryl CoA）、甲基丙二酸单酰辅酶 A（methylmalonyl CoA）等，但缩合及还原过程与上述类似。

1.2.1.2 甲戊二羟酸途径（mevalonic acid pathway，MVA 途径）

从甲戊二羟酸生成萜的途径如图 1-3 所示。显然，生物体内真正的异戊二烯基单位为焦磷酸二甲烯丙酯（DMP）及其异构体焦磷酸异戊烯酯（IPP），它们均由 MVA 变化而来。在相互衔接时一般为头-尾相接，但三萜的生物合成，则是两个倍半萜尾-尾相接而成。各种萜类分别经由对应的焦磷酸酯而来，三萜及甾体类化合物则由反式角鲨烯（trans-squalene）转变而成。

它们再经氧化、还原、脱羧、环合或重排，即生成种类繁多的三萜类（triterpenoids）及甾类（steroids）化合物。萜类化合物中与异戊烯法则不相符合的化合物多因在环化过程中伴随发生重排反应所引起。由于 MVA 也是由乙酰辅酶 A 出发生成，故其生物合成基源也可以说是乙酰辅酶 A。

1.2.1.3 桂皮酸途径（cinnamic acid pathway）及莽草酸途径（shikimic acid pathway）

天然化分物中具有 C_6-C_3 骨架的苯丙素类（phenylpropanoids）、香豆素类（coumarins）、木质素类（lignins）、木脂体类（lignans）以及具有 C_6-C_3-C_6 骨架的黄酮类化合物（flavonoids）极为多见。其中，C_6-C_3 骨架均由苯丙氨酸（phenylalanine）经苯丙氨酸脱氨酶（phenylalanine ammonialyase，PAL）脱去氨后生成的桂皮酸而来，具体如图 1-4 所示。

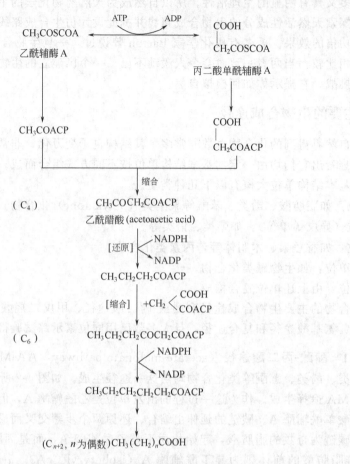

图 1-2　饱和脂肪酸的生物合成途径

如上所示，苯丙素类经环化、氧化、还原等反应，还可生成 C_6-C_2、C_6-C_1 及 C_6 等类化合物。此外，与丙二酸单酰辅酶 A 结合，可生成二氢黄酮类化合物（C_6-C_3-C_6）。两分子的苯丙素类通过 β-位聚合，可得到木质素类化合物。

1.2.1.4　氨基酸途径（amino acid pathway）

天然产物中的生物碱类成分均由此途径生成。有些氨基酸脱羧成为胺类，再经过一系列化学反应（甲基化、氧化、还原、重排等）后即转变成为生物碱。并非所有的氨基酸都能转变为生物碱。已知作为生物碱前体的氨基酸，在脂肪族氨基酸中主要有鸟氨酸（ornithine）、赖氨酸（lysine）；在芳香族中则有苯丙氨酸（phenylalanine）、酪氨酸（tyrosine）及色氨酸（tryptophane）等。其中，芳香族氨基酸来自莽草酸途径，脂肪族氨基酸则基本上来自三羧酸循环（TCA）及解糖途径中形成的 α-酮酸经还原氨化（transamination）后生成。

1.2.1.5　复合途径

来自两个以上不同的生物合成途径即构成复合生物合成途径。常见的复合生物合成途径有醋酸-丙二酸-莽草酸途径、醋酸-丙二酸-甲羟戊酸途径、氨基酸-甲羟戊酸途径、氨基酸-醋酸-丙二酸途径、氨基酸-莽草酸途径。

生物合成是天然药物化学学科中一个重要领域。了解生物合成的有关知识，不仅对天然

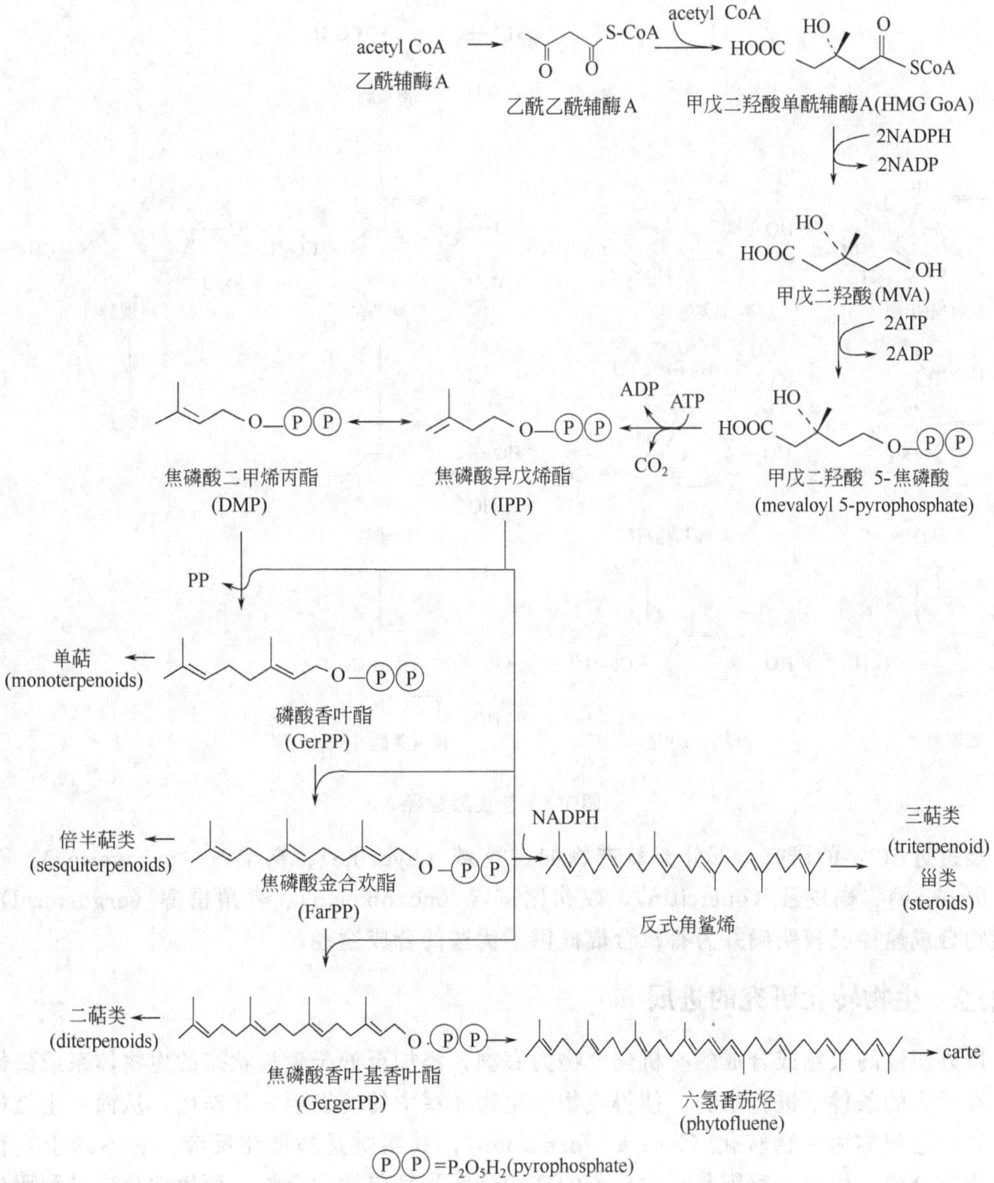

图 1-3 甲戊二羟酸途径

化合物进行结构分类或者推测天然化合物的结构有帮助，而且对植物化学分类学以及仿生合成等学科的发展有着重要的理论指导意义，对采用组织培养方法进行物质生产也有实际指导意义。例如，了解目的物质的生物合成途径，在组织培养过程中有意喂养关键的前体物质，可以大大提高目的物质收率。有报道，在三叶薯蓣 *Dioscorea deltoides* 的愈伤组织培养过程中加入适量胆固醇，薯蓣皂苷元含量可由植物干燥质量的 1.5% 提高到 2.5%。又如，在进行人参组织培养时，为提高皂苷的含量，曾试验加入不同的生物合成前体物质。结果表明，加入醋酸、香叶醇、反式角鲨烯时，皂苷含量增加并不明显；但加入甲戊二羟酸及金合欢醇时，皂苷含量可增加约两倍。其原因并非因为愈伤组织的细胞数目增加，而是因为提高了单位细胞生产皂苷的量。另外，甲戊二羟酸及金合欢醇的加入时间对皂苷生成量也有很大影响。

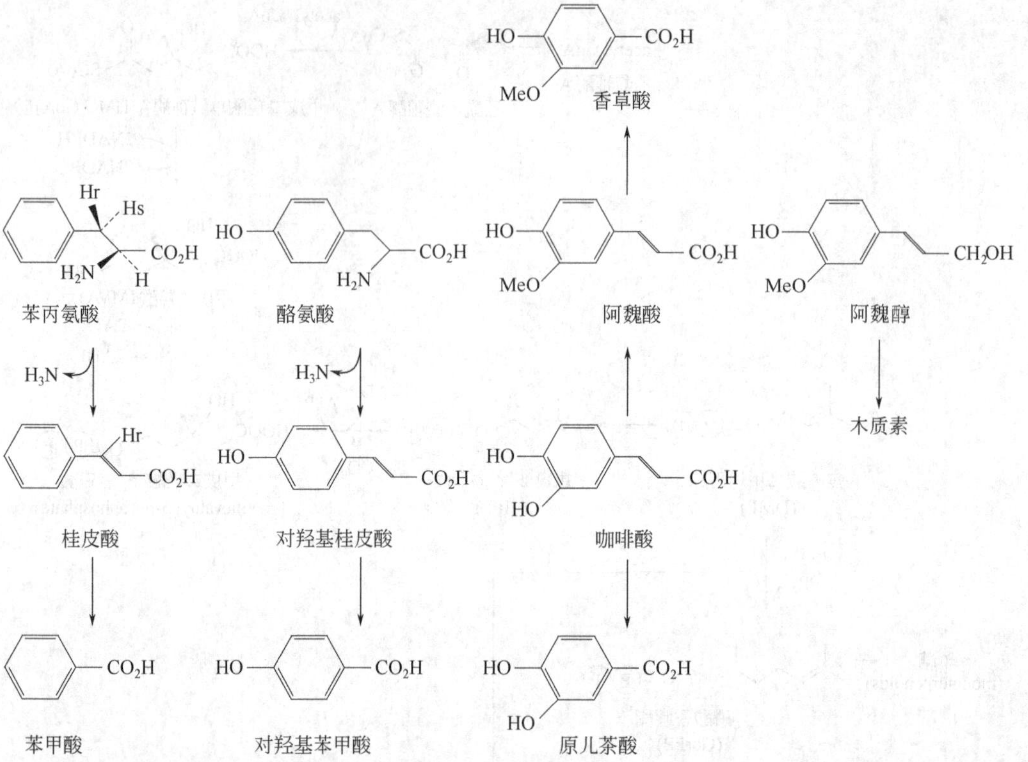

图 1-4　桂皮酸途径

经过近 50 年的研究，部分天然产物如古豆碱（hygrine）、罂粟碱（papaverine）、石蒜碱（locorine）、槲皮素（quercitin）、奴弗比霉素（novobiocin）、麦角甾醇（ergosterol）等的生物合成途径已较明确并为有机合成提供了优选的合成途径。

1.2.2　生物转化研究的进展

以外源性的天然或合成的有机化合物为底物，添加至处于生长状态的生物体系或酶体系中，在适宜的条件下进行培养，使得底物与生物体系中的酶发生相互作用，从而产生结构改变，这一过程称为生物转化（biotransformation），其实质是酶催化反应。它不同于生物降解与生物合成，生物降解则是将大分子的底物分解为简单的化合物，而生物合成是利用生物体系自身特有的酶体系将简单结构的前体化合物转变为生物体自身所固有的次生代谢产物的一系列生物反应。用于转化研究的生物体系主要有真菌、细菌、藻类、植物悬浮细胞、组织或器官以及动物细胞、组织等，其中应用最多的是植物细胞悬浮培养体系和微生物体系。生物转化反应具有选择性强、催化效率高、反应条件温和、反应种类多以及环境污染小等特点，并且往往可以用于催化有机合成中难以完成的化学反应。利用生物体对底物作用的多样性，可以丰富中药活性化合物的结构，从中找到活性更好的先导化合物。

我国自行开发的化学药物前体，相当部分来源于中药活性成分的研究。天然产物一般结构复杂，不易简单合成，利用化学法进行结构修饰获得高活性新化合物费时费力。生物转化技术广泛地应用于药物研究的各个领域，我国是天然药物生产和应用大国，鉴于大多数天然活性成分为分子结构复杂的有机化合物，如将生物转化技术引入天然创新药物的快速筛选研究，通过新天然活性先导化合物的发现与筛选，利用生物转化从对已发现具有活性的天然化合物进行结构修饰、药物设计、资源开发等各环节入手，以期发现新的高效低毒的药物先导化合物，进而研创出具有自主知识产权、有中国药物研究特色的创新药物，对开发新型药物原料资源也有重要的理论意义和实用价值。

现代生物转化研究始于巴斯德时代，但工业化微生物转化最重要的里程碑应该是20世纪50年代进行的利用微生物对甾体化合物的结构改造。此后，一些重要的生物技术发展导致了某些传统的化学反应工艺被由生物催化剂催化的生物转化反应所代替。

生物转化技术是现代生物技术中一个较活跃的研究和应用分支。近年来，生物转化技术在天然药物研究与开发中的应用和研究取得较大进展。现代生物技术是基于基因和分子水平，利用生命体系和生命过程来制造产品的操作技术。分子生物学、细胞生物学、基因工程学的进展，为从分子和基因水平发现有效药物提供了基础。我国在分子生物学、遗传学等尖端领域及形态学、分类学等传统领域与世界先进水平差距不大，而在生物化学、生物转化技术等现代生物工程技术方面与西方发达国家有差距。

生物界许多基本代谢途径是相同的，而微生物由于其繁殖和基础代谢迅速，体内酶体系相对简单。因此，在对天然活性成分生物合成途径研究中，微生物生物转化技术是常用的手段之一。曾利用曲霉对喜树碱进行向羟基喜树碱的定向转化，近期也发现多种微生物能定向地将喜树碱转化成10-羟基喜树碱。这些研究为解决10-羟基喜树碱的资源问题提供了新的途径，必要时还可利用微生物中的脱烷基化酶、羟化酶等使甲氧基喜树碱、去氧喜树碱转化成喜树碱、羟基喜树碱。此外，在紫杉醇、三尖杉酯碱等高活性低含量的抗肿瘤药物资源研究中生物转化技术也大有用武之地。

生物转化技术可以弥补化学合成的不足。青蒿素是国内自主开发的中药抗疟药物，有文献报道青蒿素类成分的水溶性与其活性有关，已分别利用微生物生物转化手段在青蒿素及其衍生物蒿甲醚结构中引入了羟基，而其抗疟作用活性中心过氧桥未发生任何改变，这在有机合成中是较难做到的。生物转化技术在以天然活性成分为基础的创新药物研究与开发中具有重要意义。

生物转化可以提高天然药物的抗肿瘤活性。很多抗肿瘤天然药物尽管有一定的活性，但其作用达不到临床应用的要求。为此，对一些作用较弱，但来源丰富的化合物进行了生物转化研究，对经过生物转化后产生的新化合物，进行了抗肿瘤活性试验，获得一些较好的结果。如通过植物细胞组织培养得到的紫杉烷类化合物，经过生物转化，得到了特殊位点的羟基化产物。该产物的抗肿瘤细胞作用明显优于原化合物。

中药活性成分的生物转化思路主要集中在以下几点。

（1）利用生物转化往往易于生成新颖的化学结构，很多转化产物往往是从自然界或有机合成方法难以获取的，从而为新药开发提供了难得的先导化合物。中药活性成分的结构优化还可以增强活性并降低毒性，改善天然产物作为药物前体的开发潜质。利用生物体系酶的多样性，同类天然产物系统的生物转化研究往往会产生一系列结构类似的衍生物，并结合现代药理学的实验手段，对该类化合物的构效关系进行系统研究。

（2）生物转化在中药活性化合物的全合成或半合成中的应用，即利用酶促反应的专属性和高产率，将一些廉价的原料，转化成为目标产物。结合基因工程技术，还可以实现这些酶的大量体外表达，从而直接将生物转化技术应用于工业生产。毋庸置疑，催化酶的研究将是生物转化的重要发展方向。

（3）将生物转化模型引入中药及其活性成分的体内代谢研究也是一个不容忽视的研究方向，利用较为先进的高效液相色谱/二极管阵列检测技术（HPLC-DAD）和LC-MS，将转化结果与体内代谢结果进行比对，寻求利用"微生物转化模型"模拟中药活性成分在哺乳动物体内的代谢。为研究中药体内代谢，阐明中药体内发挥作用的物质基础，提供了有益的探索。

总之，生物转化是生物技术、天然药物化学乃至药物代谢学等内容相结合，涉及多学科多领域的交叉发展，为科研工作带来了新的机遇与挑战。中药活性成分的生物转化研究在国内虽然属于刚刚起步，但随着相关学科的发展和科研成果的不断涌现，这一技术必将在中药活性成分的开发与利用等领域发挥更加重要的作用。

1.3 天然药物提取分离方法

1.3.1 天然产物有效成分的传统提取、分离与精制方法

中草药中所含成分复杂，不仅含有有效成分，还含有无效成分，甚至有毒成分。为了提高中草药的治疗效果，必须利用各种提取方法，从药材中提取有效成分。天然药物化学的研究是从有效成分或生物活性化合物提取、分离工作开始的。天然产物中化学成分较为复杂，因此要研究和应用其中有效成分，必须将它们从动、植物中提取出来并进一步加以分离和精制，得到有效单体。在提取之前，应对所用材料的基原（如动、植物的学名）、产地、药用部位、采集时间与方法等进行考查，并系统查阅文献，以充分了解、利用前人的经验。

有效成分的提取、分离和精制，一般以使用溶剂为主。溶剂不同，浸出的成分也不同。近年来，一些物理方法，如高速逆流色谱、大孔吸附树脂、超临界流体萃取、膜分离、超声波提取、超滤、凝胶电泳、新型吸附色谱等新的提取媒体和新的提取分离工艺等一大批高新技术进展很快，已经应用到中药有效成分提取分离及其他天然药物研究领域中，大大缩短了有效成分研究的周期，并且在新药研究与开发工作中逐步得到推广和发展。

不论采用哪种提取分离技术，首先应掌握动、植物中所含各种成分的理化性质，尤其是对于不同溶剂包括酸、碱等的溶解性能，以及各种提取、分离的原理，针对不同的成分采用不同的提取分离技术。

上述新型分离技术大多是可以用不复杂设备，在比较温和条件下操作就可获得较高收率和纯度的天然有机物产品。由于天然药物中所含化学成分复杂，而上述各种新型分离技术大多具有较好的选择性，适合某些化合物成分的分离。因此，这些新技术有望成为天然药物中活性天然有机物提取纯化的有效手段。

传统的中草药成分提取工艺过程主要包括提取、过滤、蒸发浓缩、重结晶及干燥等。从药材中提取天然活性成分的方法有溶剂法、水蒸气蒸馏法及升华法等。后两种方法的应用范围十分有限，大多数情况下是采用溶剂提取法。常见的传统提取方法有煎煮法、回流提取法、渗漉法和冷浸法等。

1.3.1.1 溶剂提取法

该法指选择适当溶剂将中草药中的化学成分从药材中提取出来。一般如无特殊规定，药料须经干燥并适当粉碎，以增大与溶剂的接触面积，提高萃取效率。一般而言，植物成分中，萜类、甾体等脂环类及芳香类化合物因为极性较小，易溶于氯仿、乙醚等亲脂性溶剂中；而糖苷、氨基酸等类成分则极性较大，易溶于水及含水醇中；至于酸性、碱性及两性化合物，因为存在状态（分子或离子形式）随溶液而异，因此溶解度将随溶液的 pH 值而改变。一般，可将固体药材按极性递增方式，用不同溶剂，如石油醚或汽油（可提出油脂、

蜡、叶绿素、挥发油、游离甾体及三萜类化合物)、氯仿或醋酸乙酯（可提出游离生物碱、有机酸及黄酮、香豆素的苷元等中等极性化合物)、丙酮或乙醇、甲醇（可提出苷类、生物碱盐以及鞣质等极性化合物）及水（可提取氨基酸、糖类、无机盐等水溶性成分）依次进行提取。得到的各个馏分经活性测试确定有效部位后再做进一步分离。

一些常见溶剂的亲水性或亲脂性的强弱顺序如下：

$$\xrightarrow{\text{亲脂性}}$$

石油醚＞苯＞氯仿＞乙醚＞乙酸乙酯＞丙酮＞乙醇＞甲醇＞水

$$\xleftarrow{\text{亲水性}}$$

在溶剂提取法中，常用的方法有浸渍法、渗漉法、煎煮法、回流提取法和连续提取法。传统的中药提取方法工艺复杂、流程长，具有许多固有的缺点。

① 除用水做溶剂外，其余有机溶剂（丙酮、氯仿、石油醚、乙醇、苯等）都是对健康不利的或有害的，不仅萃取分离溶剂十分费事，而且溶剂残留不可避免。

② 采用煎煮法、回流提取法等热提取法时，一些对光、热不稳定的物质易被破坏，特别是在提取过程中常常伴有分解、水解、醇解和沉淀等反应发生，其结果不仅使产品的质量难以稳定控制，而且由于改变了天然组分的本来面目和特征，给后来的药理药效研究带来了一系列不确定的因素。

③ 提取步骤多、流程长、生产效率低、纯度低、产物损失大，特别是对一些挥发性强的组分更是如此。

④ 所得产品收率小、成本高。由于传统提取多采用静态提取，存在着平衡浓度限制问题，因而很难做到提取完全，提取率低、选择性差、药材原料浪费严重。

⑤ 溶剂原料用量比大，提取釜的空间利用率很低，随之而来的必然是对外界排放大量的废液、废渣，从而对环境造成严重污染。

⑥ 中药材中有效成分的含量明显受品种、产地、气候条件及采收季节的影响，不同来源的中药材中有效成分的含量差别非常大，而传统的浸提生产并没有对不同的原料采用不同的工艺条件。因此，也就无法控制产品质量和提取程度。

1.3.1.2 两相溶剂萃取法

（1）简单萃取法 是利用混合物中各成分在两种互不相溶溶剂中分配系数不同而实现分离的方法。混合物中各成分在两相溶剂中分配系数相差越大，分离效率越高。如果在水提液中的有效成分是亲脂性物质，一般多采用亲脂性有机溶剂，如苯、氯仿或乙醚进行萃取；如果有效成分是偏于亲水性物质，在亲脂性溶剂中难溶解，就需要改用与水不相混溶而具有一定程度亲水性的有机溶剂，如乙酸乙酯、丁醇等萃取。例如提取黄酮类成分，多用乙酸乙酯与水作两相萃取，提取皂苷则多选用正丁醇、异戊醇与水作两相萃取。不过，有机溶剂亲水性越大，与水作两相萃取效果就越差，因为较多的亲水性杂质伴随而出，对有效成分进一步精制影响较大。由于中药成分复杂，往往采用极性由低到高的几种溶剂依次进行液-液萃取。

用液-液萃取法提取分离中药有效成分，也常利用有效成分或共存杂质的性质差异，用一些方法使某一种或某一类成分的分配系数发生很大改变。例如纯化总生物碱时，改变溶液 pH 值，使生物碱在碱性下游离，再用有机溶剂萃取，与亲水性杂质分离。或以酸处理含生物碱的有机溶剂，使生物碱成盐，而转入水层与亲脂性杂质分离。这样反复处理可将亲水性或亲脂性杂质除去，提高总碱纯度。pH 梯度萃取法也是根据在一定 pH 值下某成分可成盐或可游离，改变了该成分在溶剂系统中的分配系数而与其他成分分离。另外，用极性溶剂

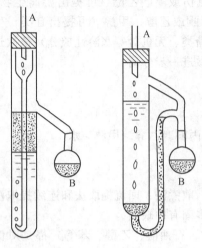

(a) 用于比水轻的溶剂　(b) 用于比水重的溶剂

图 1-5　连续萃取器

"洗涤"亲脂性溶剂提取液，以除去混入的极性杂质；用亲脂性溶剂"洗涤"提取液中的亲脂性杂质，两种方法都是人们所熟悉的。这些都可以用多次萃取的方法来完成。

（2）连续萃取法　为克服使用分液漏斗多次萃取的麻烦，可采用连续萃取器。仪器的基本原理是利用两溶剂的相对密度不同自然分层，分散相液滴穿过连续相溶剂时发生传质，如图 1-5 所示。选择连续萃取法时，需视所用溶剂的相对密度大于或小于被提取的水溶液相对密度的情况，而采用不同式样的仪器。

1.3.1.3　沉淀法

最常用的沉淀法是铅盐法，可用于除去杂质，也可用于沉淀有效成分。铅盐法是利用中性醋酸铅或碱式醋酸铅在水或稀醇溶液中能与许多物质生成难溶的铅盐或铬盐，而用于分离中药成分。中性醋酸铅可沉淀有机酸、蛋白质、氨基酸、黏液质、鞣质、酸性皂苷、树脂、部分黄酮苷等。碱式醋酸铅沉淀范围更广，除上述能被中性醋酸铅沉淀的物质外，还可沉淀某些中性皂苷、异黄酮苷、糖类和一些碱性较弱的生物碱等。通常将铅盐沉淀滤出，然后将沉淀悬于水或稀醇中，再通入硫化氢气体或加硫酸钠等试剂进行脱铅，即可回收提取物。

1.3.1.4　盐析法

盐析法是在中药水提液中，加入无机盐至一定浓度或达到饱和状态，可使某些成分在水中溶解度降低，从而与水溶性大的杂质分离。常用作盐析的无机盐有氯化钠、硫酸钠、硫酸镁、硫酸铁等。例如自黄藤中提取掌叶防己碱、自三颗针中提取小檗碱，在生产上都是用氯化钠或硫酸铵盐析制备。有些成分如原白头翁素、麻黄碱、苦参碱等水溶性较大物质，在提取时，亦往往先在水提取液中加入一定量的食盐，再用有机溶剂提取。

1.3.1.5　分馏法

对于完全能够互溶的液体系统，可利用各成分沸点的不同而采用分馏法，中药化学成分的研究工作中，挥发油及一些液体生物碱的分离即常用分馏法。例如毒芹总碱中的毒芹碱和羟基毒芹碱，前者沸点为 166～167℃，后者为 226℃，彼此相差较远，即可利用其沸点的不同通过分馏法分离。

一般说来，液体混合物沸点相差在 100℃ 以上，可将溶液重复蒸馏多次即可达到分离目的，沸点相差在 25℃ 以下，则需采用分馏柱，沸点相差越小，需要的分馏装置越精细。

1.3.1.6　结晶法

结晶法是分离和精制固体成分的重要方法之一，是利用混合物中各成分在溶剂中溶解度不同来达到分离的方法。具体操作步骤是选用合适的溶剂，将混合物加热溶解，形成有效成分的饱和溶液，趁热滤去不溶的杂质，滤液低温放置或蒸去部分溶剂后再低温放置，使有效成分大部分结晶析出，由于初析出的结晶总会带一些杂质，需要反复结晶即重结晶方法才能得到高纯度的晶体。结晶法所用样品必须是已经用其他方法提纯过的，如果中药的粗提部分纯度很差，则很难得到结晶，因为结晶是同类分子自相排列，如果杂质过多，则阻碍分子的排列。

有些中药成分的结晶若含有两种以上的成分时，就可采用分步结晶法使之分离。分步结晶法是将粗品溶于适宜的溶剂中，经处理使先析出的结晶Ⅰ滤出，分出结晶后的母液经浓缩后析出结晶Ⅰ，母液再浓缩后可析出结晶Ⅱ……。如此一步一步结晶，可达到分离的目的。分步结晶法各部分所得结晶，其纯度往往有较大的差异，且常常可获得一种以上的结晶成分，在未加检查前不要贸然混在一起。

结晶的纯度可由化合物的晶形、色泽、熔点和熔距、薄层色谱或纸色谱等作初步鉴定。一个单体纯化合物一般都有一定的熔点和较小的熔距，同时在薄层色谱或纸色谱中经数种不同展开剂系统检定，为一个斑点时，一般可以认为是一个单体化合物。

1.3.1.7　色谱法

色谱法又称色层法或层析法，是分离和鉴定化合物的有效方法。近20年来色谱理论逐步发展，实验技术也逐步仪器化、自动化和高速化，目前高效液相色谱的使用已相当普遍，色谱技术已成为化学领域一个重要的分离、分析工具。

色谱法在研究中药有效成分中的应用有以下三种。

（1）分离混合物　在中药提取物的有效部位中，往往含有结构相似、理化性质相似的几种成分的混合物，用一般的化学方法很难分离，可用色谱法将它们分开。

（2）精制化合物　在提取、分离得到有效成分时，往往含有少量结构类似的杂质，不易除去，也可利用色谱法除去杂质得到纯品。

（3）鉴定化合物　在一定条件下，纯粹的化合物在薄层色谱或纸色谱中都有一定的 R_f 值，在气相色谱和高效液相色谱中有一定的保留时间，所以利用色谱法可以鉴定化合物的纯度或利用与标准品对照来初步确定两种性质相似的化合物是否为同一物质。

由于中药有效成分类型不同，性质各异，所以选择的色谱条件是不同的。

一般生物碱的分离可用硅胶或氧化铝柱色谱，对于极性较高的生物碱可用分配色谱，而对季铵型水溶性生物碱也可用分配色谱或离子交换色谱。苷类的色谱分离往往决定于苷元的性质，如皂苷、强心苷，一般可用分配色谱或硅胶吸附色谱。

挥发油、甾体、萜类包括萜类内酯，往往首选氧化铝及硅胶色谱。黄酮类化合物、鞣质等多元酚衍生物可用聚酰胺吸附色谱。

有机酸、氨基酸一般可选用离子交换色谱，有时也用分配色谱。有些氨基酸也可用活性炭吸附色谱。对于大分子化合物，如多肽、蛋白质、多糖，常用凝胶色谱。

总的来说，对非极性成分往往考虑用氧化铝或硅胶吸附色谱；若极性较大则采用分配色谱或弱吸附剂吸附色谱；对酸性、碱性、两性成分可采用离子交换色谱，有时也可用吸附色谱及分配色谱等。

1.3.2　提取及分离技术的发展

由于中药品种繁多，成分各异，因此不可能有千篇一律的提取、分离方法，而是要将各种方法取长补短，灵活运用。

我国中药化学家赵承嘏等在1928年开始用经典方法先后从延胡索的块茎中得到延胡索乙素等数种生物碱。这种早期的方法大多采用的是结晶法，操作步骤虽较简单，但对微量成分、结构相似的成分和不易结晶的成分往往受到限制。因此，从20世纪40年代以后色谱法即以其特有的分离效能而迅速发展起来。

20世纪60年代初，吉丁斯（Giddings）对色谱过程动力学的分析，使人们认识到过去所选择的色谱条件还不够合理。例如在分析薄层色谱时发现，常用的硅胶或氧化铝薄层色谱的分离效能比湿装柱色谱好，因为湿装柱的吸附剂先被溶剂浸湿，其活性受到影响，而薄层色谱吸附剂处于干燥状态，通过毛细管作用吸附溶剂而展开，溶剂和样品不易进入吸附剂颗粒充满空气泡的孔隙内，从而避免了传质速率降低；另一方面薄层色谱所使用的吸附剂粒度小而均匀，减少了色谱过程中的涡流扩散，也提高了分离效能。1965年后将薄层色谱的这些优越因素直接应用到柱上，产生了干柱色谱法，它的分离效能优于湿装柱，可将薄层色谱分离的最佳条件直接套用到干柱色谱，各区带可直接进行切割，这样可避免一般液相色谱因层带扩散而造成的成分交叉，不需要复杂的设备，溶剂消耗也少，仅吸附剂的用量比湿柱大些，适用于中药中各类成分的分离和制备。例如，华中五味子（*Schizandra sphenanthera* Rehd. et Wils.）有效成分五味子酯乙和丙二者结构近似，仅是所连接酯基上两个甲基的顺反之差，常用的薄层色谱无能为力，而用干柱色谱，可获得良好的分离。

1.3.2.1 在天然药物化学研究中普遍采用的几种分离技术

1.3.2.1.1 加压液相柱色谱

经典的液-液分配柱色谱中用的载体（如硅胶）颗粒直径较大（100～150μm），流动相仅靠重力作用自上而下缓缓流过色谱柱，流出液用人工分段收集后再进行分析，因此柱效较低、费时较长。近来已逐渐被各种加压液相色谱所代替。加压液相色谱中用的载体多为颗粒直径较小、机械强度及比表面积较大的球形硅胶微粒，如 Zipax 类薄壳型或表面多孔型硅球以及 Zorbax 类全多孔硅胶微球，硅胶微球上键合不同极性的有机化合物以适应不同类型分离工作的需要，因而柱效大大提高。常见的 Zorbax 系列 HPLC 填充柱型号见表 1-1。

表 1-1 HPLC 用 Zorbax 系列填充柱

柱 子 名 称	键合固定相组成	适用分离方式
Zorbax ODS	十八烷基组，—C$_{18}$H$_{37}$	反相
Zorbax C$_8$	辛基组，—C$_8$H$_{17}$	反相
Zorbax NH$_2$	氨基组，—NH$_2$	正相、反相、阴离子交换
Zorbax CN	氰基丙基组，—C$_3$H$_7$CN	反相、正相
Zorbax TMS	三甲基硅组，—Si(CH$_3$)$_3$	反相
Zorbax SAX	季铵组，—N$^+$R$_3$	阴离子交换
Zorbax SIL	氧化硅，—SiOH	吸附
Zorbax SCX-300	磺酸基组，—SO$_3$H	阳离子交换

其他系列填充剂也均有类似的型号，如 μ-Bondapak C$_{18}$、LiChrosorb RP-18、Perkin Elmer C$_{18}$ 等均为键合了十八烷基的填充剂，与 Zorbax ODS 类似，均供反相色谱应用。为了提高分离速度、缩短分离时间，则须施加压力，且依所用压力大小不同，可以分为快速色谱（flash chromagraphy，约 2atm [1]）、低压液相色谱（LPLC，<5atm）、中压液相色谱（MPLC，5～20atm）和高压液相色谱（HPLC，>20atm）等。各种加压液相色谱的分离规模如图 1-6 所示。

此外，在色谱柱出口处常常配以高

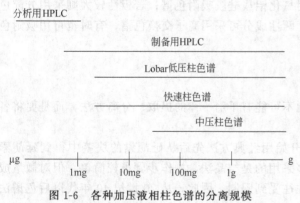

图 1-6 各种加压液相柱色谱的分离规模

---

[1] 1atm=101325Pa，下同。

灵敏度的检测器，以及自动描记、分步收集的装置，并用计算机进行色谱条件的设定及数据处理。所以无论在分离效能及分离速度方面，加压液相色谱均远远超过了经典的液-液分配柱色谱，在天然药物分离工作中得到了越来越广泛的应用。图1-7为常用高压液相色谱装置的模式图。

近来，中低压液相柱色谱装置及E. Merck公司生产的配套用Lobar柱因分离规模较大（可达克数量级）、分离效果较好（有时不亚于HPLC所得结果）、分离速度较快（填充剂颗粒较大，约40～60μm）、分离条件又可由相应的TLC结果直接选用，加之价格比较便宜、操作简便，故很受用户欢迎。

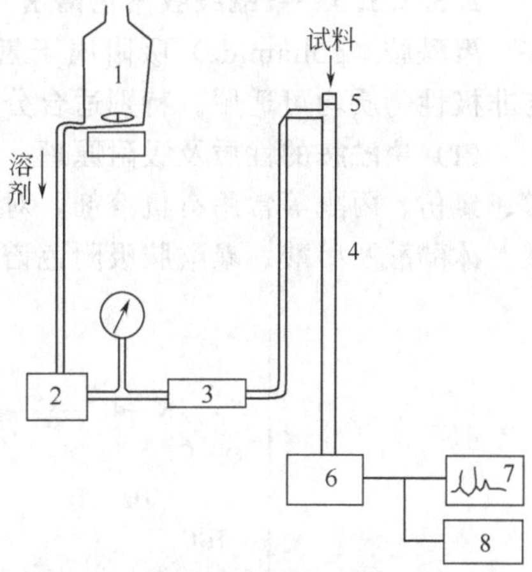

1.3.2.1.2 大孔吸附树脂

大孔吸附树脂一般为白色球形颗粒，通常分为非极性和极性两类。因其理化性质稳定，不溶于酸、碱及有机溶剂，所以在天然化合物的分离与富集中被广泛应用。对有机物选择性好，不受无机盐等离子和低分子化合物的影响。

（1）大孔吸附树脂的吸附原理　大孔吸附树脂是吸附性和分子筛性原理相结合的分离材料，它的吸附性是由于范德华引力或产生氢键的结果。分子筛性是由于其本身多孔性结构的性质所决定。

图1-7　高压液相色谱装置的模式图
1—溶剂贮槽；2—高压送液泵；
3—防止脉冲装置；4—色谱柱；
5—进样阀；6—检出装置；
7—记录装置；8—计算机

（2）影响吸附的因素　大孔吸附树脂本身的性质，如比表面积、表面电性、能否与化合物形成氢键等，是重要的影响因素。一般非极性化合物在水中易被非极性树脂吸附，极性化合物则易被极性树脂吸附。糖是极性的水溶性化合物，与D型非极性树脂吸附作用很弱。据此，经常用大孔吸附树脂将中药的化学成分和糖类物质分离。溶剂的性质是另一个影响因素，物质在溶剂中的溶解度大，树脂对此物质的吸附力就小，反之就大。例如用非极性大孔吸附树脂对0.5%盐酸溶液中的生物碱进行吸附，其吸附作用很弱，极易被水洗脱下来，生物碱回收率很高。化合物的性质也是影响吸附的重要因素。化合物的相对分子质量、极性、能否形成氢键等都影响其与大孔吸附树脂的吸附作用。相对分子质量小、极性小的化合物与非极性大孔吸附树脂吸附作用强。另外，能与大孔吸附树脂形成氢键的化合物易被吸附。

（3）大孔吸附树脂的应用　大孔吸附树脂现在已被广泛应用于天然化合物的分离和富集工作中，如苷与糖类的分离、生物碱的精制等。在多糖、黄酮、三萜类化合物的分离方面也有很好的应用实例。市售大孔吸附树脂一般含有未聚合的单体、致孔剂（多为长碳链的脂肪醇类）、分散剂、防腐剂等杂质，使用前必须经过处理。具体方法是采用乙醇湿法装柱，并用乙醇在柱上做流动清洗，检查流出的乙醇，直至与水混合不呈现白色乳浊现象即可，然后以大量蒸馏水洗去乙醇。样品一般用水溶液上柱。洗脱时根据吸附作用强弱选用不同浓度的甲醇、乙醇等含水溶剂，直至纯的甲醇、乙醇，乃至丙酮、乙酸乙酯等。对非极性大孔树脂，洗脱溶剂极性越小，洗脱能力越强。对于中等极性的大孔树脂和极性较大的化合物来说，则选用极性较大的溶剂为宜。

此外，天然有机化合物分子大小各异，相对分子质量从几十到几百万，故也可据此进行分离。常用的方法有透析法、凝胶过滤法、超滤法、超速离心法等。前两者系利用半透膜的膜孔或凝胶的三维网状结构的分子筛过滤作用；超滤法利用因分子大小不同引起的扩散速度的差别；超速离心法则利用溶质在超速离心作用下具有不同的沉降性或浮游性。以上这些方法主要用于水溶性大分子化合物，如蛋白质、核酸、多糖类的脱盐精制及分离工作，对分离小分子化合物来说一般不太适用。可是凝胶过滤法不然，可用于分离相对分子质量1000以下的化合物。

1.3.2.1.3 聚酰胺吸附色谱法

聚酰胺（poliamide）吸附属于氢键吸附，是一种用途十分广泛的分离方法，极性物质与非极性物质均可适用。特别适合分离酚类、醌类、黄酮类化合物。

（1）聚酰胺的性质及吸附原理 商品聚酰胺均为高分子聚合物质，不溶于水、甲醇、乙醇、氯仿、丙酮等常用有机溶剂，对碱较稳定，对酸尤其是无机酸稳定性较差，可溶于浓盐酸、冰醋酸及甲酸。聚酰胺吸附色谱的原理可用图1-8表示。

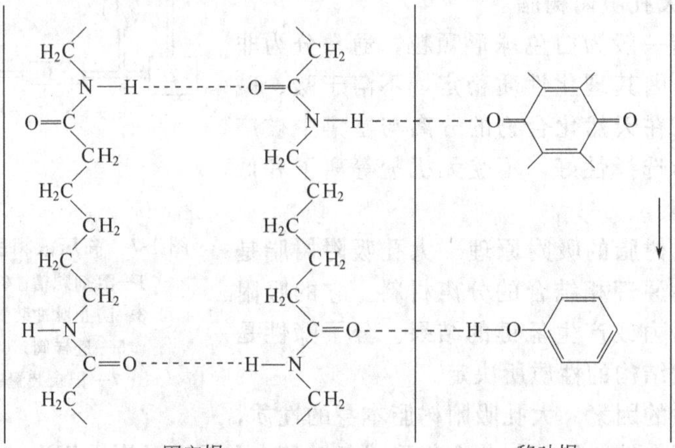

图1-8 聚酰胺吸附色谱的原理

一般认为是通过分子中的酰胺羰基与酚类、黄酮类化合物的酚羟基，或酰胺键上的游离氨基与醌类、脂肪羧酸上的羰基形成氢键缔合而产生吸附。至于吸附强弱则取决于各种化合物与之形成氢键缔合的能力。通常在含水溶剂中有下列规律。

① 形成氢键的基团数目越多，则吸附能力越强。

② 成键位置对吸附力也有影响。易形成分子内氢键者，在聚酰胺上的吸附即相应减弱。

③ 分子中芳香化程度高，则吸附性增强；反之，则减弱。

以上是仅就化合物本身对聚酰胺的亲和力而言。但吸附是在溶液中进行，所以溶剂也会参加吸附剂表面的争夺，或通过改变聚酰胺对溶质的氢键结合能力而影响吸附过程。

一般情况下，各种溶剂在聚酰胺柱上的洗脱能力由弱至强，可大致排列成下列顺序。

水→甲醇→丙酮→氢氧化钠水溶液→甲酰胺→二甲基甲酰胺→尿素水溶液

（2）聚酰胺色谱的应用 如上所述，聚酰胺对一般酚类、黄酮类化合物的吸附是可逆的（鞣质例外），分离效果好，吸附容量又大，故聚酰胺色谱特别适合于该类化合物的制备与分离。此外，对生物碱、萜类、甾体、糖类、氨基酸等其他极性与非极性化合物的分离也有着广泛的用途。聚酰胺对鞣质的吸附特强，近乎不可逆，故用于植物粗提取物的脱鞣处理特别适宜。

聚酰胺色谱也有薄层色谱与柱色谱两种方式，且均有市售品供应，不必自己制备。

1.3.2.2 快速发展的提取分离新技术

1.3.2.2.1 超临界流体萃取技术及其应用

（1）超临界流体萃取技术原理 超临界流体萃取技术（super critical fluid extraction,

SCFE）是近二三十年发展起来的一种新型高效分离技术，目前尚属前沿技术。超临界流体萃取技术是指在临界温度和临界压力以上，以接近临界点状态下的流体作为萃取溶剂，利用其在超临界状态下兼有液体和气体的双重性质选择性地溶解其他物质，先将某一组分溶解，然后通过控制温度和压力（降压或升温），使超临界流体变成普通气体，被溶物便会析出，从而从混合物中得以分离。目前，SCFE 技术多采用 CO_2 作萃取剂。

超临界 CO_2 流体萃取技术的工艺流程如图 1-9 所示。CO_2 自钢瓶中放出，经压缩机或先液化后经高压液体计量泵，经过预热器打入萃取罐中至所需压力，形成对所提取物溶解性能相当好的 CO_2 超临界流体，进行超临界萃取。预热器和萃取罐的温度已事先设定好，流量由计量泵调节。通过降压和（或）升温、降温相结合的方式把溶有萃取物的超临界流体降至 CO_2 的临界压力以下，由于 CO_2 溶解度极度下降，经分离器把萃取物和 CO_2 及各萃取组分进行分离"沉淀"，得到所需的有效成分。同时 CO_2 可根据实验条件进行循环使用，这样整个操作就是半动态的连续萃取、分离过程。由于物质在

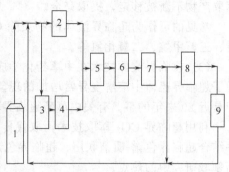

图 1-9　超临界 CO_2 流体萃取工艺流程
1—钢瓶；2—压缩机；3—冷枢；
4—高压液体计量泵；5—预热器；
6—萃取器；7—分离器；
8—流量计；9—循环泵

超临界流体中的溶解度随其密度增大而增大，所以萃取完成后稍微提高体系温度或降低压力，以减小超临界流体的密度，就可以使其与待分离物质分离。所选的超临界流体介质与被萃取物的性质越相似，对它的溶解能力就越强。因此，正确选择不同的超临界流体作萃取剂，可以对多组分体系进行选择性萃取，从而达到分离的目的。

（2）超临界流体萃取技术的特点　由于 CO_2 的临界温度与临界压力均容易达到，而且 SCFE 有许多传统分离技术不可比拟的优点。故在 SCFE 技术的应用中，CO_2 显示出极大优势，备受行业青睐。因此，SCFE 在众多领域有着广阔的应用前景。超临界萃取技术的特点有以下五个方面。

① 适应性广泛，萃取效率高。由于超临界流体溶解度特异增高是普遍存在的现象，超临界流体的极性可以改变，一定的温度下，只要改变压力或加入适宜的夹带剂就可提取不同极性的物质，而且超临界流体除具有液体的溶解能力外，又具有气体良好的流动性能和传递性能，因此超临界流体萃取技术是一种通用、高效的提取分离技术。

② 工艺流程简单，过程易于调节。超临界萃取装置集提取和分离于一体，不存在物料的相变过程，无须高温加热，无须回收溶剂，过程简单，操作方便。在临界点附近，压力和温度的少许变化，可能显著地改变流体的溶解能力，因此过程容易调节。

③ 萃取温度低，操作安全、方便、快速，产品性能易于保持。CO_2 的临界温度为 31.04℃，临界压力为 7.37MPa，易于液化（$p_c=7.14$MPa），由于 CO_2 临界温度低（$T_c=304$K），萃取通常在略高于室温的温和条件下进行。与传统的水蒸气蒸馏法及溶剂萃取法相比具有以下优点，传质速度快，渗透能力强，溶解萃取效率高，提取温度低、化学性质稳定，可以有效地防止热敏性成分氧化和逸散，避免水解、分解和沉淀反应的发生，因而对热敏性物质不易破坏，利于热敏性成分、易挥发组分、生理活性物质的提取；操作安全，可以使产品性能得到保持。

④ 超临界流体易得，利于环保。CO_2 制取费用低、易得，并可循环使用。CO_2 只对溶质起作用，不改变溶质之外的任何成分或原料基体，而且超临界流体在常温下是气体无毒、

无有机溶剂残留、无臭、无色、无腐蚀性，容易得到较纯的产品。因此无污染、不会产生任何新的"三废"物质，对环境保护极为有利。特别适合天然药物中有机物成分的萃取分离。因此，CO_2 是最常用的超临界流体。

⑤ 达到平衡的时间短，省去了某些分离精制步骤，生产周期短。在连续动态下操作，萃取产物不断被移走，提取完全。

常见的可作为超临界流体的物质除 CO_2 外，还可使用水、氨、乙烯、乙烷、丙烷、丙烯、三氟甲烷、二氧化氮等。

(3) 超临界流体技术在中草药化学成分提取中的应用 早在 1879 年，J.B.Hannay 就发现了超临界流体中溶解度异常增加的现象，但利用这一特殊溶解能力的超临界流体萃取技术却是近 20 来年的事。有关中草药超临界萃取的研究起步相对要晚很多。

利用超临界 CO_2 萃取技术，取代传统蒸馏法和溶剂法对中药挥发油有效成分的提取，并结合超临界色谱-质谱联用、超临界色谱-红外谱联用等分离鉴定技术进行分析，已成为中药领域研究中的热点。

超临界流体萃取的优点是其他现有各种方法所无法比拟的。然而，超临界流体萃取技术对于中草药的提取也不是万能的，它同样也存在不足。由于超临界 CO_2 极性很小和相对分子质量低，只适合挥发油、小分子萜类、部分生物碱提取，对极性大的物质提取应用受到一定限制。通过添加夹带剂如甲醇、乙醇、丙酮、乙酸乙酯、水等及增加压力，可改善流体溶解性质，因此对中药的生物碱、黄酮类、皂苷类等非挥发性有效成分提取应用也日趋普遍。

利用 SCFE 技术提取丹参中的丹参酮ⅡA，得结晶状产物，其中丹参酮ⅡA 的含量可达 80%。而用常规乙醇提取法，丹参酮ⅡA 在浓缩过程中降解太多，浸膏中的含量只有 1%。超临界流体萃取木香挥发油，并与水蒸气蒸馏法比较，SCFE 技术提取 2min 时，主要活性成分去氢木香内酯相对含量为 37.0%，挥发油收率为 2.52%，而水蒸气蒸馏法提取 12min，去氢木香内酯相对含量只有 11.5%，挥发油收率只有 0.53%。

SCFE 在活性天然有机物方面的研究比较成熟，有些已工业化，但 SCFE 技术所用仪器是压力容器。目前，该技术主要是基于固定床的间歇式操作。由于高压设备一次性投资大，间歇生产的成本又高，对这一技术的普及有一定限制。所以，采用移动床及流化床进行连续操作，避免生产中能量的损失，降低生产成本，是今后的一个发展方向。

1.3.2.2.2 高速逆流色谱及其应用

高速逆流色谱（high speed counter current chromato graphy，HSCCC）技术是一种不用固态支撑体或载体的液-液分配色谱技术，它建立在单向性流体动力平衡体系之上。在内径约 16mm 左右的细管绕成的螺旋管柱里，互不相溶的两相溶剂能在重力场的作用下形成分段状态。在螺旋管的高速转动下，两相就会沿螺旋管纵向完全分开，并且两相各自占据一端。如果从尾端送入首端相，它将穿过尾端相而移向首端。同样，如果从首端送入尾端相，它会穿过首端相而移向螺旋管的尾端。分离时，在螺旋管内首先注入固定相，然后从合适的一端注入移动相，让它载着样品在螺旋管中进行无限次的分配。由于不同的物质在两相中具有不同的分配系数，其在柱中的移动速度也不一样，因此一个复杂的样品通过这样一个过程，就能达到我们需要的分离效果。

它对生物碱的分离和制备具有很大的优势，特别是对进样量较大的样品具有独特的优点，其应用前景越来越引人注目。高速逆流色谱分离法具有两大突出优点，一是线圈中固定相不需要载体，因而避免了气液色谱中由于使用载体而带来的吸附现象；二是特别适用于制备性的分离，每次进样体积较大，进样量也较多。目前，运用高速逆流色谱分离法来分离提纯生物碱的实例也有不少，如利用高速逆流色谱分离苦参中的生物碱，分离效果良好；对红河青叶胆中总生物碱进行分离，一次进样可达20mg，并能得到3种生物碱。

在高速逆流色谱中，溶剂系统的选择至关重要，它意味着对色谱固定相和移动相的同时选择。溶剂系统必须具备两个条件，首先溶剂混合1min后能分层清晰，其次组分在两相中的分配系数要适宜。组分之间的分配率越大，分离效果就越好。为了确保所选溶剂系统的合理性，可以用圆形纸色谱和分配薄层色谱先对各种溶剂分离系统进行初选，然后在高速逆流色谱上进一步对初选的各种溶剂系统进行试验。使用前先将两相溶剂系统在分液漏斗中充分振荡，让两相间彼此尽量饱和，然后再静置分层，取上相做固定相，下相做移动相。

将高速逆流色谱在植物化学领域进行推广应用，必将促进植物活性成分的开发和传统中草药的现代化研究。

1.3.2.2.3 酶工程技术及其应用

（1）用于中药有效成分的提取　酶提取的原理是利用酶反应的高度专一性，将细胞壁组成成分水解或降解，破坏细胞壁，从而提高有效成分的提取率。选用恰当的酶，无需高温即可将影响液体制剂的杂质如淀粉、蛋白质、果胶等分解去除，较温和地分解植物组织，加速有效成分的释放提取，也可促使某些水溶性不好的成分转化为糖苷等易溶于水的成分，有利于提取，生物催化活性专一。

工业上生产薯蓣皂苷元，一般须先经自然发酵，再进行酸水解和溶剂浸取，此方法虽可提取25%的皂苷元，但自然发酵条件不宜控制，产品质量不稳定。若在体系中加入纤维素酶、果胶酶、苦杏仁酶和葡萄糖苷酶，可多获得25%的薯蓣皂苷元。

茶多糖是茶叶中的重要生物活性成分之一。传统提取方法通常采用水或有机溶剂浸出，但多糖难以从细胞内释放，得率低而成本高。有人将复合酶（Viscozyme L，含纤维素酶、半纤维素酶和果胶酶等）与果胶酶用于茶多糖的提取，使茶叶细胞壁破裂，促进多糖溶出，以提高提取率，缩短提取时间。试验最佳处理条件：40℃、pH5.5、加酶量0.5%条件下提取3h。茶多糖的提取率为3.29%，是水提法的2.7倍。

（2）用于植物药提取液的精制　植物药水提液含有多种类型的杂质，如淀粉、蛋白质、鞣质、果胶等。采用常规提取法时，煎煮过程中药材里的蛋白质遇热凝固、淀粉糊化，影响有效成分煎出。针对植物药水提液中所含的杂质类型，采用相应酶将其降解为小分子物质或分解除去，可解决上述问题。

（3）与其他技术结合用于天然药物有效成分的提取　新的强化提取技术，如微波、超声波和超临界技术等也广泛应用于天然药物有效成分提取，酶工程与上述技术结合，也取得了显著成效。

传统提取方法难以解决从灵芝子实体中提取多糖的问题，国内有人研究了用冷冻协同酶法或超声波协同酶法提取效果。结果表明，两方法比常用的碱溶法提取率分别提高21%和30%。

（4）酶工程在中药活性成分转化中的应用　通过工业化生产获得复杂结构的单一天然活性产物是研究者追求的目标，但天然化合物结构复杂，常有多个不对称碳原子，合成难度大。酶工程技术为获得此类化合物提供了新途径。利用酶作为生物催化剂，可对中药化学成分进行生物转化，修饰其结构或活性位点，从而获得新活性化合物。同时，酶催化反应具有反应选择性强（立体选择性和区域选择性）、条件温和、副产物少、不造成环境污染及后处理简单等优点。可使高含量的中药成分转化成微量的有效活性成分。例如，人参的有效成分为皂苷类，其中在红参与野山参中仅为十万分之几的人参皂苷 Rh2 等稀有成分，对肿瘤细胞具有分化诱导、增殖抑制、诱导细胞凋亡等作用，对人体无毒且具有较高的保健功能，极具开发潜力。但人参皂苷 Rh2 结构复杂，以化学方法制备的难度高、污染大、收率低。采用皂苷酶处理人参中常见组分 Rb、Rc、Rd 等二醇类皂苷生产 Rh2 等稀有皂苷，酶处理生产 Rh2 等的转化率在 60％以上，比从红参中直接提取提高了 500～700 倍。

1.3.2.2.4 超声提取技术及其应用

超声波提取技术（ultra sonic extraction，USE），是指以超声波辐射压强产生的骚动效应、空化效应和热效应，引起机械搅拌、加速扩散溶解的一种新型的利用外场介入溶剂强化提取方法。能更有效提高有效部位提取率，瞬间稳定升高温度，对热不稳定成分影响较小。

超声能量与物质间有一种独特的作用方式——超声空化。超声空化是指存在于物质中的微气核（空化核）在超声场的作用下振动、生长和崩溃的过程。空化作用产生局部的高温高压，能增强物质在溶剂中的溶解能力。超声空化产生的声冲流和冲击波可引起体系的宏观湍动和固体颗粒的高速碰撞，使传质边界层变薄，传质速率增大。与常规溶剂提取相比，超声提取时间短、产率高、条件温和。超声波的粉碎、搅拌等特殊作用，可打破植物药材的细胞壁，以使溶剂尽快渗透到药材细胞中，溶出其中化学成分。

超声场的介入可以改变一般浸取中原有的热力学平衡，提高浸出率。超声波用于破碎海藻提取海洋生物活性物质亦取得了较好的结果。

应用频率 20kHz 的超声波发生器提取槐米中的芦丁，与传统的热碱提取法比较，芦丁提取率由 12％～14％明显增加至 16％～22％，成分稳定、不被破坏。与传统稀硫酸法、石灰乳法、酸性酒精漉渗回流提取黄连素法比较，超声波法提取率提高，图谱鉴定显示成分结构没有被破坏。

超声提取目前虽已进行了一些研究，但仅是实验室规模，针对某些具体提取对象进行简单的工艺条件实验。

1.3.2.2.5 超滤技术及其应用

超滤（ultra filtration，UF）技术是指常温下以一定压力和流量，利用不对称微孔结构和半透膜分离介质、以错流方式进行过滤，使溶剂及小分子物质通过，高分子物质和微粒子如蛋白质、水溶性高聚物、细菌等被滤膜阻留，从而达到分离、纯化、浓缩的目的，是一种发展很快的新型膜分离技术。能够分离相对分子质量为 1000～1000000 的物质。以分离膜孔径特征进行的分离，是根据液体中的分子大小和形状，以膜为过滤介质，依靠一定的压力和流速，通过膜的筛分作用，在分子水平上进行分离，迫使大分子杂质被截留，小分子的物质透过。使用不同的超滤膜如醋酸纤维、磺化聚砜、聚砜、聚砜酰胺、聚丙烯腈，能够对相对分子质量为 5000、20000、30000、70000 的物质进行选择性截留。与传统分离方法相比，具有分离过程无相变、分离效率高、无需添加化学试剂、无污染、无需加热、能耗低、条件温和不破坏成分、操作方便、流程短的特点，能够部分取代传统的过滤、吸附和萃取等分离技术，已开始广泛应用于生物工程及中药制剂工艺中。

现代膜技术如微滤（MF）、超滤（UF）、反渗透过滤（RO）等方法在其他领域已成功应用，超滤目前广泛用于化工分离及食品加工，这为其在天然药物研究中的应用提供了良好的基础与条件。超滤技术的应用给天然药物成分的分离带来了新的概念。但是，超滤不同于微滤，除了膜的孔径特征外，膜材质也会对成分的分离产生一定的影响。利用超滤技术可较好地去除药液中的大分子蛋白质、色素、树脂、鞣质等成分。膜的清洗及保存是超滤实际应用于生产过程中的关键，长时间使用后，聚砜膜或改良纤维素膜的通量下降，用 0.5％的 NaOH 溶液进行膜清洗（5～10L 碱液/m² 膜），可使膜通量恢复。超滤膜使用完后，以 0.01％的 NaOH 水溶液浸泡膜系统，防止膜腐变，且利于恢复膜通量。

超滤技术有如下特点：①与通常的分离方法相比，它不需要加热，不需要添加化学试剂，操作条件温和，没有相态变化，破坏有效成分的可能性小，能量消耗少，工艺流程短；②超滤膜对有机酸类、环烯醚萜苷类、氮苷类、单萜苷类的影响均比较小；③中药成分的水溶性越大，越适用于超滤法的应用；④对生物碱类成分有较强的选择性。

1.3.2.2.6　分子蒸馏技术及其应用

（1）分子蒸馏技术的原理　分子蒸馏技术（molecular distillation）是一种在高真空度（残气分子压力＜0.1Pa）下，基于混合物组分中不同分子运动的平均自由度差别的原理，对含有不同物质的物料，在不同物质挥发度不同的基础上，在远低于物质沸点下的液-液状态进行的完全非平衡蒸馏、新型高效绿色分离的技术（分子蒸馏原理如图1-10所示）。它既不同于传统蒸馏依靠沸点差分离，也不同于一般的蒸发过程。由于蒸馏过程中冷却真空系统的不断抽气，使整个蒸馏系统处于高真空度，从而使待分离混合物的沸点远低于常压下的沸点温度。

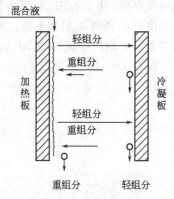

图1-10　分子蒸馏原理

不同种类的分子，由于分子有效直径不同，故平均自由度也不同。轻组分平均自由度大，重组分平均自由度小。若在离液面小于轻组分平均自由度而大于重组分平均自由度处与加热板平行设一冷凝板，冷凝板温度低于加热板，液体混合物分子受热后运动会加剧，当冷凝表面的温度与蒸发物质的表面温度有差别，并接收到足够能量时，轻组分就会成为气体分子落在冷凝面上不断逸出，而重组分因达不到冷凝面而返回原来液面，破坏轻组分的动态平衡。该技术正是利用不同种类分子逸出液面后平均自由度不同的性质，在远低于其沸点的温度下，利用料液中各组分蒸发速率的差异，从而实现对液体混合物轻重组分的分离的。

（2）分子蒸馏设备简介　一套完整的分子蒸馏设备主要由进料系统、分子蒸馏器、馏分收集系统、加热系统、冷却系统、真空系统和控制系统等部分组成，工艺流程如图1-11所示。为保证所需真空度，一般采用二级或二级以上的泵联用，并设液氮冷阱以保护真空泵。分子蒸馏器是整套设备的核心，分子蒸馏设备的发展主要体现在对分子蒸馏器结构改进上。

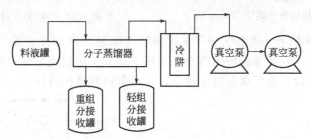

图1-11　分子蒸馏流程

目前常见的分子蒸馏器主要有两种结构形式，即刮膜式和离心式分子蒸馏器。

① 刮膜式分子蒸馏器　刮膜式分子蒸馏器是目前应用比较普遍的分子蒸馏设备，它是对降膜式分子蒸馏器的有效改进，与降膜式最大区别在于刮膜器的引入。利用刮膜器可将料液在蒸发面上刮成厚度均匀、且连续更新的涡流液膜，从而大大增强传质和传热效率，并能有效控制液膜厚度（0.25～0.76mm）、均匀性及物料停留时间，使蒸馏效率明显提高、热分解可能性显著降低。刮膜式分子蒸馏器是目前市场的主流，国内外许多企业均生产此类分子蒸馏器。德国UIC公司是专业生产刮膜式分子蒸馏器的企业，其产品包括KD系列和KDL系列。KD系列的设备主体由不锈钢制成，主要用于中试和工业规模生产；KDL系列

的设备主体由硼硅玻璃制成，适用于实验室科研或小批量高附加值产品的生产（如图 1-12 所示）。由于刮膜器与加热壁面之间无机械连接，可避免成膜死角，也不会对蒸发面造成机械损伤。此种成膜方式不仅可形成高度混合的涡流液膜，增强传质和传热效果，而且可避免在刮膜器和蒸发壁面上形成污垢，从而可延长设备使用寿命。

德国 NGW 公司生产 KV 系列的刮膜式分子蒸馏设备，结构如图 1-13 所示。KV 系列分子蒸馏设备主要适用于分子蒸馏过程的实验研究，具有如下特点：a. 整套装置均由透明玻璃材质制成；b. 有在线脱气装置，物料在进入蒸馏器前可先脱气，从而保证蒸发室内的高真空度；c. 进样斗配有夹套，可对物料进行预热，中部集成冷凝器；d. 轻重组分都采用两级接收瓶，均能连续取样 10 次进行检测。

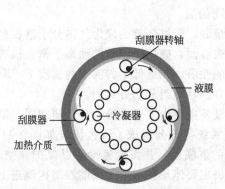

图 1-12　UIC 公司的分子蒸馏器横切图

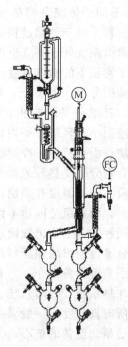

图 1-13　NGW 公司分子蒸馏设备

② 离心式分子蒸馏器　离心式分子蒸馏器结构如图 1-14 所示。待分离料液由进料口送至高速旋转的转盘上，在高速旋转的离心力作用下逐渐扩散成均匀的薄膜，受热后轻组分飞逸至冷凝面上冷凝，冷凝液汇集至馏分接口，重组分由残液接口排出。

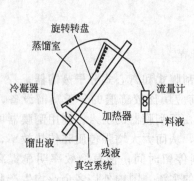

图 1-14　离心式分子蒸馏器结构

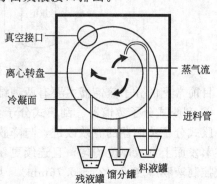

图 1-15　Myers 公司离心式分子蒸馏器

离心式分子蒸馏器是目前较为理想的分子蒸馏设备，与其他类型分子蒸馏设备相比，此类分子蒸馏器具有如下优点：①由于转盘高速旋转，可形成非常薄（0.04～0.08mm）且均匀的液膜，蒸发速率和分离效率均较高；②料液在转盘上的停留时间更短，可有效避免物料的热分解；③转盘与冷凝面间的距离可调节，可适用于不同物系的分离。但由于其特殊的转盘结构，对密封技术提出了更高要求，且结构复杂，设备成本较高，较适合于大规模工业生产或高附加值产品的分离。由于密封要求较高，因而生产工艺较复杂，目前国内外生产此类分子蒸馏器的厂家较少，较著名的是美国 Myers 公司，图 1-15 是该公司产品的剖面图。

该公司的真空系统采用的是 CVC 公司的产品，再加上其精湛机械制造工艺和密封技术，使该公司产品可达 0.1Pa 的绝对压力，并能长时间连续稳定地运行，且处理量较大。

（3）分子蒸馏技术的特点　分子蒸馏具有工作温度低、蒸馏压力低、受热时间短、分离效率高、操作工艺简单等特点，可明显降低高沸点物料的分离成本，很好地保护热敏性物质，可解决常规蒸馏技术不能解决的问题。具有明显特色和优越性。

① 工作温度低　常规蒸馏是靠不同物质的沸点差进行分离，因此料液必须加热至沸腾；分子蒸馏是靠不同物质分子运动自由度的差别进行分离，因此是在远低于沸点条件下进行分离。基于此，分子蒸馏非常适用于高沸点、黏度大、热敏性天然物质的分离，且可分离常规蒸馏中难以分离的共沸混合物。可有效避免易氧化物质的氧化、分解。另外，可脱除混合液中的低分子物质（如有机溶剂、臭味物等）。

② 蒸馏压力低　分子蒸馏因其特殊结构，系统内真空度较高，而常规蒸馏虽可提高真空度，但受其结构上的制约，其阻力较分子蒸馏要大得多。

③ 受热时间短　真空度高、气相和液体表面饱和压差大、传质速率快、液体以均匀薄膜状蒸发。加热面与冷凝面的间距要小于分子平均自由度。因此，液体分子逸出速度相对较快，待其尚未与下一分子接触就已被冷凝面捕集，使分子蒸馏时物料受热时间比常规蒸馏短得多。还可通过调节真空度，选择性蒸出目的产物；通过多级分离还可同时分离多种物质，而常规蒸馏则不能。避免了因受热时间长导致混合物内某些组分发生分解或聚合的可能。

④ 分离效率高　轻重分子分子量相差越大，分子蒸馏越易分离，分子蒸馏可分离常规蒸馏不易分开的物质。

⑤ 操作工艺简单、所需设备少、无毒、无害、无污染、无残留、产物纯净。

（4）分子蒸馏耦合技术的应用与前景　分子蒸馏技术作为一种新型、高效、无污染的分离技术，已受到国内外医药科技工作者的重视，近年来被用于天然生物活性成分的分离纯化研究中。目前，主要用于挥发油类和油脂类等低极性物质的分离纯化。一般来讲，在天然生物活性成分中，中等极性化合物的成分占较大比例，分子蒸馏在这方面优势明显，若将该技术与上游先进提取技术结合，实现药效成分提取与纯化一体化、管道化与自动化，可促进我国传统制药技术现代化与装备化。

① 分子蒸馏与超临界流体萃取技术联用　分子蒸馏技术要求比较高，适用于液态物质，属于精细分离，不能直接用于药材的提取分离，目前大量文献记载与超临界流体萃取联用，大多运用于提取脂溶性、高沸点、热敏性、挥发性成分的分离纯化研究。近年来，国内学者采用超临界 CO_2 萃取技术提取中药泽泻中萜类化合物，再用分子蒸馏分离所得到的提取物，并用高效液相色谱分析提取物中的 23-乙酰泽泻醇 B。结果表明，该联用技术所得泽泻提取物中 23-乙酰泽泻醇 B 的含量为 13.89%，有利于泽泻总三萜的提纯。

② 分子蒸馏与膜分离技术联用　膜分离技术是一种利用分子级分离过滤作用，当溶液或混合气体与膜接触时，在压力或电场或温差作用下，某些物质可透过膜，而另一些物质则被选择性拦截，从而使溶液中不同组分或混合气体的不同组分得到分离。膜蒸馏是一种膜分离过程，它用疏水性微孔膜将不同温度的溶液分开，较高温下溶液中易挥发组分呈气态透过

膜进入另一侧，然后冷凝。与其他分离过程相比，膜蒸馏的优点：从理论上，可完全分离离子、大分子、胶体、细胞和其他非挥发性物质；比传统蒸馏操作温度低；比传统膜分离过程的操作压力低；减少膜与处理液体间的化学反应；对膜的机械强度要求较低；比传统蒸馏过程的蒸气空间小。

1.3.2.2.7 离子液体萃取技术及其应用

(1) **离子液体萃取技术 (ionic liquid extraction)** 绝大部分离子化合物在高温熔融状态下才能呈液态，在这种状态下化合物结构与性质均极不稳定，限制其在分离领域中的应用。然而有一类完全由离子组成的有机化合物在室温或相近温度下能稳定地以液态形式存在，称为室温离子液体。室温离子液体一般是由有机阳离子和无机或有机阴离子组成的化合物，现多指在低于 100℃ 时呈液体状态的熔盐。离子液体与典型的有机溶剂不同，都是阴离子和阳离子。有机阳离子如：咪唑类、吡啶类、季铵盐类、季𬭸盐类 4 类；有机阴离子包括含氟阴离子，如 $[(CF_3SO_2)_2N]^-$、$[CF_3SO_3]^-$、$[CF_3CO_2]^-$；无机阴离子包括卤化物，如 PF_6^-、BF_4^-、Br^-、Cl^-、I^-、$[Al_2Cl_7]^-$、$[AlCl_4]^-$ 等。

离子液体的密度、黏度、疏水性受阴、阳离子影响十分显著。离子液体密度会随着阴离子体积增加而增大，而阳离子对密度影响正相反。离子液体黏度主要受范德华引力、氢键和静电作用影响，故有机阳离子烷基链较长、支链较多，具有氟化烷基链或阴离子体积较大的离子液体具有较高黏度。阴、阳离子也影响离子液体疏水性，如含有 PF_6^-、Tf_2^-N 的离子液体大都疏水，含 BF_4^- 和 Tf_2O^- 的离子液体则主要依靠阳离子和取代基调节疏水性，通常随烷基链增长而增强。与目前广泛应用的有机溶剂相比，离子液体有以下优点。

① 蒸气压低，不易燃、不易挥发，安全易回收，可反复多次循环使用；

② 对有机物、无机物具有良好溶解性，使许多化学反应可在均相中完成；

③ 结构可调控，离子液体溶解性能、黏度、疏水性、极性等理化性质，取决于阴、阳离子及取代基构成和配对，可根据需要，定向设计离子液体体系；

④ 离子液体作为电解质，有较大的电化学窗口、良好导电性、热稳定性和抗氧化性；

⑤ 无味、无恶臭、无污染，易与产物分离，使用方便。

因离子液体可有效避免使用传统有机溶剂造成的环境、健康、安全及设备腐蚀等问题，属于环境友好的绿色溶剂，所以具有作为新型分离介质替代传统有机溶剂的潜力。

(2) **离子液体萃取有机物的机制** 主要有 2 个方面：

① 离子液体通过与某些有机物的基团发生包括色散作用、氢键作用、静电作用等分子间的作用而实现萃取；② 离子液体的疏水性对某些有机物具有良好的溶解能力；离子液体的疏水性由其构成的阴、阳离子决定，亲油性有机物的分配系数随离子液体疏水性增强而增大。

(3) **离子液体萃取技术在天然产物分离中的应用及存在问题与解决途径** 由于离子液体的诸多优点，它已应用到许多物质的提取分离中。国内外都已开展利用离子液体提取青蒿素的相关研究。国内研究人员利用溴化-1-乙基-3-甲基咪唑离子液体，从黄花蒿中超声强化提取青蒿素，在 30min 内提取率达到 97%（传统石油醚超声提取率为 80%~90%）。提取率提高的同时，还明显缩短了提取时间。筛选出了对青蒿素溶解度很高的非挥发性室温离子液体，解决了青蒿素提取中存在的使用易燃、易爆、强挥发性溶剂等问题。由于离子液体的特殊性质，可针对所要提取的物质设计对其选择性高的离子液体。

目前尚存在的亟待解决的主要问题与可能解决途径。

① 离子液体虽具有性质稳定、不易挥发等优点，但黏度远高于水及常规有机溶剂，因此传质阻力较大。在支撑液膜体系中，疏水性离子液体分离速率更低。因此，必须降低溶剂黏度，强化传质。设计适宜的离子液体可降低黏度，因绝大部分离子液体均为极性较强的有

机物，可通过分子设计改变离子液体的结构和性质，改善离子液体对非极性或弱极性天然产物的分离选择性。向离子液体中添加分子溶剂作为稀释剂，通过离子-分子相互作用及溶剂化效应可有效削弱离子间相互作用及微观聚集结构，显著降低体系黏度，促进传递过程进行。

② 疏水性离子液体虽可直接萃取天然产物化学成分，但如与水直接接触，会导致少部分离子液体溶于水中而造成一定损失。若将室温离子液体构建成离子液体支撑液膜可有利于减少离子液体的损失。此外，通过吸附或共价键将离子液体负载在某种固体载体上，可减少离子液体流失，被称为固定化离子液体，具有便于提取物分离、容易重复利用的优点。

1.3.2.2.8 真空气流细胞破壁技术及在中药成分提取前处理的应用

真空气流植物细胞破壁技术原理：将新鲜植物样品在密闭加压条件下进行加热，通过压力的变化使细胞内水分急速沸腾并汽化而使胞内压力迅速升高，然后对其进行瞬间减压，植物细胞壁因无法承受如此巨大的压力变化而破碎。保持破壁温度至样品干燥完全。

此技术特点：

① 对植物细胞破壁率高达 90% 以上，且不改变药材的物理形状，温度可根据植物样品所含成分的性质进行控制；

② 经此技术处理的中药材直接采用热水进行浸泡便可使有效成分溶出；

③ 由于细胞壁的破碎，使内部的有效成分更易被溶剂溶出，可明显提高有效成分的提取量，既能达到传统工艺长时间煎煮的提取效果，又可节省能源和大量工时；

④ 可减少淀粉、黏液质等无效成分的溶出，浸出液更为澄清。

1.4 结构研究方法

结构研究是天然药物化学的一项重要研究内容。从天然药物中分离得到的单体即使具有很强的活性与较大的安全性，但如果结构不清楚，则无法进一步开展其药效学和毒理学研究，也不可能进行人工合成或结构修饰、改造工作，更谈不上进行高质量的新药开发研究，其学术及应用价值将会大大降低。

与合成化合物相比，对天然化合物进行结构研究难度较大。因为合成化合物原料已知，反应条件一定时可能得到什么产物、结构可能发生什么改变，事先均可做出某种程度的预测。但天然化合物则不然，即使不是新化合物，"未知"因素仍然很多。另外，对于一些超微量生理活性物质来说，因为得量甚少，有时仅几个毫克，故难以采用经典的化学方法（如化学降解、衍生物合成等）进行结构研究，而不得不主要依靠谱学分析的方法解决问题。即尽可能在不消耗或少消耗试样的条件下通过测定得到各种图谱，获取尽可能多的结构信息，而后加以综合分析，并充分利用文献数据进行比较鉴别，必要时则辅以化学手段，以推断并确认化合物的平面结构乃至立体结构。

1.4.1 化合物的纯度测定

在结构研究前必须首先确定化合物的纯度。纯度不合格，会给结构测定工作带来更大难度，甚至会导致结构测定工作的失败。纯度检查的方法很多，如检查有无均匀一致的晶形，有无明确、敏锐的熔点等。但是最常应用的还是各种色谱方法，如在 TLC 或 PPC 上选择适当的展开剂，分别将样品推至薄板（或滤纸）的不同位置，并在可见光、UV 光下观察，或者喷以一定的显色剂（其中必有一种为通用显色剂）进行观察。一般，只有当样品在三种展开系统中均呈现单一斑点时方可确认其为单一化合物。个别情况下，甚至须采用正相和反相两种色谱方法加以确认。另外，气相色谱（GC）也是判断物质纯度的一种重要方法，但只适用于在高真空和一定加热条件下能够气化而不被分解的物质。HPLC则不然，不受GC那样的条件限制。与GC一样，HPLC也有用量少、时间快、灵敏度高及准确的特点，但两者均须配置价格昂贵的仪器设备。

1.4.2 结构研究的主要程序

对未知天然化合物来说，结构研究的程序及采用的方法大体如图1-16所示。

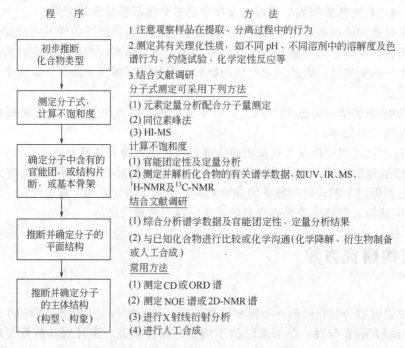

程　序　　　　　　　　　　方　法

1.注意观察样品在提取、分离过程中的行为

2.测定其有关理化性质，如不同pH、不同溶剂中的溶解度及色谱行为、灼烧试验、化学定性反应等

3.结合文献调研

分子式测定可采用下列方法

(1) 元素定量分析配合分子量测定

(2) 同位素峰法

(3) HI-MS

计算不饱和度

(1) 官能团定性及定量分析

(2) 测定并解析化合物的有关谱学数据，如UV、IR、MS、^{1}H-NMR及^{13}C-NMR

结合文献调研

(1) 综合分析谱学数据及官能团定性、定量分析结果

(2) 与已知化合物进行比较或化学沟通(化学降解、衍生物制备或人工合成)

常用方法

(1) 测定CD或ORD谱

(2) 测定NOE谱或2D-NMR谱

(3) 进行X射线衍射分析

(4) 进行人工合成

【流程框】初步推断化合物类型 → 测定分子式，计算不饱和度 → 确定分子中含有的官能团，或结构片断，或基本骨架 → 推断并确定分子的平面结构 → 推断并确定分子的主体结构（构型、构象）

图1-16　结构研究的程序及采用的方法

其中，每个环节的应用方法均各有侧重，且因每个人的经验、习惯及对各种方法掌握、运用的熟练程度而异。对已知化合物的结构鉴定更可大大简化，很难说有一个固定的、一成不变的程序。但是有一点是共同的，即文献检索、调研工作几乎贯穿结构研究工作的全过程。

大量事实证明，分类学上亲缘关系相近的植物，如同属、同种或相近属种的植物，往往含有类型及结构骨架类似的化合物，甚至有结构相同的化合物，所以在进行提取分离工作之前，一般应当先利用中、外文献主题索引按中药名称或拉丁学名查阅同种、同属乃至相近属种植物的化学研究文献，以利充分了解、利用前人的工作。不仅要了解前人从该属种或相近属种植物的哪个药用部位中分离得到过什么成分，还要了解该种或该类成分出现在哪个溶剂提取部位，用什么方法得到的，具有什么性质，分子式、mp、n_D^{20}、颜色反应、色谱行为及各种谱学数据和它们的生物合成途径等，并最好整理概括成一张一览表以利于检索和比较。通常在确认所得化合物的纯度后，即应根据该化合物在提取、分离过程中的行为、物理化学性质及有关测试数据，对比上述文献调研结果，分析推断所得化合物的类型及基本骨架，并可利用如分子式索引或主题索引（如推测为已知化合物）查阅各种专著、手册、综述，或者通过系统查阅美国化学文摘，进一步全面比较有关数据以判断所得到的化合物为"已知"或

"未知"化合物。

1.4.3 结构测定常用的波谱分析

1.4.3.1 紫外光谱

凡具有不饱和键的化合物，特别是存在共轭不饱和键的化合物，在紫外光谱中有特征吸收峰，所以紫外光谱适用于鉴定不饱和键的有无，或用以推测这些不饱和键是否共轭。

为了利用紫外光谱来测定有机分子结构，必须先了解紫外光谱与分子结构的关系。现将一些较重要的经验规则简介如下。

(1) 关于 λ_{max} 值

① 如果一个化合物的光谱显示出在 270～350nm 区有弱吸收带 [ε, 10～100L/(mol·cm)]，而在 200nm 以上无其他吸收，可以推知该化合物只含有一个简单的、非共轭的含 n 电子的发色团。该弱吸收带来源于 n→π* 跃迁。

② 如果一个化合物的光谱显示出许多吸收带，其中一些甚至出现在可见光区，可推知该化合物可能有一个长链共轭发色团或一个多环芳核发色团。如果该化合物是有色的，可推知其分子中至少含有 4～5 个共轭发色团和助色团。

(2) 关于 ε 值　主要吸收带的强度 ε 值与发色团之间有如下关系。

① ε 值在 10000～20000L/(mol·cm) 之间，一般表示分子中有 α,β-不饱和酮基或共轭双烯存在。

② ε 值在 1000～10000L/(mol·cm) 之间，一般表明有芳环存在。当芳环上有发色团取代时，光谱中将会出现 ε 值大于 10000 的吸收带，并伴随出现某些 ε 值小于 100000L/(mol·cm) 的吸收带。

③ ε 值低于 100，表明有 n→π* 跃迁。

(3) 各类化合物的紫外光谱

① 烯烃。含有孤立双键的烃类化合物都属于简单烯烃，在远紫外区 ($\lambda_{max}=160\sim200nm$) 有强吸收带 ($\varepsilon$, $>10^4$)。烷基联在乙烯键上能使吸收带发生红移。此外，在近紫外区 $\lambda_{max}=210\sim230nm$ 处出现弱的吸收带，但价值不大。

② 羰基化合物。在羰基化合物中，羰基的氧原子上的孤电子对和碳氧双键，存在 σ→π*、π→π*、n→π* 等跃迁，其中以 n→π* 跃迁能量最低，吸收带在近紫外区，但由于它是禁戒跃迁，所以吸收强度弱。所有酮类或醛类都在 280～300nm 之间有一个弱吸收带，ε 值在 10～50 之间。当醛基上的氢被含有孤电子对的助色团取代时，n→π* 跃迁吸收带产生紫移，酮类却随着烷基的增大和侧链的增多，使 n→π* 跃迁吸收带产生紫移，由于许多化合物含有羰基，所以对结构鉴定很有用处。

③ 共轭双烯化合物。最简单的共轭双烯是 1,3-丁二烯，由两个相同的 π 键互相重叠产生了大 π 键，它的 π→π* 跃迁吸收带产生紫移，吸收强度增加，λ_{max} 约为 220nm (ε, 约 20000)。共轭双键在分子中的位置对 λ_{max} 有显著影响，在直链萜中 $\lambda_{max}=217\sim228nm$；在半环合状态中 $\lambda_{max}=230\sim240nm$；在环中 $\lambda_{max}=256\sim265nm$。此外还与共轭系统中有无取代基有关。

④ 共轭多烯化合物。随着共轭双键的增多，吸收能量减小，吸收带红移而逐渐进入可见光区，因此共轭多烯化合物经常会带有颜色。例如具有 11 个共轭双键的 β-胡萝卜素是橙红色，$\lambda_{max}=445nm$。

⑤ α,β-不饱和羰基化合物。α,β-不饱和羰基化合物结构特点是烯键和羰基组成一个

共轭系统，有 $\pi \rightarrow \pi^*$、$n \rightarrow \pi^*$ 跃迁，吸收带均在近紫外区。

⑥ 芳香族化合物。苯型芳香族最为重要。大部分苯环化合物都有紫外吸收带，在 $250 \sim 300nm$ 之间。苯在以水或甲醇为溶剂中的第一个吸收带（E_1 带）约在 $184nm$（ε，60000），第二个吸收带（K 带或 E_2 带）约在 $204nm$（ε，74000），第三个吸收带（B 带）约在 $254nm$（ε，205）。

取代苯的紫外光谱受下列因素影响。

a. 引入取代基时，苯的第三个吸收带保持原位或红移。

b. 苯胺由于氮原子上的孤电子对（n 电子），可与苯环共轭，所以苯胺的吸收带红移，吸收强度增加，其 K 带的 $\lambda_{max} = 230nm$（ε，8600）和 B 带的 $\lambda_{max} = 280nm$（ε，1430）。而在酸性介质中 λ_{max} 变为 $203nm$（ε，7500）和 $254nm$（ε，160），n 电子完全失去与苯环的共轭能力，因此它的紫外光谱与苯非常近似。这是鉴别苯胺的重要方法。

c. 苯酚存在两个吸收带，即 $\lambda_{max} = 211nm$（ε，6200）和 $\lambda_{max} = 270nm$（ε，1450）。而在碱性介质中，其紫外光谱变为 $\lambda_{max} = 236nm$（ε，9400）及 $\lambda_{max} = 287nm$（ε，2600）。

所以推断芳香族化合物是否有羟基在苯环上，可以看它的紫外光谱在氢氧化钠溶液中是否产生红移。如果吸收带红移，且吸收强度增强，则在溶液中加适量盐酸，看是否复原，若复原，则是含酚羟基的化合物。这种在溶液中加酸或加碱，然后观察紫外光谱改变的方法是一种常规方法。

1.4.3.2 红外光谱

红外光谱能充分反映功能团与波长的关系，所以对确定未知物的结构非常有用。另一方面，由于在指纹区不同物质的红外光谱完全不同，所以对物质的鉴定也起着重要的作用。

（1）各种振动形式的中、英文名称和符号（见表 1-2）

表 1-2　各种振动形式的中、英文名称和符号

振 动 形 式	英 文 名 称	符 号
伸缩振动	streching vibration	υ
对称伸缩振动	symmetrical streching vibration	υ^s
不对称伸缩振动	asymmetrical streching vibration	υ^{as}
变形振动	deformation vibration	δ
对称变形振动	symmetrical deformation vibration	δ^s
不对称变形振动	asymmetrical deformation vibration	δ^{as}
弯曲振动	bending vibration	δ
面内弯曲振动	in-plane bending vibration	β
面外弯曲振动	out-of-plane bending vibration	γ
卷曲振动	twisting vibration	τ
平面摇摆振动	rocking vibration	ρ
非平面摇摆振动	wagging vibration	ω

（2）各种化学基团的红外光谱特征吸收　化合物的红外光谱是分子结构的客观反映，图谱中的吸收峰都对应着分子中化学键或基团的各种振动类型。关于吸收带位置与分子结构的关系，已总结出了一些规律，通常将红外光谱划分为几个振动范围进行解析。

① O—H 和 N—H 伸缩振动区（$3750 \sim 3000cm^{-1}$）。不同类型的 O—H、N—H 伸缩振动列于表 1-3 中。

表 1-3 O—H 和 N—H 伸缩振动范围

基团类型	波数/cm⁻¹	吸收强度	基团类型	波数/cm⁻¹	吸收强度
ν_{O-H}	3700~3200	强(特征)	缔合 N—H	3500~3100	弱而尖
游离 O—H	3700~3500	较强	O‖C—NH₂	3500~3300	可变
缔合 O—H	3450~3200	强而宽(特征)			
N—H			—COOH 中的 O—H	3000~2500	强而宽(特征)
游离 N—H	3500~3300	弱而稍尖			

在 3750~3000cm⁻¹ 之间有吸收带，可能存在着 O—H 和 N—H 伸缩振动。游离 O—H（无氢键）的伸缩振动范围在 3700~3500cm⁻¹，苯酚的游离 O—H 吸收频率较低，约为 3500cm⁻¹。游离 O—H 的吸收强度比生成氢键的低，且只有在稀溶液中才能显出。有氢键的 O—H，吸收范围在 3450~3200cm⁻¹ 之间，显出较宽和较强的吸收带。

不成氢键的 N—H 吸收带在 3500~3300cm⁻¹ 范围内，而生成氢键的 N—H 则在 3500~3100cm⁻¹ 范围内。这些吸收带较 O—H 吸收带强度低，但比较尖。伯胺出现二个吸收带，仲胺一个，叔胺无。酰胺和内酰胺的 N—H 吸收带也在 3500~3300cm⁻¹ 之间。

固态的羧酸甚至在稀溶液中都以双聚体形式存在，因此并不在上述范围内显出吸收带，强而宽的吸收带出现在 3000~2500cm⁻¹ 之间。

② C—H 伸缩振动区（3300~2700cm⁻¹）。不同类型的 C—H 键，分别具有一定的伸缩吸收区域，表 1-4 列出了一些主要 C—H 吸收带的大致位置。

表 1-4 主要的 C—H 吸收带

C—H 类型	波数/cm⁻¹	吸收强度	C—H 类型	波数/cm⁻¹	吸收强度
Ar—H	3030	中	—CH₂—	2930 及 2850	强
C≡C—H	3300	强	⟩C—H	2890	弱
C=C—H	3040~3010	中			
—CH₃	2960 及 2870	强	⟩C—H‖O	2720 及 2870	弱

从上表可以看出 C≡C—H、C=C—H 和 Ar—H 吸收都超过了 3000cm⁻¹，而脂肪族及醛类的 C—H 吸收均低于 3000cm⁻¹，据此可以区分饱和及不饱和化合物。此外，还应注意到—CH₃ 和—CH₂—都出现两个吸收带，因为二者均有对称与不对称两种振动。

③ 叁键对称伸缩振动区（2400~2100cm⁻¹）。叁键的对称伸缩振动频率见表 1-5。

④ 羰基伸缩振动区（1900~1650cm⁻¹）。很多重要的图谱出现在羰基伸缩振动区，见表 1-6。共轭效应可使吸收带向低波数方向位移。而内酯环的张力却可使吸收向高波数方向位移。

表 1-5 叁键的吸收范围

叁键的类型	波数/cm⁻¹	吸收强度	叁键的类型	波数/cm⁻¹	吸收强度
H—C≡C—R	2140~2100	强	R—C≡C—R'(R=R')	不吸收	
R—C≡C—R'（R 和 R'为烷基）	2260~2190	不定	R—C≡N	2260~2240	强

⑤ 双键的对称伸缩振动区（1690~1600cm⁻¹）。各类双键伸缩振动吸收频率见表 1-7。在分子比较对称时，C=C 的吸收强度很弱，若为芳香类化合物，则在 1600~1500cm⁻¹ 波段内出现一个或几个峰。C=C 吸收的高频区虽然与 C=O 的重叠，但因 C=O 偶极矩大，故吸收峰特强，可以与之区别。

表 1-6 羰基（C＝O）伸缩振动范围

羰基的类型	波数/cm^{-1}	吸收强度	羰基的类型	波数/cm^{-1}	吸收强度
R—CH（饱和的）（含O）	1740～1720	强	五元环内酯	1780～1760	强
RCO—OH（饱和的）	1705～1725	强	酯类（无环）	1815～1720	强
R—C—R（饱和的）（含O）	1705～1725	强	羧酸酐类	具有两条吸收带，1850～1800 和 1780～1740	
R—C—OR（六元或七元环内酯类）（含O）	1750～1730	强	酰胺类	1700～1640	强

表 1-7 双键伸缩振动的吸收范围

双键的类型	波数/cm^{-1}	吸收强度	双键的类型	波数/cm^{-1}	吸收强度
C＝C	1680～1620	不定	—N＝N—	1630～1575	不定
C＝N—	1690～1640	不定			

⑥ C—H（面外）弯曲振动区（1000～650cm^{-1}）。在 1000～650cm^{-1} 范围中烯类和替代苯类弯曲振动的情况见表 1-8 及表 1-9。这些吸收峰对辨识烯类和芳香环的取代情况有帮助。

表 1-8 烯类的弯曲振动

烯类的类型	波数/cm^{-1}	吸收强度	烯类的类型	波数/cm^{-1}	吸收强度
RCH＝CH$_2$	990 及 910	强	RCH＝CHR（反式）	970	中至强
RCH＝CHR（顺式）	690	中至强	R$_2$C＝CH$_2$	890	中至强

表 1-9 替代苯类的弯曲振动

替代苯类	波数/cm^{-1}	吸收强度	替代苯类	波数/cm^{-1}	吸收强度
单替代（5 个邻接的 H）	700 及 770	强	间位（3 个邻接的 H）	810～750	强
邻位（4 个邻接的 H）	770～735	强	对位（2 个邻接的 H）	860～800	强

（3）红外光谱在有机化合物结构分析中的应用　红外光谱在有机化合物结构鉴定中的应用较为广泛，而且具有快速可靠、操作简便、样品用量少、样品不被破坏、可以回收等优点。

① 鉴定是否为已知成分。由于各种化合物都有特定的红外光谱，故可用已知的标准品与样品在同样条件下测定红外光谱，若两个样品的光谱完全相同，则可判断它们是同一化合物。

② 未知成分结构的测定。如一个未知成分为简单的化合物，可单独依靠红外光谱提供的信息，配合所得分子式，确定化合物的结构式。对比较复杂的未知成分，尚需配合紫外光谱、核磁共振谱、质谱、经典的降解与合成以及其他理化数据综合断定。

1.4.3.3　核磁共振谱

核磁共振（NMR）是由具有磁矩的原子核（如 ^{1}H、^{13}C 等），在磁场的作用下，以射频进行照射，产生能级跃迁而获得共振信号。在有机化合物的研究中，应用高分辨测定装置，测定纯液体或溶液的 NMR 谱，可以通过所观测的化学位移及共振峰的裂分，对分子结构及分子间的相互作用进行说明。由于它与分子结构有着密切的关系，故与红外光谱一样，为确定有机化合物的分子结构提供有力的依据，同时还可确定有机化合物中存在的各种功能团。核磁共振与红外光谱相辅相成，可以更容易地进行有机化合物的结构研究。

(1) 氢谱（^1H-NMR）

① 化学位移。在有机化合物中虽同为氢核，如果它们所处的化学环境不同，则它们共振时所吸收的能量就稍有不同，在波谱上就显示出共振峰位置的移动。这种因化学环境变化引起的共振谱线的位移称为化学位移，化学位移用符号 δ 表示。

质子的化学位移是由于受到诱导效应、共轭效应、各向异性效应、氢键以及质子的快速交换诸因素综合影响的结果，而这些影响因素又和与质子相连的基团有关，因此可以利用质子的化学位移值来推断分子结构。表 1-10 列出了一些质子化学位移的大致范围。

表 1-10　化学位移与化学结构的关系

质　子	分子类型	δ 值范围	质　子	分子类型	δ 值范围
—C—H	脂肪族	0.0～5.0	—OH	醇	0.5～5.5
—C≡CH	炔	1.8～3.0		酚	4.8～8.0
—C=CH	烯	4.5～7.5		烯醇	15.0～19.0
芳香质子	苯环或芳环	6.0～9.5		酸类	10.0～13.0
—C(=O)H	醛	9.0～10.0	—NH	脂肪胺	0.3～2.2
				芳香胺	2.6～5.0
				酰胺	5.0～8.5

② 偶合常数。有机化合物中各类质子由于所处化学环境和磁环境的不同，当磁核发生自旋偶合作用时，质子的共振峰要发生裂分现象，分别形成一组多重峰，多重峰的谱线之间有一定的间隔距离称为偶合常数，用符号 J 表示，单位是 Hz。下面一些最常见的偶合常数，应当熟记。

J^2 = 10 ～ 16Hz(偕偶)　J^3 = 5 ～ 9Hz(邻偶)　J^4 = 0 ～ 3Hz(远程偶合)

$J_{邻}$=7～9Hz　　$J_{间}$=2～3Hz　　$J_{对}$=0～1Hz

J^{ae}=2~6Hz　J^{aa}=8~13Hz　J^{ee}=2~8Hz

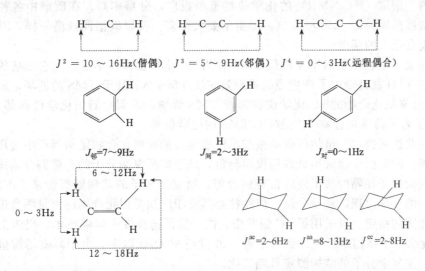

③ 复杂氢谱的简化。复杂的氢谱常需采用一些特殊的技术把复杂重叠的谱线简化，常用的方法有双照射去偶和核 Overhauser 效应等。

a. 双照射去偶。对于发生自旋偶合的质子 H_A 与 H_X，如图 1-17（a）所示，如果以第二个射频照射 H_A，其频率恰等于 υ_A。而再观察 H_X 核的波谱，由于 H_A 核受到 υ_A 照射后迅速跃迁达到饱和，因此将不再与其他磁核偶合，因而 H_X 核在谱中为单峰，如图 1-17（b）所示，与 H_A 裂分偶合的现象消失，这就是自旋去偶现象。对照去偶前后的图谱，就能找出与 H_A 有偶合关系的全部质子。双照射去偶对分析复杂的图谱很有帮助。

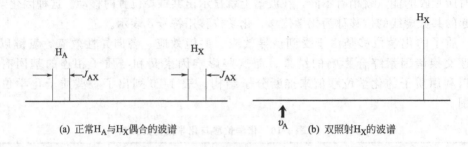

(a) 正常H_A与H_X偶合的波谱　　　　υ_A　　(b) 双照射H_X的波谱

图 1-17　双照射去偶

b. 核 Overhauser 效应。在分子内有靠近的两个质子时，如果用双照射法照射一个质子使它饱和，另一个质子的信号面积就会增加，这种现象叫做核 Overhauser 效应（NOE）。利用 NOE 可以确定谱线中信号的归属。在很多情况下仅靠 δ 值、J 值不能搞清其信号的归属，而用 NOE 就能比较容易找出它们之间的关系。

④ 核磁共振的解析步骤。

a. 观察峰的位置（即化学位移），确定该峰归属于什么基团上的氢。

b. 观察峰的大小（即峰面积或峰的积分高度），确定各基团间氢的数目比。

c. 观察峰的形状（包括峰的数目、宽、窄等），确定基团与基团之间的关系。

d. 参考 IR、UV、MS、元素分析等结果，或辅以其他化学方法推定或核实所提出的结构式。

e. 必要时可查阅标准 NMR 谱进行比较，确定结构。

（2）碳谱　碳谱（^{13}C-NMR）的化学位移范围很广，分辨率高，在碳谱中各种不同碳共振的化学位移范围为 $0 \sim 250 \times 10^{-6}$，比质子要大得多。所以碳谱同氢谱一样，对有机结构问题的解决有很大的帮助。

化学位移表示法：使用四甲基硅烷 TMS 作为 ^{13}C 化学位移的零点，比它低场的为正值高场的为负值（^{1}H 核外围电子产生磁的屏蔽效应比 TMS 小的处于 TMS 的低场，反之为高场）。绝大部分有机化合物的 ^{13}C 化学位移都较 TMS 低场，因而它们的化学位移都是正值。表 1-11 列出了若干简单化合物 ^{13}C 相对于 TMS 的化学位移。

（3）核磁共振新技术　虽然核磁共振技术已成为天然有机化合物结构解析中应用最广的一种测试手段，然而由于通常用低磁场仪器测定，难于解析复杂分子的自旋偶合系统，不能观察被季碳或杂原子相隔的质子间的自旋偶合等，给复杂分子的结构解析带来了困难；^{13}C 的信号以单一的谱线出现，较易分辨，但往往必须集积已知类似化合物的大量图谱进行对照才能得到较完满的指定。虽采用了 ^{13}C 偏共振去偶、质子选择性去偶等技术，仍未能充分发挥 NMR 在复杂分子结构解析中的巨大作用。20 世纪 80 年代以来，由于高磁场傅里叶变换技术的普及，使复杂分子的结构测定日趋简化。

近年来，随着计算机技术在 NMR 上的开发、多脉冲激发方式的采用以及由此衍生的许多 NMR 新技术，尤其是二维谱（2D-NMR）技术的显著进步，使 NMR 技术不断完善，用

表 1-11　若干简单化合物 ^{13}C 的化学位移

化 合 物	δ	化 合 物	δ
CHI_3	139	CH_3CH_2OH	17.6 57.0
CH_3I	21	$CHCl_3$	79
$(CH_3)_4Si$	0.0	CCl_4	96.1
CH_3Cl	20		
C_6H_{12}	27	(环状结构 O O)	66.5
CH_3OH	49.9		
CH_3COCH_3	29 205	C_6H_6	128.5
		$HCOOH$	167.2
CH_3SOCH_3	40.6	CS_2	192.8

少量样品在较短时间内对复杂天然化合物的结构测定已成为可能。下面结合实例简要讨论几种 NMR 新技术，以拓宽我们在这方面的视野。

① 不灵敏核极化转移增强法（INEPT）是近年来发展起来的一种新的脉冲傅里叶实验方法。它的基本原理是在具有两种核自旋系统中，高灵敏核（如 ^{1}H 核）的极化向低灵敏核（如 ^{13}C 核）转移可使低灵敏核的信号大大增强，引起重视的是它还可以可靠地对甲基、亚甲基和次甲基三种不同类型的碳作出归属。

② 无畸变极化转移增强法（DEPT）是对 INEPT 的改进。在 INEPT 中 ^{13}C 的信号与偶合常数 J 和等待时间 Δ 有关，而任何化合物各基团的 J 值不可能相等，也不可能预测其确切数值，因此只能取一般的平均值进行实验，且难于设置最佳 Δ 值，因而往往导致碳的信号强度和相位发生畸变失真。DEPT 技术的主要优点是对 J 值的依赖较少，因此称为无畸变极化转移。在 DEPT 实验中碳信号的三种不同的多重度仅与 θ 脉冲的倾角有关，随着 θ 角的不同，这三种基团的去偶 DEPT 信号强度呈规律性的变化。若将所得的 DEPT 谱进行不同的组合，就可得到 CH、CH_2、CH_3 彼此完全分离的图谱。与 INEPT 实验一样，季碳在 DEPT 谱中不出现共振信号。

1.4.3.4　质谱

（1）质谱分析原理　质谱是记录分析样品在质谱仪中经高温（300℃）气化，气态分子受一定能量冲击，失去电子，生成阳离子，而后在稳定磁场中按质荷比（m/z）顺序进行分离，通过检测器而记录的图谱。每个峰代表一个质量数。用质谱来测定分子式和相对分子质量是目前最快速和最准确的方法，同时也是研究有机分子结构强有力的工具之一。

在质谱仪中，根据所采用的离子源的不同将所得质谱分为电子轰击质谱、场解吸质谱和快速原子轰击质谱。电子轰击质谱（EI-MS）是样品汽化后，气态分子受一定能量的电子冲击，使分子电离和裂解而产生各种阳离子。场解吸质谱（FD-MS）是样品不经气化与载体表面形成一个薄层，再与电场接触，在强电场的作用下电离为阳离子，故对难挥发和热不稳定的化合物如肽、糖类等尤为适宜。快速原子轰击质谱（FAB-MS）通常将样品与甘油混合由载体引入，分子经快速原子氩轰击后进入质谱仪。这种方法适用于分析高分子、热不稳定及强极性化合物如肽、糖、维生素、抗生素等。

（2）质谱解析　质谱解析的目的是要从质谱有限而又突出的数据中得到尽可能多的结构信息。在鉴定有机化合物时，可与标准图谱对照，进行检索，核定该化合物是否为已知物，如为未知物，可按下列程序进行解析。

① 对分子离子区的分析

a. 确定分子离子峰，并注意分子离子峰与基峰的相对强度比，以判断分子离子的稳定性。

b. 确定分子式，即利用同位素峰的丰度比确定是否含硫、氯、溴等元素及确定分子式，也可用高分辨质谱法测定分子式。

c. 根据分子式计算不饱和度。

② 对碎片离子区的分析

a. 找出主要离子峰（一般指相对强度大于3%者），并记录这些离子峰的质荷比和相对强度。分析这些主要离子峰的归属。

b. 注意分子离子有何重要碎片丢失，并以此推测结构及裂解类型。表1-12中列举了一部分易于在分子裂解过程中丢失的中性碎片或游离基。

表1-12　分子离子易于失去的中性碎片

离　　子	失 去 的 碎 片	可能存在的结构或开裂类型
M-1	H	醛、某些醚及胺类
M-15	CH_3	甲基
M-18	H_2O	醇类（包括糖类）
M-28	C_2H_4，CO，N_2	C_2H_4，麦氏重排，CO（从环酮中脱掉）
M-29	CHO，C_2H_5	醛类，乙基
M-34	H_2S	硫醇
M-35	Cl	氯化物
M-36	HCl	氯化物
M-43	CH_3CO，C_3H_7	甲基酮，丙基
M-45	$COOH$	羧酸类
M-60	CH_3COOH	醋酸酯

c. 注意存在有哪些重要的离子，并以此推测结构类型。表1-13中列举了一部分常见的碎片离子。

表1-13　常见的碎片离子

m/z	离　　子	可能的结构类型
29	CHO，C_2H_5	醛类，乙基
30	CH_2NH_2	伯胺
43	CH_3CO	CH_3CO
	C_3H_7	丙基
29,43,57,71等	C_2H_5，C_3H_7等	直链烃类
39,50,51,52,65,77等	芳香化合物开环产物	芳香化合物（如果结构中有芳香系统，则这些离子的大多数都会存在）
60	CH_3COOH	羧酸类，醋酸酯
91	$C_6H_5CH_2$	苄基
105	C_6H_5CO	苯甲酰基

d. 根据亚稳离子峰，找出碎片离子的相互关系，推断裂解过程。

e. 注意重要离子质荷比的奇偶数，并据此判断裂解类型是单纯裂解还是重排裂解。由此可进一步了解功能团及骨架结构。

f. 利用高分辨仪器，确定分子离子和主要碎片离子的精确质量，并决定元素组成。

③ 结构式的推断和验证

a. 由分子离子峰和主要碎片离子峰，推断未知物所具有的特征功能团和基本骨架，列出它们可能的元素组成。

b. 配合红外光谱、紫外光谱、核磁共振谱和化学方法验证其结构式。

1.4.3.5 色谱-质谱联用技术简介及应用

（1）气-质联用技术简介及应用 气相色谱-质谱联用（GC-MS）经过 40 余年的发展，技术已较为成熟。它集气相色谱法的快速度、高分离效能、高灵敏度（达 10^{-9} 级）和质谱的高选择性特点于一体，通过总离子流谱图结合质谱图和综合气相保留值法能对多组分混合物进行定性鉴定和分子结构的准确判断，通过峰匹配法、总离子流质量色谱法、选择离子检测法可对待测物进行定量分析，并由于灵敏度高、定量准确，逐渐成为微量、痕量物质分析的重要手段之一，现已广泛应用于石油、化工、医药卫生等领域，成为不可缺少的分析工具之一。

① 气-质联用（GC-MS）原理

质量分析器 作用原理是将电离室中生成的离子按质荷比（m/z）大小分开，进行质谱检测。常见质量分析器有以下 4 种。

a. 四极质量分析器（quadrupole analyzer），其原理是由四根平行圆柱形电极组成，电极分为两组，分别加上直流电压和一定频率的交流电压。样品离子沿电极间轴向进入电场后，在极性相反的电极间振荡，只有质荷比在某个范围的离子才能通过四极杆，到达检测器，其余离子因振幅过大与电极碰撞，放电中和后被抽走。因此，改变电压或频率，可使不同质荷比的离子依次到达检测器，被分离检测。

b. 磁式扇形质量分析器（magnetic-sector mass analyzer），被电场加速的离子进入磁场后，运动轨道成曲线，离子轨道偏转，只有某一质荷比的离子能通过狭缝到达检测器。特点：分辨率低，对质量相同、能量不同的离子分辨较困难。

c. 双聚焦质量分析器（double-focusing mass assay），由一个静电分析器和一个磁分析器组成，静电分析器允许有某个能量的离子通过，并按不同能量聚焦，先后进入磁分析器，经过两次聚焦，大大提高了分辨率。

d. 离子阱检测器（ion trap detector），原理类似于四极质量分析器，但让离子贮存于井中，改变电极电压，使离子向上、下两端运动，通过底端小孔进入检测器。

检测器 作用是将离子束转变成电信号，并将信号放大，常用检测器是电子

倍增器。当离子撞击到检测器时引起倍增器电极表面喷射出一些电子，被喷射出的电子由于电位差被加速射向第二个倍增器电极，喷射出更多的电子，由此连续作用，每个电子碰撞下一个电极时能喷射出 2~3 个电子，通常电子倍增器有 14 级倍增器电极，可大大提高检测灵敏度。

② GC-MS 的常用测定方法

a. 总离子流色谱法（total ionization chromatography，TIC）类似于（GC）图谱，用于定量测定。（ⅰ）反复扫描法（repetitive scanning method，RSM），按一定间隔时间反复扫描，自动测量、运算，制得各个组分的质谱图，可进行定性。（ⅱ）质量色谱法（mass chromatography，MC），记录具有某质荷比的离子强度随时间变化图谱。在选定的质量范围内，任何一个质量数都有与总离子流色谱图相似的质量色谱图。

b. 选择性离子监测（selected ion monitoring，SIM）对选定的某个或数个

特征质量峰进行单离子或多离子检测，获得这些离子流强度随时间变化的曲线。其检测灵敏度较总离子流检测高 2~3 个数量级。

c. 质谱图 为带正电荷的离子碎片质荷比与其相对强度之间关系的棒图。质谱图中最强峰称为基峰，其强度规定为 100%，其他峰以此峰为准，确定其相对强度。

③ 在中药有效成分中的应用

气-质联用技术（GC-MS）将气相色谱高效的在线分离能力与质谱高选择性、高灵敏度

的检测能力相结合，可作为复杂体系分离分析的有效研究手段，并是挥发油分离分析的首选方法。随着气-质联用分离分析技术的日益完善，现已广泛地用于挥发油、甾类、生物碱、脂肪酸、脂溶性成分等中药有效成分的研究。

质谱中的电子轰击质谱（EI-MS），轰击源 EI 轰击电子的能量达 70eV，能生成较稳定的分子离子峰，现已有 EI-MS 标准图谱库可供检索，使得电子轰击电离源已广泛地用于气-质联用中，成为 GC-MS 的首选电离源，也广泛应用于中药成分的分析中。

中药成分复杂，而其组分虽然较多，但每一组分含量却相对较低，应用高灵敏度与高分离效能 GC-MS 进行成分的分析是中药分析手段现代化的重要发展方向。将 GC-MS 技术应用到中药的挥发油或其有效成分分离之前，多将其进行前处理，可用水蒸气蒸馏法，在测定其总量时可再结合溶剂萃取法将待测物进行处理，这种方法在挥发性成分提取中多用，但存在耗时多且浪费溶剂的不足，近年来发展的固相微萃取（solid-phase microextraction，SPME）或顶空固相微萃取（headspace solid-phase microextraction，HSSPME）及其改进的萃取法、微波萃取技术（microwave assisted extraction）、分子蒸馏（molecular distillation）超临界 CO_2 流体萃取法（supercritical CO_2 extraction），这些样品处理方法不需溶剂，可将样品萃取、富集和进样结合起来，大大提高分析速度，具有灵敏度高、重现性好、快速、高效、节能、污染小的特点，能很好地与 GC-MS 相结合，在中药分析方面得到越来越广泛的应用。

GC-MS 联用技术在中药分析应用不断扩大，并朝着样品前处理更简便、易行、更少破坏样品中原组分的物质结构、更安全高效的方向发展；同时随着计算机技术的飞速发展，质谱谱库检索功能也越来越强大与精确，对挥发性成分和微量成分的结构确定有其独到之处。

(2) 液-质联用技术简介及应用 是当代最重要的分离和鉴定分析方法之一。气相色谱-质谱联用（GC-MS）发展较早，技术发展也较为成熟，但 GC 要求样品具有一定的蒸汽压，只有 20% 左右的样品可以不经过预先处理而能够得到满意的分离效果，多数情况下，样品需要经过适当的预处理或衍生化，使之成为易汽化的样品才能进行 GC-MS 分析，而液相色谱（LC）可分离极性的、离子化的、不易挥发的和热不稳定的化合物，这使得液-质联用技术具有更广阔的应用前景。

目前，液-质联用技术已成为分离、鉴定各种化合物的重要手段之一；同时液-质联用弥补了传统液相检测器的不足，它集 LC 的高分离能力和 MS 的高灵敏度、选择性于一体。近年来，液-质联用技术的应用已非常广泛，在医药领域，研究较多的方面有药物及其代谢产物、天然产物化学成分分析、残留物分析、生物大分子分析和临床诊断等。

① 液-质联用的分类和特点

液-质联用（HLPC-MS）又叫液相色谱-质谱联用技术，它以液相色谱作为分离系统，质谱为检测系统。样品在质谱部分和流动相分离，被离子化后，经质谱的质量分析器将离子碎片按质量数分开，经检测器得到质谱图。

目前，常用的液相色谱-质谱联用具有两大分类系统。一种是从质谱的离子源角度划分，包括电喷雾离子源（ESI）、大气压化学电离源（APCI）、大气压光电离源（APPI）和基质辅助激光解吸电离源（MALDI）等；另一种是从质谱的质量分析器角度划分，包括四极杆、离子阱、飞行时间（TOF）和傅里叶变换质谱等。ESI、APCI 和 APPI 三种离子源大多与四极杆和离子阱质谱联用，是目前应用最广泛的几种液质联用仪。

从离子源角度看，ESI 适合于中、高极性化合物的分析，特别适合于反相液相色谱-质谱联用，是目前液-质联用中应用最广泛的一种离子化方式。由于发展了气动辅助喷雾，可以耐受的液相流速提高到 1mL/min，通过形成多电荷离子，分子量分析范围可以扩大到

30000左右，可用于分析生物大分子，如中、低质量的蛋白质。ESI的优点还在于它是一种浓度型检测器，因此可不受样品量的限制。近几年发展起来的微喷雾（μESI）和纳喷雾（nESI）技术尤其适合微量样品的高灵敏度分析。

APCI采用电晕放电来电离气相的分析物，因此要求被分析物具有一定的挥发性，它最适合于中、低极性的中等分子量化合物，不易形成多电荷，谱图解析相对简单。

APPI是在大气压下利用光化作用将气相的被分析物离子化的技术，其适应范围与APCI相似，是对APCI的补充。

MALDI则是将样品加入到一种能够强烈吸收激光的基质中，通过能量转移产生样品的分子离子或准分子离子。通常的做法是将pmol的样品与基质配制成一定比例的溶液，然后取几微升该溶液置于不锈钢样品靶上，挥干溶剂后送入质谱离子源中。MALDI的优点在于，容易与TOF联用测定高质量数的分子，其灵敏度高，样品制备较简单，现已被广泛应用于分析蛋白质、肽类、核苷酸、多糖以及合成聚合物等。但由于MALDI自身的特点，目前直接在线与LC联用的应用还相对较少。

从质量分析器角度看，四极杆是在交变电场作用下，使某些符合要求的离子通过四极杆到达检测器；离子阱则是首先把离子聚集到阱内，通过改变电参数把阱内离子逐个释放到达检测器。单级四极杆质谱仅用于一级质谱分析，三级四极杆质谱则可以实现二级质谱功能。一级质谱可得出化合物的分子量信息，二级质谱则通过碰撞诱导解离给出化合物的碎片离子等结构信息。离子阱质谱具有多级质谱功能（一般可做到5～11级），特别是具有自动多级［AutoMS（n）］功能，对于解析化合物结构更为有利，降低了对解谱的要求，但是质量准确度和分辨率不如四极杆质量分析器；三级四极杆也可以满足一般的结构解析功能，但是受扫描时间的限制，不太适于较大质量范围的扫描型分析。对于一级质谱选择离子检测（SIM）或串联质谱多反应监测（MRM），四极杆质量分析器的灵敏度一般比离子阱高1-2个数量级，因此更适用于微量或痕量成分的定量分析。飞行时间质谱是应用不同m/z离子的飞行速度不同，离子飞行通过相同的路径到达检测器的时间不同而获得质量分离，它常与MALDI联用，优点是扫描速度快、分析的质量范围宽；傅里叶变换质谱是近十几年发展的一种新技术，其工作原理与上述几种质量分析器有本质的差别，该技术应用快速傅里叶变换方法将离子的频率信号转换为质谱信号，其优点是分辨率高，而且灵敏度随分辨率提高而提高。

② 液-质联用在天然产物化学成分分析中的应用

液-质联用技术（LC/MS或LC/DAD/MS/MS）将液相色谱高效的在线分离能力与质谱高选择性、高灵敏度的检测能力相结合，可以同时得到化合物的保留时间、在线紫外光谱、分子量及特征结构碎片等丰富的信息，是复杂体系分离分析最有力的研究手段。天然产物往往成分复杂多样，分离提纯工作量大，而天然化合物标准品来源困难，传统方法定性和定量分析面临较大的困难。将液-质联用技术应用于天然产物化学成分研究，不需要对样品进行繁琐和复杂的前处理，从而大大加速了天然产物化学成分研究的步伐。该方法高效快速、灵敏度高，尤其适用于含量少、不易分离得到或在分离过程中容易丢失的组分。

近年来，液-质联用技术在天然产物化学成分研究中已得到广泛应用。该技术不仅能够对天然产物中化学成分进行定性和定量研究，而且通过串联质谱给出的结构信息还能推测出其中的某些未知成分，对下一步的研究工作具有指导意义。

参 考 文 献

1　林翠梧，蒋林斌，赵树凯. 广西大学学报（自然科学版），2001，26（3）：162-164

2　张天佑. 分析仪器，1995，(1)：6-8

3　周寿然，邱彦. 中国中医药科技，2001，8 (1)：62-64

4　曾宪可，杜冠华. 药学进展，257-260

5　王晓玲，杨伯伦，张尊听等. 化工进展，2002，21 (2)：131-135

6　康可人，黄秀榕，祁明信. 中国病理生理杂志，2002，18 (6)：687-689

7　李继珩. 医药导报，2002，21 (8)：472-475

8　姚新生. 天然药物化学. 第三版. 北京：人民卫生出版社，2001，6：1

9　余伯阳. 中国药科大学学报，2002，33 (5)：359-363

10　赵昱，胡季强. 浙江大学学报（医学版），2002，31 (6)：479-482，487

11　项昭宝，霍丹群，任绍光. 自然杂志，2002，24 (2)：103-106

12　裴盛基. 中国民族民间医药杂志，2000，(2)：1-4

13　刘友平，鄢丹，秦春梅. 中药新药与临床药理，2003，14 (3)：212-214

14　褚建军，颜继忠，童胜强. 浙江化工，2003，34 (8)：30-31

15　黄保民. 中医研究，1998，11 (5)：56-58

16　武玉学，孙小梅，李步海. 中南民族学院学报，1999，18 (4)：91-94

17　姜忠义，吴洪. 离子交换与树脂，2002，18 (2)：185-192

18　于德泉. 中国工程科学，1999，1 (2)：87-90

19　张国林. 合成化学，1999，7 (4)：359-363

20　余伯阳. 世界科技研究与发展，21 (5)：36-39

21　杨晓春，吴镭. 中国新药杂志，2009，9 (6)：361-367

22　杨震. 活性天然产物和结构多样性类天然产物的合成. 化学进展，2009，21 (1)，47-54

23　马骁驰，果德安. 中药活性成分生物转化的研究思路与方法. 中国天然药物，2007，5 (3)，162-168

24　申彦晶，赵树进. 酶工程在中药有效成分提取及转化中的应用. 中国医药工业杂志，2007，38 (4)，309-312

25　胡玉熙，刘清飞，从文娟等. 气质联用技术在生物医药领域中的研究进展. 药物分析杂志，2008，28 (6)，999-1005

26　刘祥东，梁琼麟，罗国安，王义明. 液质联用技术在医药领域中的应用. 药物分析杂志，2005，25 (1)，110-116

27　吴永平，朱宝璋，徐群杰等. 超临界萃取和分子蒸馏联用提取泽泻中的 23-乙酰泽泻醇 B. 中成药，2010，32 (5)：
　　867～868

28　夏禹杰，曾建立，赵兵. 超声强化溴化-1-乙基-3-甲基咪唑从黄花蒿中提取青蒿素. 过程工程学报，2008，8 (4)：
　　774～778

29　孙长波，石磊岭，涂建飞等. 真空气流细胞破壁技术对桑叶中有效成分提取的影响. 食品科学，2013，34 (10)：327～330

第2章 ▶ 糖 和 苷

糖类在自然界分布广泛，常占植物干重的 80%～90%，与蛋白质和核酸共同构成最基本的生命物质。随着近些年来科学研究的不断深入，人们逐渐认识到在生命过程中，糖不仅作为能量物质（如葡萄糖、淀粉和糖原）等和结构物质（如纤维素、几丁质等）以单糖、寡糖和多糖形式直接参与生命过程，而且更主要的是其可以糖缀合物的形式（即糖与其他生物大分子以共价键相连所形成的化合物，如糖蛋白、糖肽、糖脂等）参与许多重要的生命活动。因此，糖具有重要的生物功能，一切重要的生命活动过程都有作为内源物质的糖参与。众多天然药物的药理活性与糖及其衍生物关系密切，尤其是很多多糖、糖与非糖物质结合的苷类等具有明显的生理活性。同时，由于糖和糖苷类是构成生药的主要组成部分，化学性质活泼，所以，其往往也是中药和天然药物提取、精制过程中的难点和要点。

自然界中的糖和糖苷类有效成分不胜枚举，很多具有补益等作用的中草药，如地黄、黄精、山药、黄芪等均含有大量糖类。糖和糖苷类天然药物的生物活性多样，常见有葡萄糖（单糖类）、果糖（单糖类）、蔗糖（双糖类）、硫酸软骨素（酸性黏多糖）、藻酸双酯钠（酸性黏多糖）、肝素（酸性黏多糖）、猪苓多糖、黄芪多糖、牛膝多糖、链霉素（氨基糖苷类）、三七总皂苷（三萜皂苷类）、人参茎叶总皂苷（三萜皂苷类）、洋地黄毒苷（强心苷类）等。

2.1 糖和糖苷类结构类型与分类

单糖（monosaccharide）是多羟基醛和酮，常以其半缩醛或半缩酮的形式以端基碳原子的羟基与另一分子糖或非糖物质的—OH、—NH、—SH 或碳上的活泼氢缩合成糖化物，前者为聚糖，后者为苷（旧称为甙、配糖体，glycoside），其非糖部分称为苷元（旧称为甙元，aglycone genin）。聚糖根据聚合度大小分为低聚糖（oligosaccharides，聚合度 2～9）和多聚糖（polysaccharide，简称为多糖）。多糖根据组成单糖的品种不同分为均多糖（homosaccharide）和杂多糖（heterosaccharide）。苷类的组成复杂，几乎所有的天然产物均可与糖或糖衍生物形成苷，但根据组成苷键的原子不同可将苷类分为氧苷、硫苷、氮苷和碳苷。

2.1.1 单糖及其立体化学

单糖是构成糖类及其衍生物的基本单元，可根据分子中所含碳原子的数目进一步分类，自然界常见的是五碳糖和六碳糖。

2.1.1.1 单糖的立体化学

糖的结构研究就是从最常见的葡萄糖开始的，而葡萄糖、果糖等最常见单糖的结构是19 世纪由被誉为"糖化学之父"的费歇尔（Fischer）及哈沃斯（Haworth）等化学家经过不懈努力才最终确定的。

糖的相对构型（D 系列和 L 系列）是以 D-（＋）甘油醛和 L-（－）甘油醛为标准，将其进行与糖类化合物有关联的一系列反应，得到相应的糖类。这样糖类的相对构型也就可以确定了。葡萄糖的构型如下。

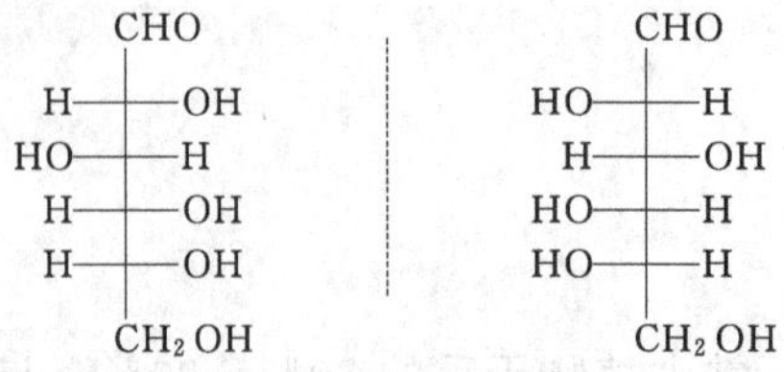

D-（＋）葡萄糖　　　　L-（－）葡萄糖

糖类的构型习惯用 D、L 进行标记，即编号最大的手性碳原子上—OH 在右边的为 D 型，—OH 在左边的为 L 型。

糖的构型一般用 Fischer 式表示，但为了书写方便，也可以写成省写式。其常见的几种表示方法如下。

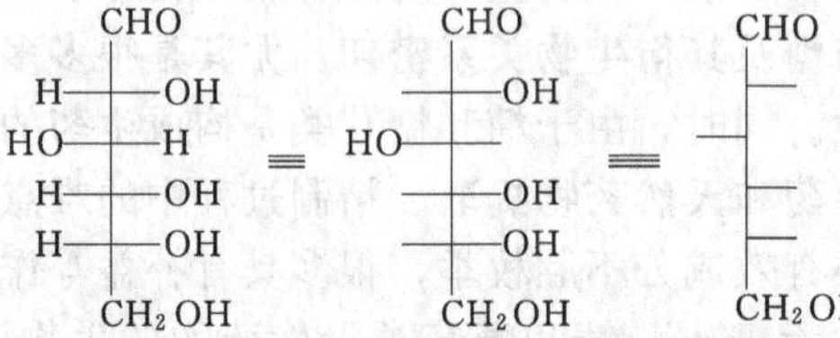

以 Fischer 投影式表示有醛基在 1 位或酮基在 2 位，这种开链结构能说明单糖的许多化学性质，但开链结构不能解释单糖的所有性质，如不与品红醛试剂反应、与 $NaHSO_3$ 反应非常迟缓（这说明单糖分子内无典型的醛基），只能与一分子醇生成缩醛（说明单糖是一个分子内半缩醛结构），葡萄糖晶体在常温下用乙醇结晶得 α 型，而在高温下用醋酸结晶得 β 型等。从 1925～1930 年，X 射线等现代物理方法证明，葡萄糖主要是以氧环式（环状半缩醛结构）存在的。

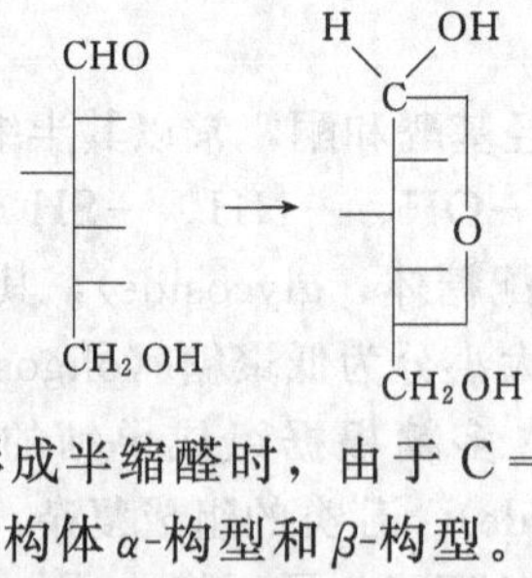

糖分子中的醛基与羟基作用形成半缩醛时，由于 C＝O 为平面结构，羟基可从平面的两边进攻 C＝O，所以得到两种异构体 α-构型和 β-构型。两种构型可通过开链式相互转化而达到平衡。这就是糖具有变旋光现象的原因。

α-构型的半缩醛羟基与决定单糖构型的羟基在氧环的同一侧。β-构型的半缩醛羟基与决定单糖构型的羟基在氧环的两侧。α 型糖与 β 型糖是一对非对映体，而 α 型与 β 型在端基碳（C_1）构型上存在差异，故称为端基异构体（anomer）。

糖的半缩醛氧环式结构不能反映出各个基团的相对空间位置。为了更清楚地反映糖的氧环式结构，哈沃斯（Haworth）透视式是最直观的表示方法。

Haworth 透视式以五元或六元环状半缩醛或酮来表示，前者为呋喃糖（furancose），后者为吡喃型糖（pyranose）。因而葡萄糖的全名称和 Haworth 透视如下。

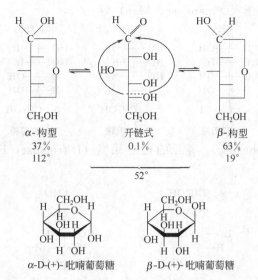

α-构型	开链式	β-构型
37%	0.1%	63%
112°		19°
	52°	

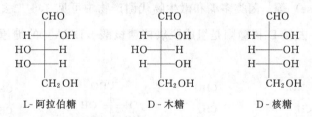

α-D-(+)-吡喃葡萄糖　　　β-D-(+)-吡喃葡萄糖

以 Haworth 透视式表示时，吡喃型糖的 C-6 基团向上者为 D 系，向下者为 L 系；1 位羟基与 C_5 取代基在环同侧者为 β 型，异侧者为 α 型。同样，吡喃型糖的 C_5 基团向上者为 D 系，向下者为 L 系；1 位羟基与 C-4 取代基在环同侧者为 β 型，异侧者为 α 型。

研究证明，吡喃型糖的六元环主要是呈椅式构象存在于自然界，且绝大多数单糖的优势构象是 C1 式椅式构象（即 C1 在面下，C4 在面上），只有极少数如 L-鼠李糖等的优势构象是 1C 式（即 C1 在面上，C4 在面下）。因此，C1 式又称 N（normal）式，1C 式也称 A（alternative）式。

2.1.1.2　单糖的分类

单糖的英文命名中，醛糖字尾用-ose，酮糖为-ulose，糖醛酸为-uronic acid，苷为-oside，五元氧环呋喃糖为-furanose，六元氧环吡喃糖为-pyranose，前面常冠以 α、β 和 D、L 以表示构型。

（1）五碳醛糖（aldopentoses）　常见的有 L-阿拉伯糖（L-arabinose，Ara）、D-木糖（D-xylose，Xyl）、D-核糖（D-ribose，Rib）等。

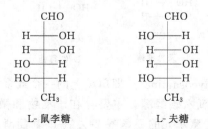

L-阿拉伯糖　　　　　　D-木糖　　　　　　　D-核糖

（2）甲基五碳醛糖　常见的有 L-鼠李糖（L-rhamnose，Rha）、L-夫糖（L-fucose）等。

L-鼠李糖　　　　　　L-夫糖

（3）六碳醛糖（aldohexoses）　常见的有 D-葡萄糖（D-glucose，Glc）、D-半乳糖（Dgalactose，Gal)、D-甘露糖 (D-mannose，Man) 等。

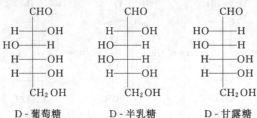

D-葡萄糖　　　　　D-半乳糖　　　　　D-甘露糖

（4）六碳酮糖（ketohexose）　常见的有 D-果糖（D-fructose，Fru)、L-山梨糖 (L-sor-bose，Sor) 等。

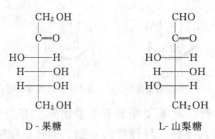

D-果糖　　　　　　L-山梨糖

（5）支碳链糖　较为特殊，常见的有芹苷（apiin）中的 D-芹糖（D-apiose）、金缕梅鞣质结构中的 D-金缕梅糖（D-hamamelose），链霉素中的 L-链霉糖（L-streptose）等。命名时将侧链作为取代基，如金缕梅糖可命名为 2-C-羟甲基-D-核糖。

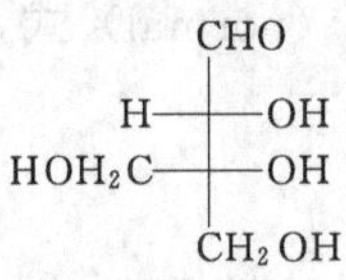

D-芹糖 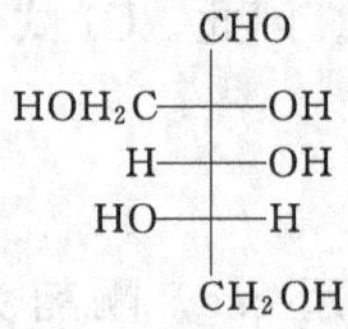　　　　　　D-金缕梅糖 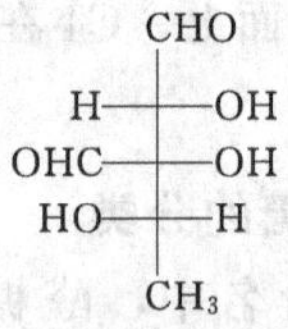　　　　　L-链霉糖

（6）去氧糖（deoxysugars）　即单糖分子中的一个或二个羟基被氢原子代替的糖。强心苷中常见 6-去氧糖，2,6-二去氧糖及 3-O-甲醚等，如 D-毛地黄毒糖（D-digitoxose)、L-夹竹桃糖（L-oleandrose）等；菌类多糖和微生物代谢产物中可见 3,6-二去氧糖，如 L-红霉糖（L-cadinose）等；2-去氧-D-核糖则是组成脱氧核糖核酸（DNA）的糖原，有着重要的生物学意义。

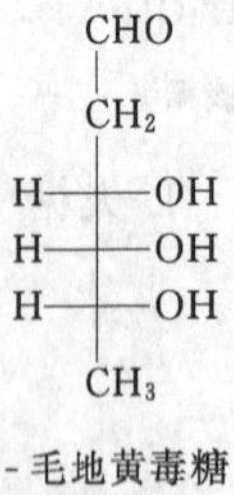

D-毛地黄毒糖 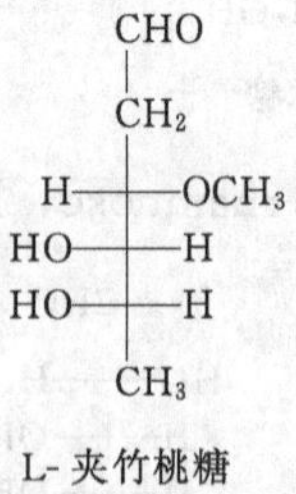　　　L-夹竹桃糖 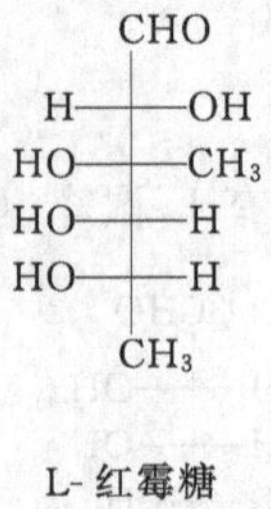　　　　L-红霉糖 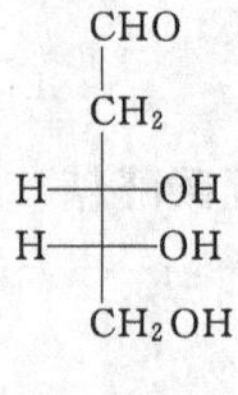　　　　2-去氧-D-核糖

（7）氨基糖或称糖胺（glycosamine）　即单糖上的一个或多个羟基被氨基置换，天然界中存在最多的是 2-氨基-2-去氧六碳醛糖，主要存在于动物和微生物中，具有重要的生理、药理和生化意义。如构成甲壳素单元的 2-氨基-2-去氧-D-葡萄糖、构成硫酸软骨素的 2-氨基-2-去氧-D-半乳糖，构成氨基糖苷类抗生素的多种糖类等。

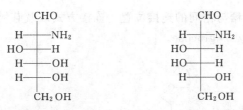

2- 氨基 -2- 去氧 -D- 葡萄糖   2- 氨基 -2- 去氧 -D- 半乳糖

（8）糖醛酸（glycuronic acid） 即单糖分子中的伯羟基氧化成羧基后的衍生物，主要存在于苷和多糖类化合物中，常见的糖醛酸有 D-葡萄糖醛酸、D-半乳糖醛酸和 D-甘露糖醛酸等。糖醛酸易内酯化，D-葡萄糖醛酸在溶液中会与 D-葡萄糖醛酸-γ-内酯形成动态平衡。

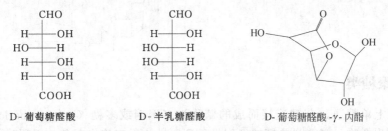

D- 葡萄糖醛酸   D- 半乳糖醛酸   D- 葡萄糖醛酸 -γ- 内酯

（9）糖醇（glycitol） 即单糖的醛或酮被还原形成的多元醇，在天然界分布广泛，基本命名是以-itol 替代母体醛糖的-ose。糖醇有的也具有甜味，常见的有木糖醇（xylitol）、D-山梨醇（D-sorbitol）、D-甘露醇（D-mannitol）、卫矛醇（evonymitol）等。其中，木糖醇是可代替糖用的最甜的糖醇。

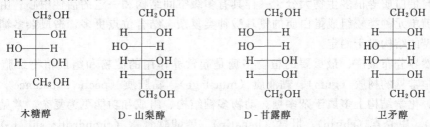

木糖醇   D- 山梨醇   D- 甘露醇   卫矛醇

（10）环醇（cyclitol） 即环状的多羟基化合物，在生源上亦属于糖的衍生物。生物体内最常见的是肌醇（环己六醇，inositols）。

2.1.2 低聚糖

低聚糖（oligosaccharide）由 2～9 个单糖通过苷键结合而成，分别为二糖、三糖、四糖等。二糖系由单糖分子中的端基羟基与另一分子单糖中的羟基之一脱水而成。根据是否含有游离醛基或酮基，可进一步分为还原糖和非还原糖。常见的还原性二糖有麦芽糖（maltose，由 α-D-葡萄糖的端基羟基与另一分子 D-吡喃葡萄糖 C_4 上的羟基缩合而成）、纤维二糖（cellubiose，由 β-D-葡萄糖的端基羟基与另一分子 D-吡喃葡萄糖 C_4 上的羟基缩合而成）、乳糖（Lactose，由 β-D-吡喃半乳糖的端基羟基与 D-吡喃葡萄糖 C_4 上的羟基缩合而成）、龙胆二糖（dextrinose 由 β-D-吡喃葡萄糖的端基羟基与 D-吡喃半乳糖 C_6 上的羟基缩合而成）等。常见的非还原性二糖有蔗糖（sucrose，由 α-D-吡喃葡萄糖的端基羟基和 β-D-呋喃果糖的端基羟基脱水而成）等。植物中的三糖及其以上的低聚糖多为蔗糖衍生物，即在蔗糖基础上接糖生成，所以多为非还原糖。许多低聚糖并非是生物体内游离物质，而是多种酶或酸对多聚糖或苷的水解产物。低聚糖的性质和单糖近似，水溶性大，聚合度低的有甜味。

还原性低聚糖糖命名是将非还原端的糖作为取代基，其他则以末端糖作为母体，末端以外的糖作为糖基，并标明糖与糖间的连接位置、连接方式以及苷键的构型等，如麦芽糖命名为 4-O-α-D-glucopyranosyl-D-glucose。

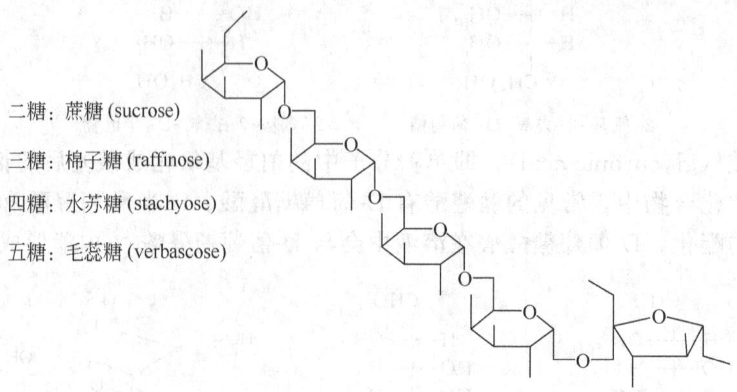

二糖：蔗糖 (sucrose)

三糖：棉子糖 (raffinose)

四糖：水苏糖 (stachyose)

五糖：毛蕊糖 (verbascose)

2.1.3 多聚糖类

由十个以上单糖通过苷键连接而成的糖称为多聚糖或多糖（polysaccharides），是重要的天然高分子化合物。多糖与单糖的区别是无还原性，无变旋光现象，无甜味，大多难溶于水，有的能和水形成胶体溶液。按单糖的组成，多糖可分为均多糖（homosaccharide，即由同种单糖组成）和杂多糖（heterosaccharide，即由多种单糖组成）。按多糖来源，可将多糖分为植物多糖和动物多糖。

多糖与蛋白质等很多生物大分子一样具有多级空间结构和一定的活性中心。由于组成杂多糖的单糖单元种类较组成蛋白质的氨基酸种类复杂、结合位点更多，造成杂多糖尤其是多分支杂多糖的结构难于测定。

在自然界分布最广、最重要的植物多糖是起营养作用的淀粉和组成植物细胞壁的纤维素。植物中常见的树胶（gum）、黏液质（mucilage）、黏胶质（pectic substance）等也属于植物多糖，化学结构上多属于杂多糖。动物多糖结构、组成和功能更为复杂，常见的有糖原（glycogan）、甲壳素（chitin）、肝素（heparin）、硫酸软骨素（chondrotin sulfate）、透明质酸（hyaluronic acid）、硫酸角质素（keratin sulfate）等。

（1）纤维素（cellulose） 纤维素是构成植物细胞壁及支柱的主要成分，纤维素是由许多葡萄糖结构单位以 β-1,4 苷键互相连接而成的。人的消化道中没有水解 β-1,4 葡萄糖苷键的纤维素的酶，所以人不能消化纤维素，但人体内的纤维素又是必不可少的，因为纤维素可帮助肠胃蠕动，以提高消化和排泄能力。

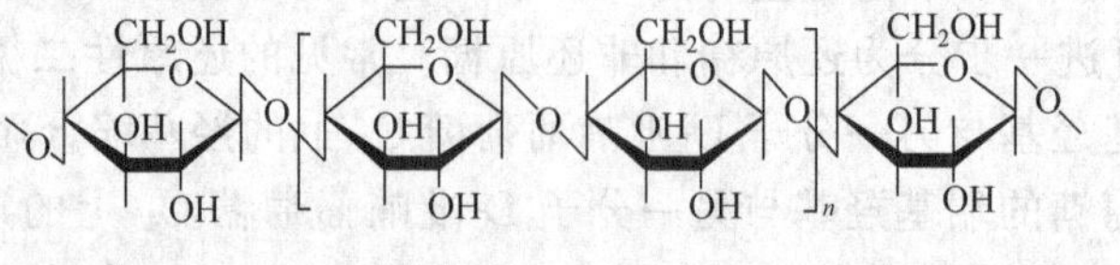

（2）淀粉（starch） 淀粉大量存在于植物的种子和地下块茎中，是人类的三大食物之一。淀粉由淀粉酶水解得麦芽糖，在酸的作用下，能彻底水解为葡萄糖。所以，淀粉是麦芽糖的高聚体。淀粉是白色无定形粉末，由直链淀粉和支链淀粉两部分组成。

直链淀粉由 α-D-（＋）-葡萄糖以 α-1,4 苷键结合而成的螺旋状结构链状大分子，可溶于热水，又叫可溶性淀粉。不溶于冷水，不能发生还原糖的一些反应，遇碘显深蓝色。

支链淀粉，又叫不溶性淀粉，在结构上除了由葡萄糖分子以 α-1,4 苷键连接成主链外，还有以 α-1,6 苷键相连而形成的支链（每个支链大约 20 个葡萄糖单位），其基本结构如下。

2.1.4 苷类

苷类多为固体，其中糖基少的可结晶，糖基多的如皂苷，则多为具有吸湿性的无定形粉末。一般无味，但有的有苦味，很少的苷有甜味，如甜菊苷、甘草酸、罗汉果苷等。苷类的溶解度与糖基的数目有密切的关系，其亲水性常随糖基数目的增多而增大。糖基少的可溶于低极性有机溶剂，糖基增多，则在水中的溶解度增加。因此，用不同极性的溶剂顺次提取时，各提取部位都有发现苷的可能。多数苷类呈左旋，但水解生成的糖常是右旋的。

苷有不同的分类方式，如以苷元的化学结构、苷类在植物体内的存在状况、苷键原子等为依据对苷类化合物进行分类。以连接的单糖基的个数可分为单糖苷、二糖苷等；以苷元上连接糖链的数目可分为单糖苷链、二糖苷链等；以糖的种类可分为核糖苷、葡萄糖苷等；以生理作用分类，如强心苷等；以其特殊性质分类，如皂苷等。其中按苷键原子分类是最常见的分类方式。根据苷键原子的不同，可分为氧苷、硫苷、氮苷和碳苷，分类情况见表 2-1。其中最常见的是氧苷。

表 2-1　苷类根据苷键原子的分类

类　别		举　　例	备　　注
氧苷	醇苷	红景天苷、毛茛苷、獐牙菜苦苷	通过醇羟基与糖端基羟基脱水而成的苷,常见萜苷、甾醇苷等
	酚苷	天麻苷、2,3,5,4′-四羟基二苯乙烯-2-O-β-D-葡萄糖苷	通过酚羟基而成的苷,常见苯丙素苷、黄酮苷、二苯乙烯苷、苯酚苷、萘酚苷等
	氰苷	苦杏仁苷、垂盆草苷	主要指 α-羟腈一类的苷,易水解生成氢氰酸
	酯苷	胡黄连苦苷Ⅱ	苷元以羧基和糖的端基相连,易被稀酸、碱水解
	吲哚苷	靛苷	易氧化,如靛苷水解后的苷元(吲哚醇)易氧化生成靛蓝
	硫苷	萝卜苷、黑芥子苷	糖端基羟基与苷元上巯基缩合而成的苷称为硫苷,易水解产生特殊的气味
	氮苷	巴豆苷、腺苷	通过氮原子与糖的端基碳相连的苷,以核苷类最常见
	碳苷	牡荆素、岩白菜内酯	糖基直接以碳原子与苷元的碳相连的苷类,最常见黄酮类碳苷,在蒽酮、蒽醌等中也有碳苷。水解困难,溶解性差

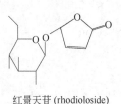

红景天苷 (rhodioloside)　　　　毛茛苷 (ranunculin)　　　　獐牙菜苦苷 (swertiamarin)

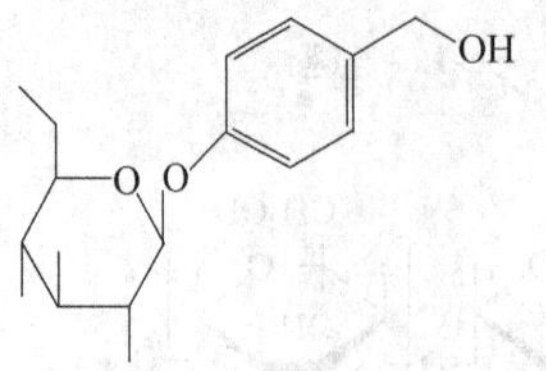

天麻苷 (gastrodin)

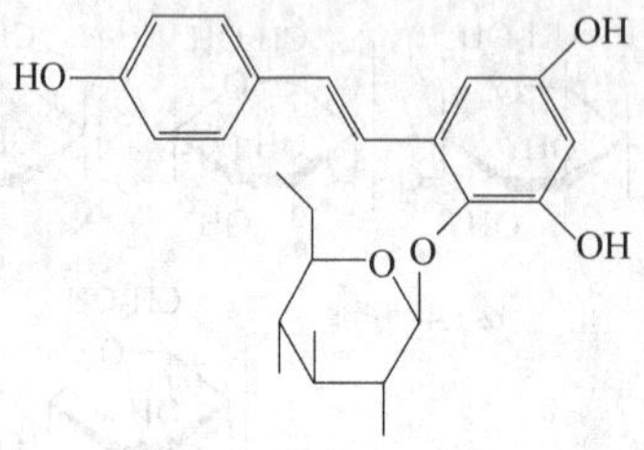

2,3,5,4'- 四羟基二苯乙烯 -2-*O*-β-D- 葡萄糖苷

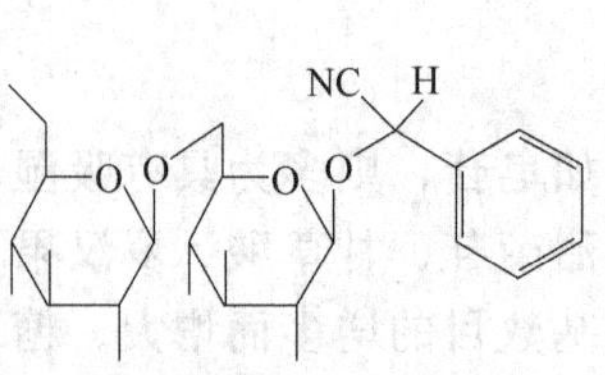

苦杏仁苷 (amygdalin)

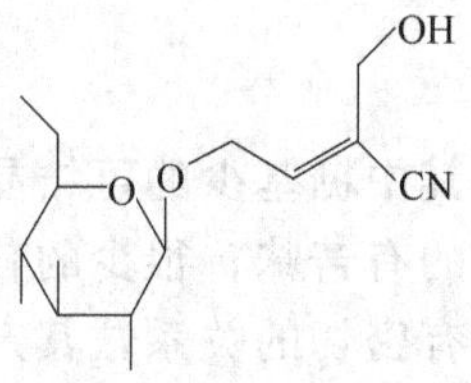

垂盆草苷 (sarmentosin)

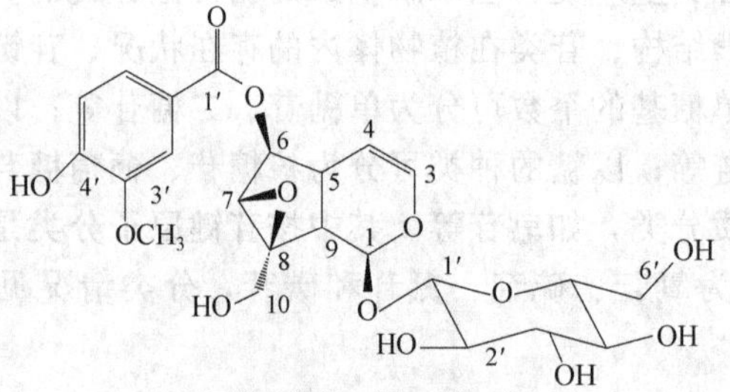

胡黄连苦苷Ⅱ (picroside Ⅱ)

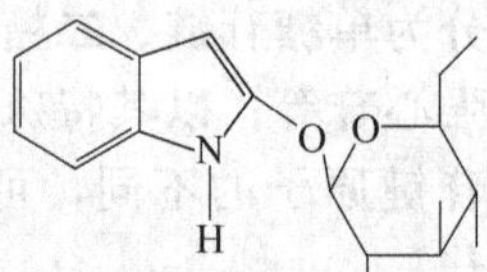

靛苷 (indicum)

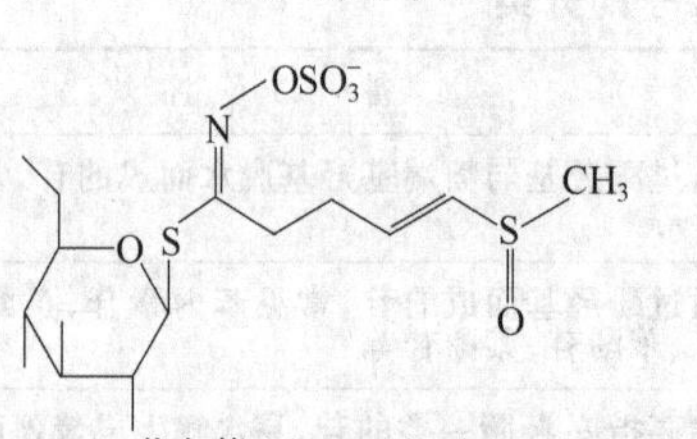

萝卜苷 (glucoraphenin)

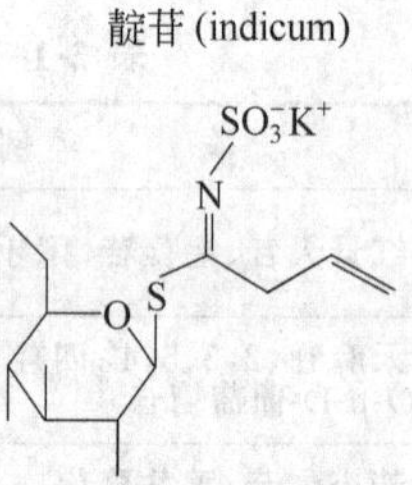

黑芥子苷

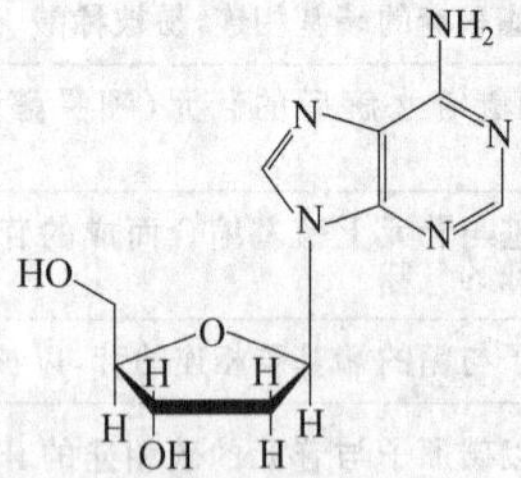

腺苷 (adenosine)

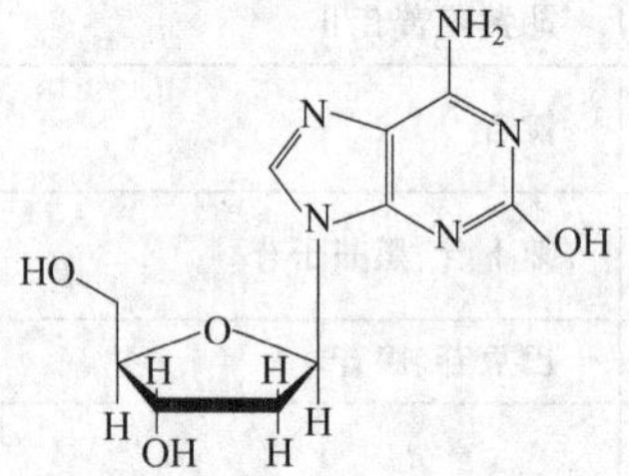

巴豆苷 (crotonside)

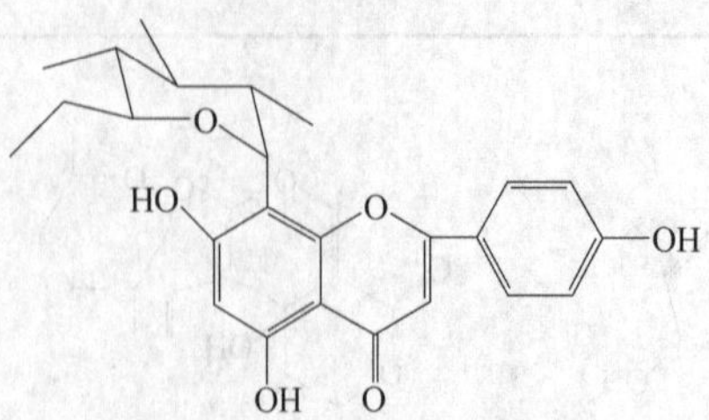

牡荆素 (vitexin)

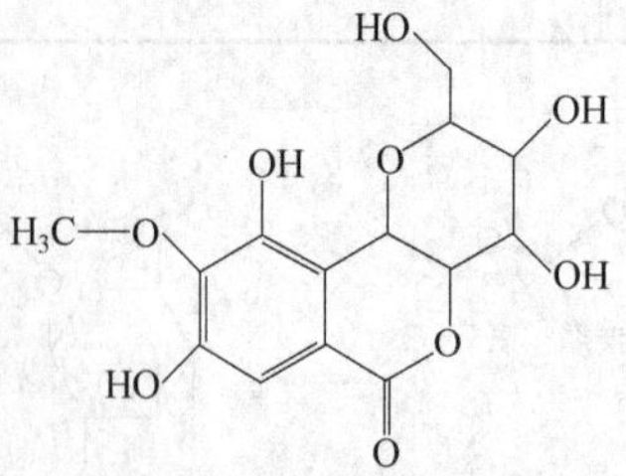

岩白菜内酯 (bergenin)

2.2 糖链和糖苷键的降解

由于单糖具有醛（酮）、伯醇、仲醇、邻二醇等结构，化学性质活泼，很多有机化学专著都已将糖化学作为重要内容进行过阐述，利用糖的化学性质可以进行糖的分离、制备、结构鉴定和鉴别。但为阐明糖和糖苷的结构，必须对糖链和糖苷键进行必要的降解，从而获知各单糖在糖链中的排列顺序和苷键构型。

2.2.1 酸催化水解

糖苷键具有缩醛结构，利用稀酸质子化可使苷键水解。苷键水解的难易与苷键原子的电子云密度及其空间环境直接相关，只要有利于苷键原子的质子化就有利于水解。糖苷键的酸催化水解有如下规律。

① 按苷键原子不同，酸水解的易难顺序为，N—苷＞O—苷＞S—苷＞C—苷。自然界的苷类中 C—苷最不易于水解，只有在强酸下加热才能检测出少量游离糖，且易遭破坏。

② 呋喃糖苷较吡喃糖苷更易于水解，前者水解速率是后者的 10 倍以上。

③ 酮糖苷因酮糖多为呋喃糖，且端基碳上有羟甲基大基团，较醛糖苷更易于水解。

④ 吡喃糖苷中吡喃环的 C_5 上的取代基越大越难水解，水解易难顺序为，五碳糖＞六碳糖＞七碳糖，糖醛酸苷最难水解。

⑤ 从去氧糖、羟基糖到氨基糖的苷，酸水解顺序是由易到难，如强心苷中的 2,6-二去氧糖在 $0.02 \sim 0.05 \text{mol/L}$ 的稀酸下即能水解，而 C_5 上取代氨基的糖苷更难水解。

⑥ 芳香属苷水解比脂肪属苷（如萜苷、甾苷）容易得多，某些酚苷（如蒽醌苷、香豆素苷）在中性条件下受热即能水解成苷元。

⑦ 苷元为小基团者，苷键横键的比苷键竖键的易于水解，糖链中的 α-苷键通常较 β-苷键易于水解；苷元为大基团者，则苷键竖键的比横键苷键的易于水解。

由此可见，最弱的苷键是呋喃糖和去氧糖的苷键。由于天然产物中核糖、果糖和芹糖只有呋喃型，阿拉伯糖和半乳糖既有呋喃型又有吡喃型，糖链中含这些单糖组分的苷键易最先水解。利用糖苷键酸催化水解规律可进行选择性水解，从而可广泛用于糖链的结构测定、天然产物转化、制备等。但在糖苷酸水解时，也要充分考虑可能引起苷元的结构变化。

2.2.2 酸催化甲醇解

在酸的甲醇溶液中进行甲醇解，多糖或苷可生成一对保持环形的甲基糖苷异构体或开环的二甲基缩醛（酮）。如含硫酸酯的多糖在冷盐酸甲醇液中甲醇解可以形成保留硫酸酯键的多糖甲基化物。

2.2.3 碱催化水解

一般的苷键对稀碱是稳定的，不易被碱催化水解，故苷类多用稀酸水解，很少用碱水解，仅酯苷、酚苷、烯醇苷和 β-吸电子基取代的苷等才易为碱所水解。当苷键 β-位有羰基等吸电子基团时，α-H 易活化，在碱液中易与苷键发生 β-消除反应而使苷键开裂。

2.2.4 酶催化水解

前述各种糖苷降解反应由于均存在比较剧烈和选择性有限等局限性，产物复杂，难以区分苷键的构型，而相比之下，酶催化苷键水解反应具有专属性高、条件温和等特点。酶的专一性使它只能对一定类型的、具备一定周围结构环境的苷键起作用。

常用的酶有转化糖酶（invertase，水解 β-果糖苷键），麦芽糖酶（maltase，水解 α-葡萄糖苷键），杏仁苷酶（emulsin，水解 β-葡萄糖苷和六碳醛糖苷，专属性相对较低）和纤维素酶（cellulase，水解 β-葡萄糖苷）。酶水解多糖为低聚糖，其水解多糖的程度主要取决于该酶为内切酶（endo-enzyme）还是外切酶（exo-enzyme）。内切酶主要作用在糖链中符合其水解条件的糖苷键上，而外切酶则自糖链非还原端开始，沿着糖链逐步降解至糖链分支段。

利用酶催化水解可以获知苷键的构型，可以保持苷元结构不变，还可以保留部分苷键得到次级苷或低聚糖，以便获知苷元和糖、糖和糖之间的连接方式。

酶的水解主要与 pH 值和温度有关，如利用芥子苷酶水解芥子苷，在 pH 值 7 时生成异硫氰酸酯，在 pH 值 3～4 时生成腈和硫黄。另外，植物体内含有苷的同时往往也含有水解这种苷的酶，组织破坏和条件适宜时易使这些酶发生作用，因此在药材处理和加工过程中应引起注意，如黄芩在提取黄芩苷时需采取沸水处理等措施防止酶对黄芩苷的水解。

2.2.5 氧化开裂法

氧化开裂法主要有过碘酸裂解和 Smith 裂解两种。过碘酸氧化邻二醇的反应在苷类或多糖中可使糖环开裂，然后进行酸水解非常容易，可以不用剧烈的方法而保全其他部分的结构，从而得到完整的苷元。同时，通过过碘酸消耗量和产物结构，可以获知糖的结构类型。对苷元结构容易改变的苷以及碳苷水解研究特别适宜。但该法显然不适用于苷元上也有邻二醇结构的苷类。

Smith 裂解是研究糖链结构的一种重要化学方法，现在已有不少改良方法和专论。Smith 裂解法属于氧化开裂。它可分为三步：首先在水或稀醇溶液中，用 $NaIO_4$ 在室温条件下将苷分子糖上的邻二羟基氧化开裂为二元醛；第二步将二元醛用 $NaBH_4$ 还原成相应的二元醇；第三步调节 pH2 左右，室温放置让其水解。

2.3 糖和苷的提取分离

2.3.1 糖的提取分离

根据糖在水和乙醇中的溶解度，大致可将糖分成六类。
① 易溶于冷水和热乙醇的，如单糖、双糖、三糖和多元醇类。
② 易溶于冷水，不溶于乙醇的，如果胶、树胶等。
③ 易溶于热水，难溶于冷水，不溶于乙醇，如黏液质、菊糖、糖原等。
④ 难溶于冷水和热水，可溶于稀碱水，如甘露聚糖、半乳聚糖等。
⑤ 不溶于水和乙醇，部分溶于稀碱水，如氧化纤维素类等。
⑥ 不溶于各种溶剂的，如纤维素类。

糖的提取一般采用水和稀醇，提取前可先用有机溶剂脱脂除杂。对于不溶于醇的糖类，可直接用醇提取去杂。对多糖的提取，宜采取一定的抑酶措施，如利用沸水、沸醇、石灰水、盐水等进行药材处理。糖类的分离、纯化较其他很多天然产物困难，多糖类还需要综合采取很多特殊的纯化方法。

（1）分级沉淀法 糖类多具有水溶性，但醇溶性会随着糖聚合度的增加而降低。根据这一性质，在多糖浓水溶液中加入乙醇，使醇浓度梯度增加，可分别得到各梯度析出的沉淀，从而简单地完成多糖的初步分级。虽然多糖是依据相对分子质量方式分级沉淀，但由于各种多糖组成差异较大，多糖沉淀时因电荷等原因常出现共沉淀现象，所以仅做粗略分离使用。

（2）蛋白质去除法　蛋白质的水、醇溶解性与多糖相似，但蛋白质在特定条件下会变性，利用这一特点可去除多糖中的大部分蛋白。最常用、最缓和的方法是 Sevag 法，三氯乙酸法、三氟三氯乙烷法、蛋白质水解酶法等也较常用。

① Sevag 法。用氯仿与戊醇以 5:1 或氯仿：正丁酯 4:1 混合，剧烈振荡 20～30min，蛋白质与氯仿-戊醇（或正丁醇）生成凝胶物而分离，离心，分去水层和溶剂层交界处的变性蛋白质。此种方法在避免降解上有较好效果，但效率不高，如能配合加入一些蛋白质水解酶，再用 Sevag 法效果更佳。

② 三氯乙酸法。在多糖水溶液中滴加 3% 三氯乙酸，直至溶液不再继续混浊为止，在 5～10℃放置过夜，离心除去沉淀即得无蛋白质的多糖溶液。此法会引起某些多糖的降解。

③ 三氟三氯乙烷法。按多糖溶液与三氟三氯乙烷 1:1 加入，在低温下搅拌约 10min，离心，水层继续用上述方法处理几次，即得无蛋白质的多糖溶液。此法效率高，但溶剂易挥发，不宜大规模应用。

（3）透析法　利用半透膜的特性，即允许小分子（无机或有机杂质）通过半透膜，而大分子的多糖被截留，将多糖溶液盛载于乙酸纤维素等半透膜中，通过逆向流水透析除去低聚糖等小分子杂质。

（4）凝胶过滤法　利用凝胶的分子筛性质进行多糖分离。常用的凝胶有葡聚糖凝胶（Sephadex）、琼脂糖凝胶（Sepharose）、聚丙烯酰胺凝胶（Polyacry lamide gel）、DEAE-葡聚糖凝胶（DEAE-Sephadex）、ToyoPearl、Sephacryl 等。一般使用小孔隙的 Sephadex G-25 等除去无机盐和小分子化合物，使用小孔隙的 Sephadex G-200 等进行不同相对分子质量多糖间的分离，洗脱剂多为各种浓度的盐溶液及缓冲液。此法不适宜黏多糖的分离。

（5）色素脱除法　对于植物来源的多糖，由于常含有酚型化合物等而颜色较深，这类色素大多呈负性离子，不能用活性炭吸附剂脱色，可用弱碱型离子交换树脂、DEAE 纤维素或 Duolite A-7 等来吸附色素。若糖与色素是结合的，易被 DEAE 纤维素吸附，不能被水洗脱，则可对这类色素进行氧化脱色，即以浓氨水（或 NaOH 液）调至 pH 值约为 8，50℃下搅拌滴加 H_2O_2 至浅黄色，保温 2h，但需控制温度和 H_2O_2 用量，以防多糖降解。一般情况下，尽量避免用活性炭处理，防止活性炭吸附多糖而造成多糖损失。

（6）纤维素和离子交换纤维素色谱法　将多糖的溶液流经预先以乙醇等混悬的纤维素柱，多糖在纤维素介质上析出沉淀，再以递减浓度的稀醇逐步洗脱，溶出各种多糖。常用 DEAE-纤维素（即二甲氨基乙基纤维素）和 ECTEOLA-纤维素（即 3-氯-1,2-环氧丙烷三乙醇胺纤维素）等，可分离酸性多糖、中性多糖和黏多糖。ECTEOLA-纤维素常用于肝素、硫酸软骨素和透明质酸等黏多糖的分离。

（7）其他　在多糖分离和纯化中，超滤、活性炭柱色谱、季铵盐沉淀法、金属离子（铅盐、铜盐等）沉淀法等均有使用。

2.3.2　苷的提取分离

一般都是采用水或醇从植物中提取苷类化合物。若提取的是原生苷，需抑制或破坏酶的活性；若提取的是次生苷或苷元，需利用酶的活性将其部分水解或全水解。

抑制或破坏酶活性的方法有，①在中药中加入一定量的碳酸钙；②用甲醇、乙醇或沸水提取，在提取过程中尽量勿与酸和碱接触，否则得到的不是原生苷，而是已水解失去一部分糖的次生苷，甚至是苷元。

2.3.3 多糖提取分离实例

取内蒙黄芪饮片，水煎煮 2 次，每次 1.5h，提取液减压浓缩，浓缩液中加入乙醇使醇浓度达到 60%，滤取析出物，加水溶解，离心除去不溶物。滤液减压浓缩，加乙醇使醇浓度达到 80%，低温静置过夜，倾出上清液。沉淀部分加高浓度乙醇搅拌，过滤，用乙醇洗涤，真空干燥，得粗品黄芪多糖，收率约 2.5%。将粗品溶于水，过滤，滤液通过 DEAE-Sephadex A-25 阴离子交换柱，水洗，收集，电泳检查 1 个斑点的黄芪多糖馏分，合并浓缩，用透析膜逆向流水透析 24h，取出过滤，除去少量析出物。滤液减压浓缩，加乙醇沉淀，过滤，用无水乙醇洗涤，于五氧化二磷真空干燥器中干燥，得白色粉末，即为黄芪多糖。

2.4 多糖的纯度鉴定与结构测定

2.4.1 多糖的纯度鉴定

多糖不同于其他天然产物，其纯度判断主要使用一些特殊的方法。

(1) 高压液相色谱法 高压凝胶过滤色谱法来检测多糖纯度，结果比较可靠。

(2) 凝胶柱色谱 若分部收集中出现形状对称的单一峰，说明该多糖为均一组分。常用的凝胶为 Sephadex、Sepharose 和 Sephacryl，注意柱高与直径之比应大于 40。

(3) 高压电泳法 电泳后若呈单一色斑或单一阵则为均一组分多糖。

(4) 旋光测定法 如果不同浓度低级醇得到的多糖沉淀的比旋光度相同，则证明该多糖为均一组分。

(5) 超速离心法 若多糖在离心场作用下形成单一区带，则表明该多糖是均一组分。实验时用此法须用有分析照相设备的超速离心机。

(6) 高效毛细管电泳法 高效毛细管电泳是 20 世纪 80 年代后期迅速发展起来的一种有效分离手段，在单糖、寡糖和糖苷的分析中应用较多，现在已开始应用该技术进行多糖的分离、纯度测定、结构测定、定性定量和活性筛选等方面。

纯度检查一般要求至少采用以上两种方法才能确定。

2.4.2 多糖的相对分子质量测定

多糖属于高分子化合物，主要参考其他类高分子化合物相对分子质量的测定方法进行相对分子质量测定。

(1) 渗透压法 利用膜渗透压计（MO 仪）可以测定相对分子质量范围在 10000～500000 之间的多糖，此法无需标准品，但要找到合适的半透膜，且测定比较费时。

(2) 蒸气压法 利用蒸气压渗透计（VPO 仪），可测相对分子质量范围在 500～10000 之间的多糖。该方法简单、快速，但必须选用标准品。

(3) 质谱法 质谱法灵敏度极高，利用电喷雾质谱（ESI-MS）可以得到相对分子质量近万的分子离子信息。近年发展起来的基质辅助激光解析电离飞行时间质谱（MALDI-TOF-MS）更能准确地测定多糖的相对分子质量，给多糖相对分子质量的测定工作带来了极大方便。如辅以高效液相色谱-质谱联用（HPLC-MS）技术，则使多糖相对分子质量测定工作变得更加简捷。

（4）凝胶过滤法　先用各种已知相对分子质量的多糖制成标准曲线，然后由样品的洗脱体积从曲线中求得相对分子质量。

（5）高压凝胶过滤色谱法　使用 HPLC 仪，采用高压凝胶过滤色谱法来测定多糖相对分子质量，用已知相对分子质量样品作为标准，是目前最常用、最可靠的相对分子质量测定法之一。

（6）光散射法　利用光散射相对分子质量测定仪测定多糖相对分子质量，此法无需标准品。

2.4.3　多糖的结构鉴定

多糖的结构分析较为复杂，分析手段较多，常需要综合采用。多糖的结构鉴定程序一般是先对多糖的酸水解液以纸色谱、气相色谱、高压液相色谱完成单糖组成和比例测试，再以红外光谱等确定糖的形式是呋喃型还是吡喃型，选用选择性酸水解、糖苷酶顺序水解、核磁共振等方法推测糖链连接方式，最后用过碘酸氧化、核磁共振、质谱和全甲基化后的气相色谱法测定糖上羟基被取代情况，详见有关文献。

2.4.4　多糖的纯度鉴定与结构测定实例

前述黄芪多糖经进一步分离得到黄芪多糖Ⅰ、Ⅱ、Ⅲ。

（1）纯度鉴定　以电泳（Whatman GF-8 玻璃纤维滤纸，pH 值 9.3、0.1mol/L 硼酸缓冲液，电压 300V，电泳 1h）检查，黄芪多糖Ⅰ、Ⅱ、Ⅲ均向负极移动，碘蒸气显色分别为橘黄、紫红、蓝色。续以 Sephadex G-75、G-150 凝胶色谱检查为均一体。

（2）单糖组成　以 0.5mol/L 硫酸封管水解 6h，以碳酸钡中和硫酸根离子，用纸色谱（苯胺显色）检查糖的组成。水解液以硼氢化钠还原，用 732 型离子交换树脂除去阴离子，滤出液蒸干后进行乙酰化，再以气相色谱测定糖醇乙酰化物含量，求分子比。结果显示，Ⅰ由葡萄糖、半乳糖和阿拉伯糖以 1.75∶1.63∶1 构成，而Ⅱ、Ⅲ均由葡萄糖构成。

（3）相对分子质量测定　以不同相对分子质量的葡聚糖（M_w60000，42000，23000，8000）在 Sephadex G-75 柱上色谱，用相同浓度的 NaCl 溶液洗脱，苯酚-硫酸比色法定量，求出 V_e 分别为 43.1、44.6、56.0、73.2ml；而标准蓝色葡聚糖（M_w2000000）的 V_o 为 42.42ml，黄芪多糖Ⅰ、Ⅱ、Ⅲ的 V_o47.7、69.9、48.3ml，以 V_e/V_o 和 lg$M$ 作曲线，求出 M_w 分别为 36300、12300 和 34600。

（4）过碘酸氧化　按常规法测定过碘酸消耗量，再依次酸水解、硼氢化钠还原、乙酰化。用气相色谱测定多元醇乙酰化物含量，求分子比。结果显示，Ⅱ和Ⅲ的过碘酸消耗量分别为 1.33ml 和 1.29ml。

（5）苷键的确定　红外光谱显示Ⅱ、Ⅲ有 855cm^{-1}、800cm^{-1} 吸收，说明有 α-苷键。α-纤维素酶可以酶解Ⅱ和Ⅲ，而 β-苦杏仁酶不能，进一步证实为 α-苷键。

以上实验表明，黄芪多糖Ⅰ为由葡萄糖、半乳糖和阿拉伯糖组成的杂多糖，黄芪多糖Ⅱ、Ⅲ为平均相对分子质量为 12300 和 34600 的 α-苷键连接的均多糖。

糖和糖苷键的波谱学特性较为复杂，详见有关文献。

2.4.5　核磁共振技术在糖类化合物化学结构研究中的应用

研究糖类化合物化学结构及空间构象将有助于阐明糖类化合物的生物活性、揭示糖类化合物与蛋白质等其他生物大分子之间的相互作用机制，进而设计基于糖类化合物的临床治疗方案，进行疫苗的研制和糖类化合物为模板的药物开发。

糖类化合物结构的复杂性和样品获取的难度，使得糖类化合物结构及生物活性的研究远远落后于蛋白质和核酸。常规的化学解析方法，如高碘酸氧化、Smith 降解、甲基化等被广泛地应用于天然多糖的结构解析中，但是其反应条件苛刻、步骤繁琐、重复性差、所需样品量较大等缺点在一定程度上限制了它的应用。

近年来，毛细管电泳、高效液相色谱分析、质谱等方法的广泛应用，大大推进了糖类化合物结构解析的进展。但是上述方法都不能解决糖类化合物的构型和构象问题，一维、多维核磁共振（NMR）技术的应用和新的脉冲序列的出现，为复杂糖类化合物的化学结构和三维空间结构的研究提供了广阔前景。核磁共振技术已成为糖类化合物的结构解析、构象研究必不可少的研究手段之一。

2.4.5.1 NMR 数据收集

糖类化合物的 NMR 图谱可选用四甲基硅烷或丙酮作为参比标准，一般测定的溶剂多是重水（D_2O），在非质子溶剂如氘代二甲亚砜、氘代吡啶中，糖类化合物也可获得分辨率较好的谱图。当样品中含有 2-酮-3-脱氧辛糖酸（Kdo）、磷酸等基团时，还应测定溶液的 pH 值，便于数据比较。

当样品结构中含有其他非糖类结构部分时，可选用混合型溶剂，常用的有二甲基亚砜、乙醇、氘代氯仿等。一定比例的 H_2O/D_2O 可用于氨基等活泼氢的观测。以 D_2O 为例，$1\sim10mg$ 的样品溶于 99.9% 的 D_2O 中，反复冷冻干燥几次，以除去样品中的水分和其他挥发性溶剂。尽可能多地溶解待测样品以提高其信噪比，同时，也要注意过高的浓度会使溶液黏稠性增加，使 NMR 图谱的分辨率下降。实验一般在室温下进行，可根据待解决的问题进行变温实验。提高温度有利于降低样品溶液的黏稠性，提高分子的运动性，有利于峰形变窄，从而获得更好的分辨率；冰点左右的温度有利于寡糖中较弱 NOE 信号的确定。

通常情况下，需要进行如下实验，①1D-^{1}H；②^{1}H -^{1}HTOCSY（Total Correlation Spectroscopy）；③^{1}H -^{1}H NOESY（Nuclear Overhauser Enhancement Spectroscopy）或 ROESY（Rotating frame Overhause Effect Spectroscopy）；④^{1}H-^{13}CHMQC（Heteronuclear Multiple Quantum Coherence）或 HSQC（Heteronuclear Single Quantum Coherence）；⑤^{1}H-^{13}CHMBC（Heteronuclear Multiple Bond Correlation）。

2.4.5.2 NMR 图谱的解析和化学结构的确定

（1）糖残基种类的确定 ^{1}H-^{1}HTOCSY 和 DQF-COSY 是确定糖残基种类的有效方法。混合期长于 100ms 的 ^{1}H-^{1}H TOCSY 可得到糖环上各个 ^{1}H 之间的耦合关系和耦合常数，若 $3.2\sim4.5$ ppm❶ 之间的非异头质子信号严重重叠，可用 1D-TOCSY 实验来解决这一问题。将各个 ^{1}H 之间的耦合方式、耦合常数以及部分 ^{13}C 的化学位移，与各种单糖的 NMR 数据比较（常见的单糖分子都有自己的特征耦合方式和耦合常数，不少文献已对此进行归纳和总结），一般就可确定一个糖残基种类。

^{13}C 的化学位移可从 HMQC、HMBC 或者组合式的 HSQC-TOCSY、HMQC-TOCSY 等 2D-NMR 实验中获得，同时也得到了 ^{1}H 的信息，加快各个糖残基的确认和信号的归属。若环内 ^{1}H 之间的耦合常数较小，耦合体系不能在 ^{1}H-^{1}H TOCSY 中全部归属时，可逐渐延长混合期，收集不同混合期的 ^{1}H-^{1}H TOCSY 观察 ^{1}H 之间的耦合，或者在 NOESY、ROESY 图谱中借助糖环内部的 NOE 信号，确定各个 ^{1}H 之间的相对位置，以确定糖残基的

---

❶ 1ppm＝10^{-6}，余同。

种类。

(2) 糖残基数目的确定　在糖类化合物的结构解析中，异头质子信号是一个很好的突破口。在1D-^{1}H谱中将各个异头质子信号进行积分可初步得到不同糖残基数目比。一般来讲，异头质子信号在4.4～5.8ppm左右，α构型异头质子信号5.0～5.8ppm左右，β构型异头质子信号4.4～5.0ppm左右，而糖环其他的非异头质子信号在3.2～4.5ppm左右，该区域谱峰严重重叠，很大程度上影响信号归属。需要注意，在4.4～5.8ppm左右有可能是硫酸根等取代基相应位置的非异头质子信号，而不是异头质子信号。

利用HMQC、HSQC等异核相关谱，可将异头质子和非异头质子、异头碳和非异头碳信号加以区分，异头质子信号在4.4～5.8ppm左右，可与其他的质子信号分开，异头碳的化学位移一般在95～110ppm左右，可与非异头碳的信号进行区分，从而得到糖残基的精确数目。很多情况下，在确定异头碳的数目时，HMQC、HSQC、HMBC等方法要比1D-^{13}C谱灵敏、有效得多，同时还避免了1D-^{13}C实验中样品需求量过大的问题。

(3) 异头质子构型的确定　通常，在D-吡喃$^4C_1$型糖环中，α构型与β构型相比，前者异头质子H$_1$化学位移低场移动一些，具有较大的化学位移。根据Karplus曲线，H$_1$-H$_2$之间耦合常数$^3J_{1,2}$的大小，可反映H$_1$-H$_2$之间的相对指向。在吡喃糖中，若H$_1$-H$_2$同时位于竖直键（如β葡萄糖），$^3J_{1,2}$为7～8Hz左右；若H$_1$为平伏键，H$_2$为竖直键（如α葡萄糖），$^3J_{1,2}$为4Hz左右；若H$_1$为竖直键，H$_2$为平伏键（如β甘露糖），或二者均为平伏键（如α甘露糖），其$^3J_{1,2}$小于2Hz。

C$_1$-H$_1$之间的耦合常数$^1J_{H_1}$，C$_1$同样可用于异头质子构型的确定，以D-吡喃$^4C_1$型糖环为例，α构型中$^1J_{H_1}$，C$_1$在170Hz左右（如α半乳糖），β构型则在160Hz左右（如β半乳糖）。对于L-吡喃$^4C_1$型糖环来说，其情况恰恰相反。

对于没有异头质子的NeuAc、Kdo等糖残基来说，其异头构型可以通过羰基C$_1$与平伏键H$_3$之间的耦合常数$^3J_{C_1}$，H$_3ax$以及C$_2$与平伏键H$_3$之间的耦合常数$^2J_{C_2}$，H$_3ax$的大小来确定。例如Neu5Ac，在α构型中，$^3J_{C_1}$，H$_3ax$为5～7Hz，而在β构型中，$^3J_{C_1}$，H$_3ax$为0～4Hz。此外，也可通过测定$^2J_{C_2}$，H$_3ax$来确定Neu5Ac的构型，α构型中$^2J_{C_2}$，H$_3ax$约为8Hz，β构型中$^2J_{C_2}$，H$_3ax$则在3～4Hz左右。

(4) 糖残基之间连接顺序的确定　寡糖、多糖由一系列的糖残基通过糖苷键连接而成，其连接顺序的确定是糖类化合物结构解析的重要组成部分。糖残基之间连接顺序的确定主要依赖于^{1}H-^{1}HNOESY和^{1}H-^{13}CHMBC实验，NOESY类实验可以得到两个糖残基质子之间的距离信息，从而确定糖残基之间的连接次序，但有时长程NOE信号的出现，会干扰相邻糖残基质子之间NOE信号的确定。

由于^{13}C的自然丰度只有1.1%左右，且$^3J_{CH}$为长程耦合，$^3J_{CH}<8$Hz，在确定糖残基连接顺序时，^{1}H-^{13}CHMBC实验灵敏度有限，数据收集时间较长。除此之外，分子量较大的糖类化合物，其分子运动较慢，弛豫快，也会影响实验图谱的分辨率。

针对这一问题，国外学者设计了Cross-Correlated Dipole-Dipole Relaxation实验，利用糖苷键两端^{13}C、^{1}H之间的偶极弛豫的相关性，在10ms左右建立起^{13}C、^{1}H之间的相干性，这远远短于HMBC中^{13}C、^{1}H通过标量耦合建立相关性所需的30～80ms，对横向弛豫较快的寡糖、多糖等大分子来说，Cross-Correlated Dipole-Dipole Relaxation实验在解决糖残基连接顺序问题上，要比HMBC灵敏、有效得多。

(5) 糖残基取代基位置的确定　糖残基取代基的存在与否可通过相应位置上^{13}C、^{1}H化学位移的变化来确定，^{1}H一般低场移动0.2～0.5ppm左右，甚至更大，^{13}C的位移变化更明显些，一般在几个ppm左右。例如，甲基-β-吡喃葡萄糖苷（Me-β-Glc）的2、3、4、6位硫酸化之后，所有的质子化学位移低场移动，H_2、H_3、H_4 低场移动高达 1ppm 左右；C_2、C_4 的化学位移低场移动 3ppm 左右，C_3 化学位移保持不变。若取代基中含有 NMR 可识别的原子，可通过各种同核、异核相关谱来帮助取代基位置的确定。

低温条件下收集的 1D-^1H 图谱也可用于取代基位置的确定。低温条件下，羟基氢原子交换减慢，与其 α 氢原子发生耦合，其耦合可通过信号线宽的比较来确定，也可通过收集 D_2O 和 H_2O 中的图谱加以判断。发生取代的位置由于羟基氢原子与其 α 氢原子耦合消失，相应的 ^1H 信号应具有相对较窄的线宽。若信号重叠干扰耦合的观察，可考虑 COSY 来确定羟基氢原子与氢原子之间的耦合与否，从而确定取代基的位置。

2.5 多糖的生物活性

从 20 世纪 60 年代开始，科学工作者逐渐发现了多糖类具有多方面的生物活性，起初知道多糖对肿瘤、心血管疾病和抗衰老具有一定的效果。大量的研究结果表明，多糖类主要作用于网状内皮系统，巨噬细胞，淋巴细胞及白细胞，并且还会影响 RNA、DNA、蛋白质的合成，以及抗体的生成，影响 cAMP 与 cGMP 的浓度及相对比值、补体的生成、对干扰素的诱生作用等。多糖类能非特异性提高机体免疫功能，可作为免疫增强剂。因此，人们可从增强机体的免疫功能，提高抗病能力来达到抗衰老、抗癌以及抗肾炎等目的。

目前我国已批准上市的治疗用植物多糖类药物多为菌藻类多糖，品种有香菇多糖、猪苓多糖、紫芝多糖、云芝肝泰、灵孢多糖、人参多糖、云芝胞内多糖、薄芝糖肽、灵杆菌多糖、褐藻多糖硫酸酯（褐藻糖胶）、槐耳菌质、黄芪多糖和玉参多糖等，在临床上主要用于提高免疫功能。此外，药理研究显示牛膝多糖、刺五加多糖、银耳多糖、银耳孢子多糖、亮葡多糖、虫草多糖、天麻多糖、猴菇菌多糖、麦麸多糖、黄精多糖、昆布多糖、酸模多糖、地衣多糖、当归多糖、茶叶脂多糖等植物和菌藻类多糖也具有良好的提高免疫力、抑制肿瘤、降血脂、降血糖、抗菌、抗病毒、改善微循环、保肝、抗凝血、增加白细胞等多种功能。

参 考 文 献

1 吴立军. 天然药物化学. 第四版. 北京：人民卫生出版社，2003. 54

2 王宪楷. 天然药物化学. 北京：人民卫生出版社，1990. 54

3 方圣鼎. 化学学报，1982，40：273

4 Boons G J. Carbohydrate Chemistry. London：Blackie Academic & Professional，1998. 1

5 郭忠武，王来曦. 化学进展，1995，**7** (1)：10～29

6 陈耀祖，涂亚平. 有机质谱原理及应用. 北京：科学出版社，2001. 7

7 Rolf D，Gray G R. J. Am. Chem. Soc.，1982，104：3539

8 Rosenfeld L.，Ballou C. E. Carbohydr. Res.，1974，32：287

9 Bieleski，R. I. Encycl Plant Physical New Ser.，1982，13A：158

10 Bock L. et al. Adv. Carbohydr. Chem. Biochem.，1983，4：27

11 Nagal M. et al. Chem. Pharm. Bull.，1972，20：1212

12 方积年. 药学通报，1984，**19** (10)：47

13 Aspinall，G. O. Elucidation of Organic Structures by Physical and Chemical Methods，Part Ⅱ. NewYork：John Wiley and Sons，Inc.，1973. 319

14 Linberg，B.，et al. Adv. Carbohydr. Chem. Biochem.，1975，31：185

15 方积年. 国外医学药学分册，1981，(4)：222

16 Kiss，J. Adv. Carbohydr. Chem.，1967，22：11

17 Ballon, C. E. Adv. Carbohydr. Chem. , 1954, 9：59
18 Whistler, R. L. Methods in Carbohydrate Chemistry, 1965
19 顾学裘等 . 抗衰老、抗癌中药的研究及展望 . 北京：中国医药科技出版社，1989.22
20 上海药物研究所 . 中草药有效成分提取和分离 . 第二版 .1988.424
21 国家食品药品监督管理局信息中心 . SFDA 药品监督管理基础数据库 .2004
22 赵春桂，司世麟 . 生命的化学，1988，2：31
23 田庚元，冯宇澄 . 化学进展，1994，6（2）：114
24 王展，方积年 . 分析化学，2000，28（2）：240
25 Brown P. R. , Gurshka E. Advance in Chromatography. New York：Marcel Dekker，1994，34.171
26 丁侃，方积年 . 色谱，1999，17（4）：346
27 刘翠萍，方积年 . 分析化学，2001，29（6）：716
28 徐任生 . 天然产物化学 . 北京：科学出版社 .1993.48
29 Naoko, I. T. , Ineo I. Carbohydr. Res. , 2000, 324（3）：218
30 Garozzo, D. et al. Carbohydr. Res. , 2000, 323（1）：139
31 刘明，李春霞，辛现良 . 核磁共振技术在糖类化合物化学结构研究的应用. 中国药学杂志，2009，44（5）：324-327

第3章 醌类化合物

醌类化合物（quinonoids）包括醌类及其容易转变为具有醌式结构的化合物，以及在生物合成方面与醌类有密切联系的化合物。

醌类化合物在植物界分布比较广泛，高等植物中大约有五十多科百余属植物中含有醌类，主要集中在蓼科、茜草科、紫葳科、鼠李科、百合科、豆科等科属，许多天然药物如大黄、何首乌、虎杖、决明子、丹参、芦荟、紫草中的有效成分都是醌类化合物。在低等植物藻类、菌类、地衣类的代谢产物中也有醌类化合物。

醌类化合物从结构上分为苯醌、萘醌、菲醌、蒽醌等类型。其中蒽醌衍生物的种类最多。

3.1 醌类化合物的结构与分类

3.1.1 苯醌类

苯醌类（benzoquinones）从结构上可分为邻苯醌和对苯醌两类。但邻苯醌不稳定，故自然界中存在的苯醌多为对苯醌衍生物。

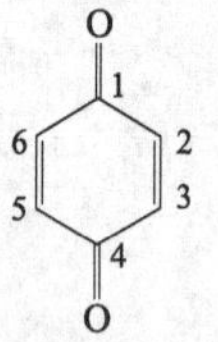

对苯醌 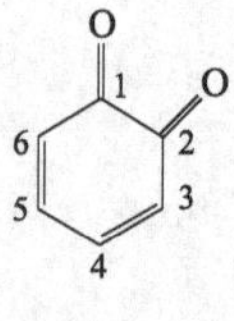　　　　　邻苯醌

该类物质多为黄色或橙色结晶，核上常带有—OH、—CH₃、—OCH₃ 和碳链长短不一、饱和程度不同的烃基取代基。

如存在于中药凤眼草（*Ailanthus altissima* Swingle）果实中具有较强抗菌作用的 2,6-二甲氧基苯醌，该物质是最常见的、分布最广泛的一种苯醌，现已从木兰科、桑科、菊科等十余科植物中分离得到。马蔺子（*Iris pallasii* Fisch）成熟种皮中的马蔺子甲素（irisquinone）也是苯醌类，具有抗癌活性。

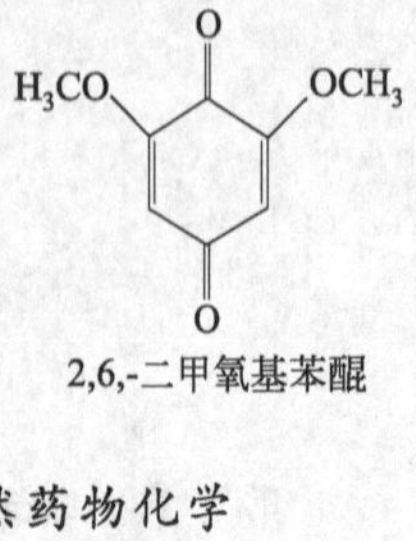

2,6,-二甲氧基苯醌 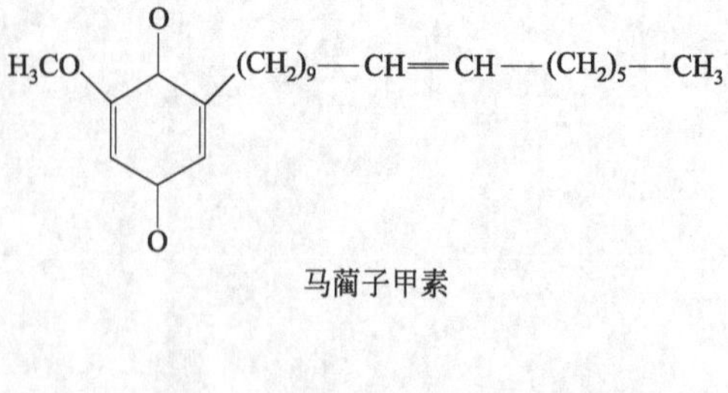　　　　　马蔺子甲素

此外，广泛存在于生物界的泛醌类，也称为辅酶 Q（coenzyme Q）类，能参与生物体内的氧化还原过程。其中辅酶 Q_{10} 已用于治疗心脏病、高血压病、癌症等。从海洋生物中也发现了苯醌类，得自于棕色海藻（*Dictoyopteris undulata*）中的系列苯醌类，均是苯醌与倍半萜的聚合体，如 zonarone。

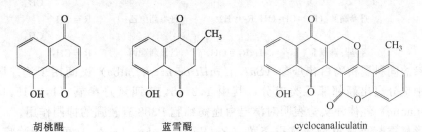

辅酶 Q 类（*n*=6~10）　　　　　　　　　　zonarone

3.1.2 萘醌类

萘醌类（naphthoquinones）化合物按其结构考虑应有 α（1,4）、β（1,2）和 amphi-(2,6) 三种类型。

α-(1,4)萘醌　　　　　　β-(1,2)萘醌　　　　　amphi-(2,6)萘醌

大约有二十多科的植物中含有萘醌类，其中紫草科、柿科、蓝雪科等含量较丰富，但目前从自然界得到的多为 α-萘醌类。如存在于胡桃叶及未成熟的果实中的胡桃醌（juglone），该物质具有抗菌、抗癌及中枢神经镇静等作用；蓝雪醌（plumbagin）是柿科柿属植物中萘醌的代表性成分，具有抗菌、止咳以及祛痰作用，在该属植物中还发现萘醌的聚合体及蓝雪醌与香豆素的聚合体，如 cyclocanaliculatin。

胡桃醌　　　　　　　　　　蓝雪醌　　　　　　　　cyclocanaliculatin

从中药紫草和新疆紫草中分离的紫草素（shikonin）及其衍生物也是萘醌类，该类成分具有止血、抗炎、抗菌、抗癌、抗病毒等作用。萘醌在低等植物中也有分布，得自于新西兰棕藻（*Landsburgia quercifolia*）中的 2-羟基-3-异戊烯基萘醌（2-hydroxy-3-isopentenyl-naphthoquinone），对 P-388 白血病细胞有细胞毒性及抗真菌活性。

紫草素　　　　　　　　　　　　　　2-羟基-3-异戊烯基萘醌

3.1.3　菲醌类

天然菲醌类（phenanthraquinones）包括邻菲醌和对菲醌两种类型，邻菲醌有两种形式。醌类母核上常见的取代基有—OH、—CH₃、—OCH₃、—CHO、异丙基等。

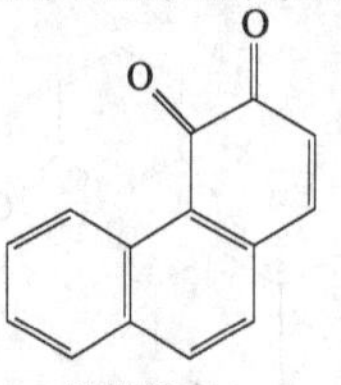

邻菲醌(Ⅰ) 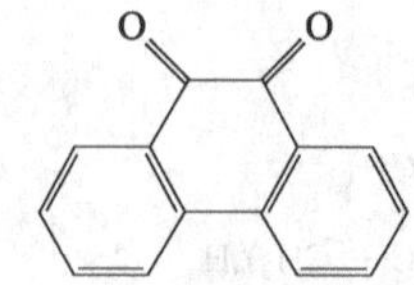　　　　邻菲醌(Ⅱ) 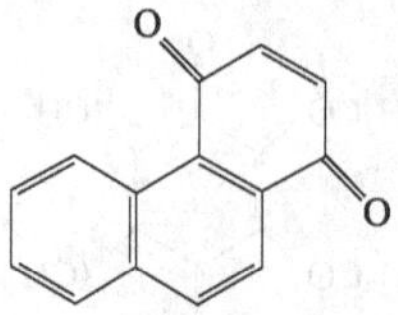　　　　对菲醌

菲醌类成分主要分布在唇形科、兰科、豆科、番荔枝科、蓼科等植物中，尤其在唇形科的鼠尾草属、香茶菜属较普遍。

常用中药丹参（*Salvia miltiorrhiza*）系唇形科鼠尾草属植物，从其根部已分离出三十多种菲醌衍生物，属于对菲酮型的如丹参新酮甲、乙、丙等，其中有二十多种为邻菲醌型如丹参酮（也称为丹参醌）ⅡA（tanshinone ⅡA）、丹参酮ⅡB、羟基丹参酮ⅡA等。丹参酮类成分具有抗菌及扩张冠状动脉的作用，丹参酮ⅡA的磺化产物丹参酮ⅡA磺酸钠注射液，可用于治疗冠心和心肌梗死。

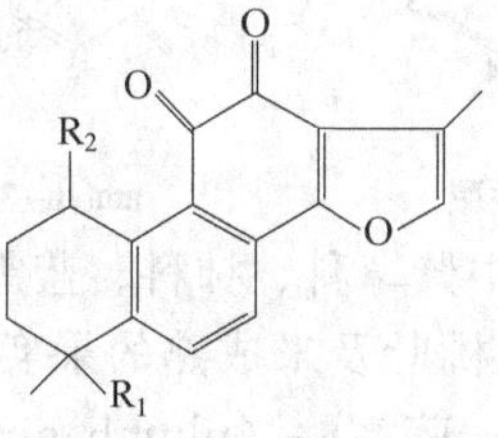

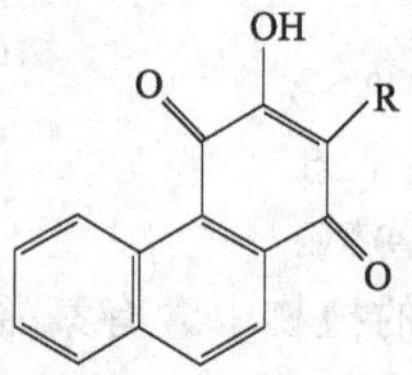

丹参酮ⅡA(R₁=CH₃、R₂=H)　　　　丹参新酮甲　　R=CH$\begin{smallmatrix}CH_3\\CH_2OH\end{smallmatrix}$

丹参酮ⅡB(R₁=CH₂OH、R₂=H)　　　丹参新酮乙　　R=CH$\begin{smallmatrix}CH_3\\CH_3\end{smallmatrix}$

羟基丹参酮ⅡA(R₁=CH₃、R₂=OH)　　丹参新酮丙　　R=CH₃

丹参的同科属植物白花丹参（*Salvia miltiorrhiza* f.alba）民间用于治疗脉管炎疗效较好，从中也分离出新邻菲醌类成分，其中 1,2,15,16-四氢丹参酮（1,2,15,16-tetrahydro-tanshiquinone）经体外实验表明对淋巴白血病细胞 P388 有较强的抑制作用。

唇形科香茶菜属植物线纹香茶菜（*Rabdosia lophanthoides*）可用于治疗传染性肝炎、急性胆囊炎及驱蛔虫等，从其叶子中分离出系列对菲醌类化合物，如线纹香菜素 A（lophanthoidin A）。

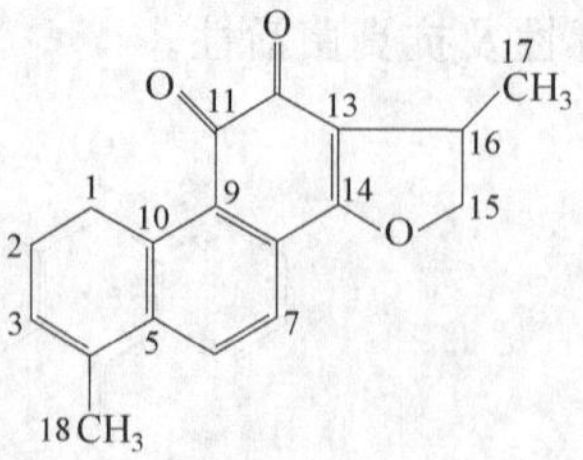

1,2,15,16-四氢丹参醌 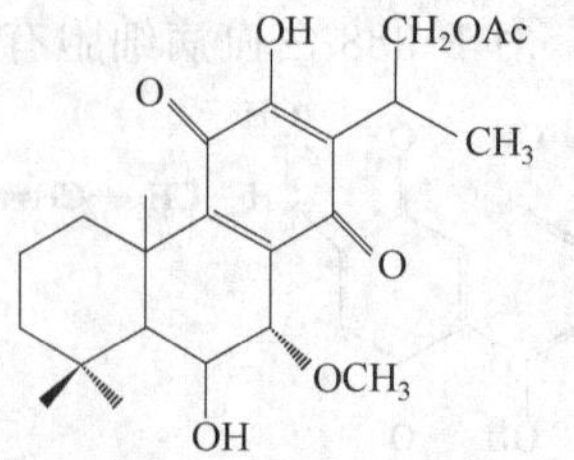　　　　　　　lophanthoidin A

化合物 biruloquinone 是迄今为止报道的第一个从地衣 *Parmelia birulae* 中分离得到的菲醌类化合物，该物质中除了菲醌的基本结构外，还有六元内酯环的结构。

1991 年国外有报道，从植物 *Bulbophyllum odoratissimum* 中发现新邻菲醌衍生物 bulbophyllanthrone。化合物 biruloquinone 与 bulbophyllanthrone 均是 Ⅱ 型邻菲醌类。

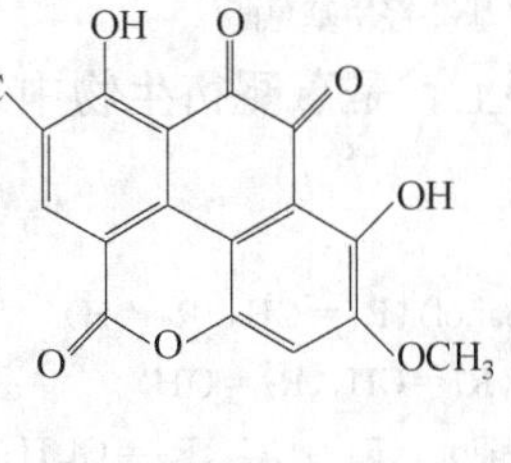

biruloquinone

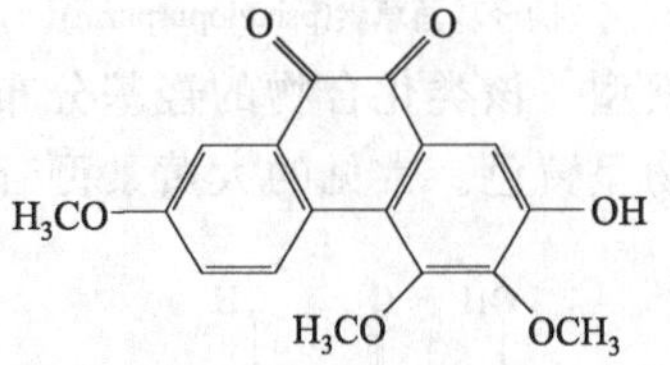

bulbophyllanthrone

3.1.4　蒽醌类

天然蒽醌（anthraquinones）以 9,10-蒽醌类衍生物最为常见，基本结构如下。1、4、5、8 位为 α 位，2、3、6、7 位为 β 位，9、10 位为 meso 位（也称中位）。

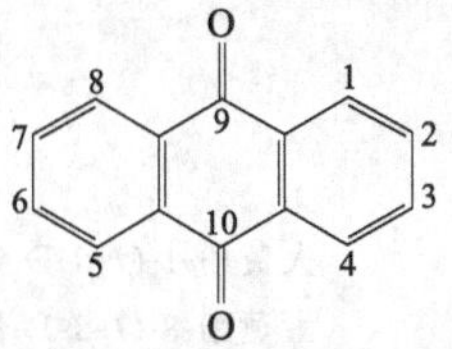

自然界存在的蒽醌类包括羟基蒽醌衍生物及其不同还原程度的产物，如蒽酚（anthranol）、蒽酮（anthranone）及蒽酮二聚体等。母核上常有—OH、—CH₃、—OCH₃、—COOH等官能团。

蒽醌类化合物大约分布在三十多科植物中，较富有的科有蓼科、鼠李科、茜草科、豆科、百合科、玄参科、马鞭草科等，在地衣和真菌中也有发现。

3.1.4.1　蒽醌衍生物

羟基蒽醌类衍生物是该类型中数量最多的一种，以游离形式或与糖结合成苷而存在于植物体内。其中苷类所占比例比其他醌类明显地多，成苷中常见的糖有葡萄糖、鼠李糖、半乳糖、芸香糖等。

根据羟基在蒽醌母核中位置不同，可将羟基蒽醌衍生物分为两类，大黄素型和茜草素型。

（1）茜草素型　这类化合物的羟基分布在一侧的苯环上，一般颜色较深，多呈橙黄、橙红色。如中药茜草（*Rubia cordifolia*）中的茜草素类化合物均属于此类。此外从欧茜草（*R. tinctorum*）根中亦分离得到红色结晶，即 1,4-二羟基-2-羟甲基蒽醌。茜草型蒽醌类除了游离形式外，也以苷的形式存在。

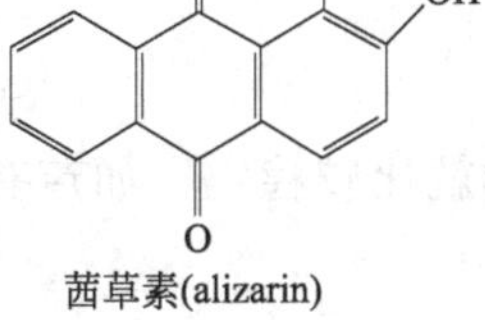

茜草素(alizarin)

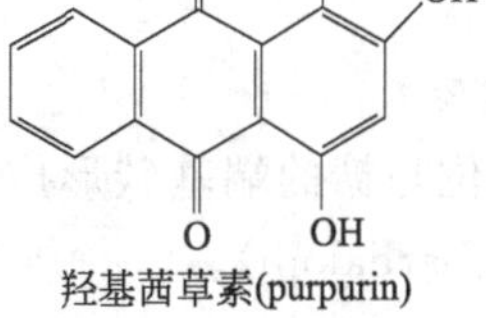

羟基茜草素(purpurin)

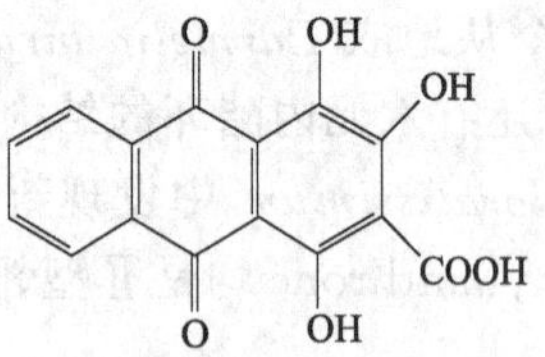

伪羟基茜草素(pseudopurpurin) 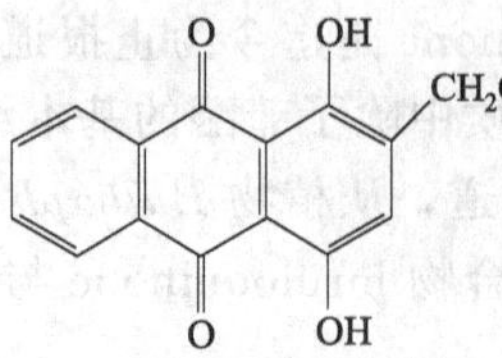　　　1,4-二羟基-2-羟甲基蒽醌

（2）大黄素型　该类化合物的羟基分布在两侧的苯环上，是蒽醌衍生物中最多的一种类型，多数化合物呈黄色。常见的大黄素型苷元如下。

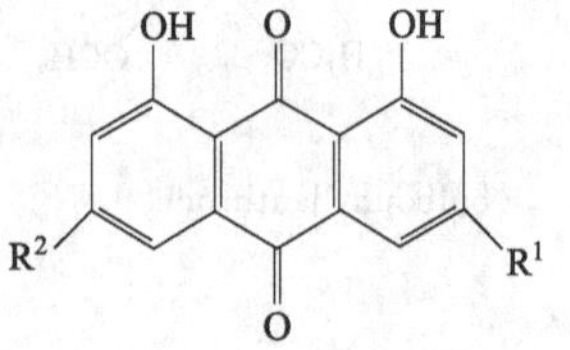

大黄酚(chrysophanol)（R₁＝CH₃、R₂＝H）
大黄素(emodin)（R₁＝CH₃、R₂＝OH）
大黄素甲醚(physcion)（R₁＝CH₃、R₂＝OCH₃）
芦荟大黄素(aloe-emodin)（R₁＝CH₂OH、R₂＝H）
大黄酸(rhein)（R₁＝COOH、R₂＝H）

如大黄、虎杖、决明子、何首乌、芦荟等中药的有效成分均属于这一类型，大黄中的羟基蒽醌衍生物多与葡萄糖结合成苷的形式，有单糖苷也有双糖苷。

除在高等植物中，蒽醌还发现于地衣中，从 *Asahinea chrysantha* 中分离得到1,4,8-三羟基-3-甲基蒽醌（islandicin）。

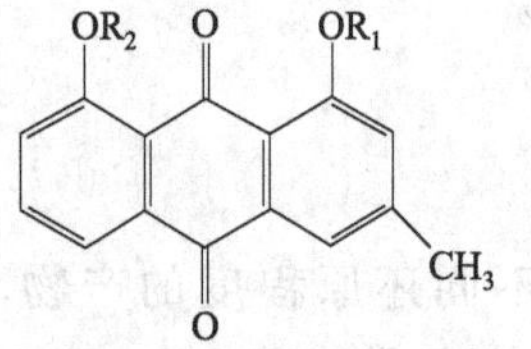

大黄酚-1-*O*-β-D-葡萄糖苷（R₁＝Glc、R₂＝H）
大黄酚-8-*O*-β-D-葡萄糖苷（R₁＝H、R₂＝Glc）

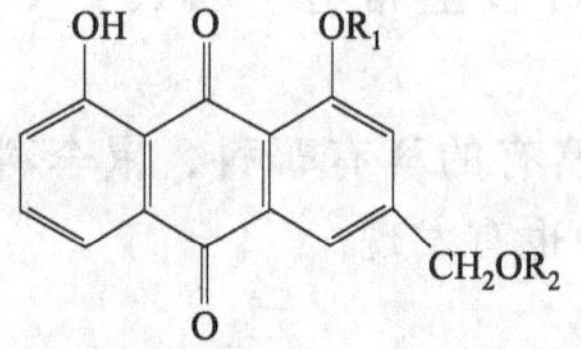

芦荟大黄素葡萄糖苷（R₁＝Glc、R₂＝H）
芦荟大黄素-*ω*-*O*-β-D-葡萄糖苷（R₁＝H、R₂＝Glc）

3.1.4.2　蒽酚与蒽酮类

蒽醌在酸性下易被还原成蒽酚及其互变异构体蒽酮。上述氧化还原反应过程在生物体内也可能发生，故在含有蒽醌类的新鲜药材中常伴有蒽酚、蒽酮等还原产物，如存在于鼠李和泻鼠李果实中的大黄素蒽酚（emodin anthranol）和大黄素蒽酮（emodin anthrone）。但这些成分一般仅存在于新鲜植物中，在加工贮藏过程中会逐渐氧化成蒽醌类成分，所以新鲜大黄贮存两年以上就检查不到蒽酚、蒽酮类化合物。

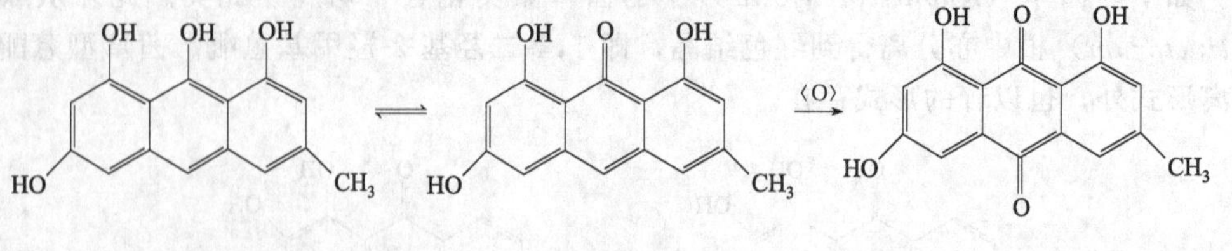

大黄素蒽酚　　　　　　　大黄素蒽酮　　　　　　　大黄素

蒽酮类的 meso 位与糖的端基碳形成 C—C 苷键就比较稳定，如芦荟（*Aloe rabaiensis*）中致泻成分芦荟苷（barbaloin）。

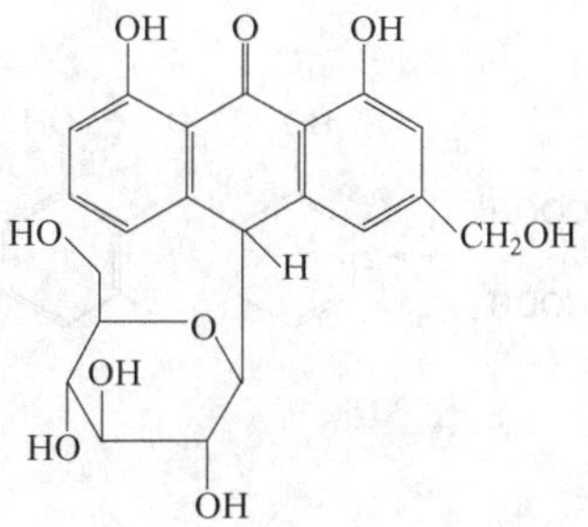

芦荟苷

3.1.4.3 二蒽酮与二蒽醌类衍生物

二蒽酮类（bianthranones）可以看成是两分子蒽酮在 C_{10}—$C_{10'}$ 位或其他位脱氢而形成的化合物。这类物质多以苷的形式存在，如大黄及番泻叶中的番泻苷（sennoside）A、B、C、D 等，番泻苷 A 的 C_{10}—$C_{10'}$ 是反式连接，番泻苷 B 的 C_{10}—$C_{10'}$ 是顺式连接，二者水解后的苷元是异构体。同理番泻苷 C 与番泻苷 D 的苷元也是一对异构体。

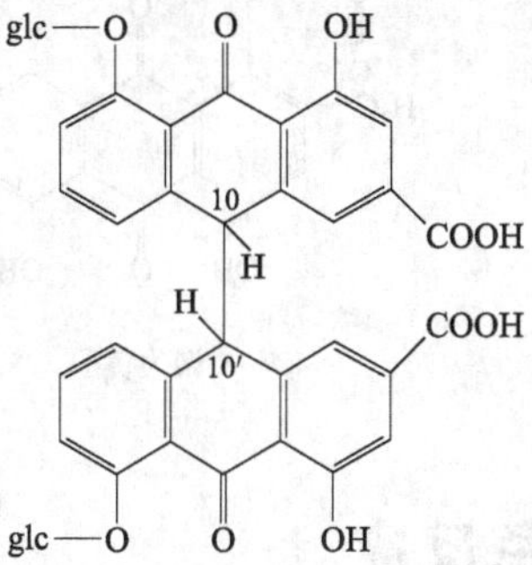

番泻苷A

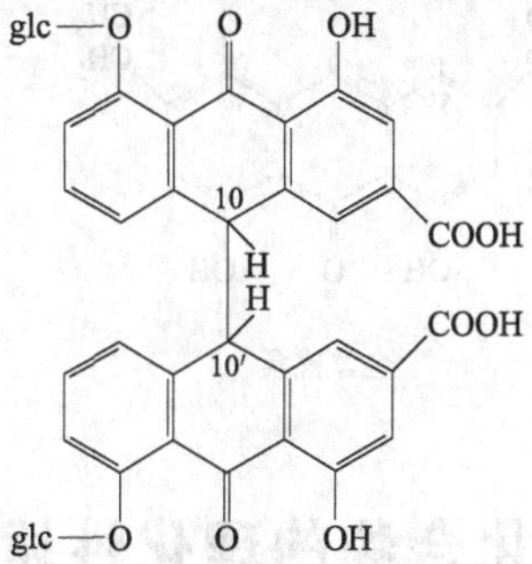

番泻苷B

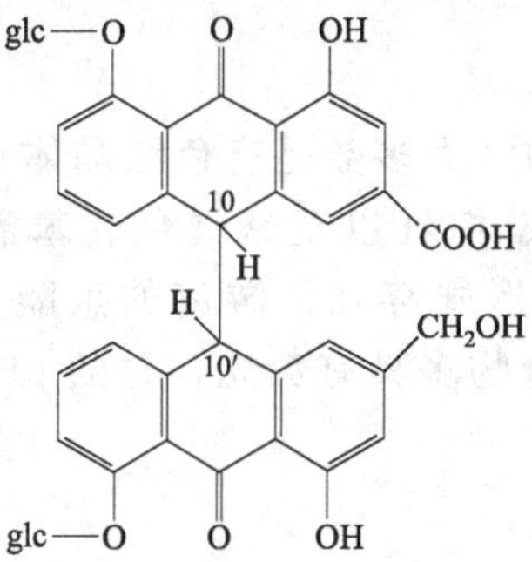

番泻苷C

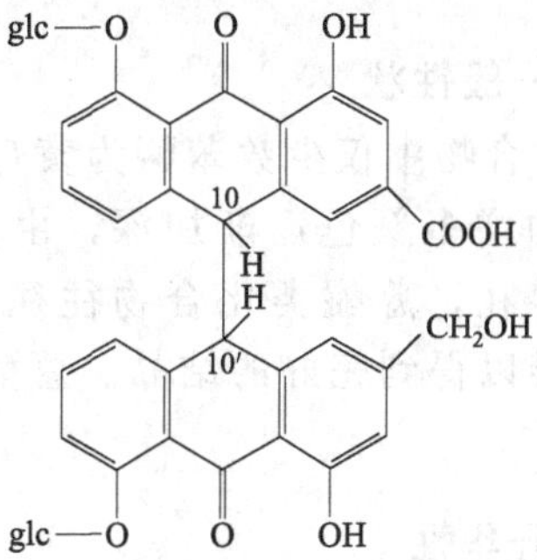

番泻苷D

该类化合物的 C_{10}—$C_{10'}$ 键不稳定，易断裂生成蒽酮类化合物。大黄与番泻叶之所以具有致泻作用是由于番泻苷 A 在肠内转化为大黄酸蒽酮。

二蒽酮类衍生物除了以 C_{10}—$C_{10'}$ 形式结合外，还有其他的结合形式，如金丝桃素（hypericin）为萘骈二蒽酮类衍生物，存在于金丝桃属贯叶连翘等植物中，具有抑制中枢神经及抗病毒的作用。

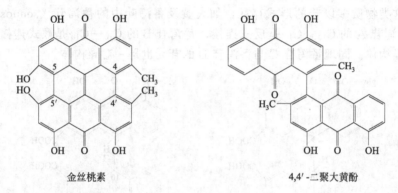

番泻苷A   大黄酸蒽酮

二蒽醌类衍生物多发现于豆科植物中，从野扁豆（*Cassia occidentalis*）中分离得到 4，4′-二聚大黄酚（4，4′-bichrysophanol）。

金丝桃素   4,4′-二聚大黄酚

3.2 醌类化合物的理化性质与呈色反应

3.2.1 理化性质

3.2.1.1 一般性状

天然醌类化合物中仅少数苯醌为黄色油状物，大多数是有色结晶体，随着分子中酚羟基等助色团的增多颜色逐渐加深，由黄、橙、棕红以至紫红色。苯醌、萘醌、菲醌多以游离状态存在，蒽醌类化合物往往以苷的形式存在。游离的蒽醌类多为结晶状，而其苷类多数难以得到完好的结晶。蒽醌类化合物多具有荧光，并随 pH 值变化而显示不同的颜色。

3.2.1.2 升华性

游离醌类化合物大多具有升华性。小分子的苯醌及萘醌类还具有挥发性，能随水蒸气蒸馏。此性质可用于这类成分的提取精制。

3.2.1.3 溶解性

游离醌类化合物易溶于乙醇、丙酮、乙醚、氯仿及苯等有机溶剂，几乎不溶于水。成苷后由于极性增大，易溶于甲醇、乙醇中，在热水中也可溶解，但在冷水中溶解度减小，不溶或难溶于乙醚、氯仿及苯等有机溶剂。

3.2.1.4 酸性

醌类化合物结构中多数具有酚羟基，还有一些带有羧基，所以表现出一定的酸性，在碱水中可成盐而溶解，加酸酸化后被游离而从水中沉淀析出。因此常用"碱溶酸沉法"从天然药物中提取醌类化合物。

醌类的酸性强弱与分子结构中羧基、酚羟基的数目及位置有关。

（1）具有羧基的醌类化合物酸性较强　具有羧基的醌类及 2-羟基苯醌或位于萘醌醌核上的羟基酸性较强，后者为插烯酸结构，受到邻近醌式羰基的影响，也会显示出类似羧基的酸性，可溶于 $NaHCO_3$ 溶液中。

（2）蒽醌及萘醌苯环上的 β-羟基酸性强于 α-羟基的酸性　由于 β-羟基受羰基吸电子的影响，使羟基上氧原子的电子云密度降低，故质子解离度增高，酸性较强。而 α-羟基上的氢与相邻的羰基易形成分子内氢键，降低了质子的解离度，故酸性较弱，如下所示。

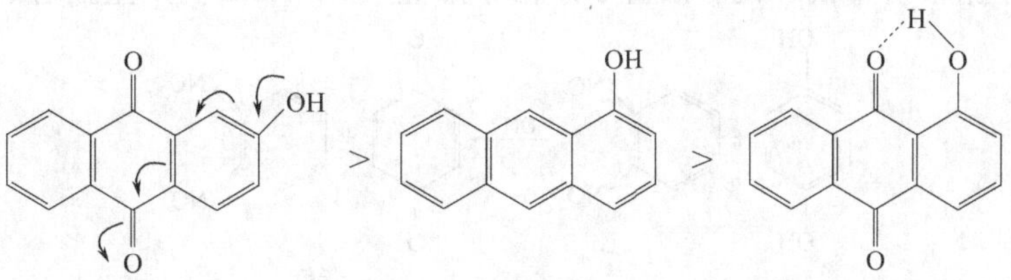

β-羟基蒽醌　　　　α-羟基蒽　　　　α-羟基蒽醌

（3）酚羟基数目增多则酸性增强　羟基蒽醌类的酸性一般随羟基数目的增多而增强。如 3,6-二羟基蒽醌的酸性强于 3-羟基蒽醌。但也有例外，如 3-羟基蒽醌的酸性强于1,2-二羟基蒽醌，这是由于羟基与羰基及相邻两羟基之间形成分子内氢键的缘故。

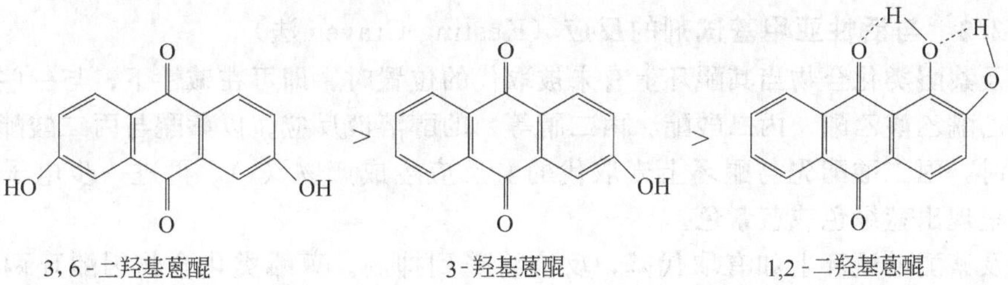

3,6-二羟基蒽醌　　　　3-羟基蒽醌　　　　1,2-二羟基蒽醌

根据蒽醌类化合物的酸性强弱不同，可用 pH 值梯度萃取法分离游离蒽醌类化合物，即根据蒽醌酸性强弱不同，依次采用不同碱度的碱水萃取。酸性最强的—COOH 以及含有两个以上 β-OH 的蒽醌可溶于热的 5%$NaHCO_3$ 水溶液。羟基蒽醌类化合物的酸性强弱有如下规律。

—COOH＞两个以上 β-OH＞一个 β-OH＞两个 α-OH＞一个 α-OH

依次可溶于：5%$NaHCO_3$ 水溶液（—COOH 和两个以上 β-OH）、5%Na_2CO_3 水溶液、1%$NaOH$ 水溶液、5%$NaOH$ 水溶液。

3.2.1.5 碱性

醌类结构中的羰基氧原子有微弱的碱性，可以溶于强酸形成烊盐，转化成阳碳离子而发生颜色改变，大多羟基蒽醌类溶于浓硫酸时为红色至红紫色。如大黄酚溶于浓硫酸成为红色，大黄素由橙红色变为红色。

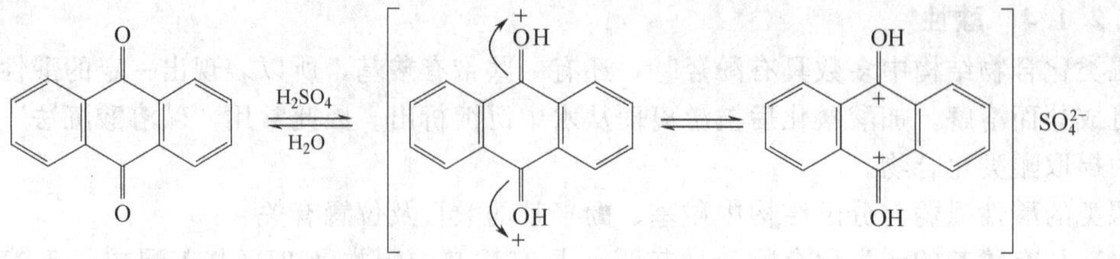

3.2.2 呈色反应

3.2.2.1 菲格尔反应

菲格尔（Feigl）反应是指醌类衍生物（包括苯醌、萘醌、菲醌及蒽醌）在碱性下加热能迅速被醛类还原，再与邻二硝基苯反应生成紫色化合物。醌类在反应前后实际上并没有变化，仅仅起到电子传递作用，促进反应迅速进行，通常醌类成分含量越高，反应速率也就越快。试验时可取醌类化合物的水或苯溶液 1 滴，加入 25% Na$_2$CO$_3$ 水溶液，4% 甲醛及 5% 邻二硝基苯的苯溶液各 1 滴，混合后置于水浴中加热，1~4min 内产生显著的紫色。

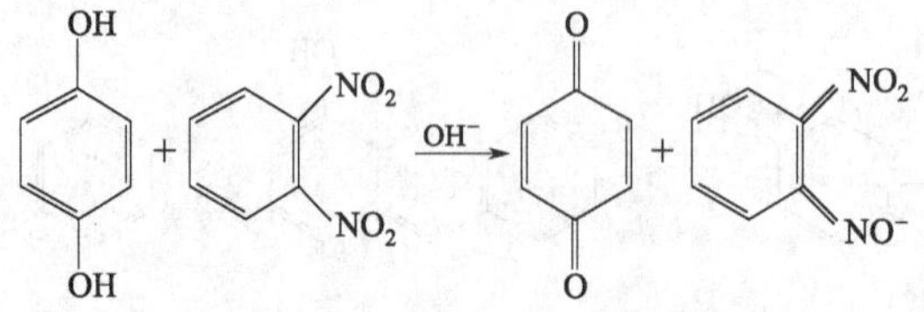

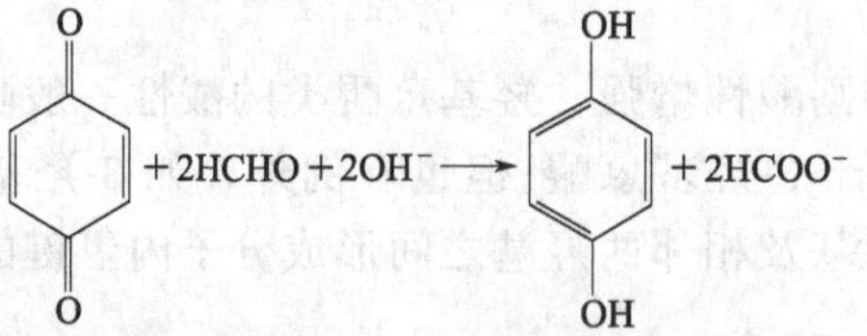

3.2.2.2 与活性亚甲基试剂的反应（Kesting-Craven 法）

苯醌及萘醌类化合物当其醌环上有未被取代的位置时，即可在碱性下，与一些含亚甲基试剂（如乙酰乙酸乙酯、丙二酸酯、丙二腈等）的醇溶液反应。以萘醌与丙二酸酯的反应为例，反应时，丙二酸酯先与醌环上未取代的氢反应生成产物（1），再进一步电子转位生成（2）等，呈现出蓝绿色或蓝紫色。

苯醌及萘醌的醌环上如有取代基，反应将受到抑制。蒽醌类化合物因醌环两侧均有苯环，不能发生该反应。

3.2.2.3 无色亚甲蓝显色试验

无色亚甲蓝（leucomethylene blue）溶液用作纸色谱与薄层色谱的显色剂，含有苯醌及萘醌的样品显色后在白色背景上呈现出蓝色斑点，可与蒽醌类化合物相区别。此法专用于检验苯醌及萘醌。

3.2.2.4 碱液呈色反应（Borntrager's 反应）

羟基蒽醌及其苷类遇碱液呈红色或紫红色，其反应机理如下。

酚羟基在碱性溶液中形成酚氧负离子，酚氧负离子受羰基的影响，氧原子的电子通过共轭效应，转移至羰基氧原子上，形成新的共轭体系，因而发生颜色变化。呈色反应与形成共轭体系的羟基和羰基有关。因此，羟基蒽醌及具有游离酚羟基的蒽醌苷均可呈色；而蒽酚、蒽酮、二蒽酮类化合物则需经过氧化形成蒽醌后才能呈色。

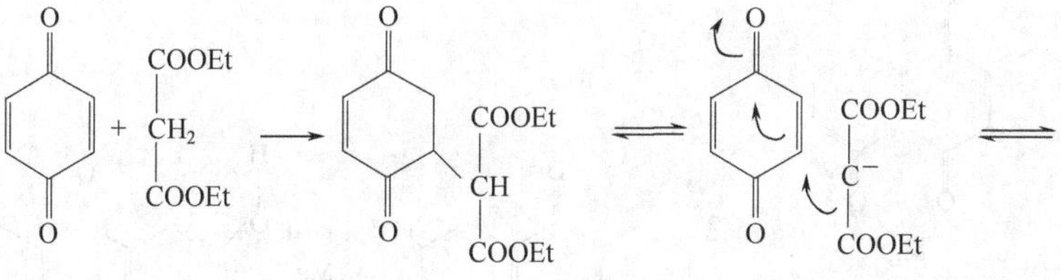

(1)　　　　　　　　　　(2)

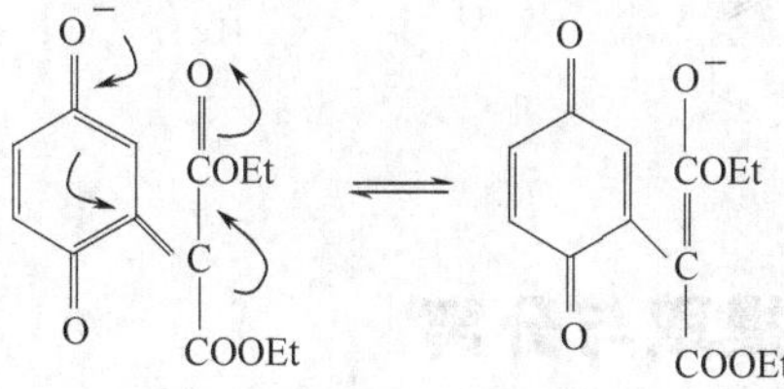

(3)　　　　　　　　　　(4)

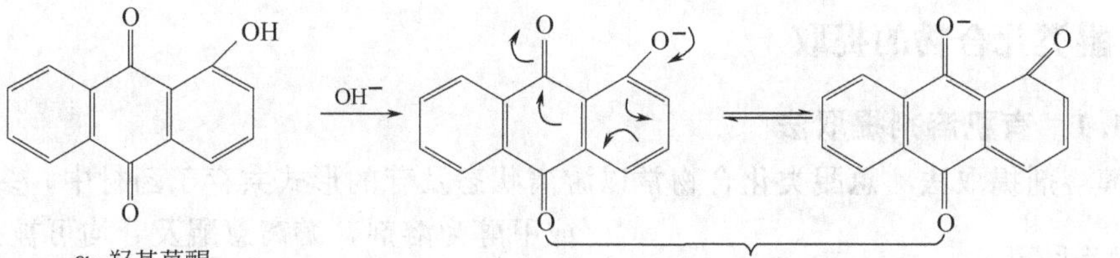

α-羟基蒽醌　　　　　　　　OH⁻　　　　　　　　　　　　　　　　红色

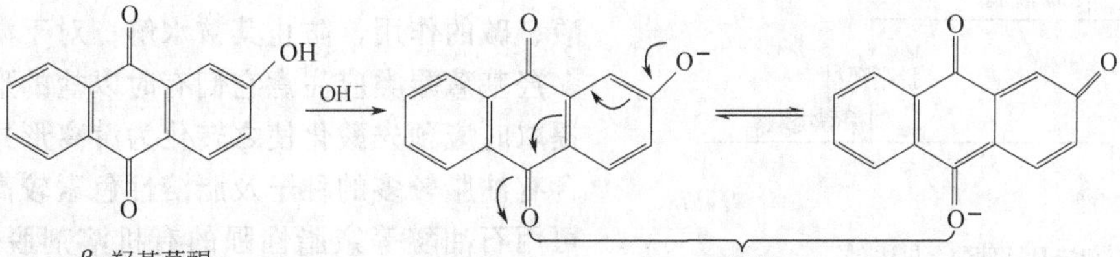

β-羟基蒽醌　　　　　　　　OH⁻　　　　　　　　　　　　　　　　红色

　　试验时取药材粉末 0.1g，加 10％硫酸水溶液 5ml，置于水浴中加热 2～10min，冷却，加 2ml 乙醚振摇，静置后取醚层溶液，加 5％氢氧化钠 1ml 振摇。如有羟基蒽醌存在，则醚层由黄色褪为无色，而水层显红色。

3.2.2.5　与金属离子反应

　　在蒽醌类化合物中，如果有 α-酚羟基或邻二酚羟基结构，可以与 Pb^{2+}、Mg^{2+} 等金属离子形成配位化合物。蒽醌与醋酸铅生成难溶性盐沉淀，将该沉淀溶于水，加入中性盐 $(NH_4)_2SO_4$、Na_2SO_4 或通入 H_2S 气体脱铅，使醌类物质游离出来。该法可以用于醌类化合物的分离与精制。

　　羟基蒽醌类化合物能和 0.5％醋酸镁的醇溶液反应生成橙红、紫红、蓝紫色配位化合物。由于羟基位置不同，与醋酸镁反应能生成不同颜色的配位化合物。呈色的条件是蒽醌的母核上至少要有一个 α-OH。如果母核上只有一个 α-OH，其配位化合物为橙色；如果每个苯环上各有一个 α-OH，并另有一个间位酚羟基时为橙红至红色；若对二酚羟基则呈紫红至紫色；若有邻二酚羟基则呈蓝色至蓝紫色。由此可见随着酚羟基数量的增加生成的配位化合物颜色也逐渐加深。生成产物可能具有下列结构。

　　此法可用于帮助进行羟基的定位。试验时可将羟基蒽醌衍生物的醇溶液滴在滤纸上，干燥后喷 0.5％的醋酸镁甲醇溶液，于 90℃加热 5min 即可显色。

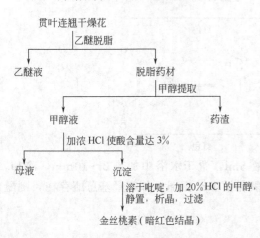

3.3 醌类化合物的提取与分离

3.3.1 醌类化合物的提取

3.3.1.1 有机溶剂提取法

（1）醇溶剂提取法　蒽醌类化合物常以游离状态及苷的形式共存于药材中，多采用乙醇或甲醇为溶剂，游离蒽醌及苷均可被提取出来。需要注意的是，对于蒽醌苷类的提取应注意酶、酸、碱的作用，防止其被水解；对于游离羧基、多羟基蒽醌类应注意它们有时以盐的形式存在，提取时应预先酸化使之转化为游离形式再提取。含有油脂较多的种子及脂溶性色素较高的药材，可用石油醚等亲脂性强的有机溶剂脱脂，避免提取物中夹杂过多脂溶性杂质影响分离纯化。脱脂药材再用乙醇、甲醇溶剂提取。如贯叶连翘中的金丝桃素的提取，采用乙醇提取并结合碱提酸沉，其提取流程如图 3-1 所示。

```
          贯叶连翘干燥花
              │乙醚脱脂
      ┌───────┴───────┐
    乙醚液            脱脂药材
                      │甲醇提取
                 ┌────┴────┐
               甲醇液      药渣
                 │加浓 HCl 使酸含量达 3%
            ┌────┴────┐
          母液       沉淀
                      │溶于吡啶，加 20% HCl 的甲醇，
                      │静置，析晶，过滤
                   金丝桃素（暗红色结晶）
```

图 3-1　贯叶连翘中金丝桃素的提取流程

（2）亲脂性有机溶剂提取法　天然苯醌和萘醌多呈游离状态极性较小。故药材多用氯仿、苯等亲脂性有机溶剂提取，再将提取液进行浓缩。如果有效成分在提取液中浓度较高，杂质较少，此时往往会有结晶析出，必要时再进行重结晶等精制处理。

提取游离的蒽醌苷元也可以直接用亲脂性有机溶剂，但蒽醌多以苷的形式存在，欲提取的目标物是游离蒽醌苷元，可将药材与乙醇、稀硫酸共同回流（或加过氧化氢，将还原性的蒽酮、蒽酚转化为蒽醌），使蒽苷类水解为游离苷元溶解在乙醇中，浓缩后即得总蒽醌苷元提取物。有时提取蒽醌苷元则采用"两相水解法"。如提取大黄中蒽醌苷元时，将大黄药材与 20%硫酸、氯仿一起回流，蒽苷水解后，苷元直接进入有机层与其他水溶性杂质分开，同时还可以避免长时间接触酸溶液。

3.3.1.2 碱提酸沉法

对于含有酚羟基、羧酸显酸性的醌类化合物可用碱液进行提取，再酸化使其沉淀析出。如贯叶连翘中金丝桃素的提取工艺筛选中，经正交试验确定按下列条件提取的金丝桃素含量

较高。用 30 倍原料重的 1‰ NaOH 溶液分 3 次加热煮沸药材共 2h，过滤，合并滤液，以 0.1mol/L 盐酸调至 pH 值为 3，析出沉淀，真空干燥得金丝桃素。

3.3.1.3 水蒸气蒸馏法

该法可用于具挥发性的小分子苯醌及萘醌类化合物的提取。

3.3.1.4 其他方法

（1）超临界提取法 近年来超临界流体萃取法（supercritical fluid extraction，SFE）在醌类提取中已有应用。

采用该技术已有效地萃取出新疆软紫草（*Arnebia euchroma*）中的紫草素及其衍生物、何首乌中的蒽醌类化合物、丹参中的丹参酮等物质。丹参酮 ⅡA（也称丹参醌 ⅡA）是丹参中亲脂性有效成分之一。用乙醇提取（乙醇浸渍，常压或减压回收乙醇）时，在湿热条件下易发生化学降解反应，而采用 SFE-CO₂ 技术提取可以避免这一问题，显示出明显的优势。具体方法如图 3-2 所示。

分别检测上述提取流程中各部分丹参酮 ⅡA 的含量，结果为 SFE-CO₂ 朱红

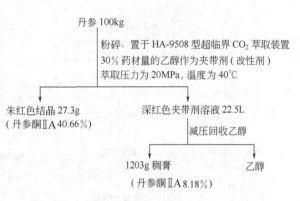

图 3-2 丹参中丹参酮 ⅡA 的 SFE-CO₂ 提取

色结晶与回收夹带剂稠膏中丹参酮 ⅡA 的含量分别为 40.66％和 8.18％；TLC 表明 SFE-CO₂ 提取丹参，所得产物丹参酮 ⅡA 含量较高，其他丹参醌类成分的含量与乙醇法提取相似。夹带剂乙醇液所含的丹参酮 ⅡA 远远高于常规乙醇提取制膏的含量，且体积与乙醇制稠膏量相当，可与析晶部分一起直接投料，无需回收乙醇。目前已有 50L、300L SFE-CO₂ 技术设备用于食品、药品生产，100kg 丹参、50L 规格设备的中试结果表明，SFE-CO₂ 方法的提取成本约是乙醇的 2 倍，但丹参酮 ⅡA 的保留率是乙醇提取的 5～10 倍。

（2）超声提取法 采用超声提取法提取大黄中的蒽醌类成分，结果表明超声提取 10min，大黄蒽醌提取率可达 95.25％；超声提取 25min，提取率达到 99.82％；而煎煮 3h 总蒽醌提取率仅为 63.27％。用纸色谱与 HPLC 对两种方法提取的产物进行分析，结果表明超声提取对成分结构无影响。以上结果说明超声处理比煎煮法提取效率高，且避免长时间加热对蒽醌类成分的结构产生破坏。

3.3.2 醌类化合物的分离

醌类成分可依据其酸性差异、溶解性差异、极性差异及分子大小进行分离。

3.3.2.1 蒽醌苷类与游离蒽醌衍生物的分离

游离蒽醌及苷的分离，可将醇提液浓缩后的混合物分散在氯仿-水、乙醚-水两相溶剂中进行液液萃取，苷元极性小，易溶于有机溶剂层，而苷极性大，则留在水层里。以正丁醇-水两相溶剂萃取时，苷类可转移至正丁醇层，借此与水溶性杂质分开。也可将混合物置于回流或连续回流提取器中，以氯仿或乙醚等有机溶剂提取游离的蒽醌衍生物，蒽醌苷类仍留在残渣中。

3.3.2.2 游离蒽醌类的分离

（1）pH 梯度萃取法 分离含游离羧基、酚羟基蒽醌类化合物常采用 pH 梯度萃取法。

将羟基蒽醌类衍生物溶于氯仿、乙醚、苯等有机溶剂中，用 pH 值由低到高的碱性水溶液依次萃取，再酸化即得到酸性强弱不同的羟基蒽醌类化合物。大黄、萱草根中游离蒽醌类成分都可用此法分离，如图 3-3 所示。

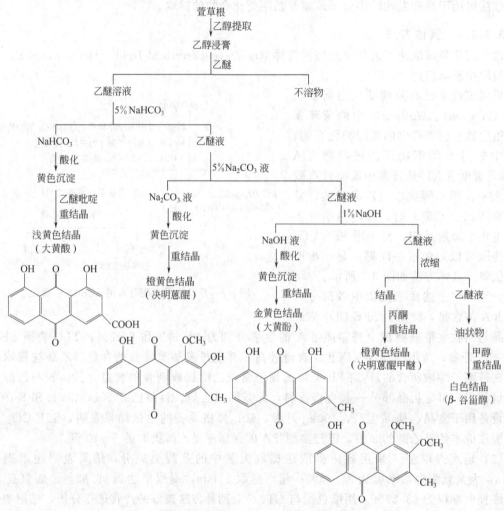

图 3-3　萱草根中游离蒽醌的提取分离

(2) 色谱法　对于性质相似、酸性强弱差别不明显的羟基蒽醌混合物用 pH 梯度萃取法分离有一定局限性。可以在 pH 梯度萃取初步分离的基础上，结合柱色谱法、薄层色谱等进行分离以获得单体化合物。游离蒽醌的分离多采用吸附色谱法，常用的吸附剂主要有硅胶、聚酰胺，一般不选用氧化铝，尤其是碱性氧化铝与显酸性的蒽醌类成分发生不可逆的化学吸附而难以洗脱。

由于羟基蒽醌类化合物具有酚羟基，与聚酰胺形成氢键而吸附，利用酚羟基的数目和位置不同，与聚酰胺形成的吸附力的差异，可以达到分离的目的。

3.3.2.3　蒽醌苷类的分离

蒽醌苷类化合物的水溶性较强，分离与精制较困难，一般需要色谱法才能使总苷得到彻底分离。色谱分离前的预处理尤为重要。一般先以经典方法如溶剂法、铅盐法对粗提物进行纯化，除去大部分杂质得到较纯的总蒽醌苷类，再结合柱色谱等方法进一步分离。

（1）**溶剂法** 常用极性较大的有机溶剂如正丁醇、乙酸乙酯等将蒽醌苷类从水溶液中萃取出来，回收溶剂获得总蒽醌苷，再用色谱法进一步分离。

（2）**铅盐法** 蒽醌苷类可以与醋酸铅形成沉淀，借此与其他成分分离。一般是在除去蒽醌苷元的水溶液中加入铅盐，其操作流程如图 3-4 所示。

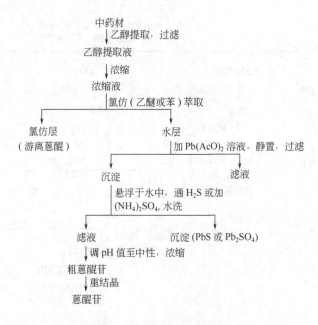

图 3-4　铅盐法提取蒽醌苷

（3）**色谱法** 蒽醌苷类的柱色谱常用载体除硅胶、聚酰胺外，还有葡聚糖凝胶和反相硅胶等。在色谱法操作上，不仅应用常规的柱色谱法、制备色谱法，还应用高效液相色谱法和制备型中、低压液相色谱法及液滴逆流色谱仪等使极性较大的蒽醌苷能达到较好分离效果。

应用葡聚糖凝胶法，可以分离相对分子质量差异明显的蒽醌类。如将大黄 70％甲醇提取浓缩物加到 Sephadex LH-20 凝胶柱上，用 70％甲醇洗脱，分段收集，将依次得到二蒽酮苷（番泻苷 A、B、C、D）、蒽酮二葡萄糖苷（大黄酸、芦荟大黄素、大黄酚的二葡萄糖苷）、蒽醌单糖苷（芦荟大黄素、大黄素、大黄素甲醚及大黄酚的葡萄糖苷）、游离苷元（大黄酸、芦荟大黄素、大黄素、大黄素甲醚及大黄酚）。在上述分离中，依据被分离化合物的相对分子质量差异，相对分子质量大的成分先流出色谱柱，相对分子质量小的成分后流出色谱柱。

对于结构相似的同系物很难达到一次分离成功，往往需要变换载体或洗脱剂，进行多次分离。有时需要结合 Sephadex LH-20 和正相硅胶、反相硅胶柱色谱等几种方法，才能使蒽醌苷类获得较好的分离效果。如茜草（*Rubia cordifolia*）根中游离蒽醌及其苷的提取分离，如图 3-5 所示。

晶 I：1,3,6-三羟基-2-甲基蒽醌；

晶 II：1,3,6-三羟基-2-甲基蒽醌-3-*O*-β-D-吡喃葡萄糖苷；

晶 III：1,3,6-三羟基-2-甲基蒽醌-3-*O*-β-D-吡喃木糖(1→2)-β-D-(6′-*O*-乙酰基)吡喃葡萄糖苷；

晶 IV：1,2-二羟基蒽醌-2-*O*-β-D-吡喃木糖(1→6)-β-D-吡喃葡萄糖苷；

晶 V：1,3-二羟基-2-羟甲基蒽醌-3-*O*-β-D-吡喃木糖(1→6)-β-D-吡喃葡萄苷。

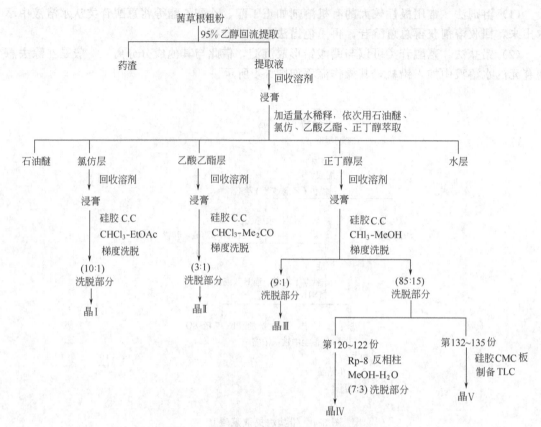

图 3-5 茜草根中游离蒽醌及苷的提取分离

3.4 醌类化合物的色谱鉴定

醌类化合物光谱测定之前，需进行色谱鉴定以确定其纯度，这一点非常重要。

3.4.1 薄层色谱

蒽醌及其苷类的薄层色谱（TLC），多用硅胶作为吸附剂，以 0.2％～0.3％CMC 铺板，也可用聚酰胺。氧化铝因吸附性太强难以展开，不适合用作吸附剂。

对于极性弱的游离蒽醌，可用亲脂性溶剂系统展开，如苯-乙酸乙酯（75：25）、石油醚-乙酸乙酯（8：2）等。如以薄层色谱鉴定丹参酮 ⅡA，其色谱条件是选用硅胶 G-0.3％ CMC 为薄层色谱板，以苯-乙酸乙酯（19：1）展开。

羟基蒽醌类显酸性，为了使其更好的游离，色谱斑点集中时分离效果好，在展开剂中加入少量的有机酸甲酸、醋酸等。例如，在大黄酸、大黄素的薄层色谱中，常用的展开剂为石油醚（30～60℃)-乙酸乙酯-醋酸（15：5：1上层液）。

苷类可用极性较大的溶剂系统展开，如乙酸乙酯-甲醇-冰乙酸（100：17：13）、氯仿-90％乙醇（3：1）、丁醇-丙酮-水（10：2：1）等。试验时，对于性质不同的醌类，其展开剂中各溶剂的比例可适当调整，以获得较好的分离效果。

多组分蒽醌及苷类混合物，还可采用单向二次展开，如先用水饱和正丁醇展开至薄层中部，取出色谱板挥发溶剂，再用正丁醇-乙醇-氯仿-水-乙酸（10：10：3：4：1）展开第二次。

蒽醌类化合物多呈颜色，一般可在可见光、紫外光（365nm）下显色定位；或用氨熏、喷洒显色剂等方法显色，常用的显色剂有 10％氢氧化钾甲醇液、3％氢氧化钠溶液、0.5％醋酸镁甲醇液（喷洒后 90℃下加热 5min）等。

3.4.2　纸色谱

游离蒽醌类的纸色谱（PC）常用的中性溶剂系统有水、甲醇、乙醇、丙酮等饱和的石油醚、苯等。如石油醚-丙酮-水（1∶1∶3 上层），97％甲醇饱和的石油醚（30～60℃）；也可用酸性溶剂系统，如正丁醇-乙酸-水（4∶1∶5 上层）；非水溶剂系统也可用于醌类的纸色谱鉴定中，如以 10％甲酰胺的乙醇液处理滤纸，以石油醚-氯仿（94∶6）为展开剂，使羟基蒽醌苷元获得较好的分离效果。

蒽醌苷类极性较强，在纸色谱中常选用极性较大的溶剂系统，如用正丙醇-乙酸乙酯-水（4∶3∶3）分离大黄中的蒽醌苷类。薄层色谱中的显色方式同样可以用到纸色谱鉴定中。

3.4.3　高效液相色谱

在实际工作中，应用薄层色谱、纸色谱鉴定醌类化合物简单方便，但分离效果、准确度还远不及高效液相色谱（HPLC）法，对于结构相似的成分，应用 HPLC 可以得到较好的分离效果，提供更准确信息。

在游离羟基蒽醌的 HPLC 鉴定中，常用 YWG-C_{18}色谱柱，以甲醇-水-醋酸（85∶15∶1）或乙腈-水-醋酸（60∶40∶2）为流动相，检测波长为 254nm。

3.5　醌类化合物的结构测定

醌类化合物的结构研究是在化学检识与色谱纯度检查的基础上，进行光谱测定，依据对各种光谱数据的分析而进行的。结构测定的内容以蒽醌类化合物为例作简单介绍。

3.5.1　紫外光谱

蒽醌母核可分为 a、b 两部分，a 部分具有苯酰基结构，b 部分为对醌样结构。

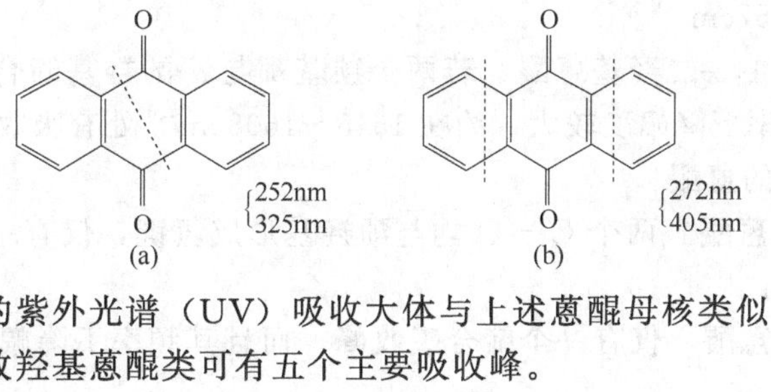

$$\left\{\begin{array}{l}252nm\\325nm\end{array}\right.$$ (a)　　　　$$\left\{\begin{array}{l}272nm\\405nm\end{array}\right.$$ (b)

羟基蒽醌衍生物的紫外光谱（UV）吸收大体与上述蒽醌母核类似，此外多数在 230nm 左右还有一个强峰，故羟基蒽醌类可有五个主要吸收峰。

第 I 峰：230nm 左右；

第 II 峰：240～260nm（由苯酰基结构引起）；

第 III 峰：262～295nm（由对醌结构引起）；

第 IV 峰：305～389nm（由苯酰基结构引起）；

第 V 峰：400nm 以上（由对醌结构中的 C=O 引起）。

以上各吸收峰带的峰位及吸收强度与蒽醌母核上的羟基数量及位置大致有下列规律。

（1）第Ⅰ峰与酚羟基数目的关系　蒽醌母核上带有一个、二个、三个、四个 α-酚羟基或 β-酚羟基时，能表现出 λ_{max} 分别为 222.5、225、230±2.5、236nm 的Ⅰ峰带。

（2）第Ⅲ峰与 β-酚羟基的关系　具有 β-酚羟基的第Ⅲ峰发生红移，吸收强度也增强。一般情况下，第Ⅲ峰的吸收强度 $lg\varepsilon > 4.1$ 时，可推测有 β-酚羟基，若 $lg\varepsilon < 4.1$ 则表示无 β-酚羟基。

（3）第Ⅴ峰与 α-酚羟基的关系　α-酚羟基越多，第Ⅴ峰红移值越大，见表 3-1。

表 3-1　羟基蒽醌类第Ⅴ峰的吸收情况

α-酚羟基数	—OH基位置	λ_{max}/nm	α-酚羟基数	—OH基位置	λ_{max}/nm
无		356~362.5($lg\varepsilon=3.30$~3.88)	3		485~530(两个以上吸收峰)
1		400~420	4		540~560(多个重峰)
2	1,5-二羟基	418~440			
	1,8-二羟基	430~450			
	1,4-二羟基	470~500(靠 500nm 处有一个肩峰)			

3.5.2　红外光谱

在羟基蒽醌类的红外光谱（IR）中，主要的吸收峰有 $\nu_{C=O}$（1675~1653cm^{-1}），ν_{OH}（3600~3130cm^{-1}）及 $\nu_{芳环}$（1600~1480cm^{-1}）。其中，$\nu_{C=O}$ 吸收峰位与 α-酚羟基的数目及位置有一定的关系。借此，可以判断 α-酚羟基的数目及位置。

3.5.2.1　羰基的振动频率

（1）无羟基取代的蒽醌　当 9,10-蒽醌母核上无取代时，两个羰基的化学环境相同，在 1675cm^{-1} 处只显示一个吸收峰。

（2）一个 α-羟基的蒽醌　当有一个 α-酚羟基取代时，与羰基缔合使羰基的振动频率低于正常值，频率为 1637~1621cm^{-1}；另一个未缔合的羰基则变化不大，频率为 1675~1647cm^{-1}，两峰相距 24~38cm^{-1}。

（3）两个 α-羟基的蒽醌

① 1,8-二羟基蒽醌　该类型中有两个羰基峰，一个是非缔合 C═O 峰，在 1678~1661cm^{-1} 处有吸收；另一个是 C═O 与 1-OH、8-OH 的缔合峰，在 1626~1616cm^{-1} 处有吸收，两峰相距 40~57cm^{-1}。

② 1,4-二羟基和 1,5-二羟基蒽醌　若两个羰基都与 α-酚羟基缔合，也只有一个缔合羰基吸收峰，而且其频率下降幅度较大，约在 1645~1608cm^{-1} 处有吸收。

（4）多个 α-羟基的蒽醌

① 3 个 α-羟基的蒽醌　两个 C═O 均与酚羟基形成氢键，仅有一个缔合吸收峰，其频率约为 1616~1592cm^{-1}。

② 4 个 α-羟基的蒽醌　仅有一个缔合吸收峰，而且其频率下降幅度更大，约在 1592~1572cm^{-1} 处有吸收。

羟基蒽醌的羟基数量与位置使羰基的振动频率变化情况见表 3-2。

3.5.2.2　羟基的振动频率

在羟基蒽醌中，α-OH 与 β-OH 的伸缩振动谱带明显不同。一般由于 α-OH 与 C═O 缔合，其吸收频率均在 3150cm^{-1} 以下。而 β-OH 的伸缩振动谱带多在 3600~3150cm^{-1} 区间，

表 3-2　蒽醌类C=O振动频率与 α-OH 数目及位置的关系

α-羟基数	蒽醌类型	游离 C=O 频率/cm⁻¹	缔合 C=O 频率/cm⁻¹	C=O 频率差/cm⁻¹
0	无 α-羟基	1678～1653	—	—
1	1-羟基	1675～1647	1637～1621	24～38
2	1,4 或 1,5-二羟基	—	1645～1608	—
2	1,8-二羟基	1678～1661	1626～1616	40～57
3	1,4,5-三羟基	—	1616～1592	—
4	1,4,5,8-四羟基	—	1592～1572	—

若仅一个 β-OH（包括一个 —CH$_2$OH），多在 3390～3300cm^{-1} 之间有单峰吸收；有两个以上的 β-OH，则在 3600～3150cm^{-1} 之间有几个吸收峰。

3.5.3　核磁共振谱

3.5.3.1　^{1}H-核磁共振谱

（1）蒽醌母核的^{1}H-核磁共振（^{1}H-NMR）信号　蒽醌母核共有 8 个芳氢，可分为两类即 α-H 与 β-H。α-H 处于羰基的负屏蔽区，共振发生在较低的磁场（峰中心在 $\delta=8.07$ppm 左右）；β-H 受羰基影响较小，共振发生在较高的磁场（峰中心在 $\delta=6.67$ppm 左右）。

在取代蒽醌中，峰位及偶合常数也随之变化。如果是孤立的芳氢则应出现芳氢单峰；而相邻芳氢则应出现相互邻偶的两个重峰（$J=6.0\sim9.4$Hz）；间位芳氢（两个氢之间有 —OR、—OH 或 —COOH）则出现远程偶合的两个重峰（$J=0.8\sim3.1$Hz）；两个间位芳氢之间如果有甲基取代，则因烯丙偶合，芳氢与甲基均为宽峰。

（2）取代基的化学位移及对芳氢的影响　蒽醌衍生物因取代基的性质、数目和位置不同，对芳氢的化学位移、峰的微细结构均能产生一定的影响。一般处于供电基团（如 —CH$_3$、—OH、—OR 等）邻、对位的芳氢，其化学位移向高场移动；而处于吸电基团（如 —COOH 等）邻、对位的芳氢，其化学位移向低场移动，见表 3-3。

表 3-3　取代基的化学位移及对芳氢的影响

取代基	峰位及峰形	对芳氢化学位移的影响	取代基	峰位及峰形	对芳氢化学位移的影响
无取代基		8.07(α-H)、6.67(β-H)	α-OH	11～12(s)	0.45
—CH$_3$	2.1～2.9(s 或 brs)	0.15	β-OH	<11(s)	0.45
—CH$_2$OH	4.6(—CH$_2$—,s),5.6(—OH,s)		—COOH	<11(s)	+0.8
—OCH$_3$	4.0～4.5(s)	0.45			

注：s 表示单峰；brs 表示宽单峰。

3.5.3.2　^{13}C-核磁共振谱

^{13}C-核磁共振（^{13}C-NMR）技术用于蒽醌类结构研究中，发现当蒽醌母核以及 α 位有一个 OH 或 OMe 取代基时，其母核碳原子^{13}C-NMR 化学位移如下所示。

当蒽醌母核的每一个苯环上只有一个取代基时，母核上各碳信号化学位移值呈现规律性的变换，见表 3-4。

表 3-4　蒽醌 ^{13}C-NMR 的取代基位移值 （$\Delta\delta$）

C	C$_1$-OH	C$_2$-OH	C$_1$-OMe	C$_2$-OMe	C$_1$-Me	C$_2$-Me	C$_1$-OCOMe	C$_2$-OCOMe
1-C	+34.73	−14.37	+33.35	−17.13	+14.0	−0.1	+23.59	−6.53
2-C	−0.63	+28.76	−16.12	+30.34	+4.1	+10.1	−4.84	+20.55
3-C	+2.53	−12.84	+0.84	−12.94	−1.0	−1.5	+0.26	−6.92
4-C	−7.80	+3.18	−7.44	+2.47	−0.6	−0.1	−1.11	+1.82
5-C	−0.01	−0.07	−0.71	−0.13	+0.5	−0.3	+0.26	+0.46
6-C	+0.46	+0.02	−0.91	−0.59	−0.3	−1.2	+0.68	−0.32
7-C	−0.06	−0.49	+0.10	−1.10	+0.2	−0.1	−0.25	−0.48
8-C	−0.26	−0.07	0.00	−0.13	0.0	−0.1	+0.42	+0.61
9-C	+5.36	0.00	−0.68	+0.04	+2.0	−0.7	−0.86	−0.77
10-C	−1.04	−1.50	+0.26	−1.30	0.0	−0.3	−0.37	−1.13
10a-C	−0.03	+0.02	−1.07	+0.30	0.0	−0.1	−0.27	−0.25
8a-C	+0.99	+0.16	+2.21	+0.19	−0.1	−0.1	+2.03	+0.50
9a-C	−17.09	+2.17	−11.96	+2.14	+2.0	−0.2	−7.89	+5.37
4a-C	−0.33	−7.84	+1.36	−6.24	−2.0	−2.3	+1.63	−1.58

　　按照表 3-4 取代基位移值进行计算与试验值很接近，一般误差在 0.5 以内。但当同一芳环上具有两个取代基时偏差较大，应根据结构中官能团的类型及位置具体分析。

3.5.4　质谱

　　蒽醌类衍生物的质谱 （MS） 特征如下。

　　① 游离蒽醌分子离子峰多为基峰，相继脱去两分子 CO，得到 m/z 为 180[M-CO]$^+$ 及 152[M-2CO]$^+$ 的强峰，并在 m/z 为 90 及 76 出现比较强的双电荷峰。蒽醌衍生物也将得到与之相应的碎片峰。

$$m/z=208 \qquad m/z=180 \qquad m/z=152$$

　　② 蒽醌苷类在场解吸质谱 （FD-MS） 或快原子轰击质谱 （FAB-MS） 中能出现准分子离子峰，获得相对分子质量信息，但在常规电子轰击质谱中得不到分子离子峰，其基峰一般为蒽醌苷元离子。

3.5.5　结构鉴定实例

3.5.5.1　大黄酚的结构鉴定

　　得自于中药大黄中的淡黄色针状结晶，熔点为 194~196℃，分子式为 C$_{15}$H$_{10}$O$_4$，与 2% 氢氧化钠溶液反应呈红色，与 0.5% 醋酸镁溶液反应呈樱红色，光谱数据如下。

　　UVλ_{max} （lgε） 为 225nm（4.37）、258nm（4.33）、279nm（4.01）、356nm（4.07）、432nm（4.08）。

　　IRν^{KBr}（cm^{-1}） 为 3100、1675、1621。

　　^{1}H-NMR（CDCl$_3$）δ （ppm） 为 12.02（1H，s）、12.13（1H，s）、7.82（1H，dd，$J=1.5$，8.5Hz）、7.67（1H，t，$J=8.5$Hz）、7.30（1H，dd，$J=1.5$，8.5Hz）、7.66（1H，brs）、7.11（1H，brs）、2.47（3H，brs）。

　　IE-MS m/z（%） 为 254（100.0）、239（5.2）、226（23.0）、198（10.2）。

根据上述化学反应结果和光谱数据推测大黄酚的结构过程如下。

① 该化合物与 2% 氢氧化钠和 0.5% 醋酸镁呈阳性反应，提示可能为羟基蒽醌类化合物。

② 紫外光谱中的 I 峰（225nm）提示可能含有两个酚羟基；Ⅲ 峰（279nm）的 lgε 值为 4.01，小于 4.1，表明分子内无 β-酚羟基；V 峰位于 432nm 处，证明分子内有两个 α-酚羟基。

③ IR 光谱中 1675cm^{-1} 为游离 C=O 峰，而 1621cm^{-1} 为缔合 C=O 峰，两峰频率差（Δν）为 54cm^{-1}，进一步证明为 1,8-二羟基蒽醌。

④ ^{1}H-NMR 中 12.02（1H，s）、12.13（1H，s）为两个 α-酚羟基的质子信号；7.82（1H，dd，$J=1.5$，8.5Hz）、7.67（1H，t，$J=8.5$Hz）、7.30（1H，dd，$J=1.5$，8.5Hz）为一个偶合系统，应分别归属于 H-5、H-6、H-7。H-5、H-7 除了相互间位偶合（$J=1.5$Hz）外，又分别与 H-6 邻位偶合（$J=8.5$Hz），故各呈双二重峰（dd 峰），因 H-6 分别与 H-5、H-7 邻偶，而呈三重峰。另一偶合系统为 7.66（1H，brs）、7.11（1H，brs）、2.47（3H，brs），其中 2.47ppm 处为 —CH$_3$ 信号，并且与两侧的 7.11ppm（H-2）、7.66ppm（H-4）发生烯丙偶合，使三者均为宽峰，因而排除了 —CH$_3$ 在 C$_2$、C$_4$ 位的可能。

⑤ IE-MS 谱中的 254（100）是分子离子峰（M$^+$），239 为 [M-CH$_3$]$^+$，226 和 198 分别为 [M-CO]$^+$ 和 [M-2×CO]$^+$。

综合以上分析结果，该化合物的结构被确定为 1,8-二羟基-3-甲基蒽醌，即大黄酚（chrysophanol）。

3.5.5.2　芦荟大黄素-ω-O-β-D-葡萄糖苷的鉴定

从大黄中提取到一种蒽醌苷，由化学分析及光谱解析测定其化学结构式，推断过程如下。

① 该蒽醌苷经酸水解后生成芦荟大黄素及葡萄糖，说明苷元为芦荟大黄素。葡萄糖可能与 1-酚羟基或 8-酚羟基或 3-CH$_2$OH 成苷。

② 苷的 IR$ν_{C=O}$ 分别为 1626cm^{-1} 和 1674cm^{-1}。其中 1626cm^{-1} 为缔合 C=O 峰，1674cm^{-1} 为游离 C=O 峰。两个 C=O 峰的频率差为 48cm^{-1}（介于 40～57cm^{-1} 之间），表明该蒽醌苷分子中有游离的 1,8-二羟基。而糖只能通过 3-CH$_2$OH 与苷元相连。

③ 苷的全甲基化合物经甲醇解后得到多甲基化苷元，其 IR 羰基区仅有 1665cm^{-1} 峰，另有 3480cm^{-1} 峰，前者表明 1-OH 及 8-OH 已甲基化，3480cm^{-1} 为游离羟基峰，即 —CH$_2$OH。因为该 —OH 是在苷经过甲醇解后暴露出来的，故进一步证明葡萄糖是通过 3-CH$_2$OH 与芦荟大黄素结合成苷的。

④ 苷的全甲基化物 ^{1}H-NMR 的 δ=4.88（1H，d，$J=7.2$Hz），表明葡萄糖为 β 构型。

根据以上分析可确定该蒽醌苷的结构应为芦荟大黄素-ω-O-β-D-葡萄糖苷，其结构式如下。

参 考 文 献

1 吴立军等. 天然药物化学. 第四版. 北京：人民卫生出版社，2003. 146

2 吴寿金等. 现代中草药成分化学. 第一版. 北京：中国医药科技出版社，2002. 140

3 Hausen B M. Contact Dermatis. 1978，4：204

4 吴寿金等. 化学学报，1980，**38**（2）：156～160

5 Ochi M, et al. Bull. Chem. Soc. Japan, 1979，52：629

6 Waterman P. G, et al. J. Chem. Res., 1985，**2**（5）：101

7 Perry N B, et al. Journal of Natural Products, 1991，**54**（4）：978

8 李志田等. 药学学报，1991，**26**（3）：209

9 Xu Y L, et al. Phytochemistry, 1989，**28**（1）：189

10 Krivoshchekova O E, et al. Khim Prirod Soedin, 1983：283（Eng Trans：270）

11 Majumder P L, et al. Phytochemistry, 1991，**30**（6）：2029

12 Krivoshchekova O E, et al. Khim Prirod Soedin, 1983：283

13 Thomson R H. Nat Occuring Quinones, 1986：372

14 Conner J M, et al. Phytochemistry, 1989，**28**（12）：3551

15 Towari R D, et al. J. Planta. Med., 1977，32：375

16 Feigal F, et al. Anal. Chem., 1956，**28**（23）：397

17 Linn B O, et al. J. Amer. Chem. Soc., 1959，**81**（15）：4007

18 Jeffregs J A D. J. Chem. Soc., 1959，2153

19 林启寿. 中草药成分化学. 北京：科学出版社，1977. 219

20 李俊等. 化学研究与应用，1999，**11**（1）：99

21 元英进等. 中药现代化生产技术. 北京：化学工业出版社，2002. 9

22 刘本等. 中国医药工业杂志，1992，**23**（9）：421

23 夏开元等. 中草药，1991，**22**（5）：202

24 袁海龙等. 中草药，1999，**30**（4）：258

25 苏子仁等. 中成药，1998，**20**（8）：1-12

26 韩丽等. 实用中药新技术. 北京：化学工业出版社，2002. 142

27 郭孝武等. 华西药学杂志，1999，**14**（2）：117

28 王淑贤等. 药学学报，1992，**27**（10）：743

29 陈德昌等. 中药化学品对照品工作手册. 北京：中国医药科技出版社，2000. 42-46

30 Bloom H, et al. J. Chem. Soc., 1959，178

31 宋国强等. 药学学报，1983，**18**（5）：345

32 McDonald I A, et al. Aust. J. Chem., 1977，**30**（8）：1727

33 Baeger Y, et al. Org. Magnetic Resonance, 1978, 11（8）：375；1980，**13**（2）：103

34 刘光明等. 国外医药——植物药分册，1989，**49**（3）：98

第4章　黄酮类化合物

黄酮类化合物是一类重要的广泛存在于自然界的天然有机化合物。这类含有氧杂环的化合物多存在于高等植物及羊齿类植物中，其中豆科、唇形科和菊科所含的黄酮类化合物是比较丰富的。苔类中含有的黄酮类化合物为数不多，而藻类、微生物、细菌中没有发现黄酮类化合物的存在。这类化合物一般都有明显的色彩。它们在自然界中的存在形式既有与糖结合成苷的，也有游离的。有文献报道约有 20％的中草药含有黄酮类化合物，可见其资源之丰富。

黄酮类化合物具有多种多样的生理活性，并取得了许多很有价值的研究成果，目前日益受到国内外研究人员的广泛重视，研究进展很快。

4.1　黄酮类化合物的结构分类与生物活性

4.1.1　黄酮类化合物生物合成的基本途径

1952 年以前黄酮类化合物（flavonoids）主要是指基本母核为 2-苯基色原酮（2-phenylchromone）类化合物，现在则是泛指两个苯环（A 环与 B 环）通过中央三碳原子相互连接而成的一系列化合物（如图 4-1 所示）。

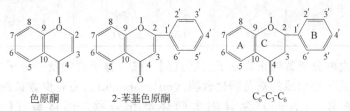

色原酮　　　　2-苯基色原酮　　　　C_6-C_3-C_6

图 4-1　黄酮类化合物的基本结构

经过长期对黄酮类化合物生物合成的研究，多数科学家认为黄酮的基本骨架是由三个丙二酰辅酶 A 和一个桂皮酰辅酶 A 生物合成的，经同位素标记实验证明了 A 环来自于三个丙二酰辅酶 A，而 B 环则来自于桂皮酰辅酶 A，大体过程如图 4-2 所示。

同位素标记实验同时还证明了多数黄酮类化合物的 A 环虽然具有间苯三酚结构单元，但间苯三酚并不是黄酮类化合物生物合成的前体化合物。更多的生物合成实验研究结果表明，桂皮酸和对羟基桂皮酸更适合作为黄酮类化合物 B 环的生物合成前体，而 B 环的其他氧化（羟基取代）模式大多都是在形成 C_6-C_3-C_6（黄酮）基本骨架后发生的。

天然黄酮类化合物母核上常连接有酚羟基、甲氧基、甲基、异戊烯基等助色官能团。此外，它还常与糖结合成苷。

4.1.2　结构分类及其结构类别间的生物合成关系

根据中央三碳链的氧化程度、B-环连接位置（2-位或3-位）以及三碳链是否构成环状等特点，可将主要的天然黄酮类化合物进行分类，见表4-1。

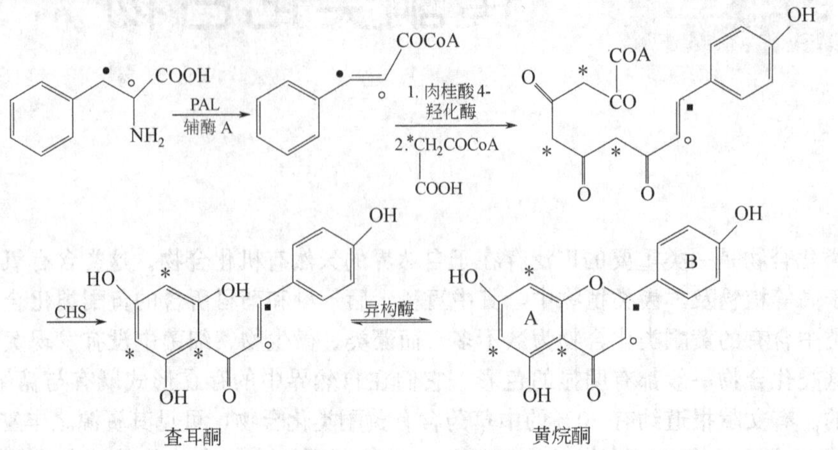

图 4-2　黄酮类化合物生物合成的基本途径

表 4-1　黄酮类化合物的主要结构类型

名称	黄酮类 (flavones)	黄酮醇类 (flavonol)	二氢黄酮类 (flavanones)	二氢黄酮醇类 (flavanonols)	花色素类 (anthocyanidins)	黄烷-3,4-二醇类 (flavan-3,4-diols)	双苯吡酮类（呫酮类）(xanthones)
三碳链部分结构	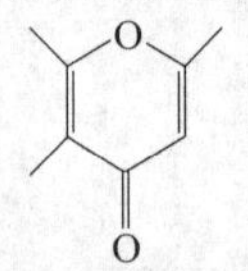	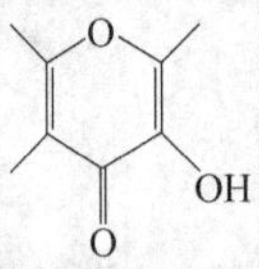	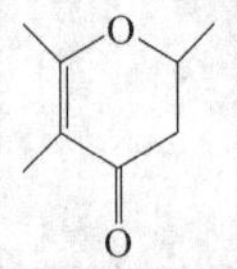	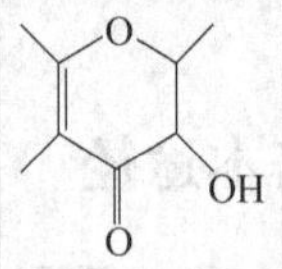	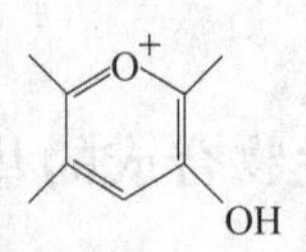	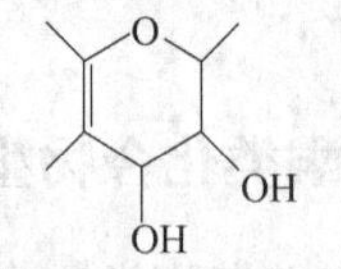	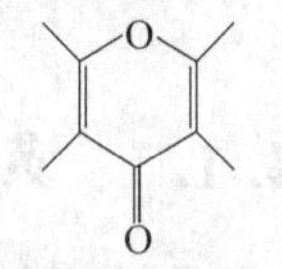

名称	黄烷-3-醇类 (flavan-3-ols)	异黄酮类 (isoflavones)	二氢异黄酮类 (isoflavanones)	查耳酮类 (chalcones)	二氢查耳酮类 (dihydrochalcones)	橙酮类 (aurones)	高异黄酮类 (homoisoflavones)
三碳链部分结构	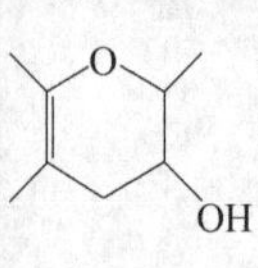	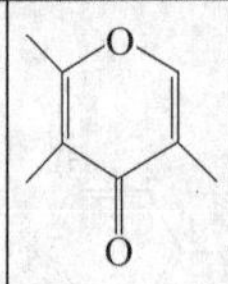	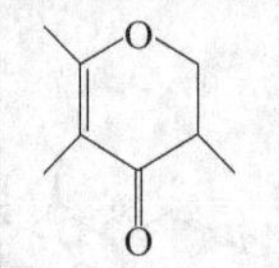	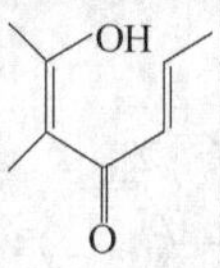	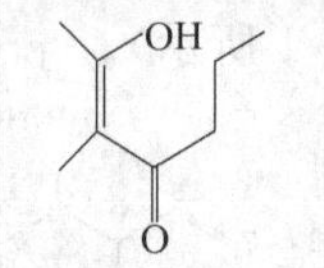	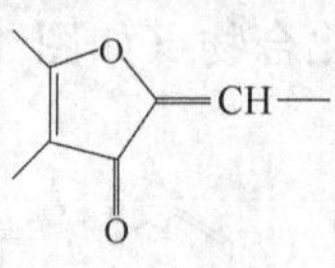	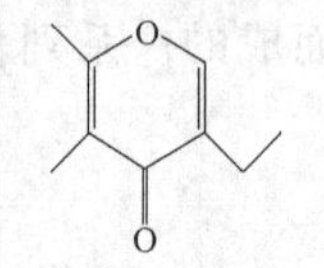

此外，尚有由两分子黄酮或两分子二氢黄酮，或一分子黄酮及一分子二氢黄酮按C—C或C—O—C键方式连接而成的双黄酮化合物（biflavonoids）。另有少数黄酮类化合物结构很复杂，如水飞蓟素（silybin）为黄酮木脂体类化合物，而榕碱（ficine）及异榕碱（isoficine）则为生物碱型黄酮。

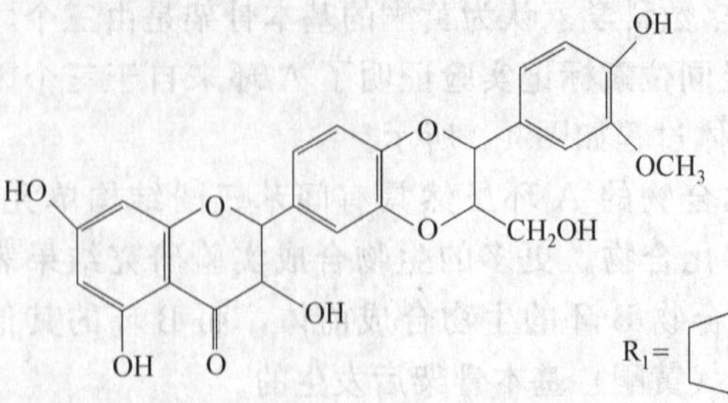

水飞蓟素

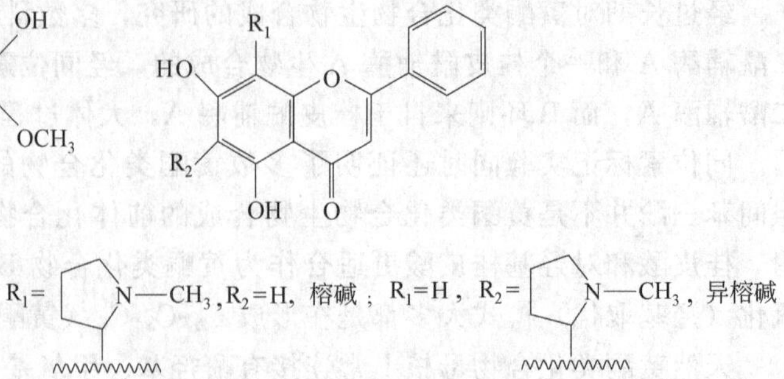

$R_1=$ $, R_2=H$, 榕碱 ; $R_1=H$, $R_2=$,异榕碱

天然黄酮类化合物多以苷类形式存在，并且由于糖的种类、数量、连接位置及连接方式不同，可以组成各种各样的黄酮苷类。组成黄酮苷的糖类主要有以下几种。

（1）**单糖类** D-葡萄糖、D-半乳糖、D-木糖、L-鼠李糖、L-阿拉伯糖、D-葡萄糖醛酸等。

（2）**双糖类** 槐糖（glc $\beta_1 \rightarrow 2$ glc）、龙胆二糖（glc $\beta_1 \rightarrow 6$ glc）、芸香糖（rha $\alpha_1 \rightarrow 6$ glc）、新橙皮糖（rha $\alpha_1 \rightarrow 2$ glc）、刺槐二糖（rha $\alpha_1 \rightarrow 6$ glc）等。

（3）**三糖类** 龙胆三糖（glc $\beta_1 \rightarrow 6$ glc $\beta_1 \rightarrow 2$ fru）、槐三糖（glc $\beta_1 \rightarrow 2$ glc $\beta_1 \rightarrow 2$ glc）等。

（4）**酰化糖类** 2-乙酰葡萄糖、咖啡酰基葡萄糖（caffeoylglucose）等。

黄酮苷中糖连接位置与苷元的结构类型有关。如黄酮醇类常形成 3-、7-、3′-、4′-单糖苷，或 3,7-、3,4′-及 7,4′-双糖链苷等。

除 *O*-糖苷外，天然黄酮类化合物中还发现有 *C*-苷（*C*-glycosides），如葛根黄素（puerarin）、葛根黄素木糖苷（puerarin xyloside），为中药葛根中扩张动脉血管的有效成分。

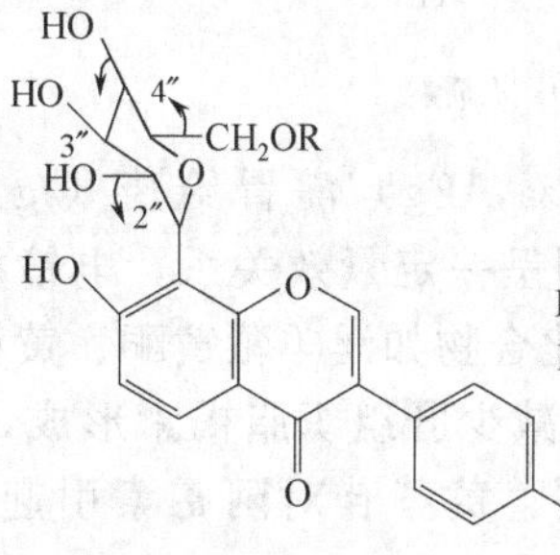

R=H，葛根黄素
R=xylose，葛根黄素木糖苷

4.1.3 黄酮类化合物的生物活性

黄酮类化合物有多种生物学活性，以下仅将在药理及临床中的作用简述如下。

4.1.3.1 对心血管系统的作用

芦丁、橙皮苷、*d*-儿茶素（*d*-catechin）、香叶木苷（diosmin）等有维生素 P 样作用，能降低血管脆性及异常的通透性，可用作防治高血压及动脉硬化的辅助治疗剂。

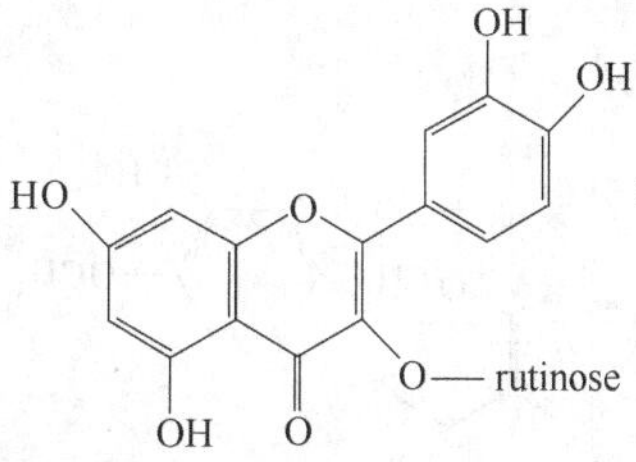

芦丁（rutin） 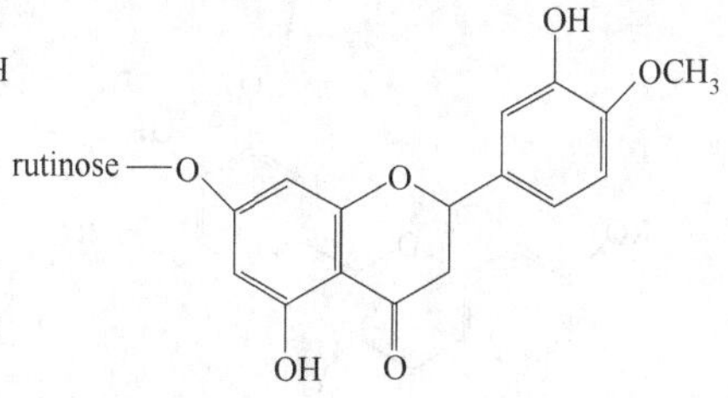 橙皮苷（hesperidin）

不少治疗冠心病的中草药或活血化瘀类中药中均含有黄酮类化合物。芦丁、槲皮素、葛根素等均有明显的扩冠作用，并已用于临床。有些黄酮类成分有降低血脂及胆固醇的作用。

从桑根皮中得到的 moracenin A、C 及 kuwanon G、H 在大白鼠及家兔身上有明显的降压作用。

另据报道，槲皮素等黄酮类化合物对由 ADP、胶原或凝血酶引起的血小板聚集及血栓形成也有抑制作用。这与一些含有黄酮类成分的活血化瘀类中草药的作用机制可能有某种程度的内在联系。

4.1.3.2 肝保护作用

从水飞蓟（*Silybum marianum*）种子中得到的水飞蓟素（silybin）、异水飞蓟素（silydianin）及次水飞蓟素（silychristin）等黄酮类物质经动物试验及临床实践均证明有很强的保肝作用。临床上用以治疗急、慢性肝炎，肝硬化及多种中毒性肝损伤等疾病均取得了较好的效果。另外（+)-儿茶素（商品名 catergen）近来在欧洲也用作抗肝脏毒性药物，对脂肪肝及因半乳糖胺或 CCl_4 等引起的中毒性肝损伤均示有一定的效果。

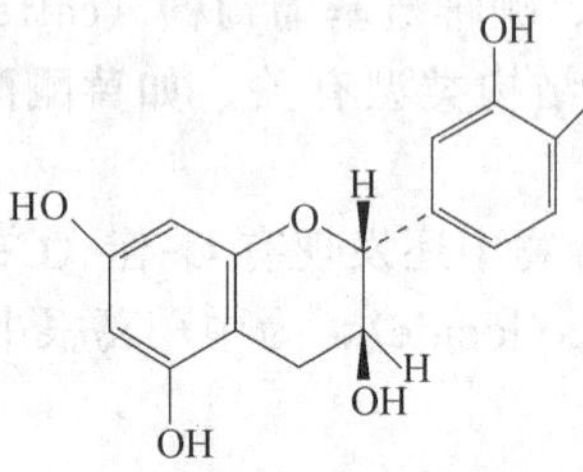

（+)-儿茶素

甘草类黄酮（flavonoids of Glycyrrhiza，Fg）灌胃给药（ig）可明显抑制小鼠肝脏 MDA 增高和还原性谷胱甘肽耗竭，其作用呈一定量效关系，电镜检查表明 Fg 可保护乙醇所致肝细胞超微结构损伤；其他一些黄酮化合物如淫羊藿黄酮、黄芪素、黄芪苷能抑制肝组织脂质过氧化、提高小鼠肝脏 SOD 活性，减少肝组织脂褐素形成，对肝脏有保护作用；田基黄总黄酮也有降酶、改善肝功能的作用；黄芩苷对阿霉素引起的肝脂质过氧化有保护作用。

4.1.3.3 抗炎作用

黄酮类化合物，如芦丁及其衍生物羟乙基芦丁（hydroxyethylrutin）、二氢槲皮素（taxifolin）以及橙皮苷-甲基查耳酮（HMC）等对角叉菜胶、5-HT 及前列腺素（PGE）诱发的大鼠足爪水肿，甲醛引发的关节炎及棉球肉芽肿等均有明显抑制作用。据报道，黄酮类化合物的抗炎作用可能与前列腺素生物合成过程中的脂氧化酶（lipoxygenase）受到抑制有关。

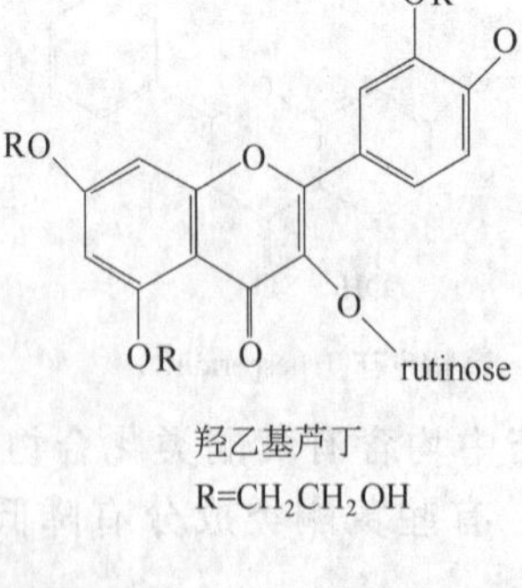

羟乙基芦丁
R=CH₂CH₂OH

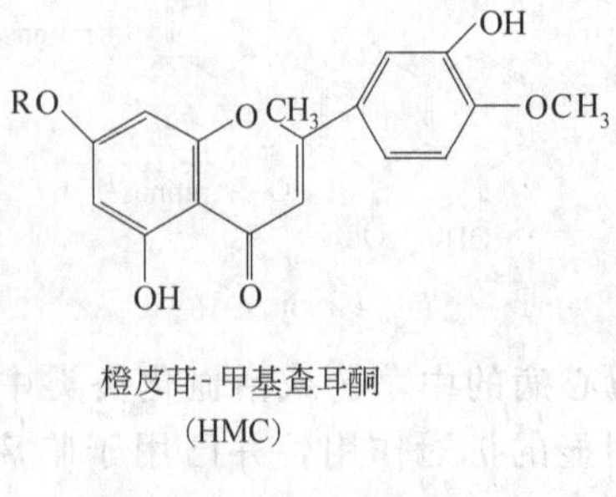

橙皮苷-甲基查耳酮
（HMC）

此外，羟乙基芦丁及棉花皮苷（gossypin）对胃溃疡有治疗及预防作用。

4.1.3.4 雌性激素样作用

染料木素（genistin）、金雀花异黄素（5,7-二羟基-4′-甲氧基异黄酮）、大豆素（daidzein）等异黄酮均有雌性激素样作用，这可能是由于它们与己烯雌酚结构相似的原故。

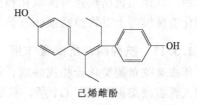

R₁=R₂=H，大豆素
R₁=OH，R₂=H，染料木素
R₁=OH，R₂=CH₃，金雀花异黄素

己烯雌酚

4.1.3.5　抗菌及抗病毒作用

木犀草素、黄芩苷、黄芩素等均有一定程度的抗菌作用。

4.1.3.6　泻下作用

如中药营实中的营实苷 A（multiflorin A）有致泻作用。

4.1.3.7　解痉作用

异甘草素（isoliquiritigenin）及大豆素（daidzein）等具有类似罂粟碱（papaverine）解除平滑肌痉挛样作用。大豆苷、葛根黄素等葛根黄酮类成分可缓解高血压患者的头痛等症状。

4.1.3.8　抗自由基作用

大多数黄酮类化合物都有较强的抗自由基作用，芸香苷（rutoside）、槲皮素（quercetin）及异槲皮苷 $200\mu mol/L^{-1}$，$250\mu mol/L$ 清除超氧阴离子（O_2^-）和羟自由基（·OH）作用强于标准的自由基清除剂维生素 E。金丝桃苷（hyperfine，Hyp）可抑制心脑缺血及红细胞自氧化过程中产生 MDA，显著提高大鼠血浆、脑组织中 SOD 和 GSH-Px 等抗氧化酶的活性，通过 ESR 技术证明 Hyp 可直接抑制脑缺血过程中氧自由基（OFR）的形成。经研究表明黄芪总黄酮（TFA）和总皂苷（TSA）都有清除 O_2^- 和·OH，防止生物膜过氧化的作用，其中 TFA 的作用要明显强于 TSA，是黄芪抗氧化作用的主要成分。另有资料表明，TFA 能显著抑制·OH 对 DNA 的损伤作用，灯盏花素在 1mg/L 时能抑制 H_2O_2 所致的溶血，在 1～10mg/L 间呈量效关系；葛根素在 1mg/L 时可显著抑制 H_2O_2 所致溶血，在 10mg/L 时可抑制·OH 所致溶血，在 0.2mg/L 时能清除多个体系产生的 O^{2-}、·OH 及 H_2O_2；其他一些黄酮化合物如甘草黄酮、沙刺总黄酮、艾纳香二氢黄酮等均有清除自由基和抗脂质过氧化作用。

4.1.3.9　镇痛作用

金丝桃苷、芸香苷及槲皮素等有良好的镇痛作用，其作用机制与 Ca^{2+} 拮抗有关，尤其是金丝桃苷不仅在多种全身镇痛模型上有作用，而且在兔隐神经放电、兔耳 K^+ 皮下渗透等局部致痛模型上更有良好的镇痛作用，其作用机制与吗啡和阿司匹林不同，是一种新型的镇痛药。银杏叶总黄酮（TFG）也有良好的局部镇痛作用，皮下注射 TFG 20 80mg/kg 可显著减少小鼠扭体数和延长小鼠热板舔足潜伏期，侧脑室注射 TFG 也有明显延长小鼠热板舔足潜伏期的作用，结果显示 TFG 有明显的镇痛作用，其作用可能有中枢机制的参与。

4.1.3.10　对消化性溃疡的保护作用

金丝桃苷对大鼠急性胃黏膜损伤有明显的保护作用，其保护作用与 Ca^{2+} 拮抗有关。此外研究表明金丝桃苷在 20～80mg/kg 间呈剂量依赖性抑制小鼠胃黏膜损伤作用，并发现其作用与抗氧化和促进 NO 合成有关。对芸香苷的抗溃疡作用也有研究报道，发现在大鼠"冷冻-束缚"应激、大鼠酸性乙醇及小鼠乙醇性胃黏膜损伤模型上，芸香苷对消化溃疡有明显保护作用，其作用机制也是与抗氧化和促进 NO 合成有关。此外研究还发现银杏叶总黄酮在多种消化溃疡模型上对胃溃疡损伤有显著的保护作用。

4.1.3.11 抗肿瘤、抗病毒作用

近年来有关黄酮类化合物抗肿瘤、抗病毒作用研究报道较多。有人研究发现黄酮类化合物可使人乳腺癌细胞停滞于 G1 期，其机制为抑制了周期依赖激酶 CDK2 和 CDK4 的活性。还有人发现从绿茶叶中提取的黄酮类化合物茶多酚可引起人鼻咽癌细胞株 CNE2 细胞的 DNA 损伤并诱导细胞凋亡。亦有研究表明槲皮素（Qu）能通过抑制促进肿瘤细胞生长的蛋白酶活性而抑制肿瘤的生长。黄芩苷元通过抑制 DNA 拓扑异构酶的活性而抑制肝细胞的增殖反应，诱导 KIMI-1 细胞发生凋亡。金丝桃、黄菊葵、映山红中的金丝桃苷能抑制脑肿瘤黄嘌呤氧化酶的活性而抑制脑瘤的生长。

金雀异黄素可抑制动物肿瘤生长，也可抑制人体皮肤癌、乳腺癌细胞的生长，其机制可能与提高人体免疫能力、抗氧化和抑制血管增生有关，美国已将金雀异黄素作为抗癌治疗药物而列入临床研究发展计划。大豆异黄酮也有抗肿瘤作用。

从菊花、樟芽菜中分别得到的黄酮单体化合物对艾滋病病毒（HIV）有较大的抑制作用。大豆素、染料木苷，鸡豆黄素 A 对 HIV 也有一定的抑制作用。

此外，有大量研究表明黄酮类化合物有降压、降血脂、抑制血小板聚集、止咳、祛痰平喘等多种药理作用。黄酮类化合物有多种生物学活性，且该类化合物种类繁多，在植物中广泛存在，毒性较低，应是今后新药开发研究中一个值得重视的资源，有很大的开发利用前景。

4.2 黄酮类化合物的理化性质及显色反应

黄酮类化合物不论在提取分离还是结构测定方面，其理化性质及显色反应都发挥着色谱、光谱学技术所替代不了的作用。下面仅就其与分离和结构测定密切相关的性质简介如下。

4.2.1 性状

（1）状态　黄酮类化合物多为结晶性固体，少数（如黄酮苷类）为无定形粉末。

（2）旋光性　游离的各种苷元母核中，除二氢黄酮、二氢黄酮醇、黄烷及黄烷醇有旋光性外，其余都无光学活性。苷类由于在结构中引入糖分子，故均有旋光性，且多为左旋。

（3）颜色　黄酮类化合物的颜色与分子中是否存在交叉共轭体系及助色团（如—OH、—OCH$_3$ 等）的类型、数目以及取代位置有关。以黄酮为例，其色原酮部分原本无色，但在 2-位上引入苯环后，即形成交叉共轭体系，并通过电子转移、重排，使共轭链延长，因而显现出颜色。一般情况下，黄酮、黄酮醇及其苷类多显灰黄～黄色，查耳酮为黄～橙黄色，而二氢黄酮、二氢黄酮醇、异黄酮类，因不具有交叉共轭体系或共轭链短，故不显色（二氢黄酮与二氢黄酮醇）或显微黄色（异黄酮）。

显然，在上述黄酮、黄酮醇分子中，尤其在 7-位及 4′-位引入—OH 及—OCH$_3$ 等助色团后，则因促进电子转移、重排，而使化合物的颜色加深。但—OH、—OCH$_3$ 引入其他位置时则影响较小。

花色素及其苷元的颜色随 pH 值的不同而改变，一般显红色（pH 值＜7）、紫色（pH

值＝8.5）和蓝色(pH值＞8.5)。

4.2.2 溶解性

黄酮类化合物的溶解度因结构及存在状态（苷、苷元、单糖苷、双糖苷或三糖苷）不同而有很大差异。

① 一般游离苷元难溶或不溶于水，易溶于甲醇、乙醇、乙酸乙酯、乙醚等有机溶剂及稀碱水溶液中。其中黄酮、黄酮醇、查耳酮等平面性强的分子，因分子与分子间排列紧密，分子间引力较大，故更难溶于水；而二氢黄酮及二氢黄酮醇等，因系非平面性分子，故分子与分子间排列不紧密，分子间引力较小，有利于水分子进入，溶解度稍大。

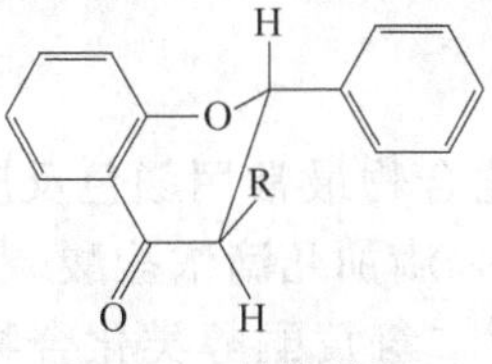

R=H,二氢黄酮
R=OH,二氢黄酮醇

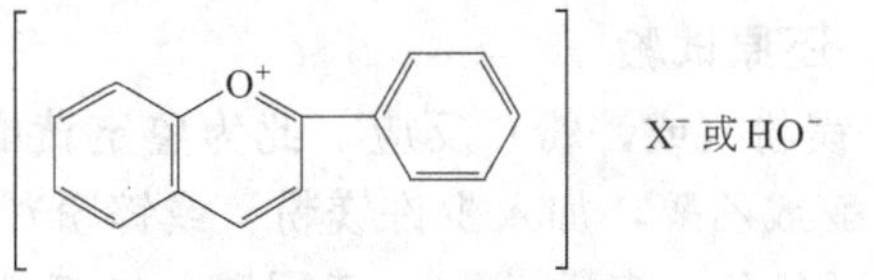

花青素

花色苷元（花青素）类虽为平面性结构，但因以离子形式存在，具有盐的通性，故亲水性较强，水溶度较大。

② 黄酮类苷元分子中引入羟基，将增大其在水中的溶解度；而羟基经甲基化后，则增大其在有机溶剂中的溶解度。例如，一般黄酮类化合物不溶于石油醚中，故可与脂溶性杂质分开，但川陈皮素（5，6，7，8，3′，4′-六甲基黄酮）却可溶于石油醚。

③ 黄酮类化合物的羟基糖苷化后，水溶度相应加大，而在有机溶剂中的溶解度则相应减小。黄酮苷一般易溶于水、甲醇、乙醇等强极性溶剂中；但难溶或不溶于苯、氯仿等有机溶剂中。糖链越长，则水溶度越大。

另外糖的结合位置不同，对苷的水溶度也有一定影响。以棉黄素（3,5,7,8,3′,4′-六羟基黄酮）为例，其 3-O-葡萄糖苷的水溶度大于 7-O-葡萄糖苷。

4.2.3 酸性与碱性

（1）酸性 黄酮类化合物因分子中多具有酚羟基，故显酸性，可溶于碱性水溶液、吡啶、甲酰胺及二甲基甲酰胺中。

酚羟基的数目及位置不同，酸性强弱也不同。以黄酮为例，其酚羟基酸性强弱顺序依次为。

7，4′-二羟基＞7-或 4′-二羟基＞一般酚羟基＞5-羟基

此性质可用于提取、分离及鉴定工作。例如 C_7-OH 因为处于 C=O 的对位，在 p-π 共轭效应的影响下，酸性较强，可溶于碳酸钠溶液，据此可用以进行鉴定。

（2）碱性 黄酮类化合物分子中 γ-吡喃酮环上的 1-位氧原子，因有未共用的电子对，故表现出微弱的碱性，可与强无机酸，如浓硫酸、盐酸等生成鲜盐，但生成的鲜盐极不稳定，遇水即可分解。

黄酮类化合物溶于浓硫酸中生成的鲜盐，常常表现出特殊的颜色，可用于鉴别。某些甲氧基溶于浓盐酸中显深黄色，且可与生物碱沉淀试剂生成沉淀。

4.2.4 显色反应

黄酮类化合物的颜色反应多与分子中的酚羟基及 γ-吡喃酮环有关，见表4-2。

表 4-2　黄酮类化合物的显色反应

类　　　别	黄酮	黄酮醇	二氢黄酮	查耳酮	异黄酮	橙酮
盐酸-镁粉	黄→红	红→紫红	红、紫、蓝	—	—	—
盐酸-锌粉	红	紫红	紫红	—	—	—
硼氢化钠			蓝→紫红			
硼酸-柠檬酸	绿黄①	绿黄①		黄		
醋酸镁	黄①	黄①	蓝①	黄①	黄①	—
三氯化铝	黄	黄绿	蓝绿	黄	黄	淡黄
氢氧化钠水溶液	黄	深黄	黄→橙(冷) 深红→紫(热)	橙→红	黄	红→紫红
浓硫酸	黄→橙①	黄→橙①	橙→紫	橙、紫	黄	红、洋红

① 表示有荧光。

4.2.4.1　还原试验

（1）盐酸-镁粉（或锌粉）反应　此为鉴定黄酮类化合物最常用颜色反应。方法是将样品溶于 1ml 甲醇或乙醇，加入少许镁粉（或锌粉）振摇，滴加几滴浓盐酸，1～2min 内（必要时微热）即可显色。多数黄酮、黄酮醇、二氢黄酮及二氢黄酮醇类化合物显橙红～紫红色，少数显紫～蓝色。当 B 环上有—OH 或—OCH₃ 取代时，呈现颜色即随之加深。但查耳酮、橙酮、儿茶素类无该显色反应。异黄酮类除少数外，均不显色。

由于花青素及部分橙酮、查耳酮等在单纯浓盐酸酸性下也会发生色变，故须预先做空白对照实验（即在供试液中仅加入浓盐酸进行观察）。

另外，在用植物粗提取液进行试验时，为避免提取液本身颜色干扰，需注意观察加入浓盐酸后升起的泡沫颜色。如泡沫为红色，即示阳性，表明植物粗提取液中存在黄酮类化合物。

盐酸-镁粉反应的机理过去认为是由于生成了花色苷元所致，现在认为是由于生成了正碳离子的缘故。

（2）四氢硼钠（钾）反应　NaBH₄ 是对二氢黄酮（醇）类化合物专属性较强的一种还原剂。与二氢黄酮（醇）类化合物产生红～紫色。其他黄酮类化合物均不显色，可与之区别。方法是在试管中加入 0.1ml 含有样品的乙醇液，再加等量的 2% NaBH₄ 甲醇液，1min 后，加浓盐酸或浓硫酸数滴，显红色～紫色。

另外，近来报道二氢黄酮（醇）可与磷钼酸试剂反应呈现棕褐色，也可作为二氢黄酮类化合物的特征鉴别反应。

4.2.4.2　金属盐类试剂的配位化合反应

黄酮类化合物分子中常含有下列结构单元，故常可与铝盐、铅盐、锆盐、镁盐等试剂反应，生成有色配位化合物。

（1）铝盐　常用试剂为 1% 三氯化铝或硝酸铝溶液。生成的配位化合物多为黄色（$\lambda_{max} = 415nm$），并有荧光，可用于定性及定量分析。

（2）铅盐　常用试剂为 1% 醋酸铅及碱式醋酸铅水溶液，可生成黄～红色沉淀。黄酮类化合物与铅盐生成沉淀的色泽，因羟基数目及位置不同而异。其中，醋酸铅只能与分子中具有邻二酚羟基或 3-OH、4-酮基或 5-OH、4-酮基结构的化合物反应生成沉淀，但碱式醋酸铅的沉淀能力要大得多。一般酚类化合物均可为之沉淀，这种方法不仅可用于鉴定，也可用于提取及分离工作。

（3）锆盐　多用 2％二氯氧化锆甲醇溶液。黄酮类化合物分子中有游离的 3-OH 或 5-OH 存在时，均可与该试剂反应生成黄绿色的锆配位化合物。但两种锆配位化合物对酸的稳定性不同。3-OH、4-酮基配位化合物的稳定性比 5-OH、4-酮基配位化合物的稳定性强（仅二氢黄酮醇除外）。故当反应液中接着加入枸橼酸后，5-羟基黄酮的黄色溶液显著褪色，而 3-羟基黄酮溶液仍呈黄绿色（锆-枸橼酸反应）。方法是取样品 0.5～1.0mg，用 10ml 甲醇加热溶解，加入 1ml 2％二氯氧化锆（$ZrOCl_2$）甲醇液，呈黄色后再加入 2％枸橼酸甲醇液，观察颜色变化。

上述反应也可在纸上进行，得到的锆盐配位化合物多呈黄绿色，并带荧光，其结构如下。

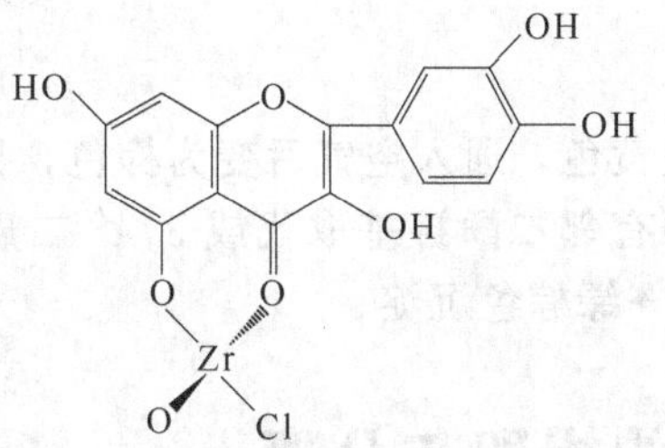

（4）镁盐　常用醋酸镁甲醇溶液为显色剂，本反应可在纸上进行。试验时在滤纸上滴加一滴供试液，喷以醋酸镁的甲醇溶液，加热干燥，在紫外灯下观察。二氢黄酮、二氢黄酮醇类可显天蓝色荧光，若具有 5-OH，色泽更为明显。而黄酮、黄酮醇及异黄酮类等则显黄～橙黄～褐色。

（5）氯化锶（$SrCl_2$）　在氨甲醇溶液中，可与分子中具有邻二酚羟基结构的黄酮类化合物生成绿色至棕色乃至黑色沉淀。

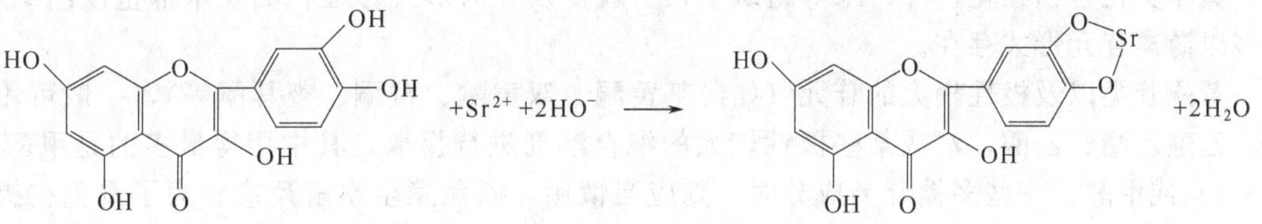

试验时，取约 1mg 样品置试管中，加入 1ml 甲醇使溶（必要时可在水浴上加热），加入 3 滴 0.01mol/L 氯化锶的甲醇溶液，再加 3 滴已用氨蒸气饱和的甲醇溶液，注意观察有无沉淀生成。

（6）三氯化铁反应　三氯化铁水溶液或醇溶液为常用的酚类显色剂。多数黄酮类化合物因分子中含有酚羟基，故可产生阳性反应，但一般仅当含有氢键缔合的酚羟基时，才呈现明显的颜色。

4.2.4.3　硼酸显色反应

黄酮类化合物分子中当有 —C=C—C— ／ OH ＼ O 结构时，在无机酸或有机酸存在条件下，可与硼酸反应，生成亮黄色。显然，5-羟基黄酮及 2-羟基查耳酮类结构可以满足上述要求，故可与其他类型区别。一般在草酸存在下显黄色并具有绿色荧光，但在枸橼酸丙酮存在的条件下，

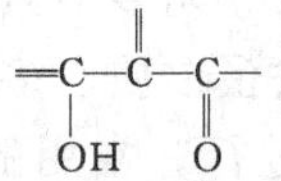

则只显黄色而无荧光。

4.2.4.4 碱性试剂显色反应

在日光及紫外光下，通过纸斑反应，观察样品用碱性试剂处理后的颜色变化情况，对于鉴别黄酮类化合物有一定意义。黄酮类化合物用氨蒸气处理后呈现的颜色变化置空气中随即褪去，但经碳酸钠水溶液处理而呈现的颜色置空气中却不褪色。

此外，利用碱性试剂的反应还可有助于鉴别分子中某些结构特征。

① 二氢黄酮类易在碱液中开环，转变成相应的异构体——查耳酮类化合物，显橙～黄色。

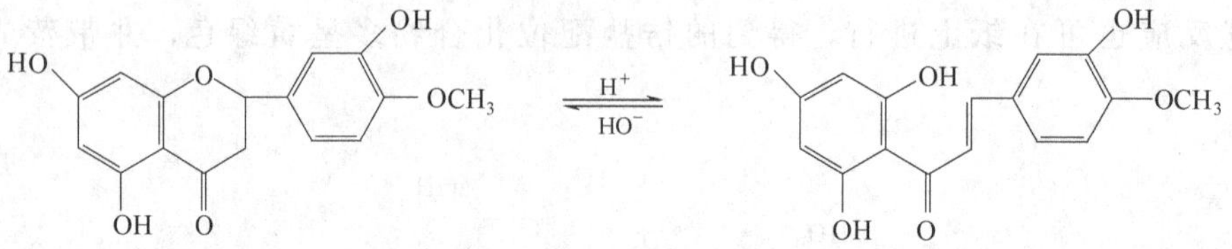

② 黄酮醇类在碱液中先呈黄色，通入空气后变为棕色，据此可与其他黄酮类区别。

③ 黄酮类化合物当分子中有邻二酚羟基取代或 $3,4'$-二羟基取代时，在碱液中不稳定，易被氧化，产生黄色→深红色→绿棕色沉淀。

4.3 黄酮类化合物的提取与分离

本节既介绍了黄酮类化合物经典的提取与分离方法，同时也扼要地介绍了一些近期研究进展较快的新技术、新方法。

4.3.1 提取

黄酮类化合物在花、叶、果等组织中，一般多以苷的形式存在；而在木部坚硬组织中，则多以游离苷元形式存在。

黄酮苷类以及极性稍大的苷元（如羟基黄酮、双黄酮、橙酮、查耳酮等），一般可用丙酮、乙酸乙酯、乙醇、水或某些极性较大的混合溶剂进行提取。其中用得最多的是甲醇-水（1∶1）或甲醇。一些多糖苷类成分时，则应当慎用，以免发生水解反应。为了避免在提取过程中黄酮苷类发生水解，常按一般提取苷的方法先破坏酶的活性。大多数黄酮苷元宜用极性较小的溶剂（如氯仿、乙醚、乙酸乙酯等）提取，而对多甲氧基黄酮的游离苷元，甚至可用苯进行提取。

对得到的粗提取物需进行精制处理，常用的方法溶剂萃取法、碱提取酸沉淀法、炭粉吸附法、树脂吸附法、离子交换法等。

4.3.1.1 溶剂萃取法

利用黄酮类化合物与混入杂质极性不同，选用不同溶剂萃取可达到精制纯化目的。例如植物叶子的醇浸液，用石油醚处理，可除去叶绿素、胡萝卜素等脂溶性色素。而某些提取物水溶液浓缩后可加入多倍量高浓度醇，以沉淀除去蛋白质、多糖类等水溶性杂质。

有时溶剂萃取过程也可以用逆流分配法连续进行。常用的溶剂系统有水-乙酸乙酯、正丁醇-石油醚等。

溶剂萃取过程在除杂质的同时，往往还可分离苷和苷元，或极性苷元和非极性苷元。

4.3.1.2　碱提取酸沉淀法

黄酮苷类虽然有一定极性可溶于水，但却难溶于酸性水，易溶于碱性水。故可用碱性水提取，再将碱水提取液调成酸性，黄酮苷类即可沉淀析出。此法简便易行，如芦丁、橙皮苷、黄芩苷的提取都应用了这个方法。以从槐米中提取芦丁为例说明该法的操作过程。槐米（槐树 *Sophora japonica* L. 的花蕾）中加约 6 倍量水，煮沸，在搅拌下缓缓加入石灰乳至pH 值 8～9，在此 pH 值条件下微沸 20～30min，趁热抽滤，残渣中再加入 4 倍量的水煎一次，趁热抽滤。合并滤液，在 60～70℃的条件下，用浓盐酸将合并滤液调至 pH 值为 5，搅匀后静置 24h，抽滤。用水将沉淀洗至中性，60℃干燥得芦丁粗品，用沸水重结晶，70～80℃干燥后得芦丁纯品。

在用碱提取酸沉淀法进行提取纯化时，所用碱液浓度不宜过高，以免在强碱性下，尤其加热时破坏黄酮母核。在加酸酸化时，酸性也不宜过强，以免生成盐，致使析出的黄酮类化合物又重新溶解，降低产品收率。当药材中含有大量果胶、黏液等水溶性杂质时，如花、果实类药材，宜用石灰乳或石灰水代替其他碱性水溶液进行提取，以使上述含羧基的杂质生成钙盐沉淀，不被溶出。这将有利于黄酮类化合物的纯化处理。

4.3.1.3　炭粉吸附法

主要适于苷类的精制。通常，在植物的甲醇粗提取物中，分次加入活性炭，搅拌，静置，直至定性检查上清液中无黄酮时为止。过滤、收集炭末，依次用沸水、沸甲醇、7％酚（水溶液）、15％酚（醇溶液）进行洗脱。对各部分洗脱液进行定性检查（或用 PPC 鉴定）。通过对 *Baptisia lecontei* 中黄酮类化合物的研究证明，大部分黄酮苷类可用 7％酚（水溶液）洗下。洗脱液经减压蒸发浓缩，再用乙醚振摇除去残留的酚，余下水层减压浓缩即得较纯的黄酮苷类成分。

4.3.1.4　树脂吸附法

近年来，树脂吸附作为一种有效的分离纯化手段，在天然有效成分的提取、分离上受到极大的关注并得到运用，成为一项热点技术。吸附树脂由苯系物及致孔剂悬浮聚合，最后脱去致孔剂而得。树脂吸附技术的核心一是吸附树脂的性能，二是相关的应用工艺，两者对分离效果具有重要影响。因此在使用吸附树脂进行天然有效成分提取分离的时候，首先应该了解吸附树脂的性能以及树脂的使用方法。

（1）吸附树脂的种类

吸附树脂有许多品种，吸附能力和所吸附物质的种类也有区别。但其共同之处是具有多孔性，并具有较大的比表面积。吸附树脂按其化学结构，可以分为以下几类。

① 非极性吸附树脂。一般是指电荷分布均匀，在分子水平上不存在正负电荷相对集中的极性基团的树脂。如由二乙烯苯（DVB）聚合而成的吸附树脂 Amberlite XAD-4（美国）、XAD-2、daionHP-20、ADS-5（中国）等。

② 极性吸附树脂。a. 树脂内存在酯基一类的极性基团，如—COOR，具有一定的极性，如 Amberlite XAD-6（美国）、ADS-8（中国）等。b. 吸附树脂具有酰胺、亚砜、腈等基团，这些基团的极性大于酯基。c. 吸附树脂含有极性最强的基团，如吡啶基、氨基等。

（2）吸附树脂的结构

吸附树脂的特点主要是多孔性。孔的结构、孔径、孔体积及孔的表面积等是影响其性能的关键因素。与其他吸附剂不同的是，吸附树脂的孔结构及各项指标可在很大的范围内进行调整，其化学结构也有很大的变化余地。因而吸附树脂有很多性能不同的品种规格，可以满足多种应用领域的要求。

吸附树脂的表面积很大，这是其具有良好吸附能力的基础。树脂颗粒的外表面积很小，一般在 $0.1m^2/g$ 左右。而其内部孔的表面积却很大，多为 $500\sim1000m^2/g$。这就是说，若将 1kg 吸附树脂的孔展开，其面积有 $0.5\sim1km^2$ 之大。

（3）吸附树脂的性能

吸附树脂的性能包括许多方面，如对溶液中的溶质的吸附量、吸附率、吸附速度、选择性、脱附性能等。在实际应用工艺中，对树脂性能的要求往往是全面的，任何一项性能的缺陷都可能成为应用工艺成败的关键。上述性能的基础是吸附树脂在吸附时所显示的吸附平衡和吸附动力学特性。

（4）吸附树脂的使用方法

吸附树脂的体积一般来说小于其合成时所用致孔剂体积。因此在生产过程或去除致孔剂的过程中就出现了缩孔现象。吸附树脂不宜干燥，原因是易引起缩孔，使树脂吸附性能下降。商品吸附树脂都含水，在储存过程中有可能会因失水而缩孔。另一方面，商品吸附树脂在出厂前也未进行彻底清洗，不可避免会残留一些原料或副产物，因而在使用前必须进行预处理，以去除树脂所含的杂质，合理的处理方法还可以使树脂的孔得到最大限度的恢复。

吸附树脂的预处理应在树脂柱中进行。一般是将树脂装至柱高的 2/3 处，用水进行冲洗，使树脂层松散、展开，将树脂的细粉末及一些机械杂质洗去。然后放出水，至水面略高于树脂的层面。接着，用乙醇以适当的流速淋洗，至流出的乙醇中无脂溶性杂质为止。最后，用水洗出乙醇即可使用。如果为了更彻底的清洗，则可用 0.1mol/L 的酸和碱溶液分别冲洗，使树脂既得到清洗，又得到再生。

吸附树脂的吸附方式主要为静态吸附和动态吸附。静态吸附可在带搅拌的釜或槽中进行。溶液黏度大，悬浮物较多或分配比较大时可用此方式。动态吸附实际上树脂是固定，只是溶液是流动的，它使用的装置与常规的离子交换柱相同，有玻璃柱、不锈钢柱和搪瓷柱。

应用实例：银杏叶的提取。

银杏叶的主要有效成分是黄酮苷和银杏内酯，下面以提取黄酮苷和萜内酯为例，说明吸附树脂提取法的具体应用。

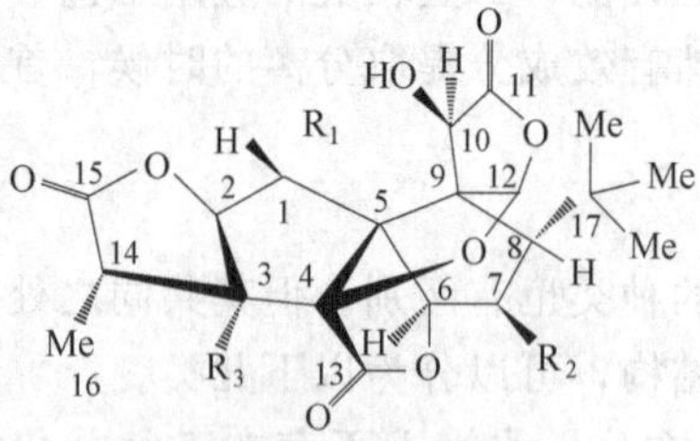

GA：$R_1=R_2=H$, $R_3=CH$
GB：$R_1=R_3=OH$, $R_2=H$
GC：$R_1=R_2=R_3=CH$
银杏内酯

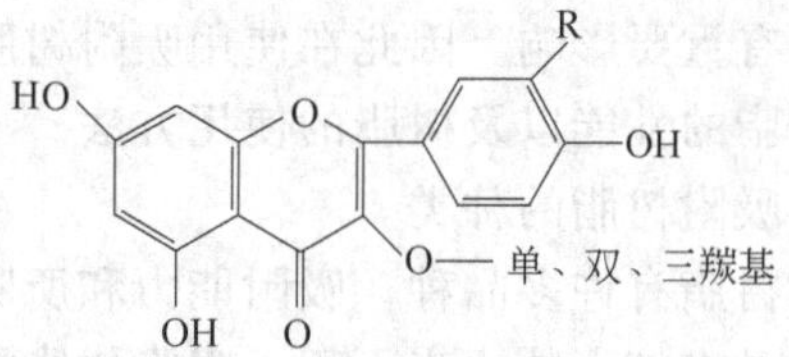

黄酮苷

国外常用的提取方法是溶剂萃取法。国内以领先世界的水平建立了树脂吸附法生产工艺，所得提取物有效成分含量远远高于国外标准。具体方法是将银杏粉碎，用乙醇浸泡，提取数次后，回收乙醇，将提取液转成水溶液，滤去悬浮物，用吸附树脂吸附，再用适当的水洗后，用 70% 乙醇洗脱，经浓缩、干燥，得到银杏叶提取物（GBE），其工艺非常简单。此工艺的关键是吸附树脂。Amberlite XAD-7、Duolite S-761 和国产的 ADS-17 树脂均有很好的吸附性能，都能通过吸附-洗脱一步使黄酮苷和萜内酯达到规定的指标。但是这三种吸附树脂在性能上有很大的差别，所得到的提取物的质量也差别很大。

黄酮苷的结构特点是含有多个酚羟基（—OH），能与羰基形成氢键，增加了树脂的吸附选择性；而萜内酯则不同，只能与含有羟基的基团形成氢键。Amberlite XAD-7 含有酯基，对黄酮苷的吸附很好，可得到含量较高的提取物。但对萜内酯的吸附不好，提取物中内酯的含量难于达到要求。Duolite S-761 对黄酮苷和萜内酯的吸附比较均衡，可以得到符合标准的提取物，但两类成分的含量都不太高。国产的 ADS-17 在性能上超过前两种树脂，所得到的提取物有效成分的含量都远远高于国外标准。

利用黄酮苷和萜内酯分子结构的差别，通过酰胺型（—CONH—）吸附树脂 ADS-F8 可将黄酮苷与萜内酯分离。此树脂对黄酮苷的吸附能力较强，对萜内酯的吸附能力较弱，因此在一定条件下，可只吸附黄酮苷而不吸附萜内酯，能分别得到含量为 60％～65％黄酮苷和 25％～30％萜内酯的产品 I 和产品 II。国外规定标准黄酮苷含量≥24％，萜内酯含量≥6％。

4.3.1.5　离子交换法

离子交换法可用于除去黄酮类化合物中的水溶性杂质。因为阳、阴离子交换树脂均可吸附黄酮类化合物成分。当含黄酮的水溶液通过树脂时，黄酮类化合物被吸附在树脂上，而其他水溶性杂质可用水洗脱。然后用甲醇将黄酮化合物从树脂上洗脱下来。从稀水溶液中提取黄酮类化合物采用树脂法是很适宜的。此外，树脂还可以用来精制黄酮类化合物与金属离子形成的盐类或配位化合物，如芦丁与三氯化铝形成配位化合物后上阳离子交换树脂柱，用水洗除去杂质后，再用乙醇洗脱可得到较纯的黄酮类化合物。另外用铅盐法精制、分离黄酮时，也可以用阳离子交换树脂柱进行脱铅处理。

4.3.1.6　其他方法

目前已有用超临界二氧化碳（SC-CO$_2$）萃取法提取银杏黄酮等成分的报道。该方法被视为环境友好且高效节能的提取分离新技术，已受到重视。现在普遍认为该方法特别适合于提取天然热敏性、弱极性且附加值高的天然物质。

此外，还有用超滤法提取黄芩苷、用超声波法提取黄酮类化合物的报道。

4.3.2　分离

对黄酮类化合物进行分离，其主要依据有以下几点。

① 极性大小不同。利用吸附或分配原理进行分离。

② 酸性强弱不同。利用梯度 pH 值萃取法进行分离。

③ 分子大小不同。利用葡萄糖凝胶分子筛或膜技术进行分离。

④ 分子中某些特殊结构。利用金属盐配位化合能力不同等特点进行分离。

常用的分离方法有柱色谱法、萃取法、铅盐法、HPLC 法、超临界流体色谱分离法等。

4.3.2.1　柱色谱法

分离黄酮类化合物常用的吸附剂或载体有硅胶、聚酰胺及纤维素粉等。此外，也有用氧化铝、氧化镁及硅藻土等。

（1）硅胶柱色谱　此法应用范围最广，主要适于分离异黄酮、二氢黄酮、二氢黄酮醇及高度甲基化（或乙醚化）的黄酮及黄酮醇类。少数情况下，在加水去活化后也可用于分离极性较大的化合物，如多羟基黄酮醇及其苷类等。供试硅胶中混存的微量金属离子，应预先用浓盐酸处理除去，以免干扰分离效果。

（2）聚酰胺柱色谱　对分离黄酮类化合物来说，聚酰胺是较为理想的吸附剂。其吸附强度主要取决于黄酮类化合物分子中羟基的数目与位置及溶剂与黄酮类化合物或与聚酰胺之间形成氢键缔合能力的大小。聚酰胺柱色谱可用于分离各种类型的黄酮类化合物，包括苷及苷元、查耳酮与二氢黄酮等。以 *Baptisia lecontei* 为例，黄酮类化合物从聚酰胺柱上洗脱时大体有下述规律。

① 苷元相同，洗脱先后顺序一般是三糖苷——→双糖苷——→单糖苷——→苷元。

② 母核上增加羟基，洗脱速度即相应减慢。当分子中羟基数目相同时，羟基位置对吸附也有影响，聚酰胺对处于羰基间位或对位的羟基吸附力大于邻位羟基，故洗脱顺序为具有邻位羟基黄酮——→具有对位（或间位）羟基黄酮。

③ 不同类型黄酮化合物，先后流出顺序一般是异黄酮——→二氢黄酮醇——→黄酮——→黄酮醇。

④ 分子中芳香核、共轭双键多者易被吸附，故查耳酮往往比相应的二氢黄酮难于洗脱。

上述规律也适用于黄酮类化合物在聚酰胺薄层色谱上的行为。

（3）葡聚糖凝胶（Sephadex gel）柱色谱 对于黄酮类化合物的分离，主要用两种型号的凝胶，Sephadex G 型和 Sephadex LH-20 型。用葡聚糖凝胶分离游离黄酮时，主要靠吸附作用。凝胶对黄酮类化合物的吸附程度取决于游离酚羟基的数目。但分离黄酮苷时，则分子筛的性质起主导作用。在洗脱时，黄酮苷类大体上是按相对分子质量由大到小的顺序流出柱体，见表 4-3。

表 4-3 黄酮类化合物在 Sephadex LH-20（甲醇）上的 V_e/V_o

黄酮类化合物	取代图式	V_e/V_o	黄酮类化合物	取代图式	V_e/V_o
芹菜素	5,7,4′-三羟基	5.3	山柰酚-3-半乳糖鼠李糖-7-鼠李糖苷	三糖苷	3.3
木犀草素	5,7,3′,4′-四羟基	6.3	槲皮素-3-芸香糖苷	双糖苷	4.0
槲皮素	3,5,7,3′,4′-五羟基	8.3			
杨梅素	3,5,7,3′,4′,5′-六羟基	9.2	槲皮素-3-鼠李糖苷	单糖苷	4.9

表中 V_e 为洗脱样品时需要的溶剂总量或洗脱体积；V_o 为柱子的空体积。V_e/V_o 数值越小说明化合物越容易被洗脱下来。表中所列数据清楚地表明苷元的羟基数目越多，V_e/V_o 越大，越难以洗脱；而苷的相对分子质量越大，其上连接糖的数目越多，则 V_e/V_o 越小，越容易洗脱。

葡聚糖凝胶柱色谱中常用的洗脱剂有下列几种。

① 碱性水溶液（如 0.1mol/L $NH_3 \cdot H_2O$），含盐水溶液（如 0.5mol/L NaCl）等。

② 醇及含水醇，如甲醇、甲醇-水（不同比例）、特丁醇-甲醇（3∶1）、乙醇等。

③ 其他溶剂，如含水丙酮、甲醇-氯仿等。

4.3.2.2 梯度 pH 值萃取法

梯度 pH 值萃取法适合于酸性强弱不同的黄酮苷元的分离。根据黄酮类苷元酚羟基数目及位置不同其酸性强弱也不同的性质，可以将混合物溶于有机溶剂（如乙醚）后，依次用 5%NaHCO₃、5%Na₂CO₃、0.2%NaOH 及 4%NaOH 溶液萃取，来达到分离的目的。一般规律大致如下。

酸性由强到弱　7,4′-OH　＞　7-或4′-OH　＞　一般—OH　＞　5-OH

溶于NaHCO₃中　溶于Na₂CO₃中　溶于不同浓度的NaOH中

4.3.2.3 铅盐法

铅盐法，主要是根据分子中某些特定官能团能与铅盐生成沉淀而进行的分离。在黄酮类成分的混合物中，具有邻二酚羟基成分与无此结构的成分，可用铅盐法分离。有邻二酚羟基的成分可被醋酸铅沉淀，不具有邻二酚羟基的成分可被碱式醋酸铅沉淀，据此可将两类成分分离。与黄酮类成分混存的其他杂质分子中如有羧基（如树胶、黏液、果胶、有机酸、蛋白质、氨基酸等）或邻二酚羟基（如鞣质等），也可被醋酸铅沉淀达到去除杂质的目的。黄酮类化合物与铅盐生成的沉淀，滤集后悬浮在乙醇中，通入 H_2S 进行复分解，滤除硫化铅沉淀，滤液中可得到黄酮类化合物。但初生态 PbS 沉淀具有较高吸附性，因此现在不主张用 H_2S 脱铅，而用硫酸盐或磷酸盐，或用阳离子交换树脂脱铅。具有邻二酚羟基的黄酮可与硼酸配位化合，生成物易溶于水，借此也可与不具上述结构的黄酮类化合物相互分离。

4.3.2.4 HPLC 法

运用 HPLC 法分离黄酮类化合物的报道较多。有人对 18 种黄酮及黄酮苷类化合物在 C_8、C_{18} 和 CN 三种固定相上的梯度洗脱、RP-HPLC 法分离做了研究，结果表明，C_{18} 柱基本可以对植物黄酮苷元和配基实现分离，但它对极性大的苷部分洗脱出峰快，分离效果不太理想。而 C_8 填料极性介于 C_{18} 和 CN 二者之间，因而对黄酮苷类的分离比较理想，峰形和分离度也最好。

4.3.2.5 超临界流体色谱分离法

该方法是近几年才发展起来的一种新技术。有人利用超临界流体色谱分离法对 6 种黄酮及黄酮苷类化合物做了研究，发现流动相组成是影响色谱条件的主要因素，其次色谱柱条件也是影响色谱分离的重要因素，硅胶基质的苯基键合柱比较适合于此类化合物的分离。

此外，还有离心薄层色谱法、制备性薄层色谱法、纸色谱法等方法可用于分离黄酮类化合物。

在实际工作中，常将上述分离法与各种经典方法相互配合应用，以达到较好的分离效果。以下列举 2 个实例，来说明黄酮类化合物的提取和分离。

例 4-1　从柠檬果皮中分离降血压有效成分

柠檬等柑橘类(*Citrus* spp.)果皮热水提取物对 SHR 型及 SHP-SP 型高血压大鼠有明显的降压作用。为探讨其中降压的有效成分，进行了以下分离，所得化合物见表 4-4。

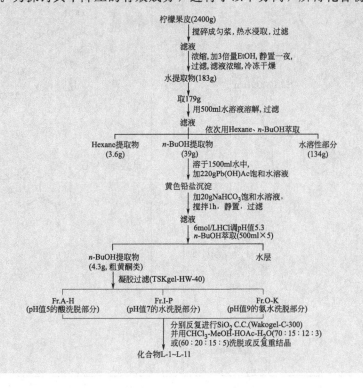

表 4-4　从柠檬中分离得到的（L-1）～（L-11）的化学结构和紫外光谱（λ_{max}）数据

名称	结　构	名称	结　构
L-1	258,274,357nm	L-7	271,338nm
L-2	273,338nm	L-8	270,336nm
L-3	216,273,335nm	L-9	270,330nm
L-4	259,277,351nm	L-10	258,270,344nm
L-5	282,330nm	L-11	275,330,412nm
L-6	284,340nm		

例 4-2 葛根（*Pueraria Thunbergiana* Benth.）中异黄酮的提取与分离

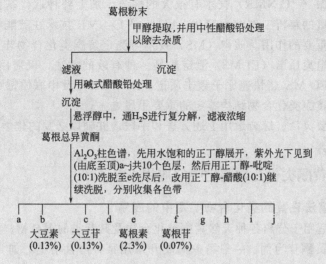

金丝桃苷（hyperin）为槲皮素-3-*O*-β-吡喃半乳糖苷，而异金丝桃苷（isohyperoside）则为槲皮素-3-*O*-α-吡喃半乳糖苷，结构式如下。

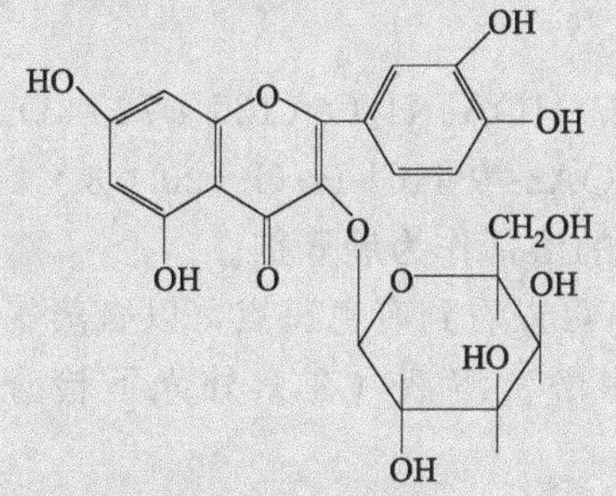

金丝桃苷

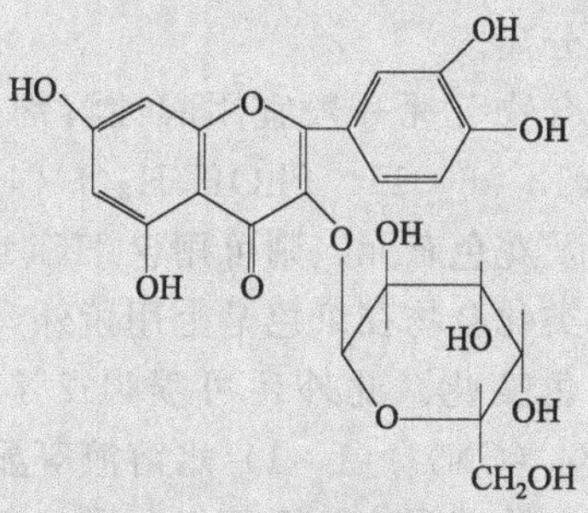

异金丝桃苷

4.4 黄酮类化合物的检识与结构鉴定

  黄酮类化合物的检识与结构鉴定现在多依赖于光谱学的综合解析，而化学方法和色谱方法已降至辅助地位。未知黄酮类化合物的鉴定，多在测定分子式的基础上，将纸色谱（PPC）或薄层色谱（TLC）得到的相对比值 R_f 与文献比较，分析对比样品在甲醇溶液中及加入各种诊断试剂后得到的紫外可见光谱进行剖析。同时，对于化合物的颜色反应，以及在提取分离过程中所表现的行为（如溶解度、酸或碱中的溶解情况、铅盐沉淀等）也应注意分析。但这些方法均有一定局限性，并曾得出过一些错误结论。氢核磁共振（^{1}H-NMR）因为可定量测定 H 的个数，以及根据质子的化学位移和芳香氢核之间的自旋偶合所提供的信息（裂分数目及偶合常数大小），可确定黄酮母核上的取代模式。近来由于仪器分辨率的不断改进，加上同核去偶、溶剂位移核 Over hauser 效应（NOE）等核磁共振技术的应用，使 ^{1}H-NMR 谱测定、分析天然黄酮类化合物的结构成为一种非常重要的手段。但是，在黄酮类化合物的 ^{1}H-NMR 谱上，有时要想确切指认每个信号并不是一件容易的事情。例如当黄酮类母核 A 环上只有一个芳香氢核时，要想与 H-3 信号区别，就是十分困难的问题。解决这种问题，碳核磁共振（^{13}C-NMR）技术有很大的优势。加上各种取代基位移及苷化位移效应的发现，使得图谱的解析工作大大简化。因此，^{13}C-NMR 技术在黄酮类化合物的结构鉴定中发挥着越来越重要的作用。质谱（MS）技术可测定黄酮类化合物苷元结构，特别是样品量很少时，电子电离质谱（EI-MS）测定法是一种有效的方法，仅需用 $1\sim50\mu g$ 样品。近几年场解析质谱（FD-MS）、快速原子轰击质谱（FAB-MS）及串联质谱（MS-MS）的出现与应用，使其成为黄酮类化合物结构鉴定的重要手段之一。

在实际工作中需要灵活、综合运用上述方法和手段，并辅以必要的化学方法，可使结构鉴定获得满意的结果。

4.4.1 色谱法在黄酮类化合物鉴定中的应用

4.4.1.1 纸色谱法在黄酮类化合物鉴定中的应用

纸色谱（PPC）适用于分离各种天然黄酮类化合物及其苷类的混合物。混合物的鉴定常采用双向色谱法。以黄酮苷为例，一般第一向展开采用某种醇性溶剂，如 n-BuOH-HOAc-H$_2$O（4∶1∶5 上层，BAW）、t-BuOH-HOAc-H$_2$O（3∶1∶1，TBA）及水饱和的 n-BuOH 等，这些主要是根据分配原理进行分离。第二向展开溶剂则用水或下列水溶液，如 2%～6%HOAc、3%NaCl 及 HOAc-浓 HCl-H$_2$O（30∶3∶10）等，它们主要是根据吸附作用原理进行分离。

黄酮类化合物苷元一般宜用醇性溶剂或用 C$_6$H$_6$-HOAc-H$_2$O（125∶72∶3）、CHCl$_3$-HOAc-H$_2$O（13∶6∶1）、PhOH-H$_2$O（4∶1）、HOAc-浓 HCl-H$_2$O（30∶3∶3）进行分离。而花色苷及花色苷元，则可用含 HCl 或 HOAc 的溶剂作为展开剂。

多数黄酮类化合物在纸色谱上用紫外光检查时，可以看到有色斑点，以氨蒸气处理后常产生明显的颜色变化。此外还可喷以 2%AlCl$_3$（甲醇）溶液（在紫外光下检查）或 1%FeCl$_3$-1%K$_3$Fe（CN）$_6$（1∶1）水溶液等显色剂。

黄酮类化合物苷元中，平面性分子如黄酮、黄酮醇、查耳酮等，用含水类溶剂如 3%～5%HOAc 展开时，几乎停留在原点不动（R_f<0.02）；而非平面性分子如二氢黄酮、二氢黄酮醇、二氢查耳酮等，因亲水性较强，故 R_f 值较大（0.10～0.30）。黄酮类化合物分子中羟基苷化后，极性即随之增大，故在醇性展开剂中 R_f 值相应降低，同一类型苷元，R_f 值大小依次为苷元＞单糖苷＞双糖苷。以在 BAW 中展开为例，多数类型苷元（花色苷元例外）R_f 值在 0.70 以上，而苷的 R_f 则小于 0.70。但用水、2%～8%HOAc、3%NaCl 或 1%HCl 展开时，则上列顺序将会颠倒，苷元几乎停留在原点不动，苷类的 R_f 值可在 0.5 以上，糖链越长，则 R_f 值越大。另外，糖的结合位置对 R_f 值也有重要的影响。不同类型黄酮类化合物在双向 PPC 展开时常常出现在特定的区域，据此可推测它们的结构类型，判定是否成苷以及含糖数量。

4.4.1.2 薄层色谱法在黄酮类化合物鉴定中的应用

除 PPC 外，TLC 用于黄酮类化合物的鉴定也日趋广泛。一般采用吸附薄层色谱，常用的吸附剂有硅胶与聚酰胺，其次是纤维素。

（1）硅胶薄层色谱 用于分离与鉴定弱极性黄酮类化合物较好。分离黄酮苷元常用的展开剂是甲苯-甲酸甲酯-甲酸（5∶4∶1），并可以根据待分离成分极性的大小适当地调整甲苯与甲酸的比例。另外尚有苯-甲醇（95∶5）、苯-甲醇-乙酸（35∶5∶5）、氯仿-甲醇（8.5∶1.5，7∶0.5）、甲苯-氯仿-丙酮（40∶25∶35）、丁醇-吡啶-甲酸（40∶10∶2）等。分离黄酮苷元的衍生物如甲醚或乙酸乙酯等中性成分，可用苯-丙酮（9∶1）、苯-乙酸乙酯（7.5∶2.5）等为展开剂。

（2）聚酰胺薄层色谱　适用范围较广，特别适合于分离含游离酚羟基的黄酮及其苷类。由于聚酰胺对黄酮类化合物吸附能力较强，因而展开剂需要较强的极性。在大多数展开剂中含有醇、酸或水。常用的展开剂有乙醇-水（3∶2）、水-乙醇-乙酰丙酮（4∶2∶1）、水-乙醇-甲酸-乙酰丙酮（5∶1.5∶1∶0.5）、水饱和的正丁醇-乙酸（100∶1，100∶2）、丙酮-水（1∶1）、丙酮-95%乙醇-水（2∶1∶2）、95%乙醇-乙酸（100∶2）、苯-甲醇-丁酮（60∶20∶20）等。

20世纪60年代，国外有人介绍了一些黄酮苷元和黄酮苷用硅胶、聚酰胺与纤维素3种薄层色谱和4种混合溶剂作为展开剂所得到的 hR_f 值，可供参考。

4.4.2　紫外及可见光谱在黄酮类化合物鉴定中的应用

紫外（UV）及可见光谱法是鉴定黄酮类化合物结构的一种重要手段，一般程序如下。

① 测定样品在甲醇溶液中的 UV 光谱。

② 测定样品在甲醇溶液中加入各种诊断试剂后得到的 UV 及可见光谱。常用的诊断试剂有甲醇钠（NaOMe）、醋酸钠（NaOAc）、醋酸钠-硼酸（NaOAc-H₃BO₃）、三氯化铝（AlCl₃）及三氯化铝-盐酸（AlCl₃-HCl）等。

③ 如样品为苷类，则可进行水解或甲基化后再水解，并测定苷元或其衍生物的 UV 光谱。各种诊断试剂的详细配制方法及测定程序可参看有关文献。

将上述各种光谱图进行对比分析，即可获知有关结构的重要信息。

4.4.2.1　黄酮类化合物在甲醇溶液中的 UV 光谱特征

黄酮、黄酮醇等多数黄酮类化合物，因分子中存在如下所示的桂皮酰基（cinnamoyl）及苯甲酰基（benzoyl）组成的交叉共轭体系，故其甲醇溶液在 200～400nm 的区域内存在两个主要的紫外吸收带，称为峰带Ⅰ（300～400nm）和峰带Ⅱ（220～280nm），如图4-3所示。例如，芦丁的各种 UV 光谱数据，如图4-4所示。

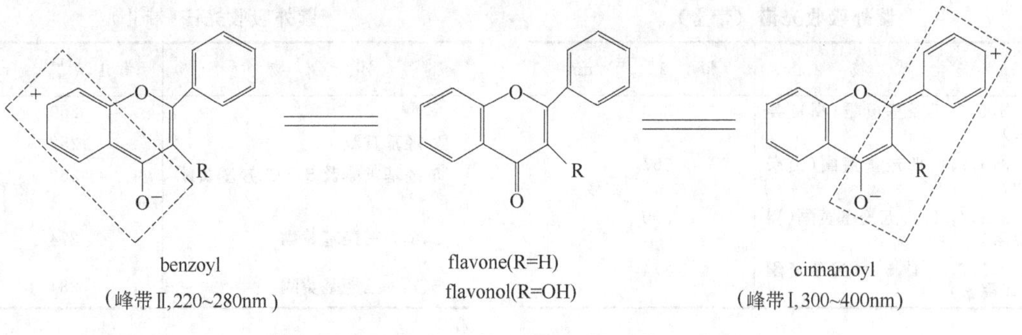

benzoyl
（峰带Ⅱ，220～280nm）

flavone(R=H)
flavonol(R=OH)

cinnamoyl
（峰带Ⅰ，300～400nm）

图4-3　黄酮类化合物结构中的交叉共轭体系

（1）黄酮及黄酮醇类　UV 光谱谱形相似，但带Ⅰ位置不同，如图4-5所示，可据此进行分类。

在黄酮及黄酮醇母核上，如7-位及4′-位引入羟基、甲氧基等供电基，将促进结构重排，有利于实现上述电子跃迁，可引起相应吸收带红移。通常，整个母核上氧取代程度越高，则带Ⅰ将越向长波方向位移（见表4-5）。

带Ⅱ峰主要受 A 环氧取代程度的影响（见表4-6），B 环的取代基对其峰位影响甚微，但可影响它的形状。例如当 B 环上仅有 4′-氧取代时，带 Ⅱ 为单峰；而当 B 环上同时存在 3′,4′-二氢取代时，则带 Ⅱ 将变为双峰（或一个主峰，并伴有一个肩峰），如图 4-4 所示。

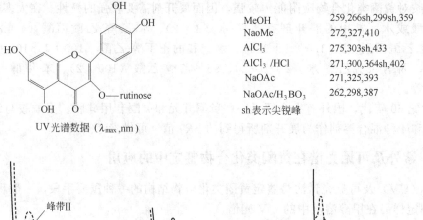

MeOH	259,266sh,299sh,359
NaoMe	272,327,410
AlCl₃	275,303sh,433
AlCl₃ /HCl	271,300,364sh,402
NaOAc	271,325,393
NaOAc/H₃BO₃	262,298,387

sh表示尖锐峰

UV 光谱数据（λ_{max}，nm）

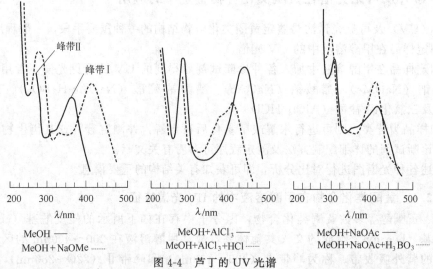

图 4-4 芦丁的 UV 光谱

表 4-5 几种羟基黄酮类化合物的紫外吸收光谱（带 Ⅰ）

化 合 物	带 Ⅰ（λ_{max}^{MeOH}）/nm
3,5,7-三羟基黄酮（高良姜素）	359
3,5,7,4′-四羟基黄酮（山奈酚）	367
3,5,7,3′,4′-五羟基黄酮（槲皮素）	370
3,5,7,3′,4′,5′-六羟基黄酮（杨梅素）	374

↓红移

表 4-6 几种羟基黄酮类化合物的紫外吸收光谱（带 Ⅱ）

化 合 物	带 Ⅱ（λ_{max}^{MeOH}）/nm
黄酮	250
7-羟基黄酮	252
5-羟基黄酮及 5,7-二羟基黄酮	262
5,6,7-三羟基黄酮	274
5,7,8-三羟基黄酮	281

↓红移

综上所述，可以依据带 Ⅰ、Ⅱ 的峰位及形状，初步推测黄酮及黄酮醇母核上羟基取代的数目及取代模式。

黄酮及黄酮醇母核上的羟基甲基化或苷化时，将引起相应吸收带，尤其带 Ⅰ 将发生紫移。当羟基乙酰化后，原来的酚羟基对光谱的影响将会完全消除。例如，4′-羟基黄酮类在乙酰化后，将表现出与 4′-甲氧基黄酮十分相近的光谱，据此可以鉴定黄酮类化合物母核上烷氧基的取代位置。

（2）查耳酮及橙酮类 共同特征是带 Ⅰ 很强，为主峰；而带 Ⅱ 则较弱，为次强峰，如图 4-6 所示。

查耳酮中，带Ⅱ位于 220～270nm，带Ⅰ位于 340～390nm，有时分裂为 Iₐ（340～390nm）及 I_b（300～320nm）。与黄酮、黄酮醇类化合物一样，环上引入氧取代基，也会引起吸收带（尤其是带Ⅰ）红移（见表 4-7），引入 2′-OH 时影响最大。

反之，2′-OH 甲基化或苷化时，可引起带Ⅰ紫移 15～20nm，但其余位置的结构变化对带Ⅰ影响不大。橙酮中，常显现 3～4 个吸收峰，但主要吸收峰（带Ⅰ）一般位于 370～430nm，天然来源的橙酮可为 388～413nm。羟基甲基化或苷化时对光谱并不产生显著影响，但 6,7-二羟基橙酮中的 7-OH 除外。后者如被甲基化或苷化，可引起带Ⅰ紫移 18nm。

（3）异黄酮、二氢黄酮及二氢黄酮醇 这三类化合物中，由 A 环苯甲酰系引起的吸收峰带Ⅱ为主峰，而因 B 环不与吡喃酮环上的羰基共轭（或共轭很弱），故带Ⅰ很弱，常在主峰的长波方向处有一肩峰，如图 4-7 所示。

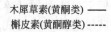
木犀草素(黄酮类) ——
槲皮素(黄酮醇类) -----

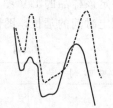

图 4-5 黄酮及黄酮醇类化合物的
紫外光谱带Ⅰ（λ_{max}^{MeOH}，nm）

表 4-7 查耳酮类化合物的紫外吸收光谱（带Ⅰ）

化　合　物	带Ⅰ（λ_{max}^{MeOH}）/nm	
查耳酮	312	
4′-羟基查耳酮	320	
4-羟基查耳酮	350	红移
4,2′,4′-三羟基查耳酮	370	

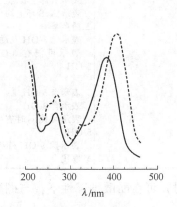

图 4-6 查耳酮与橙酮类的 UV 光谱
—— 2,3,4-三羟基查耳酮
……… 3′,4′-二羟基橙酮

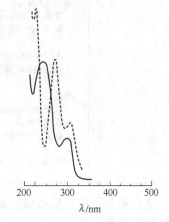

图 4-7 异黄酮与二氢黄酮的 UV 光谱
—— 7-羟基异黄酮
……… 4′,7-二羟基二氢黄酮

根据主峰的位置，可以区别异黄酮与二氢黄酮及二氢黄酮醇类。前者吸收峰在 245～270nm，后两者吸收峰在 270～295nm。

4.4.2.2 加入诊断试剂后引起的位移及其在结构测定中的意义

以下仅以黄酮及黄酮醇为例进行说明。几种主要的诊断试剂引起的位移及其结构特征归属见表 4-8。从表 4-8 可以看出，黄酮类母核上的所有酚羟基因在甲醇钠强碱性下均可解离，故可引起相应峰带大幅度红移。但醋酸钠则不然。市售醋酸钠因含微量醋酸，碱性较弱，只能与黄酮母核上酸性较强的 7-OH 发生反应，导致峰带Ⅱ红移；但醋酸钠经熔融处理后，碱性增强，使7-OH黄酮（醇）的UV图谱表现出与甲醇钠类似的位移效果。为了判断结构中是否有对碱敏感的取代图式，可在加入甲醇钠或醋酸钠后立即测定样品的UV光谱，5min后再次测定该样品的UV图谱，并比较两者差别。如有在碱性下易氧化的羟基取代图式时，则随着测定时间的延长，图谱上的吸收将会逐渐衰退。

表4-8　加入诊断试剂的黄酮类UV图谱及结构特征的归属

诊断试剂	带 Ⅱ	带 Ⅰ	归 属
NaOMe		红移40～60nm，强度下降	表示有4'-OH
		红移50～60nm，强度下降	表示有3-OH，但无4'-OH
	吸收谱随时间延长而衰退		表示有对碱敏感的取代图式，如3,4'-、3,3',4'-、5,6,7-、5,7,8-、3',4',5'-羟基取代图式等
NaOAc(未熔融)	红移5～20nm		表示有7-OH
	红移>30nm	在长波一侧有明显肩峰	表示有4'-OH，但无3-OH及/或7-OH
NaOAc(熔融)		红移40～65nm，强度下降	表示有4'-OH
	吸收谱图随时间延长而衰退		表示有对碱敏感的取代图式
NaOAc/H₃BO	红移12～30nm		表示B环有邻二酚羟基
	红移5～10nm		表示A环有邻二酚羟基（但不包括5,6-位）
AlCl₃及AlCl₃/HCl	AlCl₃/HCl谱图＝AlCl₃谱图		表示结构中无邻二酚羟基
	AlCl₃/HCl谱图≠AlCl₃谱图		表示结构中可能有邻二酚羟基
	峰带Ⅰ（或Iₐ）		
	紫移30～40nm		表示B环上有邻二酚羟基
	紫移50～65nm		表示A、B环上均可能有邻二酚羟基
	AlCl₃/HCl谱图＝MeOH谱图		表示无3-OH及/或5-OH
	AlCl₃/HCl谱图≠MeOH谱图		表示可能有3-OH及/或5-OH
	峰带Ⅰ		
	红移35～50nm		表示有5-OH
	红移60nm		表示有3-OH
	红移50～60nm		表示可能同时有3-OH及5-OH
	红移17～20nm		表示除5-OH外尚有6-含氧取代

黄酮类化合物分子中如果有邻二酚羟基结构单元时，可在醋酸钠碱性下，与硼酸螯合，并引起相应峰带红移。

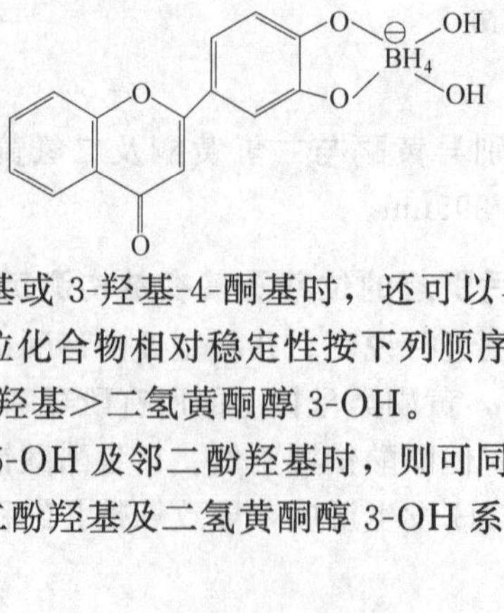

另外，分子中有邻二酚羟基或3-羟基-4-酮基时，还可以与三氯化铝配位化合，并引起相应吸收带红移。生成的铝配位化合物相对稳定性按下列顺序排列，黄酮醇3-OH＞黄酮5-OH＞二氢黄酮5-OH＞邻二酚羟基＞二氢黄酮醇3-OH。

如分子中同时有3-OH或5-OH及邻二酚羟基时，则可同时与三氯化铝螯合，生成二配位化合物，如图4-8所示。邻二酚羟基及二氢黄酮醇3-OH系统与三氯化铝形成的配位化合物很不稳定，加入少量盐酸时即可分解。二氢黄酮醇的铝配位化合物可根据在醋酸钠中不稳定而予以鉴别。

如用乙醇作为测定溶剂时，其中含有的痕量水分可以抑制三氯化铝与邻二酚羟基形成配位化合物，但甲醇则不然。因此，多选用甲醇作为 UV 光谱的测定溶剂。

黄酮类化合物中如同时有 3-OH 及 5-OH 时，则优先生成 3-羟基-4-酮基螯合物。

实际中，先测定以 MeOH 为溶剂的样品的 UV 光谱，并在此基础上测定该样品的"MeOHtAlCl$_3$"光谱，然后再加入盐酸测定样品的"MeOHtAlCl$_3$/HCl"光谱，而后进行对比分析。

以上所述为一般经验规律，实践中尚需结合化学方法及其他光谱特征进行综合分析作出判断。例如，邻二酚羟基还可以通过氧化锶反应加以识别，3-OH 或 5-OH 基可借助于锆-枸橼酸反应进行识别等。

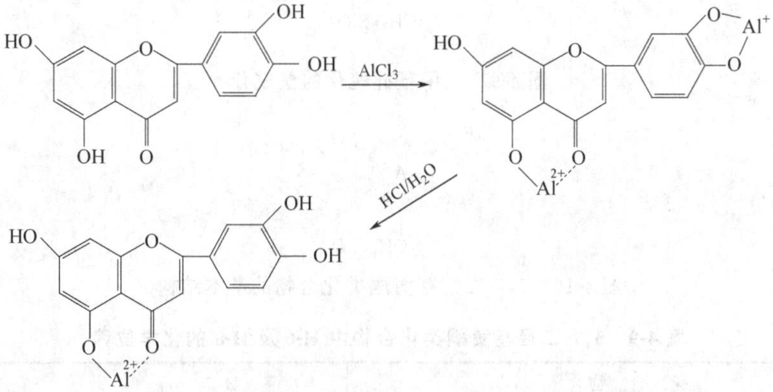

图 4-8　黄酮类化合物与 AlCl$_3$ 形成的配位化合物

此外，同一样品在重复测定时，以甲醇为溶剂的 UV 光谱及加入甲醇钠的 UV 光谱的重现性较好，而加入其他诊断试剂的 UV 光谱的重现性较差。对于鉴别来说，光谱的谱线形状十分重要，差几个纳米可不必介意。B 环上有邻二酚羟基时，带 I 在 AlCl$_3$ 中将比在 AlCl$_3$-HCl 中红移约 30～40nm。当在 A 环及 B 环上均有邻二酚羟基时，则将在上述位移基础上将再增加 20～25nm。

4.4.3　核磁共振在黄酮类化合物结构鉴定中的应用

4.4.3.1　氢核磁共振在黄酮类化合物结构鉴定中的应用

氢核磁共振（^{1}H-NMR）现在已经成为黄酮类化合物结构鉴定的一种重要方法。所用溶剂有氘代氯仿、氘代二甲基亚砜（DMSO-d_6）、氘代吡啶等，具体情况因溶解度而异。

没有转化成衍生物的黄酮类化合物常用无水 DMSO-d_6 作溶剂。它不仅溶解范围广，而且各质子信号的分辨率高，是鉴别黄酮类母核上的酚羟基十分理想的溶剂。例如，在 3,5,7-三羟基黄酮 ^{1}H-NMR 谱上，羟基质子信号将分别出现在 δ12.40（5-OH）、δ10.93（7-OH）及 δ9.70（3-OH）处。在样品中加入重水（D$_2$O）这些信号将消失。此外也可将黄酮类化合物转化为三甲基硅醚衍生物（如图 4-9 所示）溶于四氯化碳中进行测定。

归纳黄酮类化合物的 ^{1}H-NMR 谱，有以下一些重要规律。

（1）A 环质子

① 5,7-二羟基黄酮类化合物。如图 4-10 所示，H-6 及 H-8 将分别作为二重峰（$J=$ 2.5Hz），出现在 δ5.70～6.90 区域内，且 H-6 信号总是比 H-8 信号位于较高的磁场区。当

7-OH 成苷时，则 H-6 及 H-8 信号均向低磁场方向位移（见表 4-9 及图 4-11）。

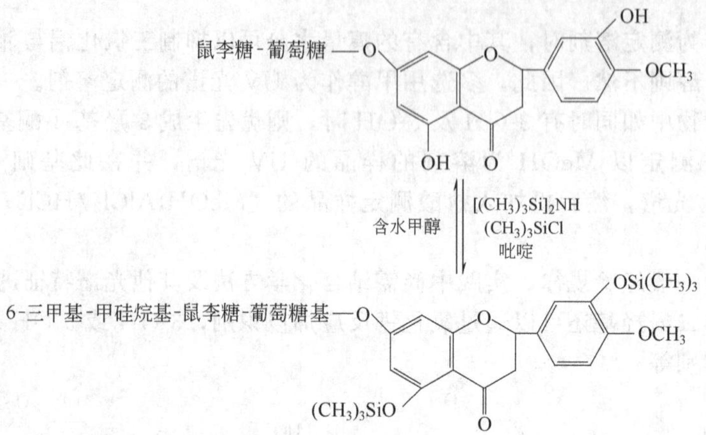

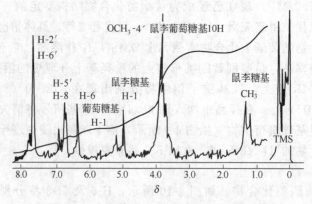

图 4-9　三甲基硅烷化的橙皮苷

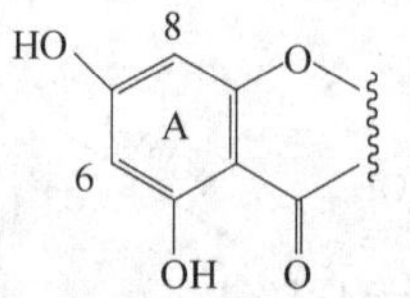

图 4-10　5,7-二羟基黄酮类化合物的基本结构

表 4-9　5,7-二羟基黄酮类化合物中 H-6 及 H-8 的化学位移

化　合　物	H-6	H-8
黄酮、黄酮醇、异黄酮	6.00～6.20d	6.30～6.50d
黄酮-、黄酮醇-、异黄酮-7-O-糖苷	6.20～6.40d	6.50～6.90d
二氢黄酮、二氢黄酮醇	5.75～5.95d	5.90～6.10d
二氢黄酮-、二氢黄酮醇-7-O-糖苷	5.90～6.10d	6.10～6.40d

注：d 为二重峰。

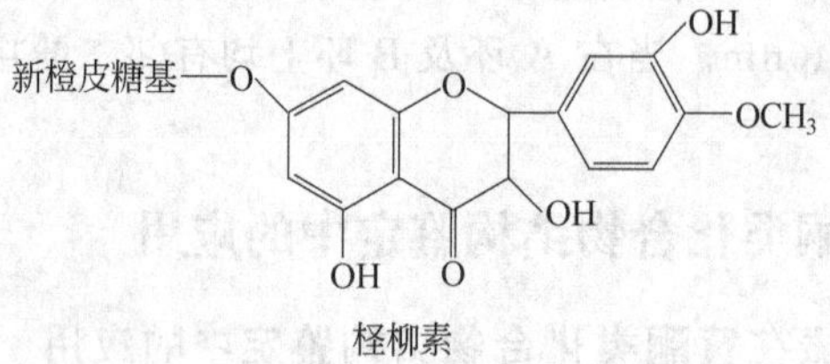

柽柳素

图 4-11　柽柳素-7-O-新橙皮苷[1]H-NMR 谱

② 7-羟基黄酮类化合物。如图 4-12 所示，A 环上有 H-5、H-6、H-8 三个芳香质子。H-5 因 C_4 位羰基强烈的负屏蔽效应的影响，以及 H-6 的邻偶作用，将作为一个二重峰（$J=9.0Hz$）出现在 $\delta 8.0$ 左右，位于比其他芳香质子较低的磁场内。H-6 因 H-5 的邻偶（$J=9.0Hz$）及 H-8 间偶（$J=2.5Hz$）作用，将表现为一个双二重峰。H-8 因 H-6 的间位偶合作用而显现为一个裂距较小的二重峰（$J=2.5Hz$）。

与 5,7-二羟基黄酮类化合物比较，7-羟基黄酮类化合物中 H-5、H-6 及 H-8 均将出现在较低的磁场内，并且相互位置可能颠倒（见表 4-10）。

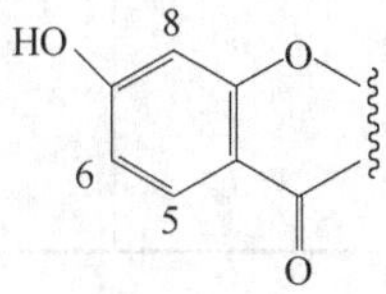

图 4-12 7-羟基黄酮类化合物的基本结构

表 4-10 7-羟基黄酮类化合物中 H-5、H-6 及 H-8 的化学位移

化 合 物	H-5	H-6	H-8
黄酮、黄酮醇、异黄酮	7.90~8.20d	6.70~7.10dd	6.70~7.00d
二氢黄酮、二氢黄酮醇	7.70~7.90d	6.40~6.50dd	6.30~6.40d

注：d 为二重峰；dd 为双二重峰。

（2）B 环质子

① 4′-氧取代黄酮类化合物。如图 4-13 所示，该取代模式的 B 环质子可以分为 H-2′,6′ 及 H-3′,5′ 两组，构成 AA′BB′ 系统，其谱形可粗略地看成一个 AB 偶合系统（$J=8.5Hz$），出现在 $\delta 6.50~7.90$ 处，大体上位于比 A 环质子稍低的磁场区。

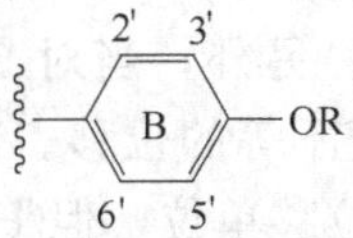

图 4-13 4′-氧取代黄酮类化合物的基本结构

H-3′,5′ 的化学位移总是比 H-2′,6′ 的化学位移值小，原因是 4′-OR 取代基的屏蔽效应，以及 C 环对 H-2′,6′ 的负屏蔽效应。H-2′,6′ 二重峰的具体峰位则取决于 C 环的氧化水平，见表 4-11。

表 4-11 H-2′,6′ 及 H-3′,5′ 的化学位移（在 4′-氧取代黄酮类化合物中）

化 合 物	H-2′,6′	H-3′,5′
二氢黄酮类	7.10~7.30d	
二氢黄酮醇类	7.20~7.40d	
异黄酮类	7.20~7.50d	
查耳酮类（H-2,6 及 H-3,5）	7.40~7.60d	6.50~7.10d
橙酮类	7.60~7.80d	
黄酮类	7.70~7.90d	
黄酮醇类	7.90~8.10d	

② 3′,4′-二氧取代黄酮类及黄酮醇。如图 4-14 所示，H-5′ 作为一个二重峰（d，$J=8.5Hz$）出现在 $\delta 6.70~7.10$ 处。H-2′（d，$J=2.5Hz$）及 H-6′（dd，$J=8.5，2.5Hz$）的信号出现在 $\delta 7.20~7.90$ 范围内，两信号有时相互重叠不好分辨（见表 4-12）。

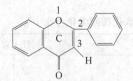

图 4-14　3′,4′-二氧取代黄酮类及黄酮醇类化合物的基本结构

表 4-12　H-2′ 及 H-6′ 的化学位移 （在 3′,4′-二氧取代黄酮类化合物中）

化　合　物	H-2′	H-6′
黄酮(3′,4′-OH 及 3′-OH,4′-OMe)	7.20～7.30d	7.30～7.50dd
黄酮醇(3′,4′-OH 及 3′-OH,4′-OMe)	7.50～7.70d	7.60～7.90dd
黄酮醇(3′-OMe,4′-OH)	7.60～7.80d	7.40～7.60dd
黄酮醇(3′,4′-OH 及 3-O-糖)	7.20～7.50d	7.30～7.70dd

显然，依据 H-2′ 及 H-6′ 的化学位移，可以区别黄酮及黄酮醇的 3′,4′-位上是 3′-OH 与 4′-OMe，还是 3′-OMe 与 4′-OH。

③ 3′,4′-二氧取代异黄酮、二氢黄酮及二氢黄酮醇。H-2′、H-5′ 及 H-6′ 将作为一个复杂的多重峰（常常组成两组峰）出现在 $\delta6.70～7.10$ 区域内。此时 C 环对其影响很小，各质子的化学位移将主要取决于它们相对于含氧取代基的位置。

④ 3′,4′,5′-三氧取代黄酮类化合物。如 B 环有 3′,4′,5′-三羟基，则 H-2′ 及 H-6′ 将作为相当于两个质子的一个单峰，出现在 δ 为 6.50～7.50 范围内。如 3′- 或 5′-OH 甲基化或苷化，则 H-2′ 及 H-6′ 将分别以不同的化学位移作为一个二重峰（$J=Ca.\ 2.0Hz$）出现。

（3）C 环质子　其特征是区别各类型黄酮类化合物的主要根据。

① 黄酮类。如图 4-15 所示，H-3 常常作为一个尖锐的单峰信号出现在 $\delta6.30$ 处。因此，在 5,6,7- 或 5,7,8-三氧取代黄酮中，H-3 将与 A 环的孤立芳氢（H-8 或 H-6）的单峰信号相混，应当注意区别。在 8-甲氧基黄酮中，H-6 因与 8-OCH$_3$ 有远程偶合，致使信号变宽，峰强变弱，据此可与 H-3 相区别。另外，当对 5-OH 进行选择性氘代甲基硅烷化时，将会使 H-6、H-8 及 H-3 信号产生程度不等的位移。H-3 至少向低场位移 0.15 个化学位移单位，H-8 则向高场位移 0.15 个化学位移单位，但 H-6 基本上保持不变。至于三个信号之间的更大区别还可以通过其他核磁共振技术来实现。

② 异黄酮类。如图 4-16 所示，异黄酮上的 H-2，正好位于羰基的 β 位，且通过碳与氧相连，故将作为一个单峰出现在比一般芳香质子较低的磁场区（$\delta7.60～7.80$），当用 DMSO-d$_8$ 作溶剂时，还将进一步移到 $\delta8.50～8.70$ 处。

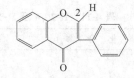

图 4-15　黄酮类化合物的基本结构　　　　图 4-16　异黄酮类化合物的基本结构

③ 二氢黄酮及二氢黄酮醇

ⅰ.二氢黄酮。如图 4-17 所示，H-2 与两个磁不等同的 H-3 偶合（$J_{trans}=11.0Hz$；$J_{cis}=5.0Hz$），故作为一个双二重峰出现，中心位于 $\delta5.20$ 处。两个 H-3，因有相互偕偶（$J=17.0Hz$）及 H-2 的邻偶，将分别作为一个双二重峰出现，中心位于 $\delta2.80$ 处，但往往相互重叠，不易区分。

ⅱ.二氢黄酮醇。在天然存在的二氢黄酮醇中，H-2 及 H-3 多为反式二直立键，故分别作为一个二重峰出现（$J = 11.0$ Hz）。H-2 位于 $\delta 4.90$ 前后，H-3 则位于 $\delta 4.30$ 左右，两者很容易区分，据此还可用图 4-18、图 4-19 表示 C_2 及 C_3 的相对构型，即两质子互为反式。其绝对构型可用圆二色散谱，即 CD 谱加以确定。

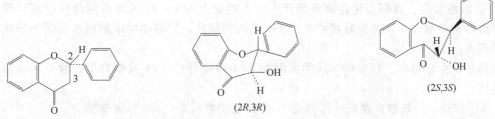

图 4-17　二氢黄酮类　　　图 4-18　(2R，3R)二氢黄酮醇　　图 4-19　(2S，3S)二氢黄酮醇
　　　化合物的基本结构

当 3-OH 成苷时，则使 H-2 及 H-3 信号均向低磁场方向位移，见表 4-13。据此可以帮助判断二氢黄酮醇苷中糖的结合位置。

表 4-13　H-2 及 H-3 的化学位移（在二氢黄酮及二氢黄酮醇上）

化 合 物	H-2	H-3
二氢黄酮	5.00～5.50dd	靠近 2.80dd
二氢黄酮醇	4.80～5.00d	4.10～4.30d
二氢黄酮醇-3-O-糖苷	5.00～5.60d	4.30～4.60d

④ 查耳酮及橙酮类。如图 4-20 所示，在查耳酮中 H-α 以及 H-β 分别作为二重峰（$J = 17.0$ Hz）出现 $\delta 6.70～7.40$（H-α）及 $\delta 7.30～7.70$（H-β）处。

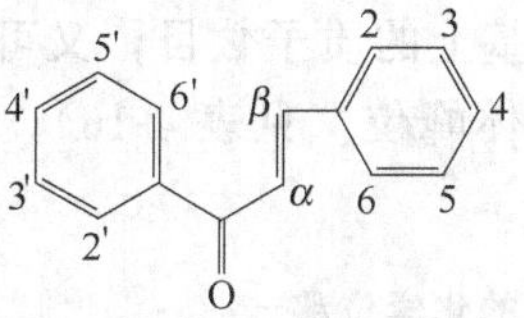

图 4-20　查耳酮 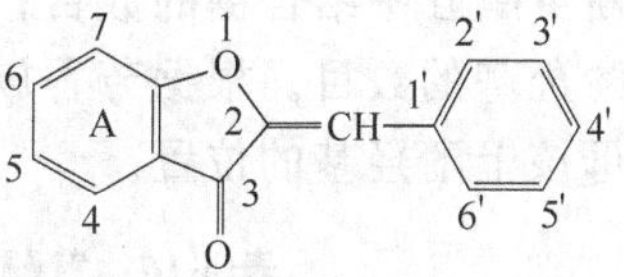　　　　　　　　　　　图 4-21　橙酮

如图 4-21 所示，在橙酮中苄基质子则作为一个单峰出现在 $\delta 6.50～6.70$ 处。如以 DMSO-d_8 作溶剂，则该信号将移至 $\delta 6.37～6.94$。其确切峰位取决于 A 环与 B 环上的羟基取代图式。

（4）糖上的质子

① 单糖苷类。糖与苷元相连时，糖 $C_{1''}$-H（以下用 H-1″表示）与其他质子比较，一般位于较低磁场区。其具体峰位可提供有关成苷位置、糖的种类等重要信息，详见表 4-14。

表 4-14　黄酮苷类化合物上糖的质子信号

化 合 物	糖上 H-1″	化 合 物	糖上 H-1″
黄酮类(6-C-糖苷及 8-C-糖苷)		黄酮醇(3-O-葡萄糖苷)	5.70～6.00
黄酮类(7-O-葡萄糖苷)		黄酮醇(3-O-鼠李糖苷)	5.00～5.10
黄酮类(4′-O-葡萄糖苷)	4.80～5.20	二氢黄酮醇(3-O-葡萄糖苷)	4.10～4.30
黄酮类(5-O-葡萄糖苷)		二氢黄酮醇(3-O-鼠李糖苷)	4.00～4.20

显然，对于黄酮类化合物葡萄糖苷来说，C_3-OH 上连接的糖可以很容易地与 C_4'、C_5 及 C_7 羟基上连接的糖相区别。而且黄酮醇 3-O-葡萄糖苷与 3-O-鼠李糖苷也可以清晰地区

分。但在二氢黄酮醇 3-O-糖苷的 ^{1}H-NMR 谱上，无法区别 3-O-葡萄糖苷及 3-O-鼠李糖苷的 H-1″信号。

对鼠李糖苷来说，鼠李糖上的 C_5-CH_3 是很易识别的，它将作为一个二重峰（$J=6.5Hz$）或多重峰出现在 $\delta 0.80 \sim 1.20$ 处。

② 双糖苷类。黄酮类化合物双糖苷中，末端糖上的 $C_{1'''}$-H 因离黄酮母核较远，受到其负屏蔽影响相对较小，共振峰将移至比 $H_{1''}$ 高的磁场区，但移动程度则因末端糖的连接位置不同而异。

例如，由葡萄糖、鼠李糖构成的黄酮类 3-O-双糖苷或 7-O-双糖苷中，常见的有以下两种类型。

ⅰ. 苷元——新橙皮糖基［即苷元-O-β-D-葡萄糖（2→1）-α-L-鼠李糖］。

ⅱ. 苷元——芦丁糖基［即苷元-O-β-D-葡萄糖（6→1）-α-L-鼠李糖］。

两种连接方式除通过二维核磁共振技术等方法进行确认以外，还可以通过比较鼠李糖上的 $H_{1'''}$ 及 $H_{6'''}$ 而予以鉴定，见表 4-15。

表 4-15　鼠李糖 $H_{1'''}$ 及 $H_{6'''}$ 的化学位移

化合物	$H_{1'''}$	$H_{6'''}$	化合物	$H_{1'''}$	$H_{6'''}$
芦丁糖基	4.20～4.40d($J=2.0Hz$)	0.70～1.00d	新橙皮糖基	4.90～5.00d($J=2.0Hz$)	1.10～1.30d

（5）C_6CH_3 及 C_8CH_3 质子　C_6CH_3 质子信号恒定地出现在比 C_8CH_3 质子信号小约 0.20 个化学位移单位的磁场处。如异黄酮，化学位移分别为 $\delta 2.04 \sim 2.27$ 及 $\delta 2.14 \sim 2.45$。

（6）乙酰氧基上的质子　有时将黄酮类化合物制备成乙酰化物后再进行结构测定。通常，脂肪族乙酰氧基上的质子信号出现在 $\delta 1.65 \sim 2.10$ 处；而芳香族乙酰氧基上的质子信号则出现在 $\delta 2.30 \sim 2.50$ 处，两者很容易区分。根据脂肪族乙酰氧基上的质子数目往往可以帮助判断黄酮苷中结合糖的数目；而根据芳香族乙酰氧基上的质子数目，又可以帮助确定苷元上的酚羟基的数目。根据芳香族乙酰氧基上质子的具体峰位（见表 4-16），还可以帮助判断黄酮母核上酚羟基的位置。

表 4-16　黄酮类化合物乙酰氧基上质子的化学位移

乙酰氧基位置	δ	乙酰氧基位置	δ
4′-O-COCH$_3$	2.30～2.35	5-O-COCH$_3$	2.45
7-O-COCH$_3$	2.30～2.35		

（7）甲氧基上的质子　一般情况下，甲氧基质子信号一般在 $\delta 3.50 \sim 4.10$ 处出现。近来，常采用先在氘代氯仿中，而后在苯中测定甲氧基质子信号的苯诱导位移数值（Δ），以帮助判断黄酮类母核上甲氧基的取代位置。见表 4-17。

表 4-17　甲氧基质子信号的苯诱导位移值（没有邻位取代基）

甲氧基位置	$\Delta(\delta_{CDCl_3} - \delta_{C_6H_6})$	甲氧基位置	$\Delta(\delta_{CDCl_3} - \delta_{C_6H_6})$
C$_3$	−0.07～+0.34	C$_{2'}$	+0.46～+0.53
C$_5$	−0.43～+0.58	C$_{4'}$	+0.54～+0.71
C$_7$	+0.54～+0.76		

4.4.3.2　碳核磁共振在黄酮类化合物结构鉴定中的应用

黄酮类化合物碳核磁共振（^{13}C-NMR）信号的归属一般可以通过与简单的模型化合物如苯乙酮（acetophenone）、桂皮酸（cinnamic acid）以及它们的衍生物光谱进行比较；或用经验性的简单芳香化合物的取代基位移加和规律进行计算等方法加以解析。

但在比较复杂的系统中，信号化学位移的实测值与计算值有时差异较大。这时，对信号的指认须借助于各种一维及二维 NMR 技术。

（1）黄酮类化合物骨架类型的判断　在 13C-NMR 谱上，可从中央三个碳核信号的位置（见表 4-18）以及它们在偏共振去偶谱中的裂分情况，推断黄酮类化合物的骨架类型。

表 4-18　黄酮类化合物中央三个碳核的信号特征

C=O	C₂（或 C-β）	C₃（或 C-α）	归　属
168.6~169.8(s)	137.8~140.7(d)	122.1~122.3(s)	异橙酮类
174.5~184.0(s)	160.5~163.2(s)	104.7~111.8(d)	黄酮类
	149.8~155.4(d)	122.3~125.9(s)	异黄酮类
	147.9(s)	136.0(s)	黄酮醇类
182.5~182.7(s)	146.1~147.7(s)	111.6~111.9(d)	橙酮类
		(=CH—)	
188.0~197.0(s)	136.9~145.4(d)	111.6~128.1(d)	查耳酮类
	75.0~80.3(d)	42.8~44.6(t)	二氢黄酮类
	82.7(d)	71.2(d)	二氢黄酮醇类

注：s—为单峰；t—为三重峰。

另外，双黄酮类化合物中，如果分子的两部分氧化水平不一致时，则会在不同磁场出现两个 C=O 吸收，如 volkensiflavone 因由黄酮及二氢黄酮两部分组成，故分别在 δ181.6 及 δ196.0 两处出现两个 C=O 信号，如图 4-22 所示。

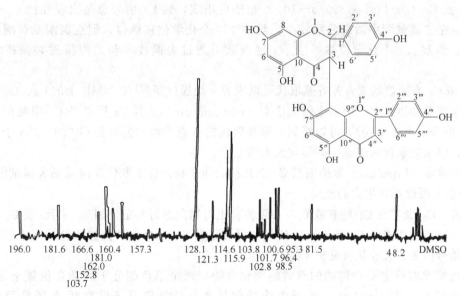

图 4-22　volkensiflavone DNSO-d₆ 中的 13C-NMR 谱

（2）黄酮类化合物取代图式的确定方法

黄酮类化合物中芳香碳原子的信号特征可以用来确定取代基的取代图式，但不能据此确定骨架的类型。以黄酮为例，其 13C-NMR 信号如图 4-23 所示。

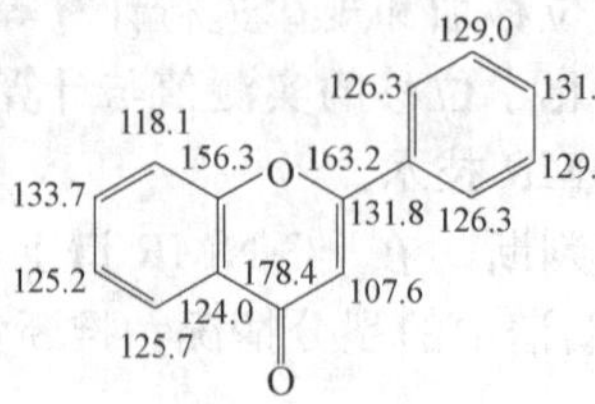

图 4-23 黄酮

① 取代基位移的影响。黄酮类母核，尤其 B 环上引入取代基（X）时，引起的位移大致符合简单苯衍生物的取代基位移效应（见表 4-19）。

表 4-19 黄酮类化合物 B 环上引入取代基（X）时的位移效应

X	Z_i	Z_o	Z_m	Z_p
OH	26.6	−12.8	1.6	−7.1
OCH_3	31.4	−14.4	1.0	−7.8

显然，—OH 及 —OCH_3 的引入使直接相连碳原子（α-C）信号大幅度地向低场位移，邻位碳原子（β-C）及对位碳原子则向高场位移。间位碳原子虽然也向低场位移，但幅度很小。通常，A 环上引入取代基时，位移效应只影响到 A 环。与此相应，B 环上引入取代基时，位移效应只影响 B 环。若是一个环上同时引入几个取代基时，其位移效应将具有某种程度的加和性。须强调指出，黄酮母核上引入 5-OH 时，不仅影响 A 环碳原子的化学位移，还因 C_5-OH 与 C_4 —O 形成分子内氢键缔合，故可使 C_4，C_2 信号向低场移动（分别为 +4.5 及 +0.9），而 C_3 信号向高场移动（−2.0）。C_5-OH 如果被甲基化或苷化（氢键缔合遭到破坏），则上述信号将分别向高场位移。

② 5,7-二羟基黄酮类中 C_6 及 C_8 信号特征。对大多数 5,7-二羟基黄酮类化合物来说，C_6（d）及 C_8（d）信号在 $\delta 90.0 \sim 100.0$ 范围内出现，且 C_6 信号总是出现在比 C_8 信号低的磁场。在二氢黄酮中两者差别较小，约差 0.9 个化学位移单位，但在黄酮及黄酮醇中差别较大，约差 4.8 个化学位移单位。上述参数可通过去偶技术和二维核磁共振技术进行确认。

C_6 或 C_8 有无烷基或者芳香基取代可以很容易地通过观察 ^{13}C-NMR 上的 C_6、C_8 信号是否发生位移而加以认定。例如比较生松素（pinocembrin）及其 C_6-甲基及 C_8-甲基衍生物的 C_6、C_8 信号（见表 4-20），可以看到被甲基取代的碳原子将向低场位移 6.0 ~ 9.6 个化学位移单位，但未被取代的碳原子信号则无大的改变。

木樨草素（luteolin），即使因其 C_6 上连接的质子被 —OH 取代而向低场大幅度的位移，C_8 信号也未因此而发生大的改变。

同理，C_6-糖苷或 C_8-糖苷或 6,8-二碳糖苷也可据此进行鉴定。因为 C_6 及/或 C_8 位结合成碳糖苷时将使相应的 C_6 及/或 C_8 信号向低场位移约 10 个化学位移单位，但未被取代的碳原子信号则无多大改变（见表 4-20）。

上述规律对确定 C-C 连结的双黄酮类化合物中两个单黄酮分子间结合位置十分有用。例如单纯检查 $\delta 90.0 \sim 100.0$ 区域内信号数目及其位移值可帮助判断 A 环是否参与了结合。

（3）黄酮类化合物 O-糖苷中糖的连接位置　黄酮类等酚性化合物在形成 O-糖苷后，无论苷元及糖均将产生相应的苷化位移。但因苷元上的酚羟基位置以及糖的种类不同，苷化位移幅度也不相同。据此，可以判定糖在苷元上的结合位置。

表 4-20 5,7-二羟基黄酮类化合物 C_6 及 C_8 的化学位移

化 合 物	C_6	C_8
5,7-dihydroxyflavanone(生松素)	96.1	95.1
6-C-methylpinocembrin	102.1	94.7
8-C-methylpinocembrin	95.7	101.9
3',4',5,7-tetrahydroxyflavone(槲草素)	99.2	94.2
8-C-benzylluteolin	98.6	103.8
6-hydroxyluteolin	140.4	93.6
4',5,7-trihydroxyflavone(芹菜素)	98.8	94.0
apigenin-6-C-β-D-glucopyranosyl-7-O-β-D-glucopyranoside(肥皂黄素)	110.6	93.8
apigenin 6,8-di-C-glucoside	108.0	104.0

① 糖的苷化位移及端基碳的信号。酚性苷中,糖上端基碳的苷化位移约为+4.0～+6.0。黄酮苷类化合物当苷化位置在苷元的 7 或 2'、3'、4' 时,糖的 C_1 信号将位于 δ 100.0～102.5 范围内。但 5-O-葡萄糖苷及 7-O-鼠李糖苷例外,相应的 C_1 信号分别出现在 δ 104.3 及 δ 99.0 处。因此可通过糖端基碳的化学位移确定糖的连接位置。

黄酮类双糖苷或低聚糖苷的 ^{13}C-NMR 信号中,糖的端基碳信号出现在 δ98.0～109.0 区域内,常与 C_6、C_8、C_3 及 C_{10} 混在一起而不易区别。这种情况下可借助 HMQC（^{1}H-detected heteronuclear multiple-quantum coherence）等二维核磁共振技术会获得较好的效果。

② 苷元的苷化位移。对判断黄酮类化合物 O-糖苷中糖的连接位置来说,苷元的苷化位移具有非常重要的意义。通常,苷元糖苷化后直接相连碳原子向高场位移,其邻位及对位碳原子则向低场位移,且对位碳原子的位移幅度大而且比较恒定。7-OH、3-OH、3'-OH 及 4'-OH 糖苷化后均可看到这个现象（见表 4-21）。

表 4-21 黄酮类化合物 ^{13}C-NMR 谱上的苷化位移

苷化位置	苷元的苷化位移平均值													
	2	3	4	5	6	7	8	9	10	1'	2'	3'	4'	5'	6'
7-O-糖					+0.8	-1.4	+1.1	+1.7							
7-O-鼠李糖					+0.8	-2.4	+1.0	+1.7							
3-O-糖	+9.2	-2.1	+11.5	+0.4					+1.0	-0.8	+1.1	-0.3	+0.7	-0.4	+1.5
3-O-鼠李糖	+10.3	-1.1	+2.0	+0.6					+1.1						
5-O-葡萄糖	-2.8	+2.2	-6.0	-2.7	+4.4	-3.0	+3.2	+1.4	+4.3	-1.3	-1.2	-0.4	-0.8	-1.0	-1.2
3'-O-葡萄糖	-0.5	+0.4								+1.6	0		+1.4	+0.4	+3.2
4'-O-葡萄糖	+0.1		+1.0							+3.7	+0.4	+2.0	-1.2	+1.4	0

因此,对于判断糖在苷元母核上的连接位置来说,对位及邻位碳原子的苷化位移比直接相连碳原子本身的苷化位移更具有重要意义。应当强调指出,C_3-OH 糖苷化后,对 C_2 引起的苷化位移比一般邻位效应要大得多。这说明 C_2,C_3 双键与一般芳香系统不同,更具有烯烃的特征。此外,C_7-OH 及 C_3-OH 与鼠李糖成苷时,C_7 或 C_3 信号的苷化位移比一般糖苷要大一些,据此也可与一般糖苷相区别。5-OH 糖苷化后,除了可看到与上述相同的苷化位移效应外,还因 C_5—OH 与 C_4 =O 的氢键缔合受到破坏,而对 C 环碳原子产生巨大的影响。C_2、C_4 信号明显向高场位移,而 C_3 信号则明显向低场,其结果正好与氢键缔合时看

到的情况相反。另外，同一糖在 B 环上成苷时比在 A 环上成苷，苷化位移更明显。

综上所述，比较苷及苷元中相应碳原子的化学位移可判断糖在苷元上的连接位置。

（4）双糖苷及低聚糖苷中分子内苷键及糖的连接顺序 黄酮类单糖苷中糖部分的信号可根据以前报道的单糖及其甲基苷的数据进行比较解析。双糖苷及三糖苷的光谱可分解成相应单糖苷或双糖苷的光谱进行比较而予以鉴定。研究结果表明，当糖上的羟基被苷化时将使该—OH 所在碳原子产生一个相当大的低场位移。例如，在黄酮类化合物芦丁［苷元-O-β-d-glucosyl-(6→1)-α-L-rhamnoside］中，葡萄糖的 C_6 信号将向低场位移 5.8，但 C_5 信号则向高场位移约 1.4；在黄酮类化合物新橙皮糖苷［苷元-O-β-d-glucosyl-(2→1)-α-L-rhamnoside］中，葡萄糖的 C_2 信号比进一步结合成鼠李糖苷前向低场位移 3.9，但 C_1 信号却向高场位移约 2.1。但当槲皮素 3-O-葡萄糖苷与另一分子 β-D-葡萄糖结合，形成槲皮素 3-O-葡萄糖基-1(2→1)-β-D-葡萄糖苷时，槲皮素 3-O-葡萄糖上的 C_2 信号由原来的 δ 74.2 向低场位移到 δ 82.4（+8.2）。增加的这个位移数值在双糖及低聚糖中是典型的 β-糖苷化的参数。

黄酮类双糖苷及低聚糖苷中糖的连接顺序常采用 HMBC（^{1}H-detected heteromucler multiple-bond coherence）二维核磁共振技术进行确定。近几年二维核磁共振技术的发展突飞猛进，在黄酮苷及各类化合物的结构鉴定中发挥了独特的作用。如用双量子滤过相敏感相关谱（DQPS-COPY）以及中继相干传递谱（RCP），结合 T_1 值测定、2D-NOE 等核磁技术，以 FAB-MS 为佐证，简便而明确地解决了样品量少而含糖数目较多的黄酮苷中糖的连接顺序及连接位置的测定等问题。

4.4.4　质谱在黄酮类结构测定中的应用

多数黄酮类化合物苷元在电子轰击质谱（EI-MS）中因分子离子峰较强，往往成为基峰，故一般无须作成衍生物即可进行测定。但是当测定极性强、难气化以及对热不稳定的黄酮苷类化合物时，如不预先作成甲基化或三甲基硅烷化衍生物，则在 EI-MS 谱中将看不到分子离子峰。

1977 年 Schels H. 等曾首次报道将黄酮的单糖苷、双糖苷及三糖苷等作为三甲基硅烷化衍生物后测定 EI-MS，可以获得比甲基化衍生物更清晰的分子离子峰，相对丰度至少可达 1%。此外，还将获得有关苷元及糖部分的结构、糖的连接位置、连接顺序以及分子内苷键等重要信息。

近来，场解析电离质谱（FD-MS）、快速原子轰击电离质谱（FAB-MS）的出现大大扩展了质谱的应用范围。黄酮类-O-糖苷类化合物即使不作成衍生物也可以用 FD-MS 和 FAB-MS、ESI-MS 等软电离质谱技术获得非常强的分子离子峰［M］$^{\dot{+}}$ 及具有偶数电子的准分子离子峰（quasi-molecularionpeak）［M+H］$^+$。另外，还可以通过改变发射丝电流强度以获得有关苷元及糖基部分的重要信息，为黄酮苷类化合物的结构鉴定提供了一种重要的手段。

4.4.4.1　黄酮类化合物苷元的电子轰击质谱

黄酮类化合物苷元的 EI-MS 中，除分子离子峰［M］$^{\dot{+}}$ 外，也常生成［M-1］$^+$，即（M-H$^+$）峰。如为甲基化衍生物，则可以得到［M-15］$^+$，即（M-CH$_3$）离子。

对黄酮类化合物来说，由下列两种基本裂解途径得到的碎片离子，如 $A_1^{\dot{+}}$、$B_1^{\dot{+}}$、$B_2^{\dot{+}}$ 等，因为保留了 A 环及 B 环的基本骨架，且碎片 $A_1^{\dot{+}}$ 与相应的 $B_1^{\dot{+}}$ 碎片的质荷比之和等于分子离子［M］$^{\dot{+}}$ 的质荷比，故对鉴定工作很有意义。

途径 I （RDA 裂解）

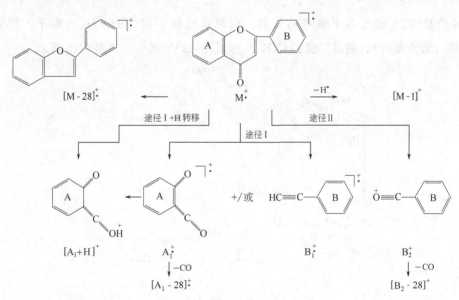

途径 II

通常，上述两种基本裂解途径是相互竞争、相互制约的。并且 B_2^+ 及 $[B_2—CO]^+$ 离子强度大致与 A_1^+ 及 B_1^+ 离子以及它们进一步裂解得到的碎片离子（如 $[A_1—CO]^+$ 等）的强度互成反比。

此外，还有由分子离子 M^+ 生成的 $[M-1]^+$，$[M-H^+]$ 及 $[M-28]^+$，$[M-CO]$ 以及由碎片离子生成的 $[A_1-28]^+$，$[A_1-CO]$ 及 B_2^+ 生成的 $[B_2-28]^+$，$[B_2-CO]$ 等碎片离子。

下面重点介绍黄酮类及黄酮醇类的质谱。

（1）黄酮类质谱 黄酮类的基本裂解途径如图 4-24 所示，多数黄酮苷元分子离子峰 $[M]^+$ 很强，往往成为基峰。但是，$[M-28]^+$ 及由途径 I 得到的 A_1^+ 及 B_1^+ 峰也很突出。

图 4-24 黄酮类化合物的基本裂解途径

显然，A 环的取代图式可通过测定 A_1^+ 的 m/z 值进行确定。例如，由黄酮得到的 A_1^+ 的 m/z 值为 120、B_1^+ 的 m/z 值为 102；而由 5，7-二羟基黄酮裂解得到的 B_1^+ 的 m/z 值虽然仍为 102，但 A_1^+ 碎片离子的 m/z 值却为 152，与黄酮比较增加了 32 个质量单位（m·u）（见表 4-22）。这说明在化合物的 A 环上多了两个氧原子，即 A 环可能有二羟基取代。

表 4-22　几种黄酮类化合物的质谱数据

化　合　物	A_1^+	B_1^+	化　合　物	A_1^+	B_1^+
黄酮	120	102	5,7,4′-三羟基黄酮(芹菜素)	152	118
5,7-二羟基黄酮	152	102	5,7-二羟基-4′-甲氧基黄酮(刺槐素)	152	132

同理，根据 B 环碎片离子的 m/z 值，也可确知 B 环的取代情况。例如，芹菜素及刺槐素在质谱上可以给出同样的 A_1 碎片离子（m/z 值为 152），但 B_1^+ 碎片却相差 14 个质量单位（芹菜素的 m/z 值为 118，刺槐素的 m/z 值为 132），这说明刺槐素在 B 环上具有一个甲氧基（见表 4-22）。

黄酮在有 4 个以上氧取代基时，常常给出中等强度的 A_1^+ 及 B_1^+ 碎片，它具有重要的鉴定意义。但是黄酮醇则不然，当氧取代超过 4 个时，只能产生微弱的 A_1^+ 及 B_1^+ 碎片离子。

在 3-位、6-位及/或 8-位含有 C-异戊烯基的黄酮类，除一般黄酮裂解途径外，还将产生一些新的碎片离子。例如，化合物（Ⅰ），A 环上的 γ,γ-二甲烯丙基可在 A 环裂解过程中脱去 $C_4H_7\cdot$ 碎片，并重排成稳定的䓖鎓离子（Ⅱ）。

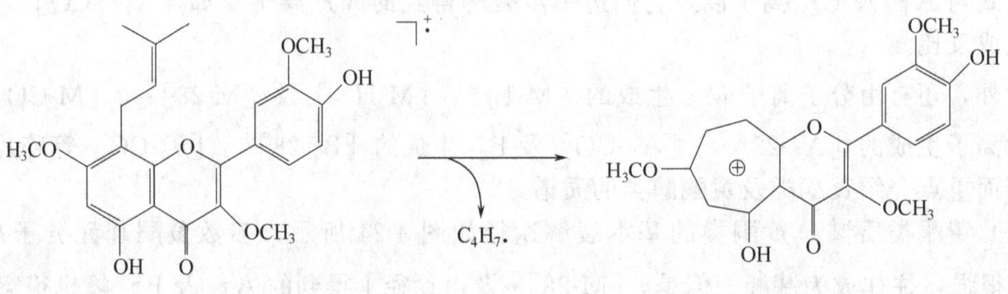

在 6-位及/或 8-位含有甲氧基的黄酮，在裂解过程中将失去 $CH_3\cdot$ 离子，得到 [M-15]$^+$ 强峰（常为基峰），随后又脱去 CO，生成 [M-43]$^+$ 离子，如图 4-25 所示。

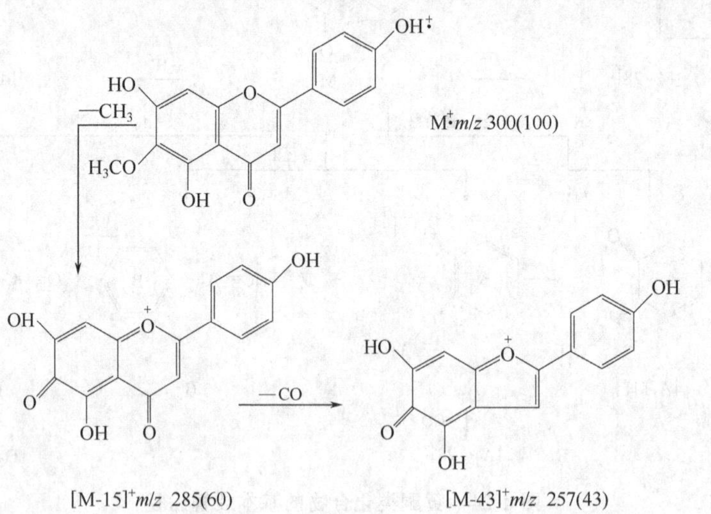

图 4-25　6-位及 8-位含有甲氧基的黄酮的裂解途径

（2）黄酮醇类质谱　黄酮醇类的裂解途径如图 4-26 所示，多数黄酮醇苷元，分子离子峰是基峰，在裂解时主要按途径 Ⅱ 进行。得到的 B_2^+ 离子，以及由它继续失去 CO 形成的 [B_2-28]$^+$ 离子在鉴定工作中有重要意义。与途径 Ⅱ 相比，途径 Ⅰ 通常不太主要。其中

[A$_1$＋H]$^+$是来自 A 环的主要离子，其上转移的 H 来自 3-OR 基团。

前已述及，在黄酮类化合物质谱上，通常由途径Ⅰ中得到的碎片离子（包括子离子）的强度与途径Ⅱ中得到的碎片离子的强度大致成反比。因此，如果在质谱图上看不到由途径Ⅰ（RDA 裂解）得到的中等强度碎片离子时，则应当检查出 B$_2^+$ 离子。

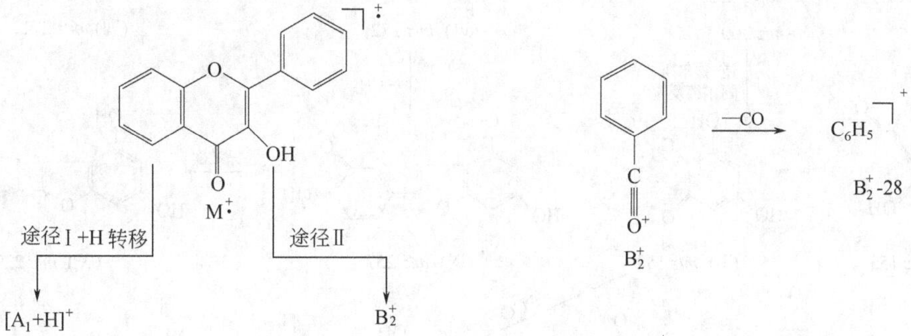

图 4-26　黄酮醇类化合物的裂解途径

例如，在黄酮醇分子中，如羟基数不超过 3 个时，则在其全甲基化衍生物的质谱图上，B$_2^+$离子应当出现 m/z 105（B 环无羟基取代）、m/z 135（一个—OCH$_3$，示 B 环有一个羟基）、m/z 165（两个—OCH$_3$，示 B 环有两个羟基）、m/z 195（三个—OCH$_3$，示 B 环有三个羟基）等处，其中最强的峰即为 B$_2^+$离子。通过考查 B$_2^+$离子与分子离子 M$^{+\cdot}$间 m/z 值的差别，可以帮助确定 A 环及 C 环的取代图式。

在黄酮醇苷元质谱上，除了 M$^{+\cdot}$，B$_2^+$ 及 [A$_1$＋H]$^+$ 离子外，还可以看到 [M-1]$^+$、[M-H]$^+$、[M-15]$^+$、[M-CH$_3$]$^+$、[M-43]$^+$ [M-CH$_3$-CO]$^+$等碎片离子。这些也都为结构鉴定提供了有价值的信息。

具有 2′-OH 或 2′-OCH$_3$ 的黄酮醇类在裂解时有一个重要特点，即可以通过失去 OH·或 OCH$_3$·，形成一个新的稳定的五元杂环（如图 4-27 所示）。

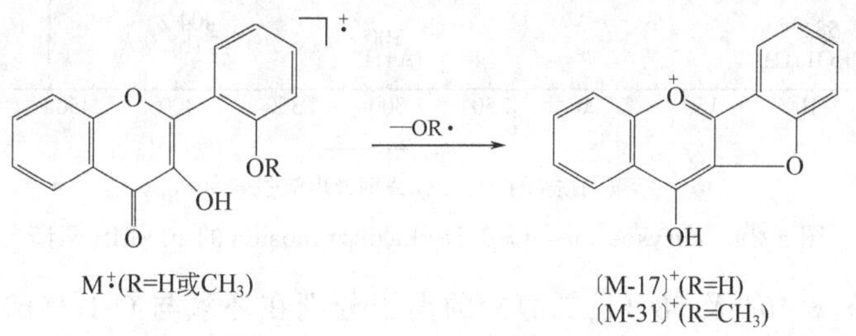

图 4-27　具有 2′-OH 或 2′-OCH$_3$ 的黄酮醇类化合物的裂解特点

4.4.4.2　黄酮苷类化合物的 FD-MS

黄酮苷类化合物在 EI-MS 上既不显示分子离子峰，也不显示糖基的碎片，故不宜用 EI-MS 测定。以 chrysoeriol-7-O-β-D-glucopyranoside 为例，得到的 EI-MS 谱与其苷元本身一致，主要开裂方式如图 4-28 所示。

上例化合物即使作成全甲基化（PDM）衍生物后再进行 EI-MS 测定，虽然可以看到分子离子，但强度很弱，且光谱上同时出现了一些无法解释的强峰。与 EI-MS 相反，同一化合物在发射丝电流为 18mA 时测得的 FD-MS 图谱（如图 4-29 所示）中，m/z 462、463 处示有特别醒目的 M$^{+\cdot}$峰及 [M＋H]$^+$峰（基峰）。此外，因为还出现了葡萄糖基的某些碎片，为该化合物的结构鉴定提供了重要的信息。

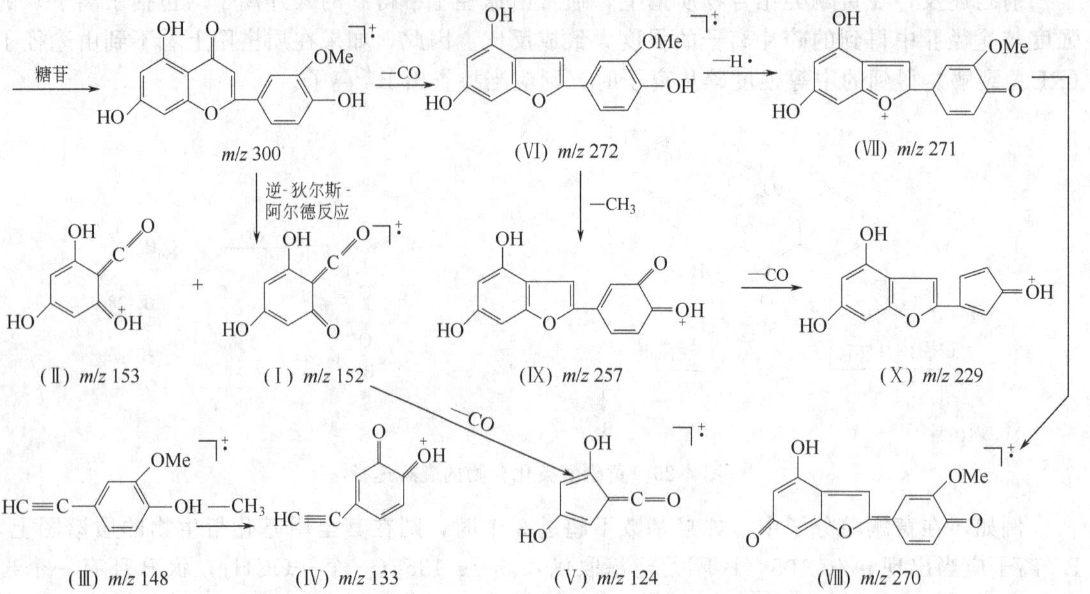

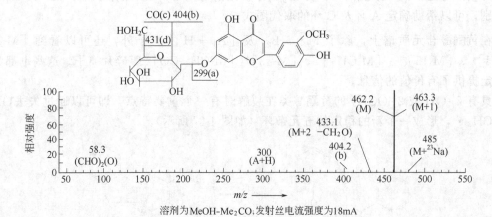

图 4-28　chrysoeriol-7-O-β-D-glucopyranoside 的 EI-MS 裂解方式

图 4-29　chrysoeriol-7-O-β-D-glucopyranoside 的 FD-MS 图谱

溶剂为 MeOH-Me₂CO；发射丝电流强度为18mA

图 4-29 上，m/z 404 及 58（乙二醇）的离子分别在环氧与 C-1″（b）以及 C-4″与 C-5″
(c) 之间的两个开裂处生成。在 C-1″与苷氧原子之间的开裂（a），再加上 H 转移将产生
m/z 300[A＋H]⁺的离子。m/z 433 的碎片离子可能是从 [M＋1]⁺上脱掉的 HCHO，再
加上 H 转移后形成的开裂（d）。此外，图谱上于 m/z 485 处出现 [M＋²³Na]⁺离子，这可
能是由于混存的盐类杂质在极性溶剂中阳离子化而形成。在 FD-MS 中，因为 [M＋²³Na]⁺
离子的强度随着溶剂极性及发射丝电流强度的改变而变化，可用以帮助区别分子离子峰
[M]⁺及伪分子离子峰 [M＋1]⁺。

例如在 graveobioside 的 FD-MS 中，当发射丝电流强度为 20mA 时，分子离子 [M]⁺
作为基峰在 m/z 594 处出现，且 [M＋1]⁺及 [M＋²³Na]⁺离子也十分清晰，如图 4-30
(a) 所示；但当发射丝电流强度降低到 18mA 时，[M]⁺及 [M＋1]⁺依然十分明显可见，
但[M＋²³Na]⁺峰却从图上消失，并且看不到其他因苷元开裂生成的碎片，图谱大大趋向于

简化，如图 4-30（b）所示。

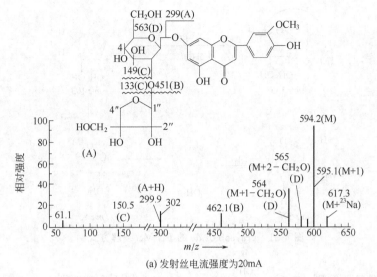

(a) 发射丝电流强度为20mA

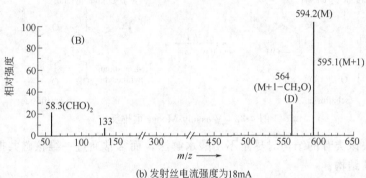

(b) 发射丝电流强度为18mA

图 4-30　graveobioside 的 FD-MS 图

　　另外，从图 4-30（a）上明显看出，FD-MS 谱将提供比 EI-MS 谱更清晰的结构信息。例如，m/z 462 及 150 的离子分别因苷中糖链部分（2→1）结合的（B）、（D）开裂而生成，这种类型的开裂对鉴别黄酮类-O-低聚糖苷的末端糖具有一定意义。

　　如果进一步提高发射丝加热电流至 21mA 时，虽然 $[M]^{\cdot+}$ 及 $[M+1]^+$ 离子强度降低，但同时出现了一些有趣的变化。例如，上述因糖链（2→1）结合开裂而生成的 m/z 133 离子将先后丢失 HCHO（伴随 1,6-H 转移）、H_2O 及乙烯基，进一步生成 m/z 103，85、59等离子，具体开裂图式如图 4-31 所示。这种典型的开裂对进一步鉴别黄酮类-O-低聚糖苷的末端糖是十分有用的。

4.4.5　黄酮类化合物在结构研究中的注意事项

4.4.5.1　Wessely-Moser 重排

　　黄酮类 C_6 及 C_8 糖苷在常规酸水解条件下不能被水解，但可发生互变（Wessely-Moser 重排），成为 C_6 和 C_8 糖苷的混合物。例如，schaftoside（apigenin 6-C-β-D-glucopyranosyl-8-C-α-arabinopyranoside）用 6% HCl 100℃ 处理 7h 后，并不能水解，却可发生 Wessely-Moser 重排，转变成其异构体 isoschaftoside（apigenin 6-C-α-arabinopyranosyl-8-C-β-D-glucopyranoside）。反之，isoschaftoside 在同样条件下进行处理，又可以经过重排转变成

schaftoside，这样互变的结果是得到两者的混合物（如图 4-32 所示）。

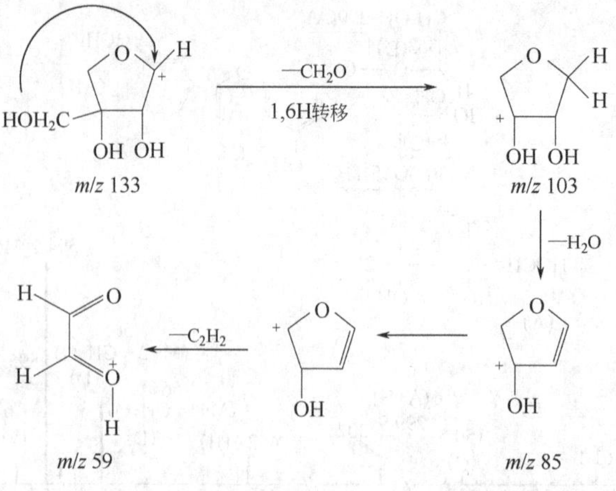

图 4-31　graveobioside 的 FD-MS 裂解方式

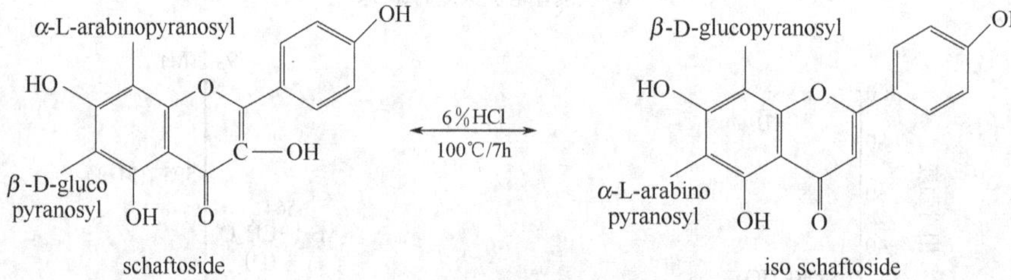

图 4-32　Wessely-Moser 重排反应

所以在解决该类苷的结构时尽量不用酸水解法，而常常通过一维核磁共振和二维核磁共振技术来确定其结构。

4.4.5.2　6 位取代基和 8 位取代基的确定

根据生合成原理，黄酮类的 C_6 位及 C_8 位常有烷基取代（如异戊烯基、甲基、香叶烷基、薰衣草烷基等）。如前所述，对黄酮化合物来说，不论是 C_6 或 C_8，连有一个烷基取代基时，通过 C_6 及 C_8 的化学位移即可确定取代基的连接位置。但对二氢黄酮和二氢黄酮醇来说，很难用上述方法来确定烷基是结合在 C_6 上还是结合在 C_8 上。另外，即使是黄酮类化合物，当 C_6、C_8 同时连接不同烷基取代基时，也难于确定哪一个取代基结合在 C_6 上，哪一个取代基结合在 C_8 上。此时常采用 HMBC 等二维核磁共振技术进行取代基位置的确定。

4.4.5.3　B 环的取代基图式

在二氢黄酮、二氢黄酮醇、二氢黄烷类化合物的 B 环上常有 $2',4'$-二氧取代或 $3',4'$-二氧取代，此时，两种取代图式（如图 4-33 所示）的 B 环上质子构成的 ABX 系统几乎没有差异，特别是在二氢黄烷类化合物中更是如此。如要确定 $2',4'$-二氧取代还是 $3',4'$-二氧取代，须用 ^{13}C-核磁共振数据。

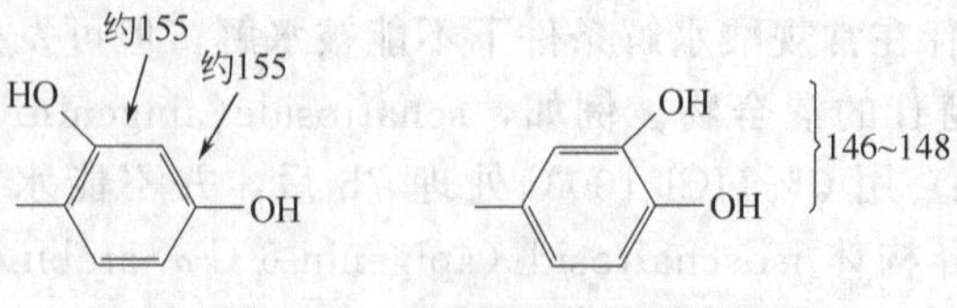

图 4-33　B 环的取代基图式

4.4.5.4 黄酮类化合物的立体化学问题

有立体化学问题的黄酮类化合物除取代基侧链外，还有二氢黄酮、二氢黄酮醇及其衍生物的 C_2 和 C_3 的立体化学问题。二氢黄酮、二氢黄酮醇及其衍生物的 C_2 和 C_3 绝对构型可使用如下几种方法测定。

（1）**化学法** 用不改变 C_2 构型的化学降解法使二氢黄酮降解成相对分子质量较小的化合物后与构型已知的化合物的比旋光度进行比较，从而确定其绝对构型。例如，通过获得（—）-苹果酸的构型可推测下述二氢黄酮 C_2 的绝对构型为 S。

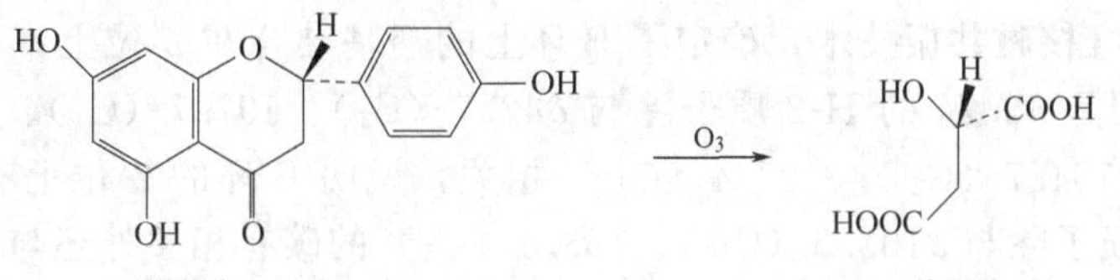

櫻花素(sakuranecin)　　　　　　（—）-苹果酸

（2）**单晶 X 射线衍射法** 该法是确定有机化合物绝对结构的常用方法之一，可信度高，但该法要求测化合物为晶体，有的还须引入重原子，操作方法及数据处理复杂，对一般有机化学工作者来说，难于掌握，所以影响了该法的推广和应用。

（3）**核磁共振法** 对映异构体在使用手性氘代溶剂测试时，同一位置的质子或碳核因构型不同，可引起化学位移的差异，利用这种差异可确定其绝对结构。因该法使用的手性氘代试剂价格昂贵，加之在该领域中积累的经验不多，目前还难于推广使用。

（4）**圆二色光谱**（circular dichroic spectroscopy）**及 CD 激子手性法**（CD exciton chirality method） 这两种方法是目前有机化合物绝对结构测定时经常使用的方法。例如，$(2R,3R)$-（+）-花旗松素的 CD 谱在 295nm 处为负 Cotton 效应，在 328nm 处为正 Cotton 效应，可推定 C_2 和 C_3 的绝对构型均为 R；而 $(2S,3S)$-（—）花旗松素的 CD 谱在 295nm 处显示正 Cotton 效应，在 328nm 处呈现负 Cotton 效应，故可与 $(2R,3R)$-（+）-花旗松素相区别。

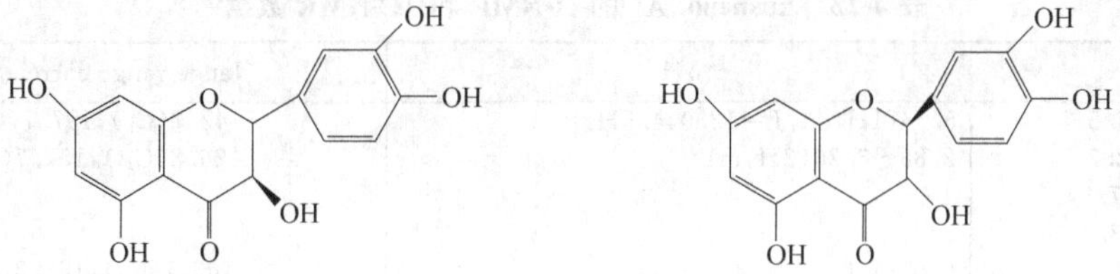

$(2R, 3R)$-(+)-花旗松素　　　　　　$(2S, 3S)$-(—)-花旗松素

4.5 结构研究实例

苦参醇 A 的结构测定实例如下。

苦参醇 A（kushenol A）为浅黄色针晶（苯），熔点为 172.0～174.0℃，η_α^{23} 为 115.6°（C＝0.40，MeOH），由其 MS 中的 m/z 408 分子离子峰并结合元素分析可确定其分子式为 $C_{25}H_{28}O_5$。Mg-HCl 反应为阳性，推测该化合物可能是黄酮类化合物。其 IR 图谱显示有羟基（3600cm^{-1}、3200cm^{-1}）、共轭羰基（1640cm^{-1}）和苯环（1605cm^{-1}）的存在，其 UV 光谱（295nm、340nm）及因 NaAcO 的加入其峰带Ⅱ向红位移了 39nm，可说明该化合物是 7-位有游离酚羟基的二氢黄酮或二氢黄酮醇。^{1}H-NMR 谱（丙酮-d_6 中，TMS，δ）中，显

示除了有 lavandulyl 基的吸收（2.64～3.18，5H，m；5.00，1H，br.t，$J=7.0\text{Hz}$；1.48，3H，s；1.56，3H，s；1.66，3H，s；4.60，2H，br.s）外还有 12.56（1H，s，5-OH）、6.92～7.61（4H，m，芳香质子）、6.01（1H，s，芳香质子）、5.74（1H，dd，$J=12.0$、4.5Hz，H-2）、3.20（1H，dd，$J=16.0$、12.0Hz，H-3α）、2.88（1H，dd，$J=16.0$、4.5Hz，H-3β）吸收。据此可推测该化合物是 5,7-位有游离羟基的二氢黄酮的衍生物。余下的问题是 lavandulyl 基和 5 个芳香质子的指认。在该化合物 MS 中观测到了 m/z 120 的碎片峰，故推测 B 环上除有一酚羟基外再无其他取代基（RDA 开裂），而 lavandulyl 基一定结合在 A 环上。

由 HMBC 二维核磁共振技术，确定了 B 环上的羟基结合在 2′位上，而 lavandulyl 基结合在 8 位上，原因是 δ5.74 的 H-2 质子除与 δ42.7（C_3）、197.7（C_4）、161.8（C_9）有远程相关外，还与 δ154.7（$C_{2'}$）、127.4（$C_{1'}$）相关，说明 B 环的 2′位上有一氧取代基，而 δ12.56 的 5-OH 质子除与 δ103.3（C_{10}）、163.1（C_5）的碳有相关外还与 δ96.6（C_6）的碳存在远程相关，说明 6 位上无取代基，所以 lavandulyl 基只能结合在 8 位。另外通过 CD 谱确定了该化合物 C_2 的绝对构型为 S。综上分析该化合物为（－）-(2S)-8-lavandylyl-5,7,2′-trihydroxyflavanone，即苦参醇 A。其 ^{1}H-NMR 数据及 ^{13}C-NMR 数据见表 4-23。

kushenol A

表 4-23　kushenol A[1] 的 H-NMR 和 ^{13}C-NMR 数据①

No.	δC	δH	longe range correlations
2	75.5	5.74(1H,dd,$J=12.0$,4.5Hz)	42.7(C_3),197.7(C_4)
3	42.7	2.88～3.20(2H,m)	126.8($C_{1'}$),154.7($C_{2'}$)
4	197.7		
5	163.1		
6	96.6	6.01(1H,s)	163.1(C_9),165.3(C_7)
7	165.3		108.0(C_8),103.3(C_{10})
8	108.0		
9	161.3		
10	103.3		
1′	126.8		
2′	154.7		
3′	116.3		
4′	130.0	6.92～7.61(4H,m)	
5′	120.7		
6′	127.4		
C_5-OH		12.56(1H,s)	163.1(C_5),103.3(C_{10}),96.6(C_6)

① Spectra run at 22.5MHz in acetone-d_6, the data of lavandulyl were left out.

参　考　文　献

1　马云峰,尚富德. 生物学杂志. 2003, 20 (1)：35
2　屠世忠.药学通报. 1979, 14 (1)：37

3　姚新生主编.天然药物化学. 第三版. 北京：人民卫生出版社，2001，167
4　Gabor M.Flavonoids and bioflavonoids（ed. by Farkas L. et al）. Elsevier, 1981., 363
5　黄河胜，马传庚等. 中国中药杂志，2000，25（10）：589
6　姚新生主编.天然药物化学. 第三版，北京：人民卫生出版社，2001. 171
7　北京医学院,北京中医学院主编. 中草药成分化学. 北京：人民卫生出版社，1981. 292
8　元英进,刘明言等主编. 中药现代化生产关键技术. 北京：化学工业出版，2002.93
9　李苑,张敏. 广东药学. 1999，9（2）：4
10　北京医学院,北京中医学院主编. 中草药成分化学. 北京：人民卫生出版社，1981. 294
11　渠桂荣,郭海明. 中草药. 2000，31（4）：310
12　姚新生主编.天然药物化学. 第三版. 北京：人民卫生出版社，2001. 182
13　渠桂荣,郭海明，中草药. 2000，31（4）：311
14　Stahl E.Thin Layer chromatography（2nd ed）. Berlin，New York：Springer Verlas, 1969

第 5 章 苯丙素类

苯丙素类（phenypropanoids）是一类含有一个或几个 C_6—C_3 单位的天然成分。这类成分有单独存在的，也有以 2 个、3 个、4 个甚至多个单位聚合存在的，包括苯丙烯、苯丙醇、苯丙酸及其缩酯、香豆素、木脂素、黄酮和木质素。本章重点介绍苯丙酸类、香豆素类和木脂素类。

5.1 苯丙酸类

酚酸类成分在植物中广泛存在，其基本结构是酚羟基取代的芳香羧酸，其中不少是属于具有 C_6—C_3 结构的苯丙酸类，植物中的苯丙酸类成分主要是桂皮酸的衍生物。由于羟基在苯环上的数目、排列方式和甲基化程度不同，以及 C_3 单位的饱和度和氧化状态不同，苯丙酸类的性质也有很大差别。常见的苯丙酸有对羟基桂皮酸（p-hydroxy cinnamic acid）、咖啡酸（caffeic acid）、阿魏酸（ferulic acid）和芥子酸（sinapic acid）等。

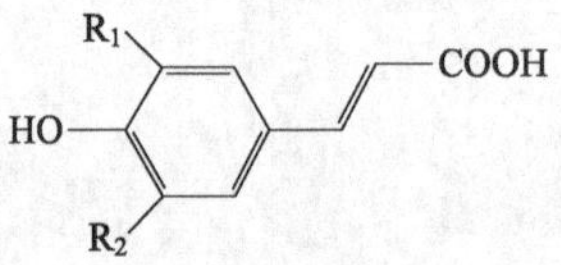

对羟基桂皮酸	$R_1=R_2=H$
咖啡酸	$R_1=H$，$R_2=OH$
阿魏酸	$R_1=H$，$R_2=OCH_3$
芥子酸	$R_1=R_2=OCH_3$

苯丙酸常与不同的醇、氨基酸、糖、有机酸等结合成酯而存在，这类成分不少都有较强的生理活性。咖啡酸的衍生物在植物界中分布十分广泛，如许多中药（如茵陈、苎麻、金银

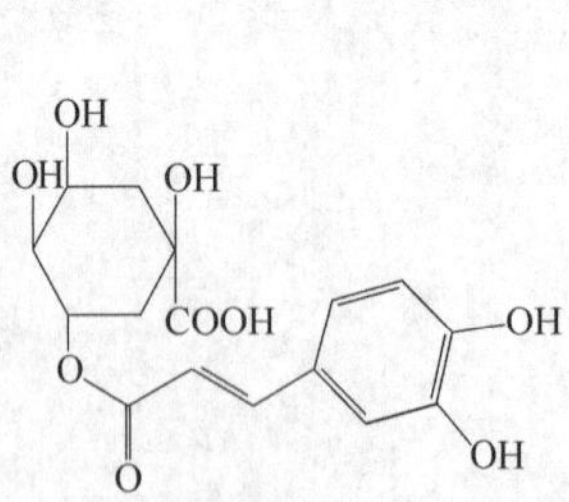

绿原酸 (chlorogenic acid)

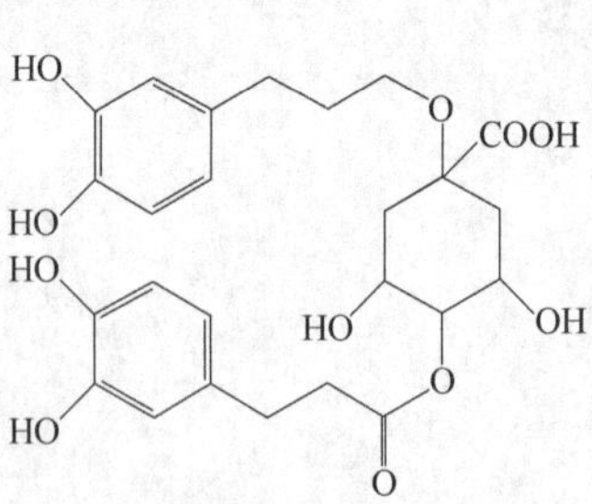

洋蓟素(cynarin)

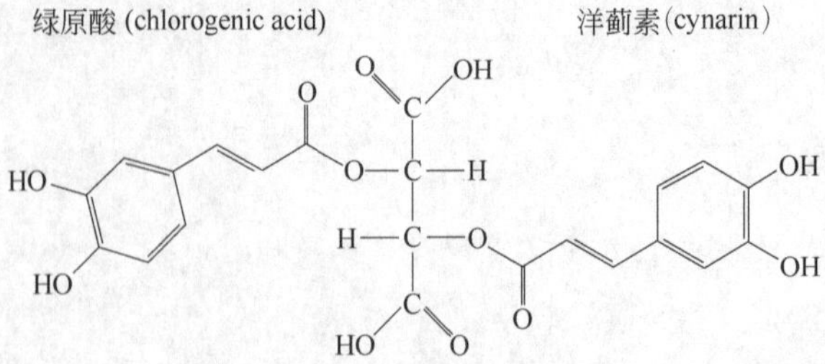

菊苣酸 (cichoric acid)

花等）中存在的绿原酸（chlorogenic acid）是咖啡酸和奎宁酸（quinic acid）的酯，是抗菌利胆的有效成分，从洋蓟（*Cynara scolymus*）中分得的洋蓟素（cynarin）也是一种保肝利胆成分，从紫锥菊（*Echinacean purpurea*）中分到的菊苣酸（cichoric acid）是咖啡酸与酒石酸形成的酯，具有抗病毒活性。

苯丙酸还能与环烯醚萜苷成酯，如印度胡黄连（*Picrorhizakurrooa*）中保肝利胆有效成分胡黄连苦苷Ⅰ、Ⅱ、Ⅲ（picroside Ⅰ、Ⅱ、Ⅲ）。此外，从马尾树（*Rhoiptelen chilliantha*）中还得到了三萜咖啡酸酯。

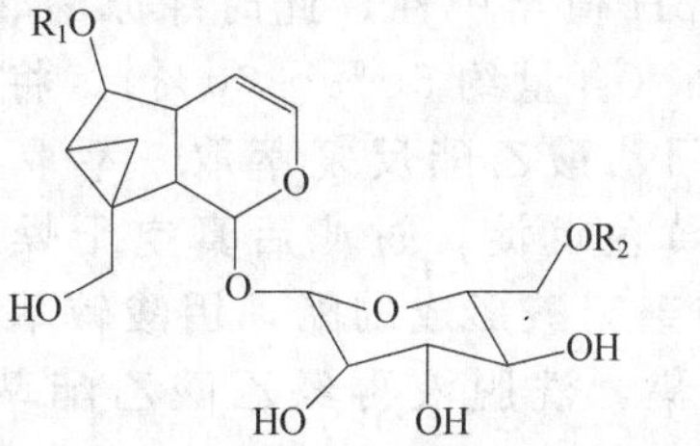

胡黄连苦苷Ⅰ　　R₁＝cinnamony(肉桂酰基)，R₂＝H
胡黄连苦苷Ⅱ　　R₁＝H，R₂＝vanilloy(香兰酰基)
胡黄连苦苷Ⅲ　　R₁＝feruloyl(阿魏酰基)，R₂＝H

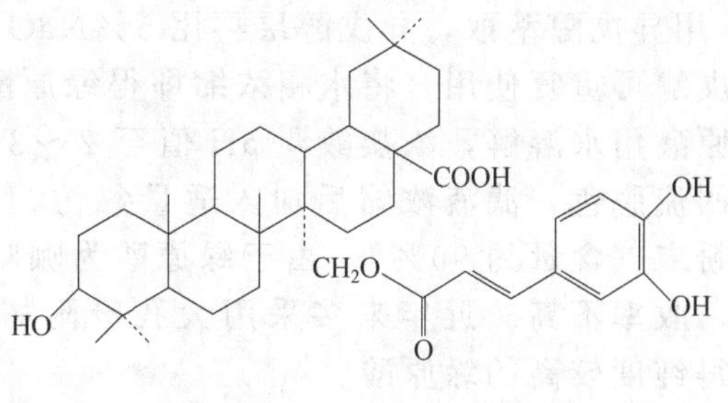

3β，27-dihydroxyolean-12-en-28-oic acid caffeat

苯丙酸衍生物还能与糖形成苷，如从日本蛇菰（*Balanphora japonica*）中分得抗组胺活性成分松柏苷（coniferin）和咖啡酸葡萄糖苷。

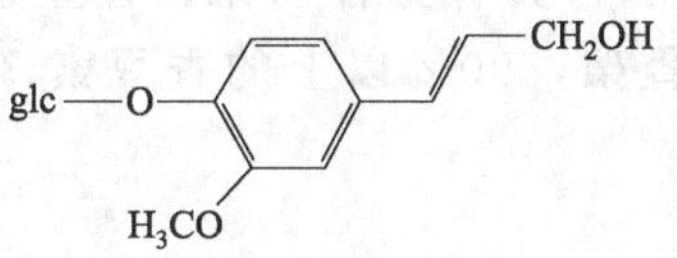

松柏苷

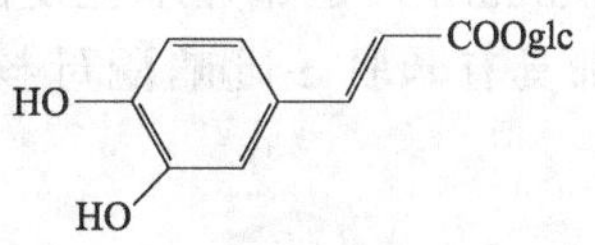

咖啡酸葡萄糖苷

丹参（*Salvia miltiorrhiza*）为唇形科鼠尾草属植物，为常用中药，其水溶性有效成分主要是丹参素、丹酚酸A、丹酚酸B等。药理作用证明这些成分具有抗氧化、抗冠状动脉硬化、增加冠脉流量、抑制凝血和促进纤溶等作用，是丹参治疗心脑血管疾病的有效成分。丹参素为D-（＋）-β-(3,4-二羟基苯基)乳酸，属苯丙酸类，而丹酚酸B等丹参酚酸类化合物多为丹参素与咖啡酸类等的聚合体。

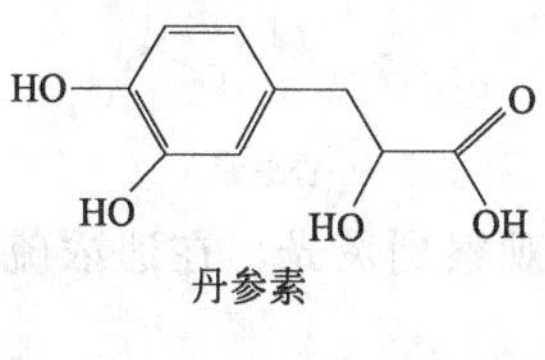

丹参素

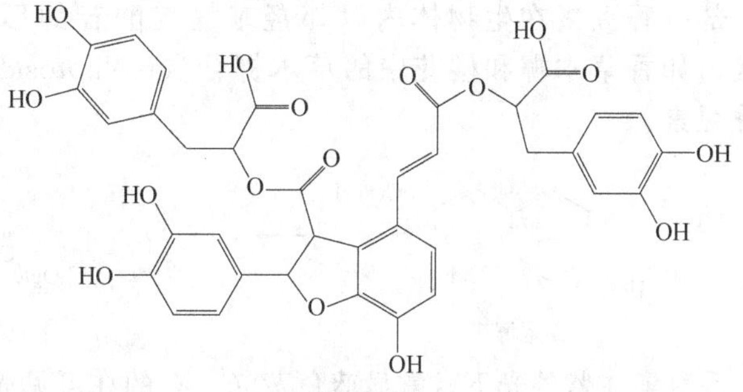

丹酚酸 B

植物中的苯丙酸类及其衍生物大多具有一定的水溶性，且常常与其他一些酚酸、鞣质、黄酮苷混在一起，分离较困难。一般要经纤维素、硅胶、大孔树脂、聚酰胺等色谱方法才能纯化，现在葡聚糖凝胶 Sephadex LH-20、Toyopear HW-40、反相键合硅胶等已广泛用于这类化合物的分离。利用酚羟基的性质，可以在薄层色谱和纸色谱上鉴别苯丙酸类成分。常用的显色剂有 1%～2%FeCl₃ 甲醇液、Pauly 试剂（重氮化的磺氨酸）、Gepfner 试剂（1%亚硝酸钠溶液与同体积 10%醋酸混合，喷雾后在空气中干燥，再用 0.5mol/L 苛性碱的甲醇溶液处理）和 Millon 试剂（在紫外光下，这些化合物为无色或具有蓝色荧光，用氨水处理后呈蓝色或绿色荧光）。

苯丙酸类及其衍生物极性常较大而且有一定酸性，在提取和富集时常利用其酸性。如绿原酸的提取可用异戊醇法，将金银花粗粉用酸性乙醇（pH 值 2～3）渗漉，渗漉液用 5%NaOH 调 pH 值至中性，回收乙醇，再将浓缩液用盐酸调 pH 值至 2～3，用异戊醇萃取，异戊醇层再用 5%NaOH 调 pH 值至中性，此时绿原酸转到水相，异戊醇可重复使用。将水相浓缩即得绿原酸粗品（含量约 50%～70%），将所得粗品绿原酸用水溶解，浓盐酸调 pH 值至 2～3，再用乙酸乙酯反复萃取，萃取液用活性炭回流脱色，滤液浓缩后加入适量氯仿，析出黄色沉淀，过滤后真空干燥，得淡黄色粉末（含量约 90%）。由于绿原酸为咖啡酸与奎宁酸形成的酯，用酸碱萃取时易水解，收率不高。近年来多采用大孔吸附树脂富集，洗脱液再经乙酸乙酯萃取纯化，可得纯度较高的绿原酸。

5.2 香豆素类

香豆素（coumarin）是邻羟基桂皮酸的内酯，具有芳香气味。香豆素类在天然界分布广泛，它们都具有苯骈 α-吡喃酮母核基本骨架，90%以上的香豆素 7-位有羟基或者醚基。

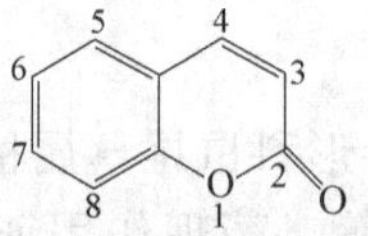

香豆素广泛分布于高等植物中，尤其是在芸香科和伞形科中普遍存在，在豆科、兰科、木樨科、茄科和菊科植物中也较多，少数发现于动物和微生物，如来自黄曲霉菌的黄曲霉素类，来自发光真菌（Armillarialla tabescens）的亮菌素类。香豆素在植物体内各个部位均有存在，且往往是一族混合物共存，同科属的香豆素常有相同的结构特性。部分香豆素在生物体内以邻羟基桂皮酸苷的形式存在，酶解后立即内酯化而成香豆素，如香草木樨和樱花中的草木樨苷（melilotoside）在生物体内受酶水解后才内酯化成香豆素。

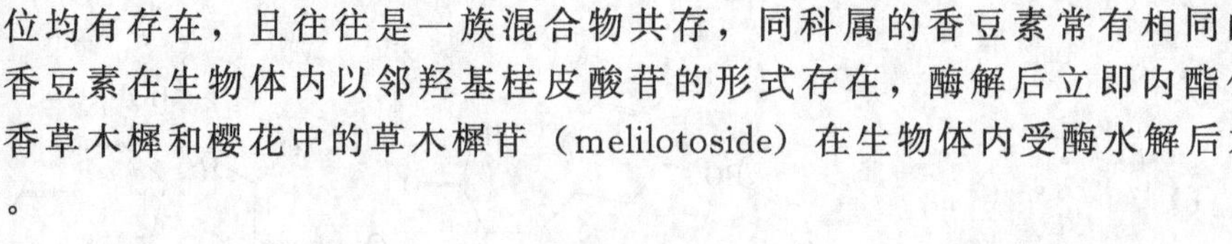

草木樨苷　　　　　　　　　　　　　　　　　　　　　　　香豆素

香豆素在紫外光下常常显蓝色荧光，有的在可见光下也能观察到荧光，在遇浓硫酸时也能产生特征的蓝色荧光，因此人们较容易发现它们的存在。

5.2.1 香豆素的结构类型

香豆素的母核为苯骈 α-吡喃酮。环上常有羟基、烷氧基、苯基、异戊烯基等取代基，其中异戊烯基的活泼双键又可与邻位酚羟基环合成呋喃或吡喃环，根据其取代基及连结方式不同，可把香豆素分为以下几类。

（1）简单香豆素类　指只有苯环上有取代基的香豆素类。取代基包括羟基、甲氧基、亚甲二氧基和异戊烯氧基等。C_5、C_6、C_8 位都有存在含氧官能团的可能。异戊烯基除接在 O 上外，也有直接接在环中碳原子上，而以 C_6 和 C_8 上出现较多。从生物合成途径来看，C_6 和 C_8 位电负性较高，易于烷基化。

侧链异戊烯基有一个、两个或三个相连的，其上的双键有时转换成环氧、邻二醇、酮基或接糖基而成苷。

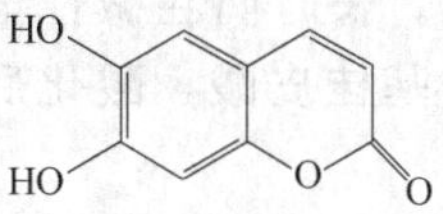

七叶内酯 (esculetin) 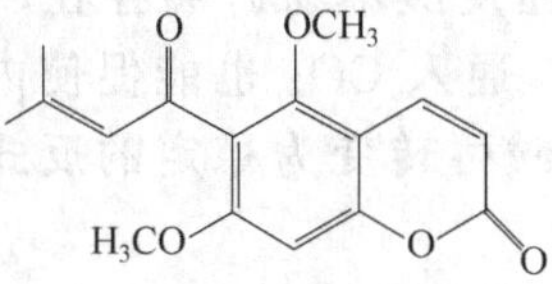　　　　当归内酯 (angelicon) 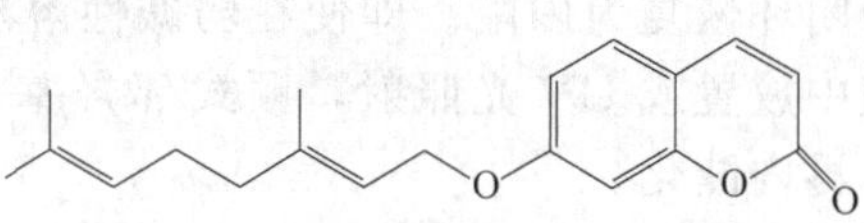　　　　葡萄内酯 (aurepten)

（2）呋喃香豆素　香豆素核上异戊烯基与邻位酚羟基环合成呋喃环者称为呋喃香豆素，成环后常伴随着降解而失去 3 个碳原子。呋喃香豆素分为直线型（liner）和角型（angular）两种结构类型。直线型是由 C_6 异戊烯基与 7-OH 环合而成，三个环在一直线上，如补骨脂内酯。角型是由 C_8 异戊烯基与 7-OH 环合而成，三个环处在一折角线上，如白芷内酯。

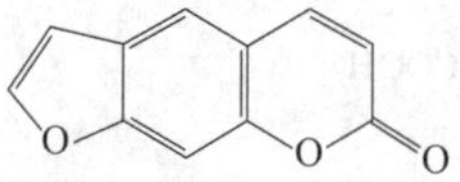

补骨脂内酯 (psoralen)

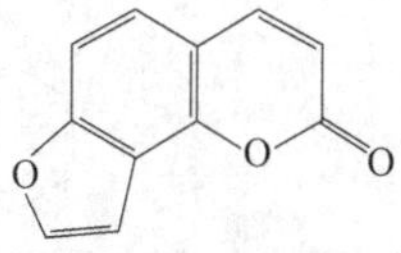

白芷内酯 (isopsoralen)

（3）吡喃香豆素　香豆素的 C_6 或 C_8 异戊烯基与邻酚羟基环合而成 2，2-二甲基-α-吡喃环结构，形成吡喃香豆素。它们也分为直线型和角型。

美花椒内酯　　　　　沙米丁 (samidin)　　　　　双叶内酯 (dipetalolactone)

（4）其他香豆素　这类是指 α-吡喃酮环上有取代基的香豆素类。C_3、C_4 上常有苯基、羟基、异戊烯基等取代基。

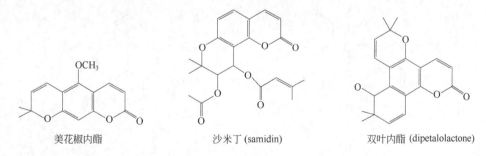

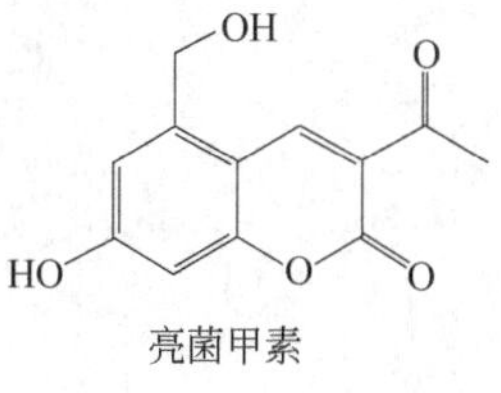

亮菌甲素 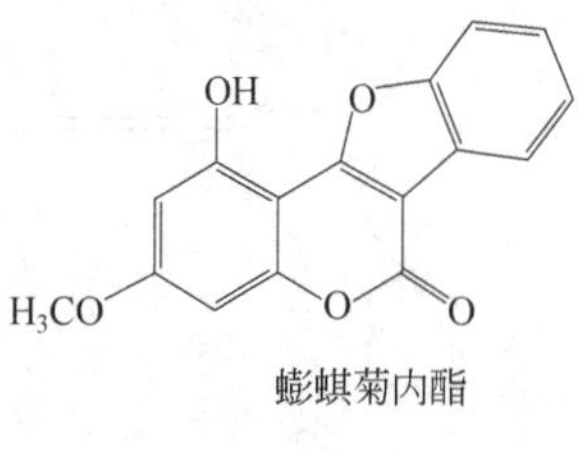　　　　　　　　　　　　　蟛蜞菊内酯

5.2.2 香豆素的化学性质

虽然由于现代波谱技术的进步，使在没有化学研究的条件下阐明分子结构成为可能，但化学反应仍然对推测出的结构式作出确证以及区别异构体等十分有用，香豆素类的许多有趣的化学变化是值得一提的。掌握香豆素的化学性质对分离工作也很有帮助。

5.2.2.1 内酯性质和碱水解反应

香豆素的 α-吡喃酮环具有 α、β-不饱和内酯性质，在稀碱液中渐渐水解成黄色溶液，生成顺式邻羟基桂皮酸的盐。顺式邻羟基桂皮酸不易游离存在，其盐的水溶液一经酸化即闭环恢复为内酯。即使在弱碱性溶液中，通入 CO_2 也能促使内酯化。长时间在碱性溶液中放置或 UV 光照射，顺式邻羟基桂皮酸可转变为稳定的反式邻羟基桂皮酸，酸化后不再内酯化。

7-甲氧基香豆素较难水解，7-OCH_3 的供电子共轭效应使羰基上的碳原子难以接受 OH^- 的亲核反应。7-羟基香豆素在碱液中成盐，则更难水解。

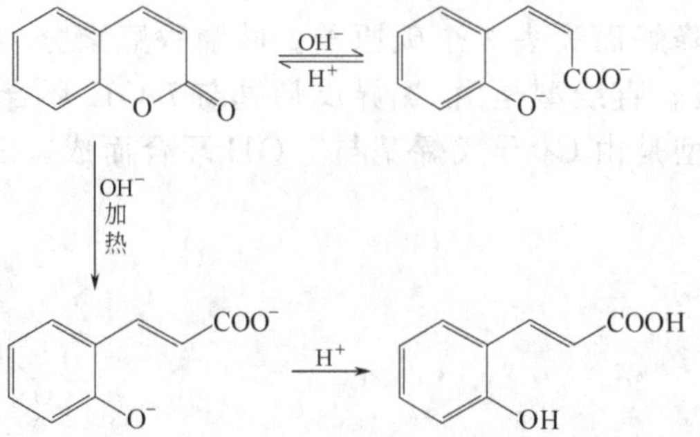

C_5 位有—OH 或—OCH_3 基的香豆素碱水解后酸化，重新内酯化时有两种可能，反应趋向稳定性大的异构体。如 C_8 位取代基上有羰基者易与新生成的酚缩合，导致 C_8 位酰基取代转为 C_6 位酰基取代。

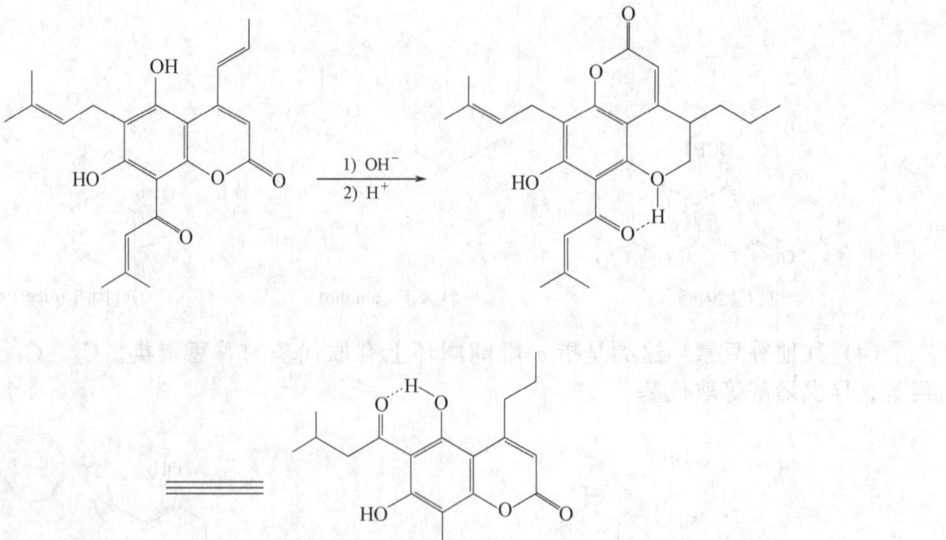

香豆素遇碱时，也会发生其他反应。

（1）脱羧

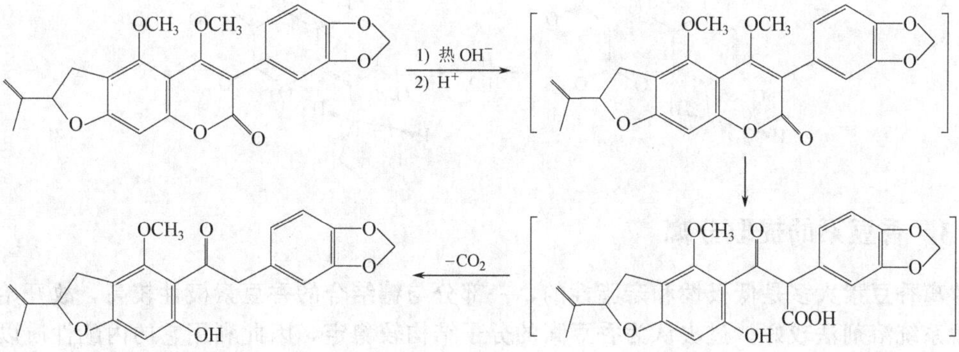

（2）环氧环的开裂

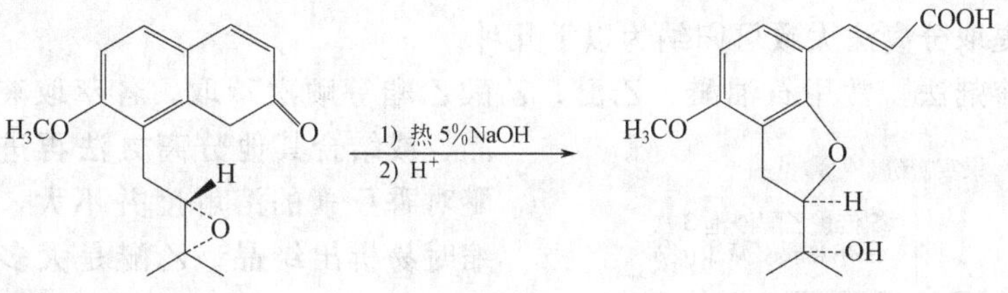

（3）新内酯环的形成

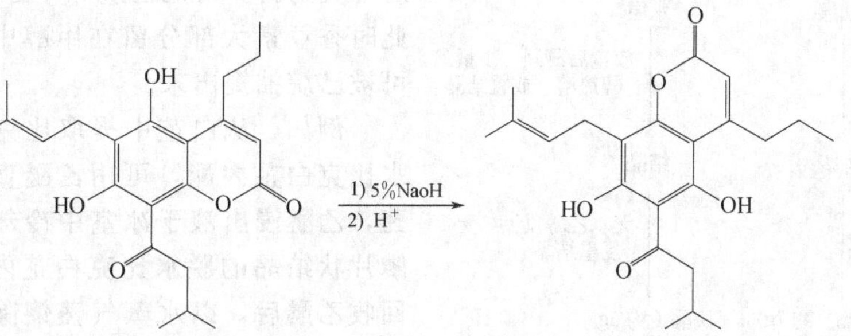

5.2.2.2 酸的反应

香豆素受酸的影响，可发生双键开裂、异戊烯基环合、环氧和酯基的水解、双键水合和羟基脱水等反应。

（1）环合反应　异戊烯基易与邻酚羟基环合。在实验条件下，较温和的酸几乎可定量地使异戊烯基侧链形成一含氧杂环。环合试验可以决定酚羟基和异戊烯基间的相互位置。

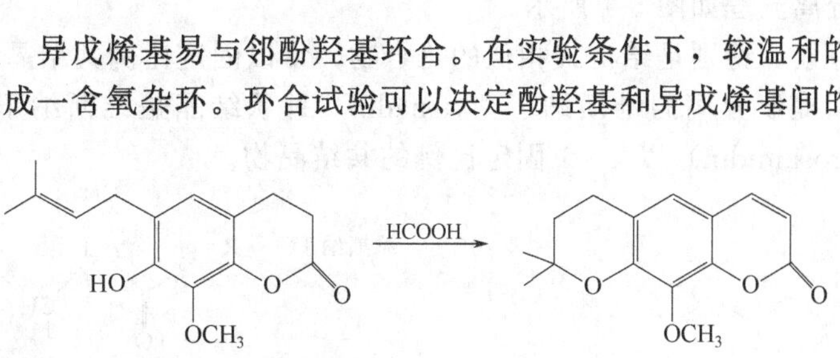

（2）醚键的开裂　烯醇醚遇酸易水解。

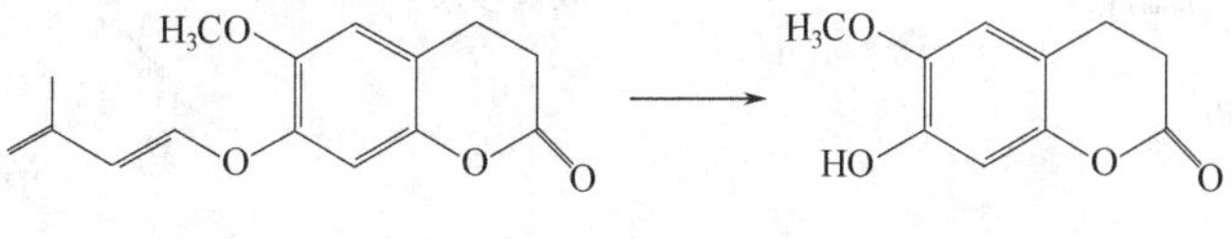

（3）双键加水反应

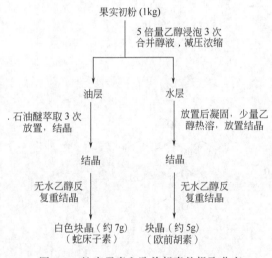

5.2.3 香豆素的提取分离

　　游离香豆素大多是低极性和亲脂性的，一部分与糖结合的香豆素极性较高，故开始提取时先用系统溶剂法较好。过去认为香豆素的分子结构较稳定，因此利用它的内酯性质以酸碱处理或利用它的挥发性以高真空升华或蒸馏的方法来分离纯化。但后来发现香豆素类并不稳定，遇酸、碱、热、色谱时的吸附剂、甚至重结晶的溶剂都有可能使之发生变化，需引起注意。香豆素的提取分离法大致可归纳为以下几种。

　　（1）系统溶剂法　常用石油醚、乙醚、乙酸乙酯等顺次萃取，各萃取液浓缩后获得结晶，或结合其他分离方法再进行分离。石油醚对香豆素的溶解度并不大，其萃取液再浓缩时易析出结晶。乙醚是大多数香豆素的良好溶剂，但能溶出的其他脂溶性成分也多。对叶类药材，可用己烷和甲醇的分配萃取法，此时香豆素大部分留在甲醇中，而叶绿素等可被己烷抽提出来。

　　例如，从白芷中提取比克白芷内酯和脱水比克白芷内酯，可用乙醚直接浸提白芷生药，乙醚浸出液于冰室中冷却即析出淡黄色鳞片状结晶的脱水比克白芷内酯；乙醚母液回收乙醚后，以水蒸气蒸馏除去挥发油，残留物用热水抽提，冷却后析出淡黄色结晶，乙醇重结晶即得比克白芷内酯（微黄色针晶）。又如从蛇床子中提取分离蛇床子素和欧前胡素，其提取分离流程如图 5-1 所示。

```
                    果实初粉 (1kg)
                         │ 5 倍量乙醇浸泡 3 次
                         │ 合并醇液，减压浓缩
            ┌────────────┴────────────┐
          油层                        水层
            │ 石油醚萃取 3 次           │ 放置后凝固，少量乙
            │ 放置，结晶               │ 醇热溶，放置结晶
          结晶                        结晶
            │ 无水乙醇反               │ 无水乙醇反
            │ 复重结晶                 │ 复重结晶
      白色块晶（约 7g）          块晶（约 5g）
      （蛇床子素）              （欧前胡素）
```

图 5-1　蛇床子素和欧前胡素的提取分离

　　由于某些香豆素，特别是结构式相似的化合物，常以固定比例共结晶，使结晶法不能得到纯品。例如早期提取分离的维斯纳丁（visnadin）针状结晶是维斯纳丁（visnadin）与双氢沙米丁（dihydrosamidin）以 4：1 固定比例的共结晶物。

（2）**酸碱分离法**　利用内酯遇碱能皂化，加酸能恢复的性质可以分离香豆素。乙醚萃取液先以 $NaHCO_3$ 水溶液抽提去除酸性成分，再以冷的稀 NaOH 水溶液抽提出酚性成分，其中包括酚性香豆素，剩余的中性部分蒸去乙醚后再用 NaOH 水解，此时香豆素成顺式邻羟基桂皮酸盐而溶于水中，以乙醚抽提去除不水解的中性成分。水液以酸中和，再以乙醚抽提出香豆素类酯成分，其他酯类皂化后所得的酸留在水液中。此为经典方法，经酸碱转化后结构稳定的香豆素类至今仍被广泛使用。

（3）**真空升华法**　该方法利用香豆素易升华的性质使之与不挥发的成分分离，常用于某些简单香豆素的纯化，但需注意香豆素的分解问题。

（4）**色谱方法**　结构相似的香豆素混合物最后必须用色谱方法才能有效地分离。柱色谱吸附剂多采用中性和酸性氧化铝、硅胶等，常用己烷和乙醚、己烷和乙酸乙酯等混合溶剂来展开洗脱。例如，一种白芷属植物根提取物以酸性氧化铝色谱，乙醚洗脱，在色谱柱上可看到三层黄色带，切割后以氯仿解析获得以下三种香豆素。

比克白芷香豆素
(byakangelicin)

白芷醇
(heraclesol)

heracol

色谱后，以硅胶 G 薄层色谱检查，用己烷和乙醚、氯仿和乙酸乙酯等展开剂展开，在紫外灯下观察荧光斑点，合并相同成分。例如从茵陈中提取分离香豆素和色原酮，如图 5-2 所示。

此外，还可采用凝胶过滤进行分离。据报道使用 Sephadex LH-20，氯仿：丁醇：水（1∶1∶1）可成功地将东莨菪亭（scopoletin, 7-methoxy hydroxy-6-methoxy-coumarin）与伞型香豆素（umbelliferon, 7-hydroxy-coumarin）分开，得到纯品。使用葡聚糖凝胶 Sephadex G-5 以 0.01mol/L 氢氧化铵洗脱，可得到亮菌甲素。

亮菌甲素

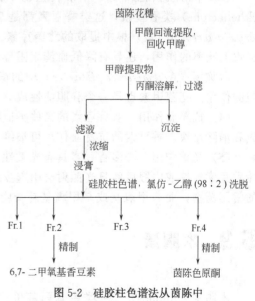

茵陈花穗
↓ 甲醇回流提取，回收甲醇
甲醇提取物
↓ 丙酮溶解，过滤
滤液　　　沉淀
↓ 浓缩
浸膏
↓ 硅胶柱色谱，氯仿-乙醇(98∶2)洗脱
Fr.1　Fr.2　Fr.3　Fr.4
↓ 精制　　　　　　↓ 精制
6,7-二甲氧基香豆素　　茵陈色原酮

图 5-2　硅胶柱色谱法从茵陈中提取香豆素和色原酮

5.2.4　香豆素的波谱学性质

（1）**紫外光谱**　紫外光谱是一种很好的鉴定手段，它能将香豆素、色原酮（chromone）及黄酮类化合物加以区别。无氧取代的香豆素在紫外光谱上呈 2 个吸收峰（274nm，311nm），分别为苯环及 α-吡酮环的贡献。母核上引入烷

基其最大吸收值改变甚微，C$_3$ 有烷基取代时，311nm 处吸收峰略向紫移；C$_5$，C$_7$ 和 C$_8$ 有烷基取代时，274nm 最大吸收略向红移，而 311nm 最大吸收保持不变。当母核上有氧原子取代时，其主要最大吸收红移，其位置根据羟基对发色团共轭的能力而定。C$_7$ 羟基、甲氧基或 7-O-β-D-葡萄糖基的紫外光谱极其相似，即在 274nm 和 311nm 处出现强吸收，而在 240nm 及 255nm 处出现弱吸收。

5,7-位及 7,8-位两氧取代的香豆素，紫外光谱与 7-位氧取代的香豆素相似，只是 250nm 及 270nm 的小峰略高；而 6,7-位两氧取代的香豆素，其紫外光谱与以上不同，两个强峰位于 230nm 及 340～350nm 附近，而在 260nm 及 300nm 附近呈现两个近似于等高的吸收峰。

羟基乙酰化后的光谱与无羟基取代的化合物相同，可作鉴定用。角式呋喃香豆素的紫外光谱没有 242～254nm 及 260～270nm 的吸收峰。与其他酚类化合物一样，测定紫外光谱时添加一些诊断试剂，可引起最大吸收的位置及强度改变，这可有助于官能团位置的鉴别。

（2）红外光谱　香豆素类的红外规律较为复杂，详见有关文献。

（3）核磁共振谱　综合利用 ^{1}H NMR 与 ^{13}C NMR 谱，在香豆素结构研究中起着极为重要的作用。随着核磁共振技术的发展，特别是二维核磁共振技术的迅速发展，极大地促进了香豆素结构的研究，详见有关文献。

5.2.5　香豆素的生理活性

香豆素在植物体内低浓度时刺激发芽和生长，高浓度时抑制发芽和生长。桂皮酰衍生物也有这样的双重作用，顺式的促进生长，反式的抑制生长。低浓度的香豆素实际上是一种植物激素。香豆素对人和动物的生理活性是多种多样的。

（1）毒性　长期以来由于香豆素的芳甜香气，广泛用作食物和药品的香料。但不少研究表明某些香豆素对动物有一定的毒害，其中最大的是对肝脏的毒性。如黄曲霉素即具有高毒性，极低浓度就能引起动物肝脏的损害甚至癌变。

（2）抗菌作用　中药秦皮治痢疾的有效成分是七叶内酯及其苷。具有香豆素结构的抗生素新生霉素 novobiocin 的优点是不由尿排泄，从胆汁排泄再被吸收，可维持较高血药浓度。

（3）平滑肌松弛作用　伞形科植物中许多香豆素有血管扩张作用，尤其是凯林内酯（khellactone）类香豆素，这类香豆素都是 7,8-吡喃香豆素。如从伞形科植物北美芹（Peteryxia terebinthina）根中提取的北美芹素（pteryxin）不仅具有扩张冠脉、降压、减慢心脏收缩频率的作用，还具有降低血清胆固醇和卵磷脂及抗动脉粥样硬化的作用。

茵陈蒿（Artemisia capillaries）中的滨蒿内酯（scoparon）具有松弛平滑肌和解痉利胆的作用。亮菌甲素也是一个利胆活性成分，能松弛胆总管平滑肌，显著增加胆汁的分泌。

（4）抗凝血作用　双香豆素的某些类似物是临床实用的一类抗凝血药，可以防止血栓形成和消除血块。香豆素的抗凝血作用可被维生素 K 对抗。

（5）光敏作用　许多香豆素具有光敏性质，利用该性质可开发新型光动力治疗药物。呋喃香豆素外涂或内服后经日光照射会引起皮肤色素沉着，如补骨脂内酯现在已作为治疗白斑的常用药物，而 8-甲氧基或 5-甲氧基补骨脂内酯的作用则更强。

5.3　木脂素

木脂素（lignans）是一类由苯丙基单元以不同形式聚合而成的一类化合物，通常是指其二聚物。其碳架聚合方式最早发现是由 β-碳原子（8-8′）连接而成，之后陆续发现了许多由其他位置相连而成的化合物，其中还包括通过氧原子连接的。通过 β-碳原子相连的称为木脂素，而非 β-碳原子相连的称为新木脂素。

组成木脂素的单体有以下 4 种偶有桂皮醛（cinnamaldehyde）。

① 桂皮酸（cinnamic acid）

② 桂皮醇（cinnamyl alcohol）

③ 丙烯苯（propenyl benzene）

④ 烯丙苯（allyl benzene）

由酸和/或醇组成的衍生物广泛存在于植物中；而由丙烯苯和/或烯丙苯组成的衍生物只存在于少数科属中，如樟科、木兰科、蒺藜科等。

木脂素的命名，统一为左边的 $C_6\sim C_3$，编号 $1\sim 9$；右边的 $C_6\sim C_3$，编号 $1'\sim 9'$。前面冠以 C_3 的构型，含氧官能团的位置、名称，双分子连接的桥头碳编号，均用最小可能数。例如，罗汉松脂素（matairesinol）命名为 (8R,8′R)-4,4′-二羟基-3,3′-二甲氧基-9-氧代-8,8′,9-O-9′木脂素。

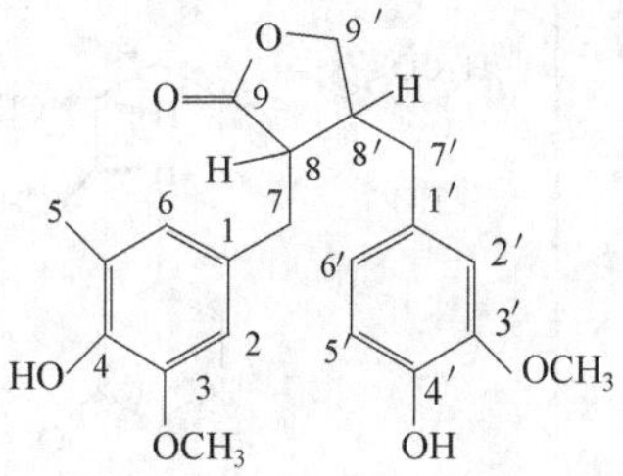

罗汉松脂素(matairesinol)

近 30 年来，木脂素是热点的研究领域，尤其近 10 年来大量新颖结构化合物不断被发现，原因在于具有重要生物活性的化合物的发现。木脂素类化合物有广泛的生物活性，抗癌、抗病毒、抑制生物体内的酶的活力、保肝、降低应激反应和对中枢神经系统等作用。$4'$-去甲鬼臼毒素的衍生物 VP-16-213 和 VM-26 已经成为抗癌药物；五味子酯甲（schisantherin A）及其类似物在我国已成为保肝、降酶和治疗慢性肝炎的药物。

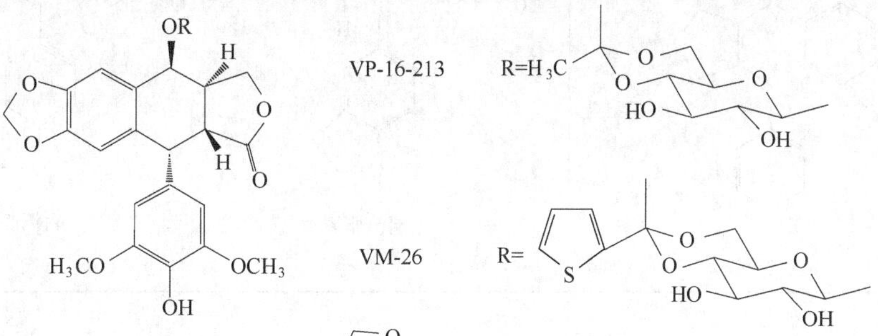

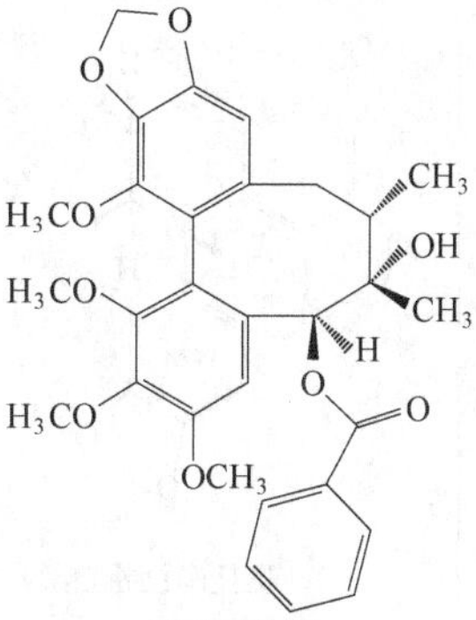

五味子酯甲

从化学结构类型来看，木脂素并不是一类物质，它有 10 余种母核结构。因此，它们没有共同的特征反应，但有一些非特征的显色剂可用于薄层色谱，如 5％磷钼酸乙醇液、30％硫酸乙醇液等。在喷洒后于 100℃加热数分钟，各类木脂素可显示不同颜色。木脂素的提取分离与结构类型相关。

5.3.1 木脂素的结构类型

木脂素的结构类型很多（见表 5-1），变化也较丰富，近年来不少新的苯丙素低聚体、杂木脂素和去甲木脂素不断被发现。

表 5-1 木脂素的结构类型

序号	结 构 类 型	代 表 化 合 物
1	二芳基丁烷类 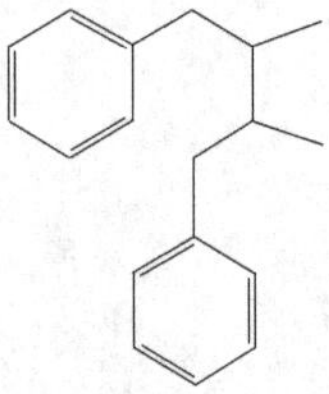	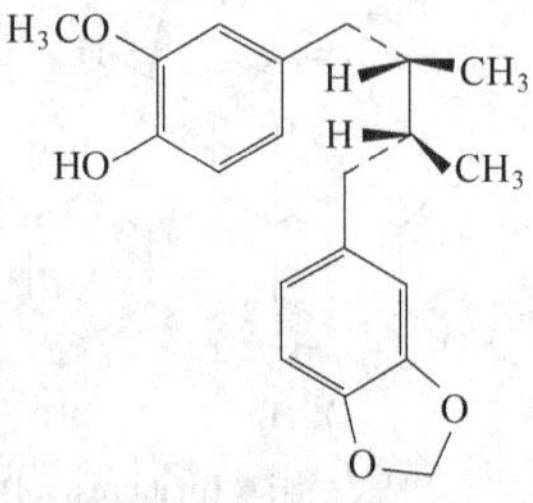 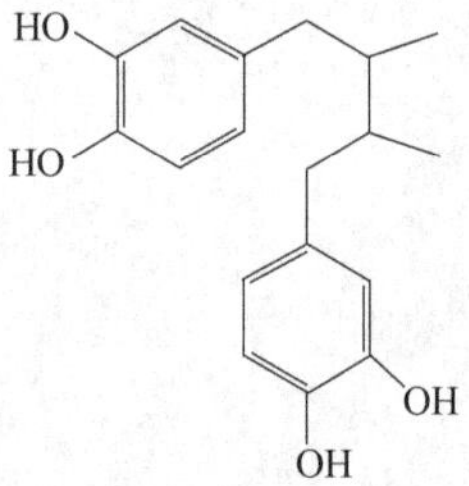 （±）- 安五脂素　　　　去甲二氢愈创木脂酸
2	二芳基丁内酯类 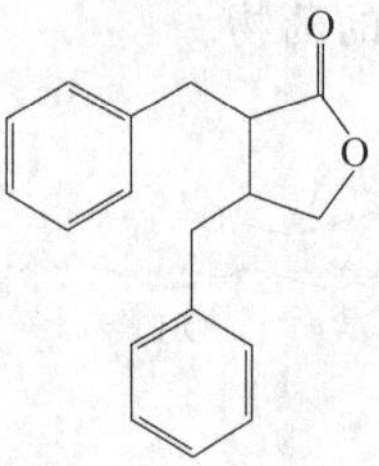	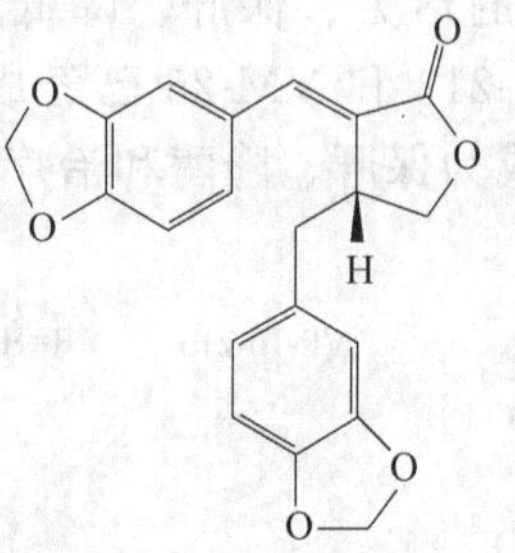 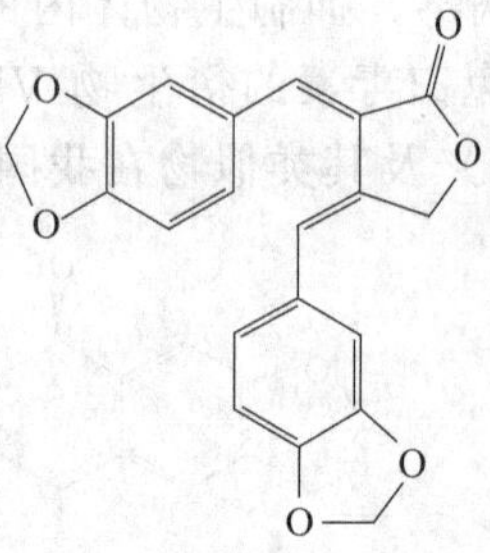 台湾脂素A　　　　　　台湾脂素B
3	芳基萘类 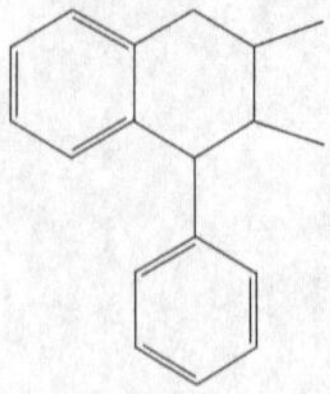	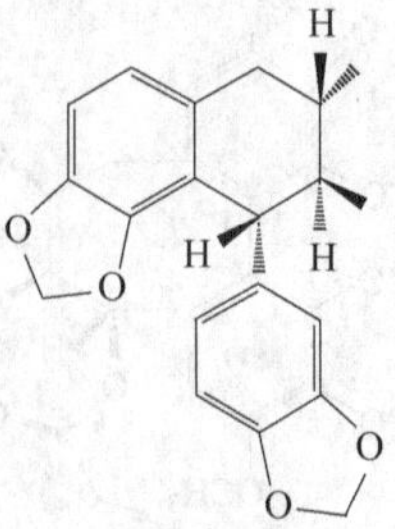 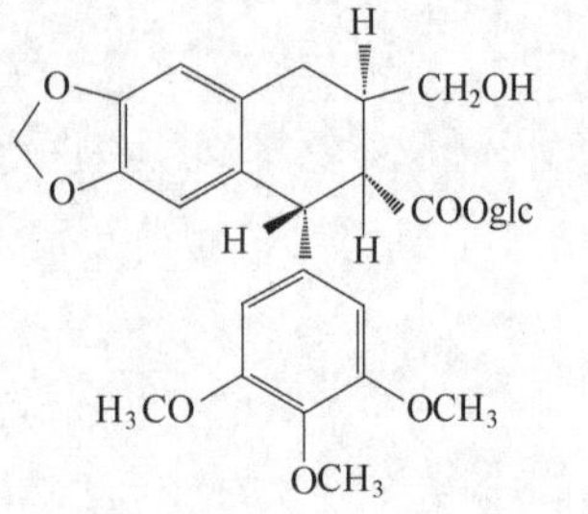 奥托肉豆蔻脂素　　　去氧鬼臼毒素- β - D - 葡萄糖苷

序号	结 构 类 型	代 表 化 合 物
4	四氢呋喃类 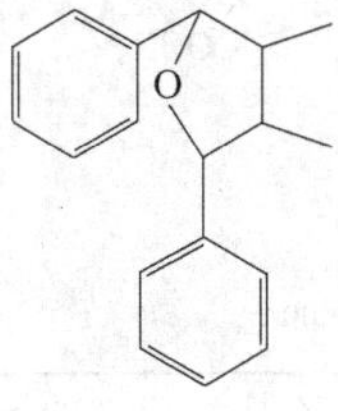	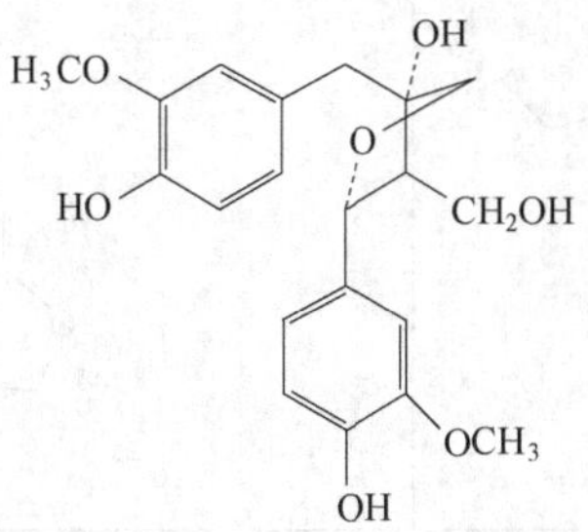 橄榄脂素 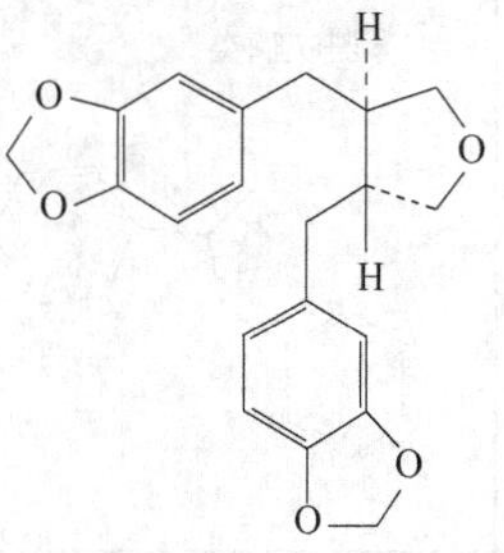　　荜澄茄脂素
5	双四氢呋喃类 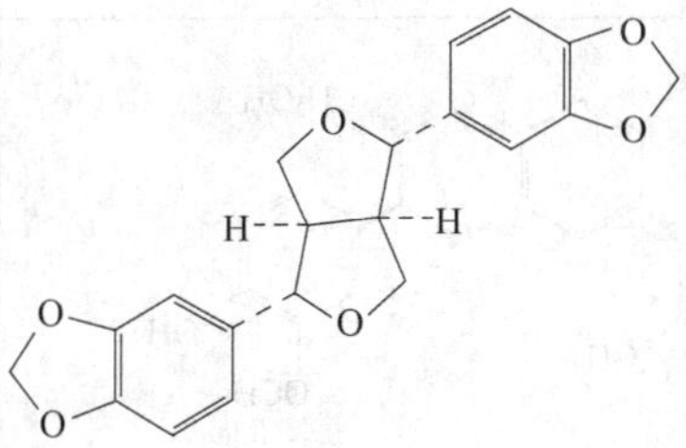	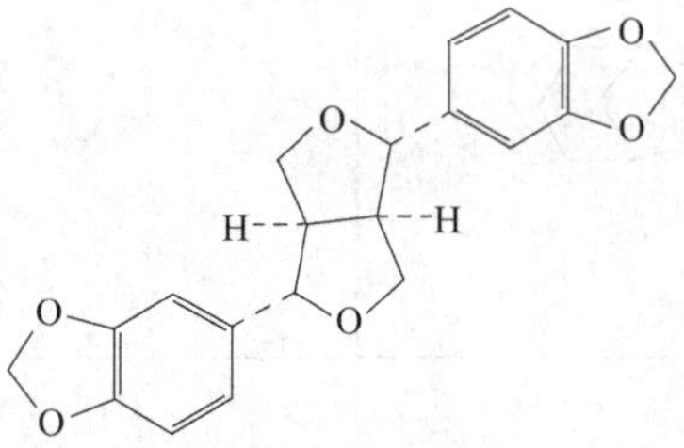 (+)-芝麻脂素 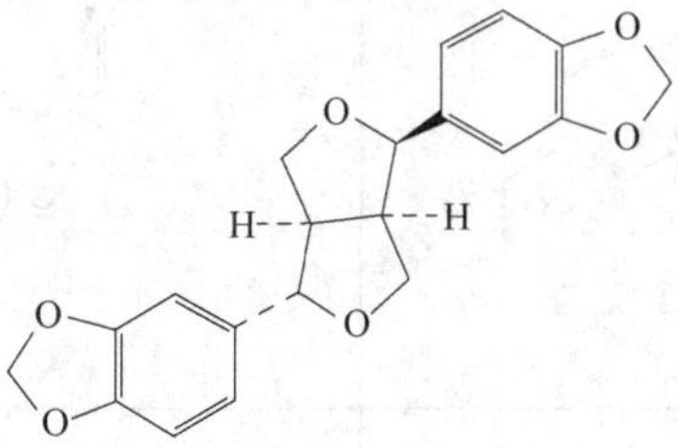 (+)-细辛脂素
6	联苯环辛烯类 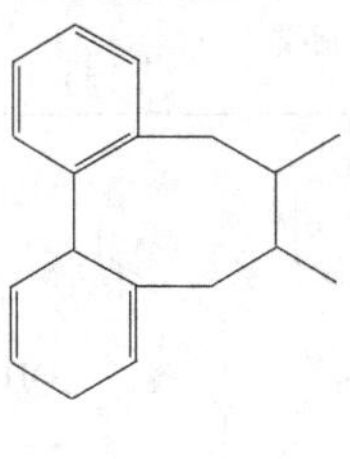	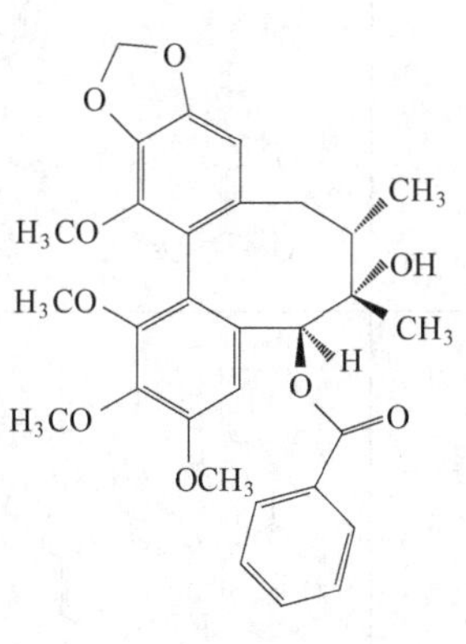 五味子酯甲 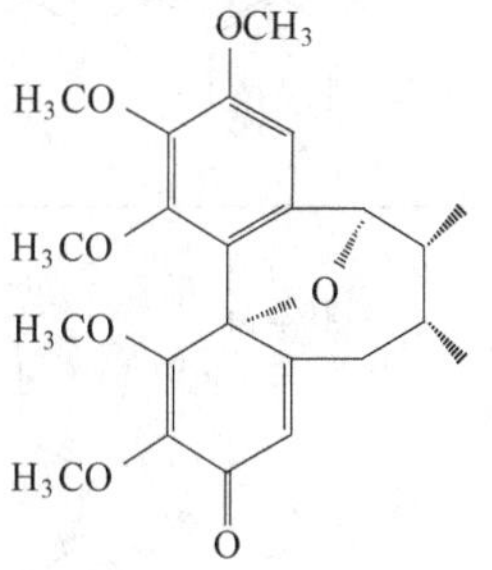　　南五脂素 A

序号	结构类型	代表化合物
7	苯骈呋喃类 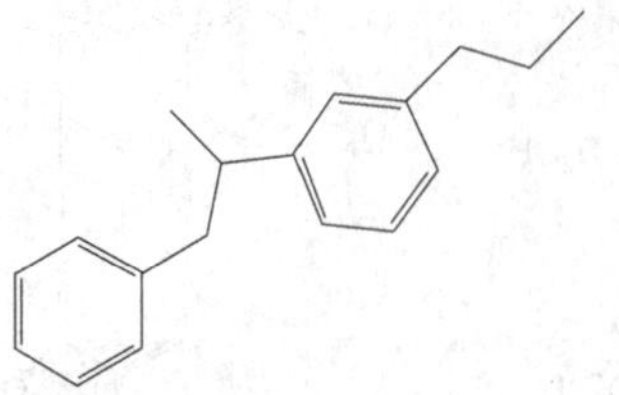	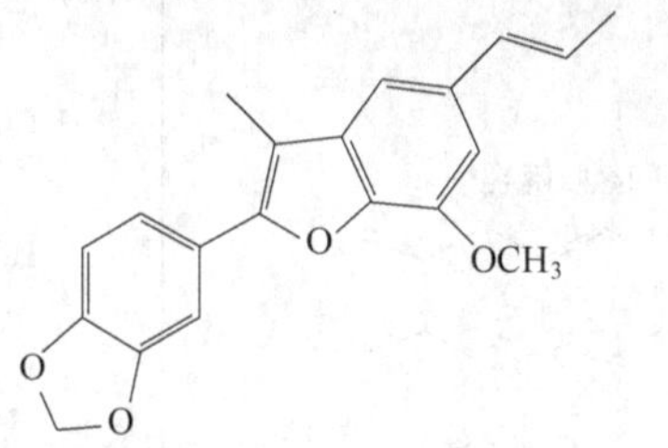 eupomatene
8	双环辛烷类 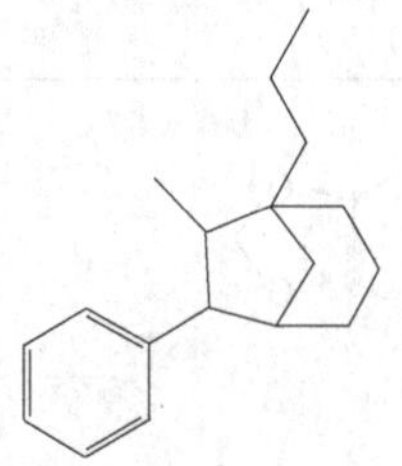	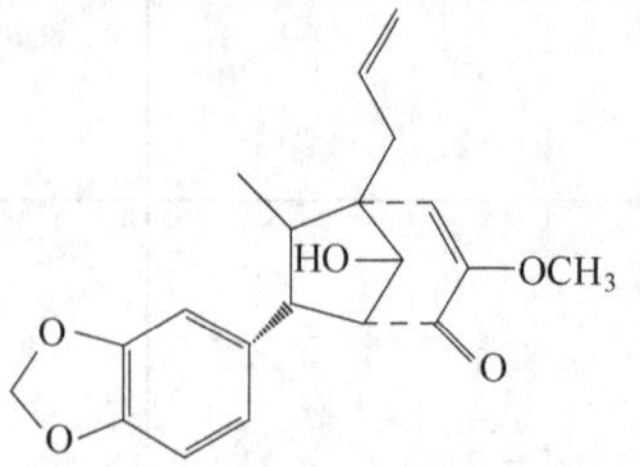 guaianin
9	苯骈二氧六环类 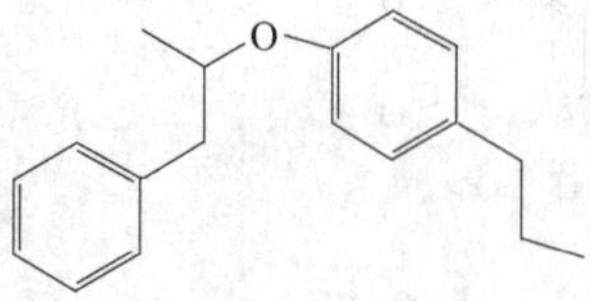	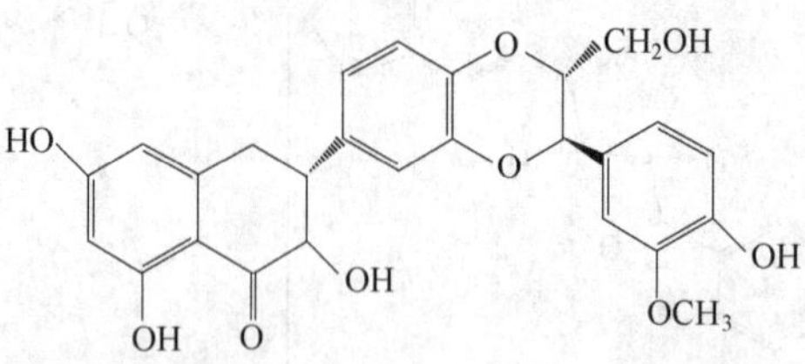 水飞蓟素
10	螺二烯酮类 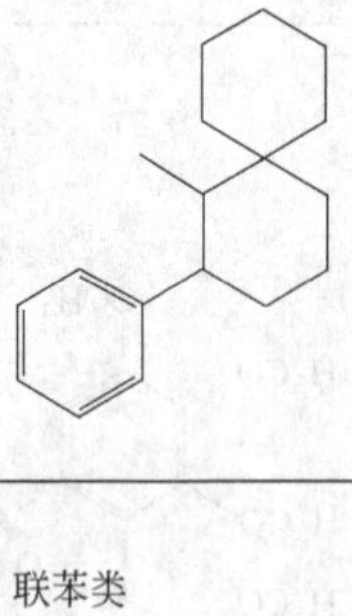	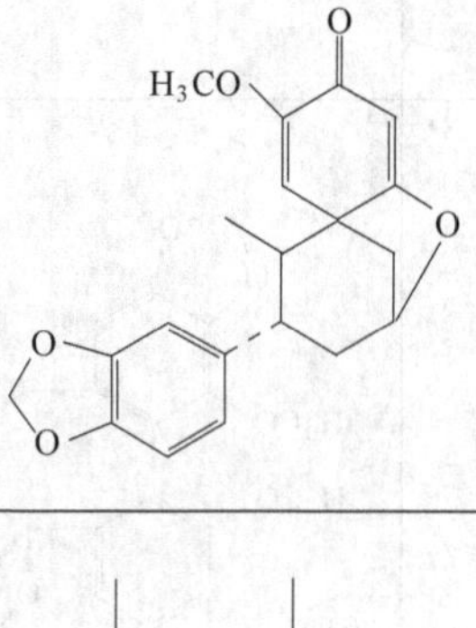 呋胡椒脂酮
11	联苯类 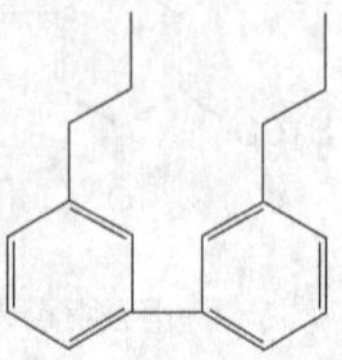	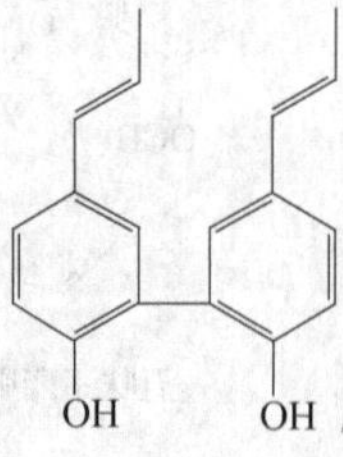 厚朴酚 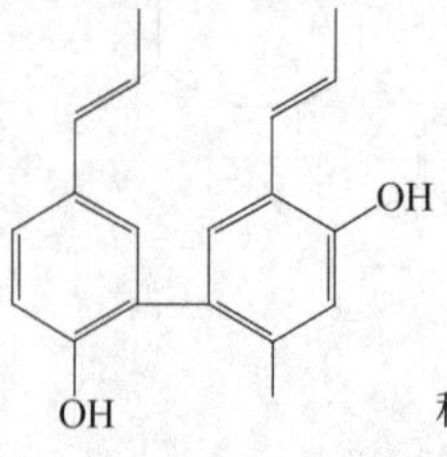　和厚朴酚

5.3.2 木脂素的理化性质

木脂素多数为无色晶体，但新木脂素不易结晶。游离木脂素偏亲脂性，难溶于水，能溶于苯、氯仿、乙醚、乙醇等。

木脂素有多个不对称碳原子，除少数去氢化合物外，大部分具有光学活性。遇酸、碱易异构化。木脂素的生理活性与构型相关，在提取过程中应注意操作条件。如具有对称结构的松脂素（pinoresinol）遇酸，部分会转变为不对称结构的表松脂素。

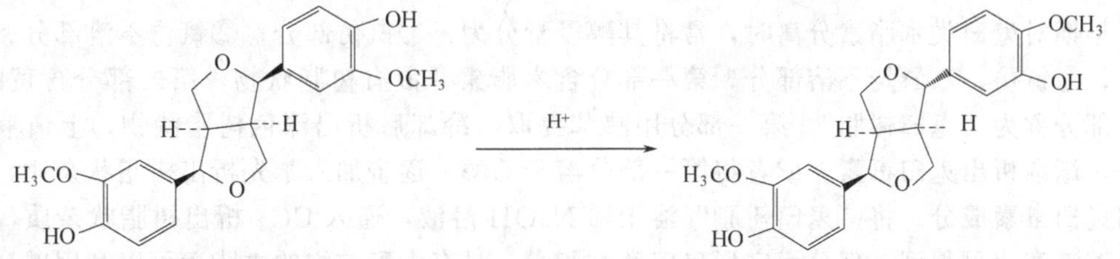

鬼臼属植物中的鬼臼脂素都有四氢萘环和反式相连的内酯环结构，遇碱易异构化为顺式内酯。天然鬼臼毒素大多有 $2\alpha,3\beta$-构型。由于 C═O 邻碳上有 α-H，遇碱易异构化，生成苦鬼臼脂素。

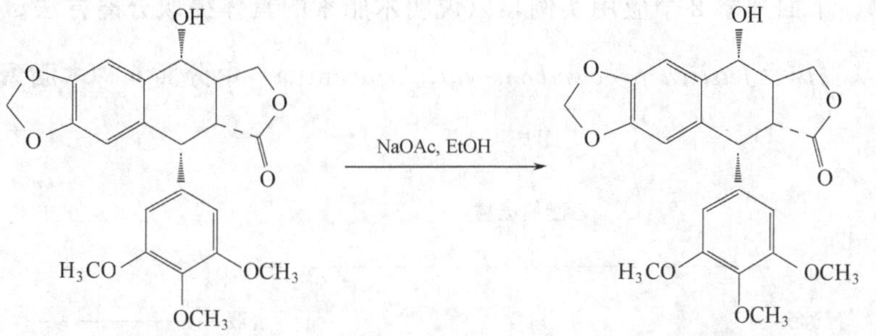

鬼臼脂素 　　　　　　　　　　　　　　苦鬼臼脂素

5.3.3 木脂素的波谱学性质

（1）**紫外光谱**　多数木脂素的两个取代芳环是两个孤立的发色团，其 UV 吸收峰位置相似，吸收强度是二者的总和。立体构型对紫外光谱无影响。紫外光谱可用于区别芳基四氢萘、芳基二氢萘和芳基萘型木脂素，还可以确定芳基二氢萘 B 环上双键的位置，通过鉴定失水物双键位置，还可确定 B 环上取代羟基的位置。

（2）**核磁共振谱**　^{1}H NMR 是阐明木脂素结构的主要技术手段。对于芳基萘类和联苯环辛烯类木脂素的[1]H NMR 信号与结构的关系，已总结出一定的规律。^{13}C NMR 不仅用于确定木脂素的碳架和平面结构，对于其构型和构象的阐明也很有作用，可参阅有关文献。随着核磁共振新技术，如[1]H-^{1}H COSY、^{13}C-^{1}H COSY、NOESY 等各种二维核磁共振谱用于木脂素的结构研究，阐明木脂素的平面和立体结构已经不再困难。

（3）**质谱**　可参阅有关文献。

（4）**旋光色散谱和圆二色谱**　旋光色散谱（ORD）和圆二色谱（CD）是决定木脂素类化合物绝对构型的有效技术。Klyne 曾对 100 多个 4-苯代四氢萘型木脂素测定过 ORD，发现有两个 Cotton 效应，在 280～290nm 处和 230～245nm 处。4-α-苯取代者第一个 Cotton

效应为正值，4-β-苯取代者为负值。

5.3.4 木脂素的提取分离

　　游离木脂素是亲脂性成分，易溶于氯仿、乙醚等有机溶剂，在石油醚和苯中溶解度小，但通过多次小量溶出，易获得纯度较高的产品。木脂素在植物体内常与大量树脂状物共存，本身在溶剂处理过程中容易树脂化，是分离过程中的难点。低极性溶剂不易渗入植物细胞，宜先用乙醇、丙酮等亲水性溶剂提取，得浸膏后再以氯仿、乙醚等分次抽提出，分离效果较好。

　　早期对鬼臼类木脂素分离时，常将其醇浸膏分为：①氯仿部分，②氯仿不溶部分、乙醚部分，③氯仿、乙醚均不溶部分。第一部分含木脂素并混有树脂状物，第二部分含黄酮类，第三部分称为"鬼臼树脂"。第一部分用沸苯提取，冷却后析出深色树脂状物，上清液放置数日，渐渐析出鬼臼毒素。或者将第一部分溶于乙醇，逐步加入苯先析出树脂状杂质，继而析出鬼臼毒素成分。将"鬼臼树脂"溶于稀 NaOH 溶液，通入 CO_2 析出树脂状杂质，除去后水溶液酸化可得到一部分无定形鬼臼类木脂素。具有内酯结构的木脂素可以利用碱液皂化成盐而与其他亲脂性成分分离的方法，但碱液易使 α-C 差向异构化，此法不宜用于具有旋光活性的木脂素。

　　以上为经典方法，现多利用色谱方法，包括吸附色谱和分配色谱等，得到了许多新的木脂素类化合物。下面列举 2 个应用实例，以说明木脂素的具体提取分离方法。

例 5-1　从爵床 （*Justica procumbens* var. Leucantha） 中分离 6 种木脂素

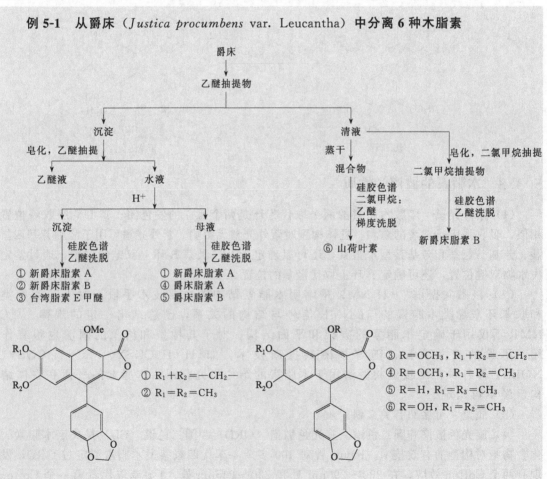

例 5-2 从窝儿七（*Diphyllcia sineosis*）中提取分离鬼臼素

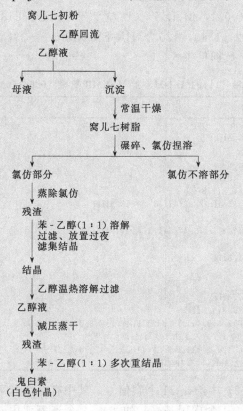

例 5-3 山沉香中新木脂素的提取与结构解析

　　山沉香系木犀科植物羽叶丁香（*Syringa pinnatifolia* Hemsl.）去皮的干燥根和枝干，具有清热、止痛、平喘等功效，主要分布于我国内蒙古贺兰山水源涵养林保护区。早在几百年前，民间蒙医药人员就发现山沉香并用于防病治病。历年的蒙医临床用药表明山沉香的药理作用与沉香十分相近，在某些方面可能优于沉香，而且受到蒙古国等国际传统医学界关注，是一种名贵药材。本实验对山沉香化学成分进行研究，从醋酸乙酯萃取部位分到3个化合物，分别鉴定为3,3,4-三甲氧基-4,8,9,9′-四羟基简单木脂素（**1**）、3,3,4,9-四甲氧基-4,8-二羟基-9-乙氧基简单木脂素（**2**）和3,3,4,9-四甲氧基-4,8,9-三羟基简单木脂素（**3**）。这3个化合物是均为未见文献报道的新化合物，分别命名为山沉香木脂素 C、山沉香木脂素 D 和山沉香木脂素 E。

　　（1）提取与分离　山沉香 2.5kg，10 倍量 95％乙醇回流提取 3 次，每次 4h。提取液减压浓缩除去醇后制成水混悬液，依次以石油醚、氯仿、乙酸乙酯和正丁醇萃取，各萃取3 次，回收溶剂得石油醚萃取物 100g、氯仿萃取物 200g、乙酸乙酯萃取物 80g 和正丁醇萃取物 40g。将乙酸乙酯萃取部分（50g）经硅胶柱色谱，氯仿-甲醇梯度洗脱，经薄层检查合并为 5 个馏分。馏分 2 经 Sephadex LH-20 柱色谱后，再经反相制备 HPLC，甲醇-水（45：55）洗脱，得化合物（**1**）（20mg）；合并馏分 3 和 4，减压回收至干后加含适量蒸馏水的色谱甲醇溶解，溶液过滤，经反相制备 HPLC，甲醇-水（42：58）洗脱，得化合物（**2**）（12mg）和（**3**）（10mg）。

（2）化合物（1）结构解析　淡黄色无定形粉末（甲醇），10％香草醛 H_2SO_4 乙醇溶液显红色。$[\alpha]_D^{20}+12.5$（$c0.1$，MeOH）。$UV\lambda_{max}^{MeOH}$（nm）：218，268。$IR\nu_{max}^{KBr}$（cm^{-1}）：3323，1616，1591，1492，1340，1253。HR-ESI-MSm/z：391.1759 [M-H]$^-$（计算值391.1751，$C_{21}H_{28}O_7$）。数据见表 5-2。

表 5-2　化合物（1）的 ^{1}H-NMR 和 ^{13}C-NMR 数据（600/150MHz，CD_3OD）

碳位	δ_H	δ_C
1		130.0
2	7.04(1H,d,J=1.8Hz)	115.6
3		148.6
4		146.4
5	6.74(1H,d,J=7.8Hz)	115.8
6	6.83(1H,dd,J=7.8,1.8Hz)	124.6
7	2.88(1H,d,J=13.8Hz)2.83(1H,d,J=13.8Hz)	42.5
8		78.3
9	3.64(1H,d,J=11.4Hz),3.47(1H,d,J=11.4Hz)	64.9
1′		133.7
2′	6.43(1H,d,J=1.8Hz)	113.1
3′		148.9
4′		145.9
5′	6.62(1H,d,J=7.8Hz)	115.7
6′	6.52(1H,dd,J=7.8,1.8Hz)	122.7
7′	2.82(1H,dd,J=13.8,2.4Hz)2.36(1H,dd,J=13.8,12.0Hz)	32.8
8′	1.88(1H,dddd,J=12.0,7.2,2.4,2.4Hz)	49.6
9′	3.68(1H,d,J=11.4,2.4Hz),3.51(1H,d,J=11.4,7.2Hz)	60.9
—OCH$_3$	3.82(3H,s),3.82(3H,s),3.72(3H,s)	56.3

^{13}C-NMR 谱（表 5-2）中给出 21 个碳信号，其中有 2 个苯环（113.1～148.9），2 个亚甲基（δ_C32.8，42.5），1 个次甲基（δ_C49.6），2 个连氧亚甲基（δ_C64.9，60.9），1 个连氧季碳（δ_C78.3）和 3 个甲氧基（56.1）。^{1}H-NMR 谱（表 5-2）中，7.04（1H，d，J=1.8Hz，H-2），6.74（1H，d，J=7.8Hz，H-5），6.83（1H，dd，J=7.8，1.8Hz，H-6）和 6.43（1H，d，J=1.8Hz，H-2′），6.62（1H，d，J=7.8Hz，H-5），6.52（1H，dd，J=7.8，1.8Hz，H-6），说明该化合物有 2 个 ABC 耦合系统；3.82（6H，s）和 3.72（3H，s）表示有 3 个甲氧基存在。通过对 ^{13}C-NMR、^{1}H-NMR 及 HSQC 谱的分析，碳氢信号进一步归属，同时与文献数据比较可知，化合物（1）为具有简单木脂素骨架的化合物。

在 HMBC 谱中（图 5-3），-OCH$_3$（3.82）与 C-3 和 C-3′相关，-OCH$_3$（3.72）与 C-4 相关，说明 3 个甲氧基分别连接 C-3，C-3′和 C-4；H-7 与 C-8′相关，H-7′与 C-8 相关，说明羟基连在 C-8（δ_C78.3）。此外，H-7 与 C-2、C-6、C-9 相关；H-7′与 C-2′、C-6′、C-9′相关，故化合物（1）的平面结构得以进一步确定。

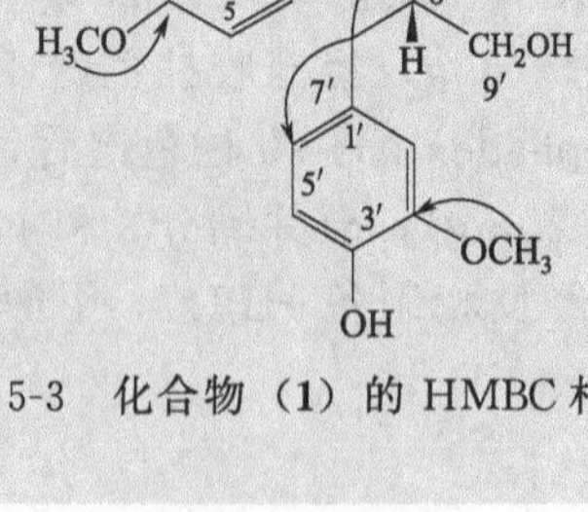

图 5-3　化合物（1）的 HMBC 相关

通过分析 ^{1}H-NMR 耦合常数，可推导出化合物（**1**）相对立体构型。^{1}H-NMR 谱中，典型的耦合常数（$J_{8',7'\alpha}=2.4Hz$，$J_{8',7'\beta}=12.0Hz$）提示 C-8 相对构型为 β 型，但因 C-8 上活泼氢在 ^{1}H-NMR 中无共振峰，且所得样品量少，无法进行下一步实验，所以在本实验中 C-8 的相对立体构型尚未确定。

综合上述分析与高分辨质谱给出的数据，鉴定化合物（**1**）为 3,3,4-三甲氧基-4,8,9,9'-四羟基简单木脂素，命名为山沉香木脂素 C。

5.3.5 木脂素的生理活性

木脂素结构多样，生物活性广泛而且显著，主要的生物活性有如下几个方面。

（**1**）抗肿瘤和抗有丝分裂作用　小檗科鬼臼属及其近缘植物中，普遍存在含量较高的各种鬼臼毒素类木脂素，均显示出强的细胞毒活性，能显著抑制癌细胞的增殖。天然鬼臼毒素类木脂素毒性很大，但其半合成产物如 VP-16-213（etopside）和 VM-26（teniposide）已开发成为抗癌药物用于临床。

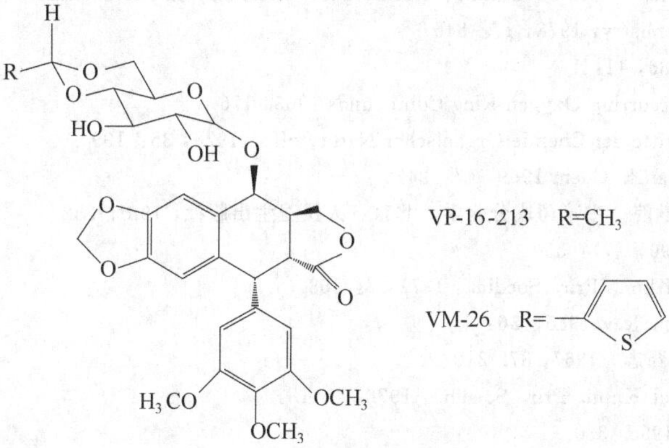

VP-16-213　R=CH$_3$

VM-26　R=

（**2**）肝保护和抗氧化作用　五味子果实中的各种联苯环辛烯类木脂素可以改善毒物对肝脏的影响，促进肝功能恢复，降低血清 GPT 水平；同时还具有显著的抗脂质体过氧化和清除氧自由基作用。联苯双酯是我国在研究五味子素类木脂素过程中合成开发的一个治疗肝炎的新药。

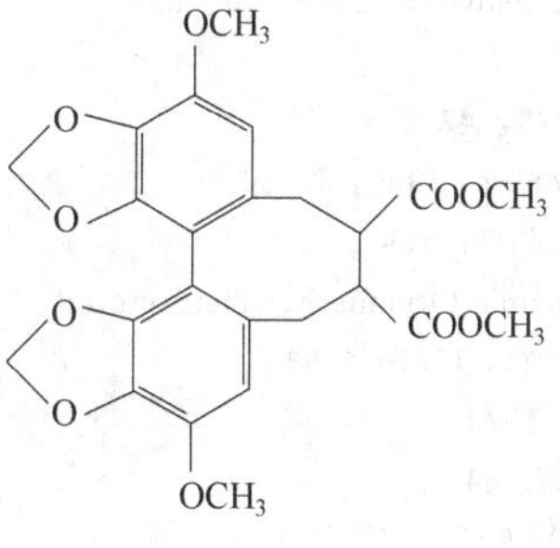

联苯双酯

（**3**）中枢神经系统（CNS）作用　一些木脂素对 CNS 有抑制也有抗抑制作用，如 simplexoside 是镇静剂，但其苷元却是兴奋剂。厚朴的镇静和肌肉松弛作用也与其含有的木脂素厚朴酚和厚朴酚有关。

（4）血小板活化因子（PAF）受体拮抗活性　从海风藤中获得的新木脂素类成分对PAF 与受体结合有明显的抑制作用，其中海风藤酮作用最强。

（5）抗病毒作用　鬼臼毒素类木脂素对麻疹和 I 型单纯性疱疹有对抗作用。从南五味子中得到的戈米辛等数种木脂素对艾滋病毒（HIV）的增殖有明显抑制作用。

（6）杀虫和增效作用。

（7）毒鱼作用。

（8）抑制 cAMP 磷酸二酯酶作用。

参 考 文 献

1　Bauer R, et al. Planta Med. 1989, **55**（4）：367

2　Jiang Z H, et al. Phytochemistry, 1995, **40**（4）：1223

3　Hirai Y, et al. （日）生药志, 1983, 37：374

4　顾文华. 中草药, 1981, **12**（2）：41

5　张德成等. 上海第一医学院学报, 1980, **7**（5）：384

6　张文正. 中草药, 1981, **13**（12）：14

7　戚向阳, 李声华. 中草药, 1998, **29**（11）：741～742

8　Murray R D H, et al. The Nature Coumarins, Occurrence, Chemistry and Biochemistry, John Willey & Sons LTD

9　Gray A I, et al. Phytochemistry, 1978, 17：845

10　袁昌济. 药学通报. 1986, 11：1

11　Dean F M. Naturally Occurring Oxygen Ring Compounds 1963. 176

12　Murray R D H. Fortchritte der Chemie Organischer Naturetoffe, 1978, 35：199

13　Steck W, Bailey B K. Can J. Chem 1969, 47：2425

14　北京医学院, 北京中医学院. 中草药成分化学. 北京：人民卫生出版社, 1981. 252

15　孙文基. 药学学报, 1990, （7）：530

16　Sheichenko V I, et al. Khim. Prir. Soedin., 1971, 7：368

17　Sethna S M, et al. Chem. Rev. 1945, 36：1

18　Hata, K., et al. （日）药志, 1967, 87. 210

19　Komissarenko N F, et al. Khim. Prir. Soedin., 1976, 4：184

20　陆蕴如等. 中药化学, 1995. 330

21　Shibata S, et al. Phytochemistry, 1977, 16：291

22　Moniava Ⅱ. Khim. Prir. Soedin., 1975, 11：513

23　江苏亮菌研究组. 中国科学, 1974, 17：377

24　Bencze W, et al. Experimentia, 1950, 12：137

25　Steck W, et al. Lloydia, 1972, 35：418

26　Elagamal M H A, et al. Phytochemistry, 1979, 18：139

27　Ellis G P, et al. Progress in Medicinal Chemistry, 1974, 10：85

28　梅斌夫等. 化学学报, 1962, 28：25

29　Thompson E B, et al. J. Nat. Prod., 1979, **42**（1）：120

30　Lioke J D. Trend in Pharmacological Sciences, 1984, 5：30

31　上海药物研究所等. 中华内科杂志, 1976, 1：184

32　Hartwell J L, et al. Fortschritte der Chemie Organischer Naturstoffe

33　Govindachari T R, et al. Terahedron Lett., 1967. 4183

34　Horii Z, et al. Tetrahedron Lett, 1969. 1079

35　Lin Y T, et al. Tetrahedron Lett., 1967. 849

36　Ohta K, et al. Tetrahedron Lett., 1970. 923

37　Peter A, et al. J. Heterocyclic Chem., 1966, 3：191

38　Klyne W, et al. Chem. Ind., 1965, 1218

39　Klyne W, et al. Tetrahedron, 1967, 23：3449

40　Okigawa M, et al. Tetrahedron, 1970, 26：4301

41　畅行若. 药学学报, 1980, 3：158

42 孙文基等. 中成药研究, 1986, 5: 8

43 刘嘉森等. 中国科学, 1978, 21: 483

44 Lu H, et al. Chem. Biol. Interact, 1991. 77

45 刘耕陶. 药学学报, 1983: 714

46 Fujita M, et al. Chem. Pham. Bull., 1972: 212

47 奥·乌力吉, 王青虎, 王秀兰等. 山沉香中 3 个新木脂素的提取与结构解析. 中草药, 2013, 44 (7): 790～793

第6章 ▶ 萜类和挥发油

萜类化合物（terpenoids）是一类骨架庞杂、种类繁多、数量巨大、结构千变万化、又具有广泛生物活性的一类重要天然药物化学成分。从化学结构看，它是异戊二烯聚合体及其衍生物，其骨架一般以 5 个碳为基本单位，少数也有例外。但是，大量实验研究证明，甲戊二羟酸（mevalonic acid，MVA）才是萜类化合物生物合成途径中关键前体物，而不是异戊二烯。因此，凡由甲戊二羟酸衍生、且分子式符合 $(C_5H_8)_n$ 通式的衍生物均称萜类化合物。

萜类化合物常常根据分子结构中异戊二烯单位的数目进行分类，分子中含有两个异戊二烯单位的称单萜；含有三个异戊二烯单位的称倍半萜；含有四个异戊二烯单位的称二萜；含有五个异戊二烯单位的称二倍半萜；含有六个异戊二烯单位的称三萜；以此类推（见表 6-1）。同时再根据各萜类分子结构中碳环的有无和数目的多少，进一步分为无环萜、单环萜、双环萜、三环萜、四环萜等，例如无环二萜、单环二萜、双环二萜、三环二萜、四环二萜。萜类多数是含氧衍生物，所以萜类化合物又可分为醇、醛、酮、羧酸、酯及苷等萜类。

表 6-1　萜类化合物的分类及分布

分　类	碳原子数	通式$(C_5H_8)_n$	分　布
半萜	5	$n=1$	植物油
单萜	10	$n=2$	挥发油
倍半萜	15	$n=3$	挥发油
二萜	20	$n=4$	树脂、苦味质、植物醇
二倍半萜	25	$n=5$	海绵、植物病菌、昆虫代谢物
三萜	30	$n=6$	皂苷、树脂、植物、乳汁
四萜	40	$n=8$	植物胡萝卜素
多聚萜	$7.5×10^3～3×10^5$	$n>8$	橡胶、硬橡胶

萜类化合物在自然界分布广泛，种类繁多，除主要分布于植物外，近年来从海洋生物中发现了大量的萜类化合物。至 1991 年统计，萜类化合物超过了 22000 种。在天然药物化学成分的研究中，萜类成分的研究一直是较为活跃的领域，也是寻找和发现天然药物生物活性成分的重要来源。

本章内容主要介绍单萜、倍半萜、二萜、二倍半萜等萜类以及挥发油类化合物。

6.1　萜类的生源学说

从萜类化合物的结构剖析，不难看出它们是由个数不等的 C_5 骨架片断构成的，表明萜类化合物有着共同的来源途径。萜类化合物的生源历来有如下两种观点，即经验的异戊二烯法则（empirical isoprene rule）和生源的异戊二烯法则（biogenetic isoprene rule）。

6.1.1 经验的异戊二烯法则

在萜类化学的研究过程中，曾一度认为异戊二烯是萜类化合物在植物体内形成的生源物质。因为将许多天然萜类化合物（如柠檬烯、松节油）的蒸气经氮气稀释后，在低压下通过红热的铂丝网时，均能获得产率很高的异戊二烯。1875 年，Booehardat 曾将异戊二烯加热至 280℃，则发生了两个异戊二烯分子间的 Diels-Alder 反应，得到了聚合的二戊烯。二戊烯是柠檬烯的外消旋体，是一个典型的萜类化合物，存在于多种植物的挥发油中。

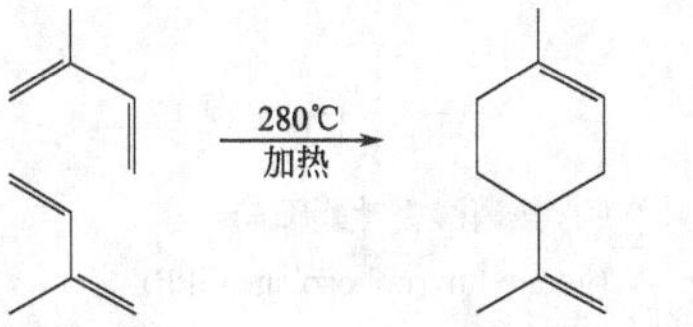

异二戊烯 (isoprene)　　　　二戊烯 (dipentene)

基于以上事实，Wallach 于 1887 年提出"异戊二烯法则"，认为自然界存在的萜类化合物都是由异戊二烯衍变而来的，是异戊二烯的聚合体或衍生物，并以是否符合异戊二烯法则作为判断是否为萜类化合物的一个重要原则。

但是，后来研究发现有许多萜类化合物的碳架结构无法用异戊二烯的基本单元来划分，如雅槛蓝酮（eremophilone）、土青木香酮（aristolone）、扁柏酚（hinokitol）等，而且当时在植物的代谢过程中也很难找到异戊二烯的存在。所以 Ruzicka 称上述法则为"经验的异戊二烯法则"，并提出所有萜类化合物的前体物是"活性的异戊二烯"的假设。

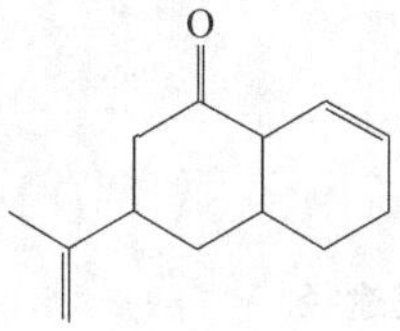

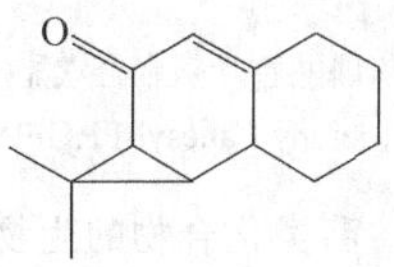

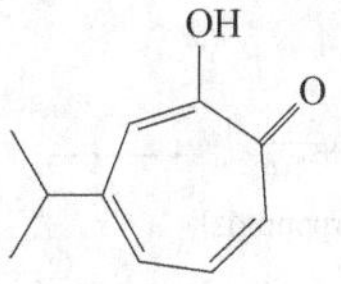

雅槛蓝酮　　　　　土青木香酮　　　　　扁柏酚
(eremophilone)　　　(aristolone)　　　　(hinokitol)

6.1.2 生源的异戊二烯法则

Ruzicka 提出的假设首先由 Lynen 通过证明焦磷酸异戊烯酯（isopentenyl pyrophosphate，IPP）的存在而得到验证，其后 Folkers 于 1956 年又证明 3R-甲戊二羟酸（3R-mevalonic acid，MVA）是 IPP 的关键性前体物质。由此证实了萜类化合物是经甲戊二羟酸途径衍生的一类化合物，这就是"生源的异戊二烯法则"。

在萜类化合物的生物合成中，首先合成活性异戊烯前体物，即由乙酰辅酶 A（acetyl-CoA）经数步反应转化成甲戊二羟酸（MVA）。MVA 经数步反应转化成焦磷酸异戊烯酯（IPP），IPP 经硫氢酶（sulphyhydryl enzyme）及焦磷酸异戊酯异构酶（IPP isomerase）转化为焦磷酸 γ,γ-二甲基烯丙酯（γ,γ-dimethylallyl pyrophosphate，DAPP）。IPP 和 DAPP 两者均可转化为半萜，并在酶的作用下，头尾相接缩合为焦磷酸香叶酯（geranyl pyrophosphate，GPP），衍生为单萜类化合物，或继续与 IPP 分子缩合衍生为其他萜类物质，其生物合成途径如图 6-1 所示。因此，IPP 和 DAPP 目前被认为是萜类成分在生物体内形成的真正前体，是生物体内的"活性的异戊二烯"物质，在生物合成中起着烷基化的作用。

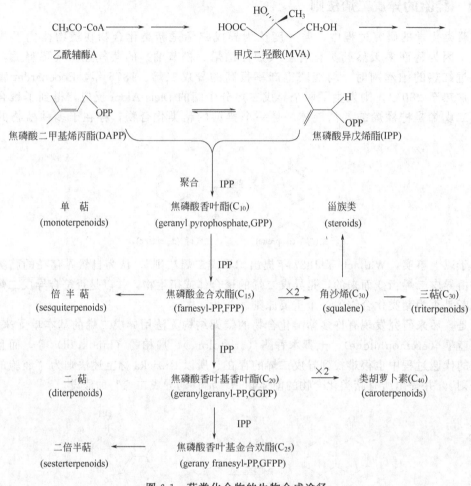

图 6-1　萜类化合物的生物合成途径

6.2　萜类的结构类型及重要化合物

6.2.1　单萜

　　单萜类（monoterpenoids）是由 2 个异戊二烯单位构成，含 10 个碳原子的化合物，广泛分布于高等植物的腺体、油室和树脂道等分泌组织中，是植物挥发油的主要组成成分，在昆虫激素及海洋生物中也存在。它们的含氧衍生物多具有较强的生物活性和香气，是医药、化妆品和食品工业的重要原料。有些单萜在植物体内以苷的形式存在，则不具有挥发性，不能随水蒸气蒸发出来。

　　环状单萜是由焦磷酸香叶酯（GPP）的双键异构化生成焦磷酸橙花酯（neryl pyrophosphate，NPP），NPP 再经双键转位脱去焦磷酸基，生成具有薄荷烷（menthane）骨架的正碳离子后，进一步形成薄荷烷衍生物。而且薄荷烷正碳离子可进一步环化，衍生出蒎烷

（pinane）、蒈烷（carane）、侧柏烷（thujane）等双环化合物骨架。蒎烷型离子再经 wagner-meerwein 转位重排，又衍生出菠烷（bornane）、葑烷（fenchane）、莰烷（camphane）等骨架，如图 6-2 所示。

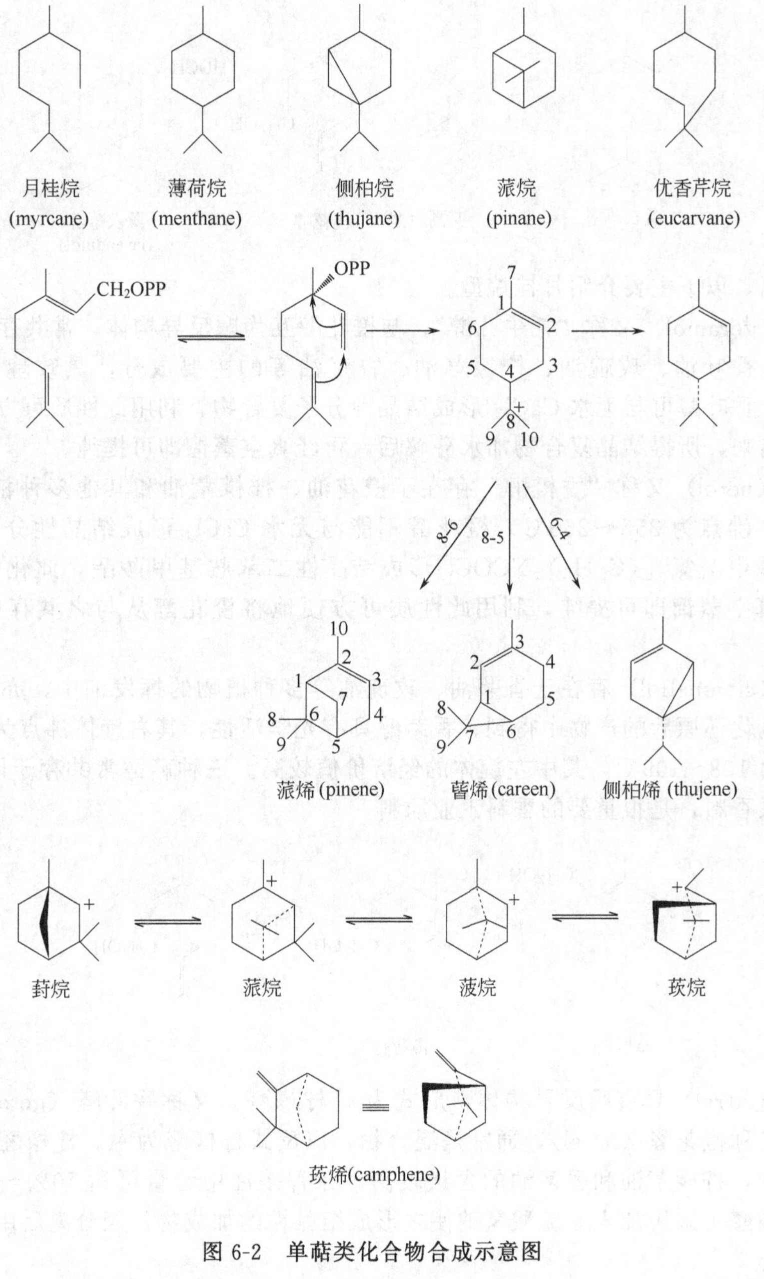

月桂烷　薄荷烷　侧柏烷　蒎烷　优香芹烷
(myrcane)　(menthane)　(thujane)　(pinane)　(eucarvane)

图 6-2　单萜类化合物合成示意图

单萜类化合物按分子中的成环数目不同分为无环、单环、双环、三环等类型，其中单环和双环两种结构类型所包含的单萜化合物最多。构成的碳环多为六元环，也有五元环、四元环、三元环和七元环。近年来单萜类化合物研究进展很快，其化合物颇多。其代表结构类型有月桂烷（myrcane）、薄荷烷（menthane）、侧柏烷（thujane）、蒎烷（pinane）和优香芹烷（eucarvane）。

6.2.1.1 无环单萜

无环单萜中常见的结构类型不多，常见的有月桂烷型、薰衣草烷（lavandulane）型和艾蒿烷（artemisane）型。代表化合物是橙花醇（nerol）、薰衣草醇（lavandulol）和青蒿酮（artemisia）。

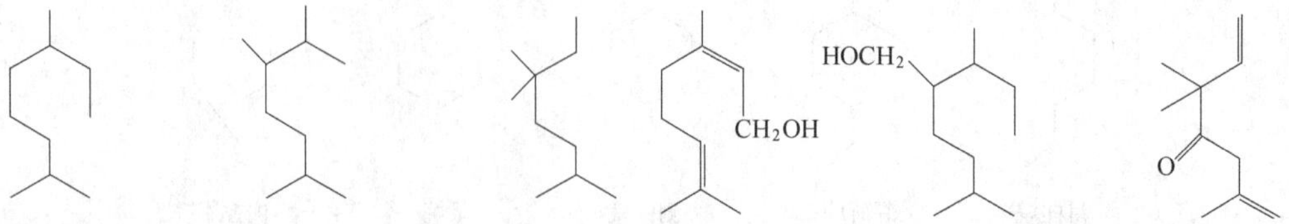

月桂烷型　　薰衣草型　　艾蒿烷型　　橙花醇　　薰衣草醇(lavandulol)　　青蒿酮(artemisia)

限于篇幅，以下主要介绍月桂烷型。

香叶醇（geraniol）又称"牻牛儿醇"，与橙花醇互为顺反异构体，常共存于同一挥发油中。香叶醇是香叶油、玫瑰油、柠檬草油、香茅油等的主要成分，具玫瑰香气，沸点为229～230℃。香叶醇可与无水 $CaCl_2$ 形成结晶性分子复合物，利用此性质可方便地把它从挥发油中分离出来，所得结晶复合物加水分解后，再经真空蒸馏即可提纯。

橙花醇（nerol）又称"香橙醇"存在于橙花油、柠檬草油和其他多种植物挥发油中，具玫瑰香气，沸点为255～260℃。橙花醇不能与无水 $CaCl_2$ 形成结晶性分子复合物，但能与二苯胺基甲酰氯 $[(C_6H_5)_2NCOCl]$ 形成结晶性二苯胺基甲酸酯，此化合物加碱皂化后，再进行真空蒸馏即可提纯，利用此性质可方便地将橙花醇从与之共存的香叶醇中分离出来。

香茅醇（citronellol）存在于香茅油、玫瑰油等多种植物的挥发油中，亦可从香叶醇或橙花醇部分氢化还原后的产物中得到。香茅醇具有光学活性，其右旋体沸点为224～226℃，左旋体沸点为108～109℃，其中左旋体的经济价值较高。三种萜醇常共存于同一挥发油内，都是玫瑰香系香料，是很重要的香料工业原料。

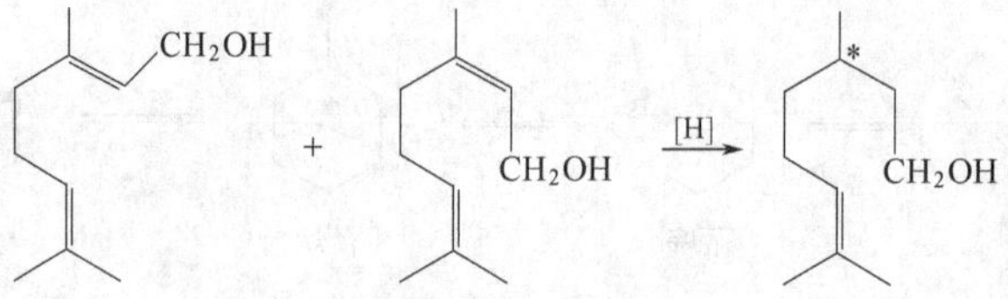

香叶醇　　橙花醇　　香茅醇

柠檬醛（citral）具有顺反异构体，反式为 α-柠檬醛，又称香叶醛（geranial）；顺式为 β-柠檬醛，又称橙花醛（neral），通常是混合物，以反式柠檬醛为主。柠檬醛存在于多种植物的挥发油中，柠檬草油和香茅油的含量较高，在香茅油中含量可达70%～85%。从挥发油中分离柠檬醛可采用加入亚硫酸氢钠使之形成结晶性的加成物，经分离后用稀酸或碱液分

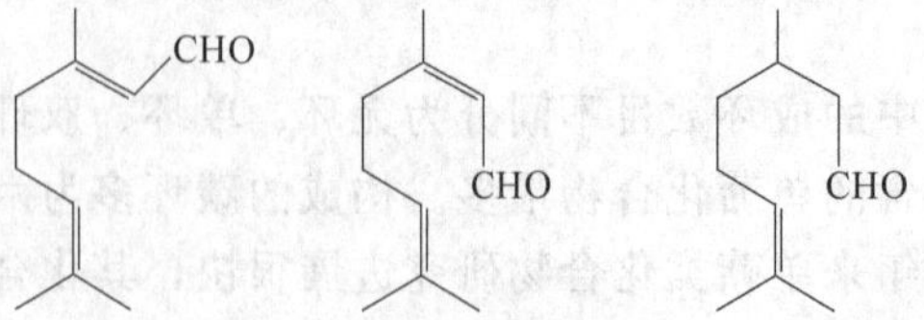

α-柠檬醛　　β-柠檬醛　　香茅醛

解，再经真空蒸馏进行提纯。混合柠檬醛的沸点为118℃，由90％α-柠檬醛和10％β-柠檬醛组成，沸点分别为92～93℃和91～92℃。

柠檬醛具有柠檬香气，作为柠檬香味原料应用于香料和食品工业。含大量柠檬醛的挥发油，如香茅油具有止腹痛和驱蚊作用，故在医药中有广泛用途。

香茅醛是香茅醇的氧化产物，大量存在于香茅油中，也存在于桉叶油、柠檬油等挥发油中。它同样可采用形成亚硫酸氢钠加成物，经分离后再用蒸馏法加以提纯，其沸点为205～206℃。香茅醛也是重要的柠檬香气香料。

青蒿酮存在于菊科蒿属植物蒙古蒿（*Artemisia mongolica Fish.*）和黄花蒿（*Artemisia mongolica annua L.*）中，前者在民间长期用于治疗感冒咳嗽。

6.2.1.2 环状单萜

（1）单环单萜 常见的单环单萜有薄荷烷型、环香叶烷型。

① 薄荷烷型。薄荷醇（menthol）是薄荷（*Mentha arveasis var. piperasceus*）和欧薄荷（*Mentha piperita*）等挥发油中的主要组成成分。其左旋体（*l*-menthol）俗称"薄荷脑"，为白色块状或针状结晶，熔点为42～43℃，沸点为212℃。对皮肤和黏膜有清凉和弱的麻醉作用，用于镇痛和止痒，亦有防腐和杀菌作用，日本还用它作为牙膏和食品的香料。

![薄荷烷、L-薄荷醇、异薄荷醇、d-新薄荷醇、异薄荷醇、薄荷酮的结构式]

薄荷烷　　　　L-薄荷醇　　　　异薄荷醇　　　　*d*-新薄荷醇　　　　异薄荷醇　　　　薄荷酮

薄荷醇有3个手性碳原子，应有8个立体异构体，即L-薄荷醇（*l*-menthol）、异薄荷醇（isom-enthol）、*d*-新薄荷醇（*d*-neomenthol）及新异薄荷醇（neoisomenthol），但在薄荷油中只存在*l*-薄荷醇（*l*-menthol）及*d*-新薄荷醇（*d*-neomenthol）。薄荷醇可氧化生成薄荷酮，在薄荷油中含左旋薄荷酮（menthone）10％～25％。

此类结构中尚有氧化物、过氧化物及其苷类衍生物，均具有很好的生物活性。如桉油精（cineole），是桉叶（*Eucalyptus globulus* Lab.）挥发油中的主要组成成分。分子中具有一个环醚结构，其沸点为176～177℃。它具有较强的解热消炎作用和较强的抗菌防腐能力。驱蛔素（ascoridole）存在于漆科植物土荆芥的挥发油中，又称为土荆芥油精，属于天然萜类过氧化物。在常压下加热到130℃左右即可发生爆炸。驱蛔素具有较强蛔素能力，但具有较强毒性，大剂量可引起恶心、呕吐、吸收后麻痹肠肌。

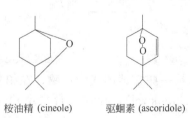

桉油精 (cineole)　　　　驱蛔素 (ascoridole)

② 环香叶烷型。紫罗兰酮（ionone）存在于千屈菜科指甲花挥发油中，工业上由柠檬醛与丙酮缩合制备，缩合产物环合后得到α-紫罗兰酮（α-ionone）及β-紫罗兰酮（β-

ionone）混合物。两者的分离是将其亚硫酸氢钠加成物溶于水中，加入食盐使成饱和状态，则 α-紫罗兰酮首先以小叶状结晶析出，从而与 β-紫罗兰酮分离。α-紫罗兰酮具有馥郁的香气，用于配制高级香料，β-紫罗兰酮可作为合成维生素 A 的原料。

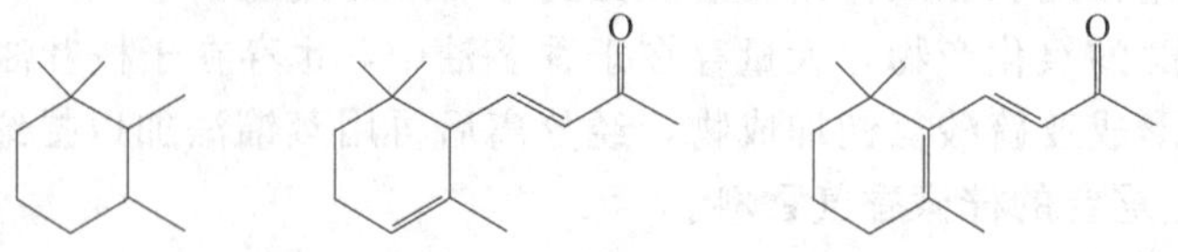

环香叶烷型　　　α-紫罗兰酮　　　β-紫罗兰酮
　　　　　　　　（α-ionone）　　（β-ionone）

③ 其他类型。斑蝥素（antharidin）是从中药斑蝥中提取的一种抗肿瘤活性成分，20 世纪 70 年代曾试用于原发性肝癌，但因对泌尿系统刺激作用较强烈，限制了其应用。近年来，已陆续合成了毒副作用小的同类药物，如羟基斑蝥胺（N-hydroxycantharidimide）及去甲斑蝥素（norcantharidatis）等。斑蝥素去除两个甲基后，对泌尿系的刺激基本消失，升白效果更明显，治疗原发性肝癌等疗效显著。

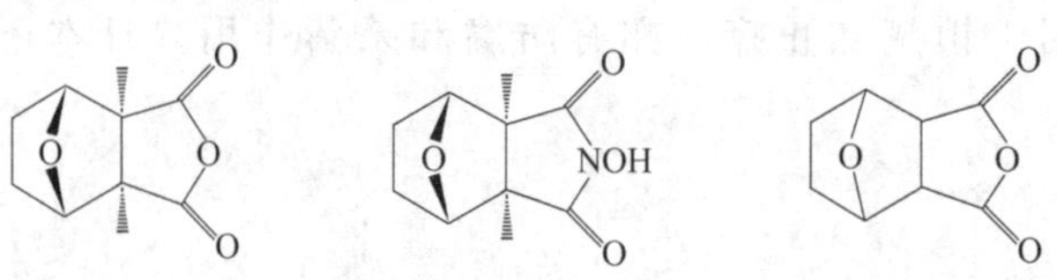

斑蝥素　　　　　N-羟基斑蝥胺　　　　去甲斑蝥素

（2）䓬酚酮类（troponoides） 䓬酚酮类化合物是一类变形的单萜，它们的碳架不符合异戊二烯法则，具有如下的特性。

① 䓬酚酮具有芳香化合物性质，具有酚的通性，显酸性，其酸性介于酚类和羧酸之间。

② 分子中的酚羟基易于甲基化，但不易酰化。

③ 分子中的羰基类似于羧酸中羰基的性质，但不能和一般羰基试剂反应。红外光谱中显示其羰基（$1650 \sim 1600 cm^{-1}$）和羟基（$3200 \sim 3100 cm^{-1}$）的吸收峰，较一般化合物中羰基略有区别。

④ 䓬酚酮能与多种金属离子形成配位化合物结晶体，并显示不同颜色，以此鉴别。如其铜配位化合物为绿色结晶，其铁配位化合物为赤红色结晶。

䓬酚酮类　　　　　扁柏素

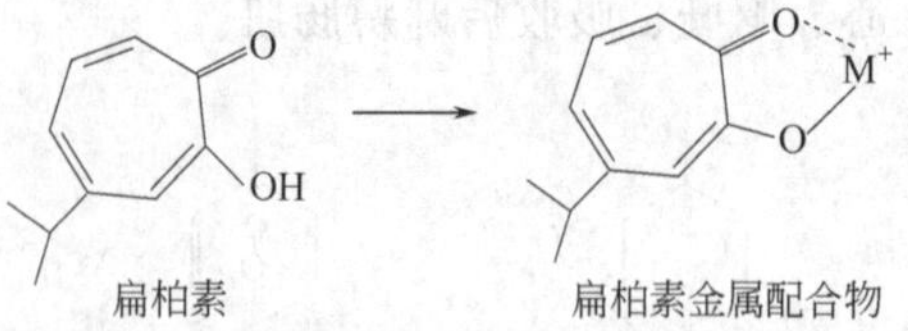

扁柏素　　　　　　扁柏素金属配合物

较简单的䓬酚酮类化合物是一些霉菌的代谢产物，在柏科的心材中含有䓬酚酮类化合物。β-崖柏素，也称扁柏素（kinokitol），存在于台湾扁柏（*Chamaecyparis taiwanensis*）及罗汉柏心材中。

（3）双环单萜 双环单萜的衍生物在植物界分布很广，组成它们的碳骨架有 15 种以上，常见的有 6 种，如蒎烷型、蒈烷型、莰烷型、葑烷型、异莰烷型、烷型等，其中以蒎烷型和莰烷型结构最稳定，形成的衍生物也最多。

① 蒎烷型衍生物。α-蒎烯（α-pinen）在松节油中含量最高，可达 60% 以上，其沸点为 156~157℃，在空气中能被氧化为树脂状物质。α-蒎烯可作为合成樟脑（camphor）和龙脑（borneol）的原料。松节油中还含有少量的 β-蒎烯（β-pinen）和更少量的 γ-蒎烯（γ-pinen）。

芍药苷（paeoniflorin）是从芍药（*Paeonia albiflora*）根中得到的蒎烷单萜苦味苷，对小鼠有镇静、镇痛及抗炎等药理作用。近年报道芍药苷具有防治老年性痴呆的生物活性。

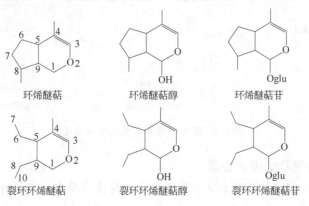

α-蒎烯　　　β-蒎烯　　　γ-蒎烯　　　　　　芍药苷

② 莰烷型衍生物。莰烷型衍生物多以含氧生物存在。

龙脑（borneol）俗称"冰片"，又称樟醇，为白色片状结晶，具有似胡椒又似薄荷的香气，有升华性，熔点为 204~208℃。其右旋体主要得自白龙脑香树（*Dryobalanops aromatica* Gaertn.）的挥发油，左旋体存在于艾纳香（*Blumea balsmifera* DG.）全草中，合成品为消旋体。冰片不但有发汗、兴奋、解痉挛和防止虫蛀等作用，还具有显著的抗缺氧功能，它和苏合香脂配合制成苏冰滴丸代替冠心苏合丸治疗冠心病、心绞痛。此外冰片也是香料工业的原料。

樟脑（camphor）习称辣薄荷酮，为白色结晶性固体，熔点为 179.8℃，易升华，具有特殊钻透性的芳香气体。天然樟脑由右旋体与左旋体共存，其右旋体在樟树（*Cinnamonus camphora*）挥发油中含量约 50%，左旋体存在于菊蒿（*Tanacetum vulgare*）的挥发油中，合成品为消旋体。樟脑有局部刺激作用和防腐作用，可用于神经痛、炎症和跌打损伤的擦剂，并可作为强心剂，其强心作用是由于其在体内氧化成 π-氧化樟脑（π-oxocamphor）和对氧化樟脑（*p*-oxocamphor）所致。

樟脑　　　π-氧化樟脑　　　对-氧化樟脑　　　*l*-龙脑

6.2.2　环烯醚萜

环烯醚萜（iridoids）为臭蚁二醛（iridoidial）的缩醛衍生物。从化学结构看，环烯醚萜又是含有环戊烷结构单元，其性质具有一定特点的环状单萜衍生物。该类化合物有含取代环戊烷的环烯醚萜（iridoid）和环戊烷开裂的裂环环烯醚萜（secoiridoid）两种基本结构。

环烯醚萜　　　　　　　环烯醚萜醇　　　　　　　环烯醚萜苷

裂环环烯醚萜　　　　　裂环环烯醚萜醇　　　　　裂环环烯醚萜苷

按其生源途径，这类物质在植物体内由活性焦磷酸香叶酯（GPP）衍生而成，但实际上其生物合成途径不同于单萜，它不是经由脱去 GPP 分子中焦磷酸基而直接产生闭环反应这一生源途径，而是 GPP 经水解脱去焦磷酸后，经氧化形成香茅醛，香茅醛在环合过程中发生双键转位，再水合成一个伯醇基，伯醇基进一步被氧化，衍生为蚁臭二醛。臭蚁二醛发生烯醇化后，再进行分子内羟醛缩合，即产生环烯醚萜，其生物合成途径如图 6-3 所示。

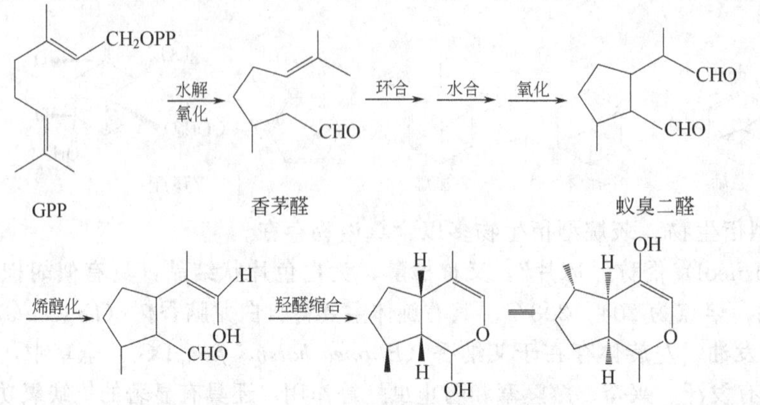

图 6-3　裂环环烯醚萜生物合成途径

环烯醚萜 C_4 位甲基经生物氧化成为羧基，再脱羧形成 4-去甲基环烯醚萜（4-demethyliridoid）。环烯醚萜中环戊烷部分的 C_7—C_8 处断裂，则形成裂环环烯醚萜（secoiridoid），后者 C_4 位甲基经氧化成为羧基，闭环而衍生成裂环内酯环烯醚萜。环烯醚萜主要衍生化途径如图 6-4 所示。

环烯醚萜及其苷类在植物界分布较广，在双子叶植物中分布很广泛，尤其是唇形科、茜草科、龙胆科等。据不完全统计，已从植物中分离并鉴定结构的环烯醚萜类化合物超过 800 种，其中大多数为苷类成分，非苷类环烯醚萜仅有 60 余种，裂环环烯醚萜类有 30 余种。

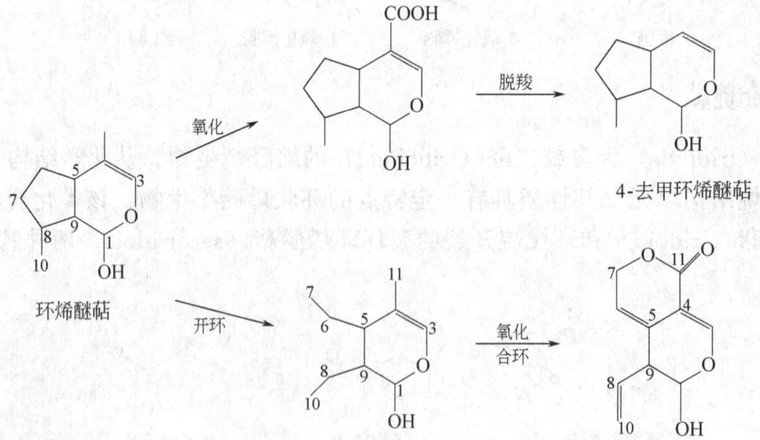

图 6-4　环烯醚萜的主要衍生化途径

6.2.2.1　环烯醚萜的理化性质

① 环烯醚萜苷和裂环环烯醚萜苷大多数为白色结晶体或粉末，多具有旋光性，味苦。

② 环烯醚萜苷类易溶于水和甲醇，可溶于乙醇、丙酮和正丁醇，难溶于氯仿、乙醚和苯等亲脂性有机溶剂。

③ 环烯醚萜苷易被水解，生成的苷元为半缩醛结构，其化学性质活泼，容易进一步聚合，难以得到结晶苷元。苷元遇酸、碱、羰基化合物和氨基酸等都能变色。若用酶水解，则显深蓝色，也不易得到结晶形状的苷元。游离的苷元遇氨基酸并加热，即产生深红色至蓝色，最后生成蓝色沉淀。因此，与皮肤接触，也能使皮肤染成蓝色。苷元溶于冰醋酸溶液中，加少量铜离子，加热，也能显蓝色。

6.2.2.2 结构分类及重要代表物

（1）环烯醚萜苷类 环烯醚萜类多以苷的形式存在，以 10 个碳的环烯醚萜苷占多数，其 C_1 羟基多与葡萄糖形成苷，且大多数为单糖苷；C_{11} 有的氧化成羧酸，并可形成酯。

栀子苷（gardenoside）和京尼平苷酸（geniposidic acid）是清热泻火中药山栀子的主成分。其中京尼平苷具有显著的泻下作用和利胆作用，并且京尼平苷对应力负荷小鼠的性行为，学习行为低下有预防效果；而京尼平苷苷元（ginipin，京尼平）具有显著的促进胆汁分泌作用和泻下作用。

鸡屎藤苷（paederoside）是鸡屎藤的主成分，其 C_4 位羧基与 C_6 位羟基形成 γ-内酯，而 C_{10} 位的甲硫酸酯在鸡屎藤组织损伤时，由于酶解的作用而产生甲硫醇，故鸡屎藤叶固具有鸡屎的恶臭而得名。

肉苁蓉苷具有滋阴补肾的作用，是中药肉苁蓉（*Cistanche deserticol* Y. C. Ma）的主要有效成分。

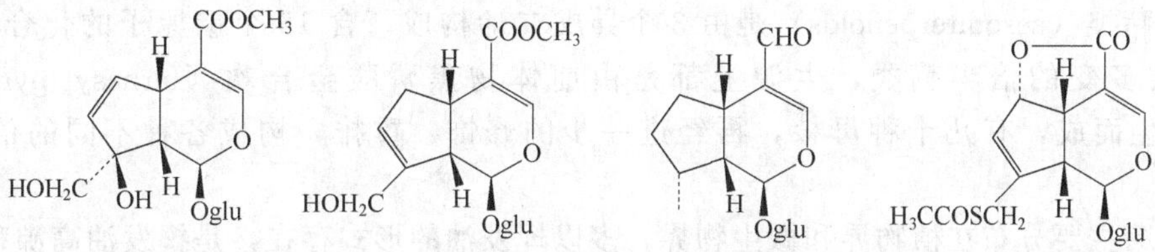

栀子苷　　　　京尼平苷　　　　肉苁蓉苷　　　　鸡屎藤苷

（2）4-去碳取代环烯醚萜苷类 4-去碳取代环烯醚萜苷是环烯醚萜的降解苷，由 9 个碳构成，环上取代情况与环烯醚萜类似。

梓醇（catalpol）又称梓醇苷，是地黄中降血糖作用的主要有效成分，并且有很好的利尿作用，这些与地黄的药效相一致。梓苷（catalposide）存在于梓实中，经实验表明，梓苷的药理作用与梓醇相似。玄参苷（harpagoside）存在于林生玄参（*Scrophularia noclose* Linn.）中，具有抗炎、镇痛作用。

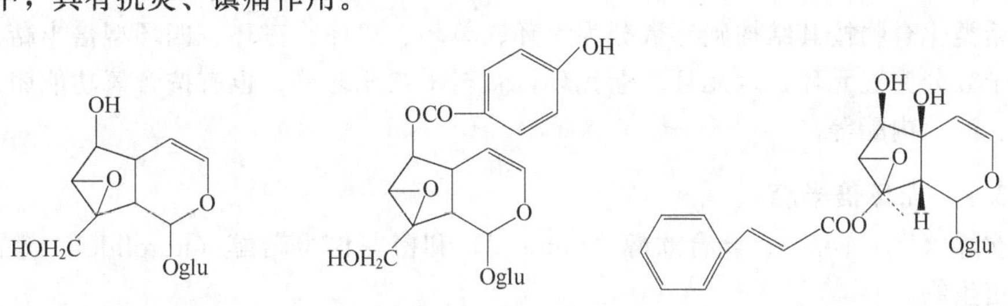

梓醇　　　　　　梓苷　　　　　　　玄参苷

（3）裂环环烯醚萜苷 裂环环烯醚萜苷是由环烯醚萜苷苷元部分在 C_7、C_8 处开环衍生而来的苦味苷。这类化合物在龙胆科、茜草科、木犀科等植物中分布广泛，尤其在龙胆科的龙胆属和獐牙菜属植物中存在更为普遍。

龙胆苦苷（gentiopicroside，gentiopicrin）是龙胆科植物龙胆（*Gentiana scabra Bunge*）、当药（*Swertia Pseudochinesis* Hara.）、獐牙菜 [*Swertia bimaculata*（sieb. et zucc）Hook. f. et Thoms.] 等植物中的苦味成分。

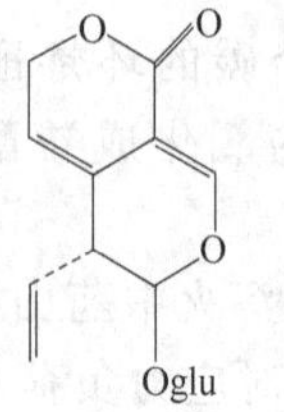

龙胆苦苷 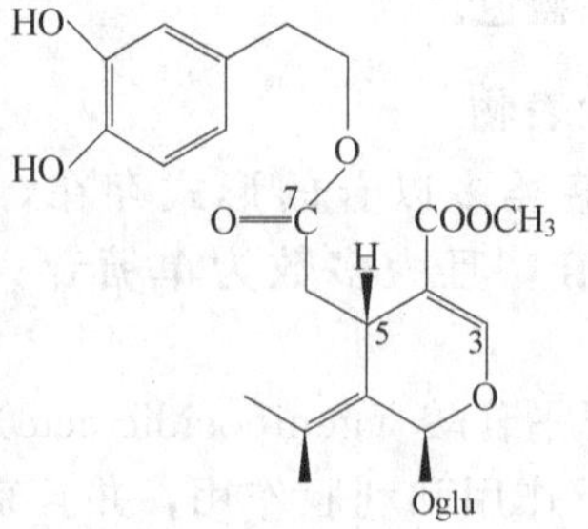　　　　　　　　　橄榄苷 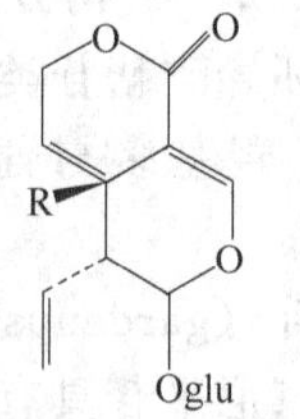　　　　　　　　当药苷　R=H
　　　　　　　　　　　　　　　　　　　　　　　　当药苦苷 R=OH

当药苷（獐牙菜苷，sweroside）、当药苦苷（獐牙菜苦苷，swertamarin）均为当药和獐牙菜中的苦味成分。橄榄苷（oleuropein）为油橄榄（*Olea europaea* L.）中的活性成分，具有降压作用。

6.2.3　倍半萜

倍半萜类（sesquiterpenoids）是由 3 个异戊二烯构成，含 15 个碳原子的化合物类群。骨架复杂多变的倍半萜类，生源上都是由前体物焦磷酸金合欢（farnesyl pyrosphate，FPP）衍生而成，有几十种母核，再经进一步的修饰、重排，构成各种不同的倍半萜化合物。

倍半萜主要分布在植物界和微生物界，多以挥发油的形式存在，是挥发油高沸程部分的主要组成成分，在植物中多以醇、酮、内酯或苷的形式存在，亦有以生物碱形式存在。近年来，在海洋生物中的海藻和腔肠、海绵、软体动物中发现的倍半萜越来越多，且在昆虫器官和分泌物中也有发现。倍半萜的含氧衍生物多具有较强的香气和生物活性，是医药、食品、化妆品工业的重要原料。

倍半萜的研究发展较快，无论是化合物的数目，还是结构骨架的类型都是萜类化合物中最多的一类。迄今结构骨架超过 200 种，化合物有数千种之多，近年来在海洋生物中就发现有 300 种之多。

倍半萜类化合物按其结构碳环数分为无环、单环、双环、三环、四环型倍半萜；按构成环的碳原子数分为五元环、六元环、七元环，直至十二元环等；也有按含氧功能团分为倍半萜醇、醛、酮、内酯等。

6.2.3.1　无环倍半萜

金合欢烯（farnesene）、金合欢醇（famesol）和橙花倍半萜醇（nerolidol）等都是链状倍半萜类衍生物。

金合欢烯又称麝子油烯，存在于枇杷叶、生姜、及洋甘菊的挥发油中。金合欢烯有 α、β 两种构型，其中 β 体存在于藿香、啤酒花和生姜挥发油中。

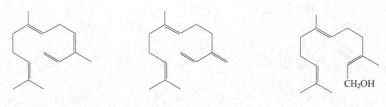

α-金合欢烯   β-金合欢烯   金合欢醇

金合欢醇在金合欢（*Acacia fornesiana*）花油、橙花油、香茅中含量较多，为重要的高级香料原料。橙花醇又称苦橙油醇，具有苹果香，是橙花油中的主要成分之一。苦橙油醇为叔醇，又称橙花叔醇，存在于苦橙油、秘鲁香树脂中。当苦橙油醇脱去一个分子的水，则得到 β-金合欢烯，所以这些倍半萜衍生物常共存于同一挥发油中。

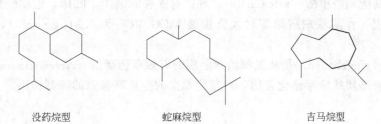

6.2.3.2 环状倍半萜

环状倍半萜有单环倍半萜类和双环倍半萜类两种。

（1）单环倍半萜   单环倍半萜类根据生成途径有多种类型，其中以没药烷型（bisabolane）、蛇麻烷型（humulane）和吉马烷型（germacrane）衍生物的种类最多，其生物活性也较引人注目。

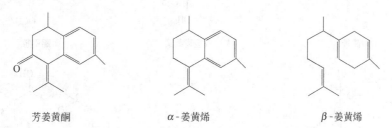

没药烷型   蛇麻烷型   吉马烷型

① 没药烷型。芳姜黄酮（arturmerone）是从日本栽培的姜黄（*Curcuma longa*）新鲜根茎中分离得到成分，具有利胆作用。生姜（*Zingiber officinale Rosc.*）中含有 α-姜黄烯、β-姜黄烯等，具有镇吐止呕作用。

芳姜黄酮   α-姜黄烯   β-姜黄烯

② 蛇麻烷型。蛇麻烷型是 11 碳的大环倍半萜类，主要存在于蛇麻花（啤酒花）（*Humulus lupulus* L.）中，其挥发油中含有 β-蛇麻烯（humulene）、蛇麻二烯酮（humuladienone）和蛇麻二烯醇（humulol），具有苦补健胃和抗结核作用。

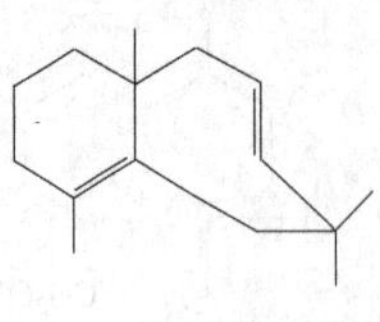

β-蛇麻烯 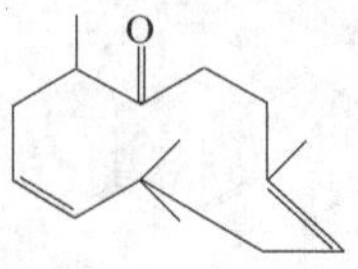　　　　　蛇麻二烯酮 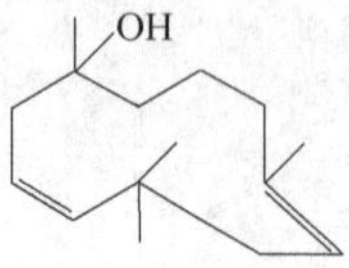　　　　　蛇麻二烯

③ 其他类型。莪术二酮（curdione）存在于温莪术（*Curcuma zedoaria*）的挥发油中，是治疗早期宫颈癌的有效成分。去氧苦地胆素（deoxyelephantopin）存在于菊科地胆属植物地胆草（*Elephantopus Scaber* L.）中。

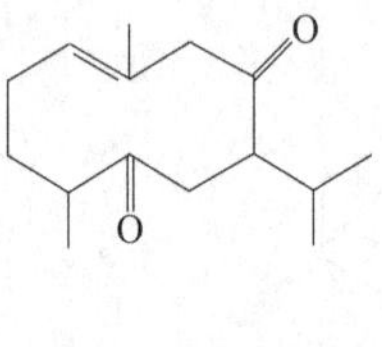

莪术二酮 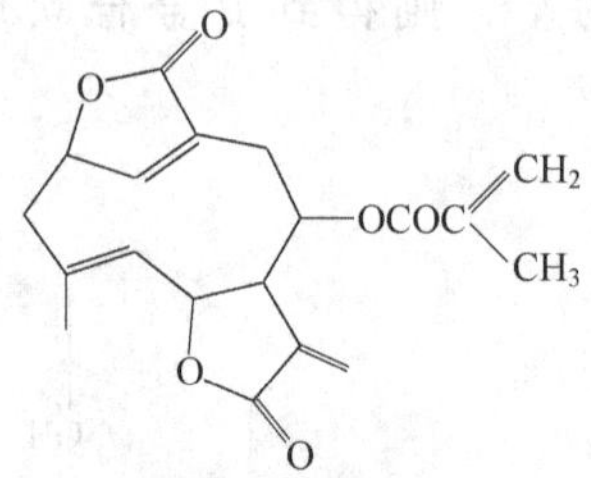　　　　　　　　　　　　去氧苦地胆素

青蒿素（qinghaosu，arteannuin，artemisinin）是过氧化物倍半萜，是从中药青蒿（也称黄花蒿）（*Artemisia annua* L.）中分离到的抗恶性疟疾的有效成分。青蒿素在水中及油中均难溶解，影响其治疗作用的发挥，临床应用也受到一定限制。因此，曾对它的结构进行了修饰，合成大量衍生物。从中筛选出具有抗疟效价高、原虫转阴快、速效、低毒等特点的双氢青蒿素（dihydroqinshaosu），再进行甲基化，将其制成油溶性的蒿甲醚（artemether）及水溶性的青蒿琥珀酸单酯（artesunate）。现已有多种制剂用于临床，近期研究显示青蒿素具有抗肿瘤作用，青蒿琥珀酸单酯对人乳腺癌 MCG-7IC$_{50}$ 为 $0.31\mu g \cdot ml^{-1}$，作用强于青蒿素。

鹰爪甲素（yingzhaosu）是从民间治疗疟疾的有效草药鹰爪（*Artemisia annua*）根中分离出的具有过氧基团的倍半萜化合物，对鼠疟原虫的生长有很强的抑制作用。

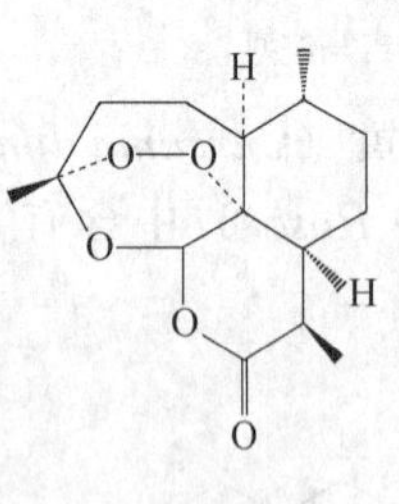

青蒿素 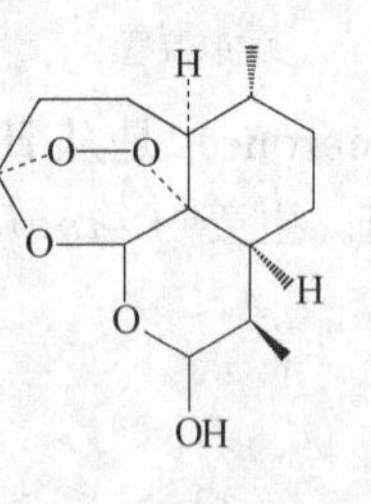　　　　　　　双氢青蒿素 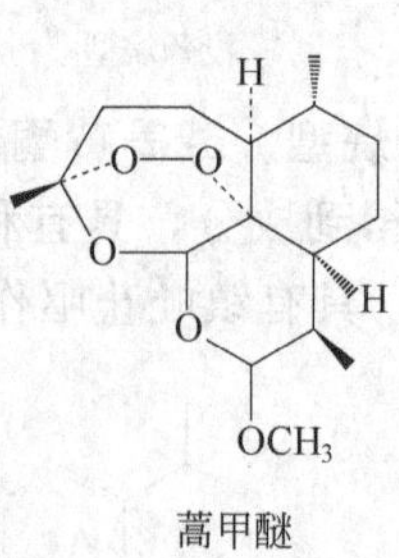　　　　　　蒿甲醚

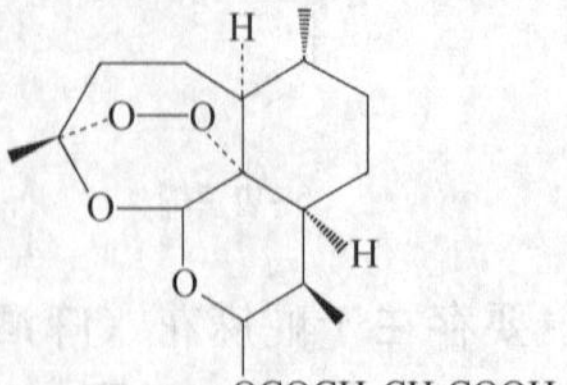

青蒿琥珀酸单酯 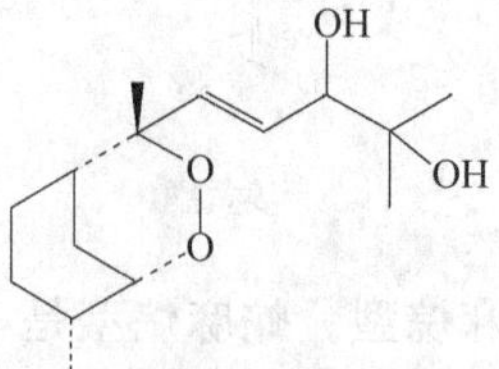　　　　　　　　　　　　鹰爪甲素

（2）双环倍半萜 双环倍半萜的结构类型很多，但根据碳骨架结构可归纳为萘类衍生物、薁类衍生物和其他衍生物。每一类又以母体烃的类型进行划分，主要结构类型如下。

萘类衍生物

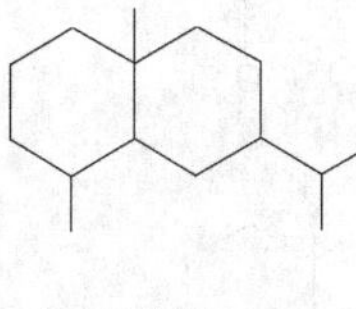

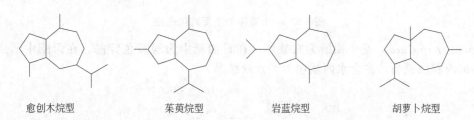

桉烷型 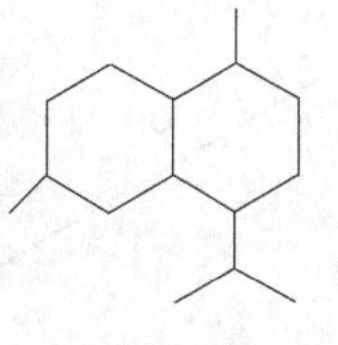　　　　　　　　杜松烷型 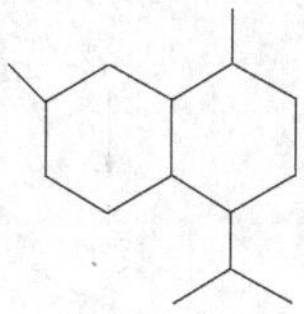　　　　　　　　拉松烷型

薁类衍生物

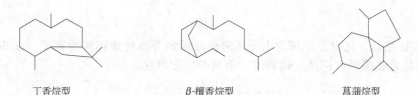

愈创木烷型　　　　　茉莴烷型　　　　　岩蓝烷型　　　　　胡萝卜烷型

其他结构衍生物

丁香烷型　　　　　　β-檀香烷型　　　　　　菖蒲烷型

① 桉烷型衍生物。α-沙草酮又称香附酮（α-cyperone）存在于香附（*Cyperus rotundus* L.）的挥发油中，具有理气止痛的作用。香附酮可与氨基脲作用，形成结晶性的缩胺脲，再加以分离，形成的缩胺脲在酸的作用下可水解成香附酮。

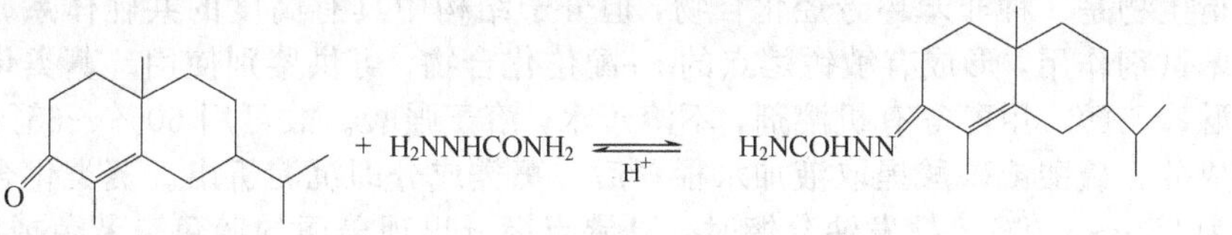

$$+ \text{H}_2\text{NNHCONH}_2 \underset{\text{H}^+}{\rightleftharpoons} \text{H}_2\text{NCOHNN} =$$

α-沙草酮

α-山道年（α-santonin）是山道年草（*Artemisia cina*）或蛔蒿（*Artemisia incana*）未开放的头状花序或全草中的主成分。山道年是强力驱蛔剂，但服用过量可产生黄视疟毒性，已被临床淘汰。由于山道年结构中具有 1,4-二烯酮的交叉共轭（1,4-二烯-3-酮）体系，用光照射可引起变化；若用酸处理，可发生重排使二烯酮变成酚；碱处理则转变成山道年酸（santonicacid），如图 6-5 所示。

② 杜松烷型。棉酚（gossypol）为杜松烷型双分子衍生物，主要存在于棉籽中，含量约为 0.5%，也存在于棉的茎、叶中，是有毒的黄色液体。棉酚具有杀精作用，我国学者曾将其试用作男性计划生育用药，但因副作用大而未应用于临床。此外，棉酚还有抗菌杀虫活性。棉酚不含手性碳原子，但由于两个苯环折叠造成障碍而具有光学活性。在棉籽中棉酚为消旋体，是有多种熔点的晶体，184℃（乙醚），199℃（氯仿），214℃（石油醚）。从桐棉

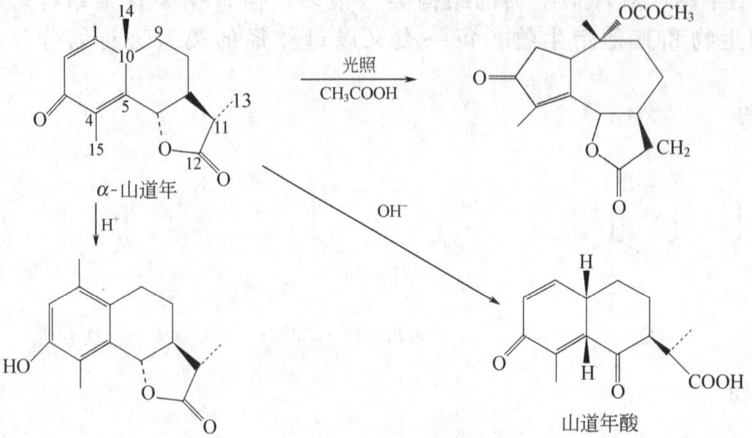

图 6-5　α-山道年的主要衍化途径

(*Thespesia populnea*) 花中棉酚为右旋体，在石油醚中为淡黄色针晶，在丙酮中形成深黄色棱晶的丙酮加成物，在含水丙酮中为长片状结晶。

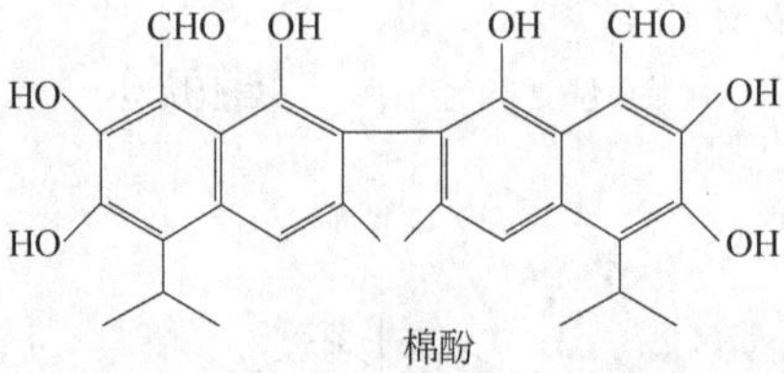

棉酚

③ 薁类衍生物。凡由五元环与七元环骈合而成的芳环骨架都称为薁类（azulenoids）化合物。这类化合物多具有抑菌、抗肿瘤、杀虫等生物活性。

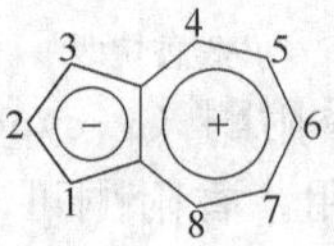

薁类化合物

薁类衍生物是一种非苯环芳烃化合物，但分子结构中具有高度的共轭体系，可与苦味酸或三硝基苯试剂作用，形成有敏锐熔点的 π-配位化合物，可供鉴别使用。薁类化合物溶于石油醚、乙醚、乙醇、甲醇等有机溶剂，不溶于水，溶于强酸。故可用 60%～65% 硫酸或磷酸提取薁类成分，硫酸或磷酸提取液加水稀释后，薁类成分即沉淀析出。薁类化合物的沸点较高，一般为 250～300℃，挥发油分馏时，高沸点馏分出现美丽的蓝色、紫色或绿色现象时，表示可能有薁类化合物的存在。

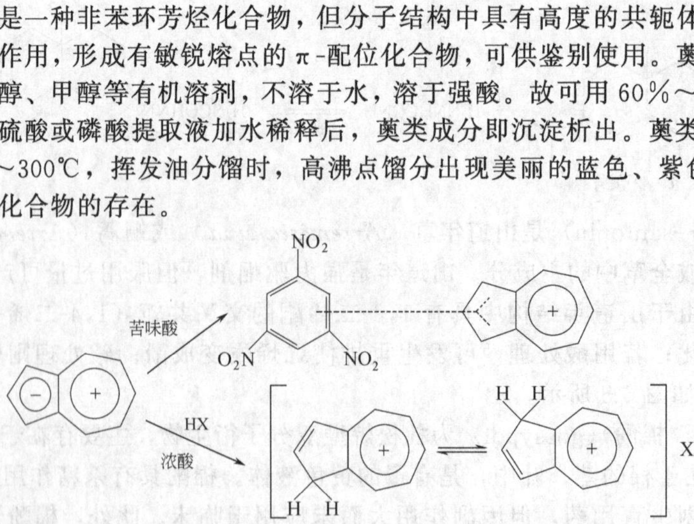

预试挥发油中的薁类成分时多用 Sabety 反应，即取挥发油 1 滴溶于 1ml 氯仿中，加入 5% 溴的氯仿溶液，若产生蓝紫色或绿色，表明有薁类化合物存在。与 Ehrlich 试剂（对二

甲胺基苯甲醛浓硫酸）反应产生紫色或红色时，亦可证实挥发油中有薁类化合物存在。愈创木醇（guaiol）存在于愈创木（*Guajacum officinale*）木材的挥发油中，属于薁类的还原产物。该化合物在蒸馏、酸处理时，可氧化脱氢而形成薁类。

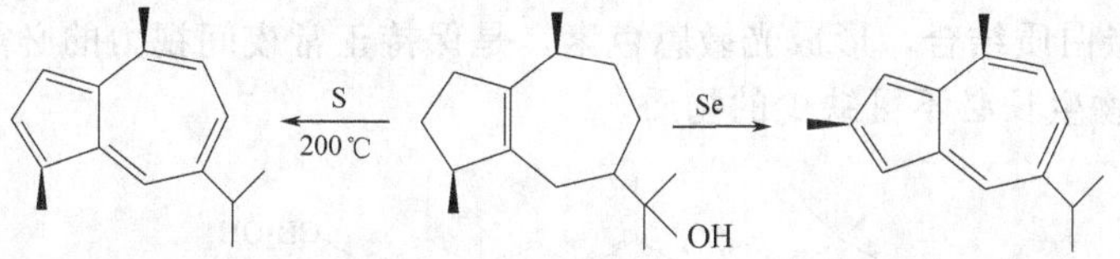

愈创薁　　　　　　　　愈创木醇　　　　　2,4-二甲基-7-异丙基薁

植物中的倍半萜薁类衍生物多半是其氢化衍生物，这些氢化衍生物多数失去芳香性，其结构中愈创木烷骨架类型居多。如圆叶泽兰（*Eupatorium rotundifolium*）中的抗癌活性成分泽兰苦内酯(euparotin)、泽兰氯内酯(eupachlorin)和天人菊中的抗肿瘤成分天人菊内酯都属于愈创木烷型倍半萜内酯或其苷类化合物。天人菊内酯对人鼻咽癌细胞有抑制作用，IC_{50} 为 $0.8\sim1.6\,ug\cdot ml^{-1}$。

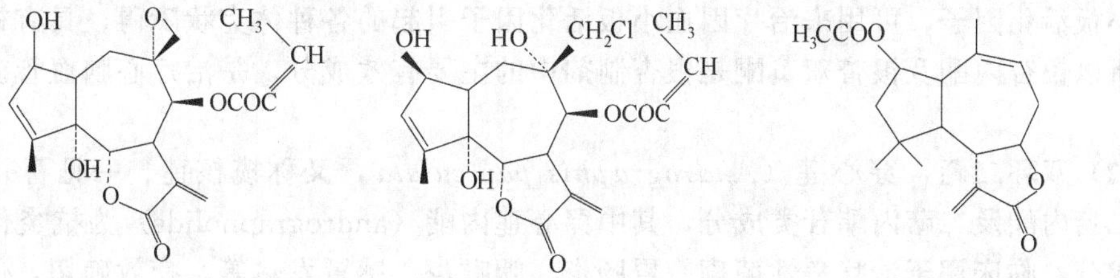

泽兰苦内酯　　　　　　泽兰氯内酯　　　　　　天人菊内酯

6.2.4　二萜

二萜类（diterpenoids）由 4 个异戊二烯构成，含 20 个碳原子的化合物类群。它们的结构具有多样性，但都是由焦磷酸香叶基香叶酯（geranylgeranyl pyrophosphate，GGPP）衍生而成，几乎都呈环状结构。根据其碳环数分为无环二萜、单环二萜、双环二萜、三环二萜、四环二萜。广泛分布于植物界，植物分泌的乳汁、树脂等均以二萜类衍生物为主，尤以松柏科植物最为普遍。许多二萜的含氧衍生物具有多方面生物活性，如紫杉醇、穿心莲内酯、丹参酮、银杏内酯、雷公藤内酯、甜菊苷等都具有较强生物活性，有的已是重要药物。除植物外，菌类代谢产物中也发现有二萜，而且从海洋生物中也分离到为数较多的二萜衍生物。

二萜类由于相对分子质量大，挥发性低，所以大多数不能随水蒸气蒸馏，并很少在挥发油中发现，即使个别挥发油中含有二萜成分，亦多在高沸点的馏分中。

6.2.4.1　无环二萜

无环二萜类化合物在自然界中存在较少，只广泛以叶绿素中的植物醇（phytol）与卟啉（porphyrin）结合成酯的形式存在于植物中，曾作为合成维生素 E、K_1 的原料。从海绵（*Hippospongia sp*）中分离得到的 untennospongin-A，属于 21 个碳的呋喃二萜，对冠状动脉具有血管舒张作用。

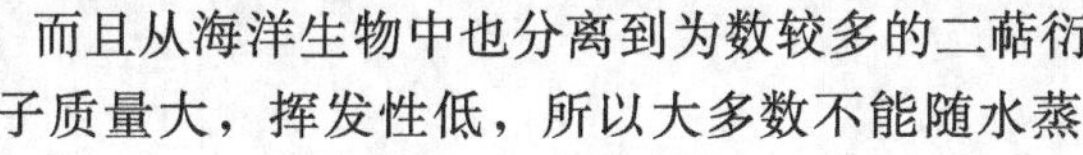

植物醇

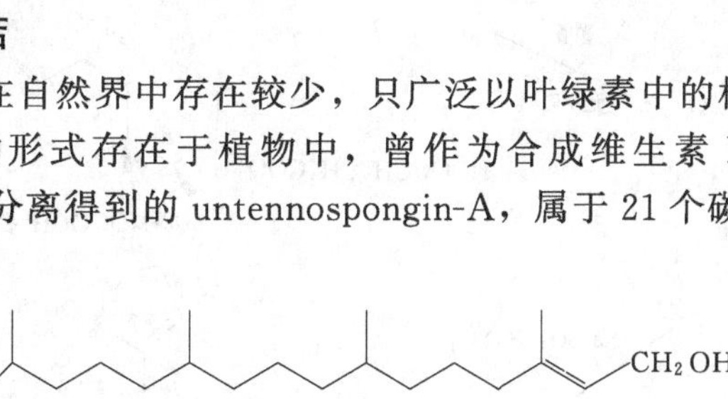

untennospongin-A

6.2.4.2 环状二萜

（1）**单环二萜** 维生素 A（vitamin A）是一种重要的脂溶性维生素，主要存在于动物肝脏中，特别是鱼肝中含量较丰富，如鲨鱼和鳕鱼的肝油中富含维生素 A。维生素 A 与眼睛的视网膜内的蛋白质结合，形成光敏感色素，是保持正常夜间视力的必需物质，而且维生素 A 也是哺乳动物生长必不可缺少的物质。

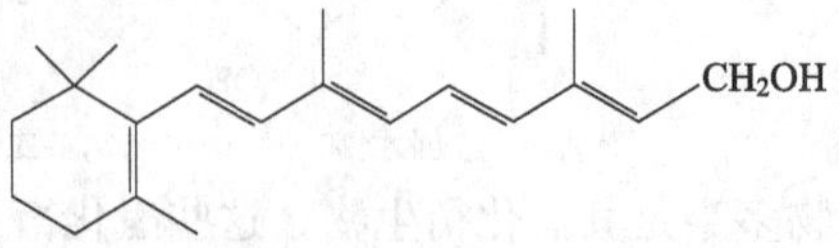

维生素A

银杏内酯（ginkgolides）是银杏（*Ginkgo biloba*）根皮及叶的强苦味成分，已分离出银杏内酯 A、B、C、M、J（ginkgolidesA、B、C、M、J）等多种内酯。银杏内酯类可作为拮抗血小板活化因子，可用来治疗因血小板活化因子引起的各种休克状障碍，具有神经保护作用。所以银杏内酯及银杏双黄酮是银杏制剂中的主要有效成分，是治疗心脑血管疾病的有效药物。

（2）**双环二萜** 穿心莲（*Andrographis paniculata*，又称榄核莲、一见喜）叶中含有较多二萜内酯及二萜内酯苷类成分，其中穿心莲内酯（andrographolide）为抗炎作用的主要活性成分，临床用于治疗急性菌痢、胃肠炎、咽喉炎、感冒发热等，疗效确切，但水溶性不好。为增强穿心莲内酯水溶性，将穿心莲内酯在无水吡啶中与丁二酸酐作用，制备成丁二酸半酯的钾盐；或与亚硫酸钠在酸性条件下制备成穿心莲内酯磺酸钠，而成为水溶性化合物，可用于制备浓度较高的注射剂。

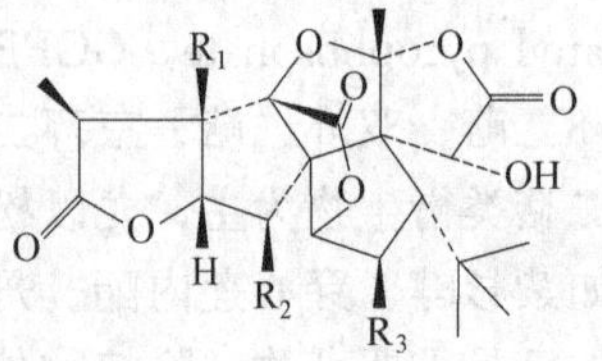

	R₁	R₂	R₃
银杏内酯 A	OH	H	H
银杏内酯 B	OH	OH	H
银杏内酯 C	OH	OH	OH
银杏内酯 M	OH	H	OH
银杏内酯 J	OH	H	OH

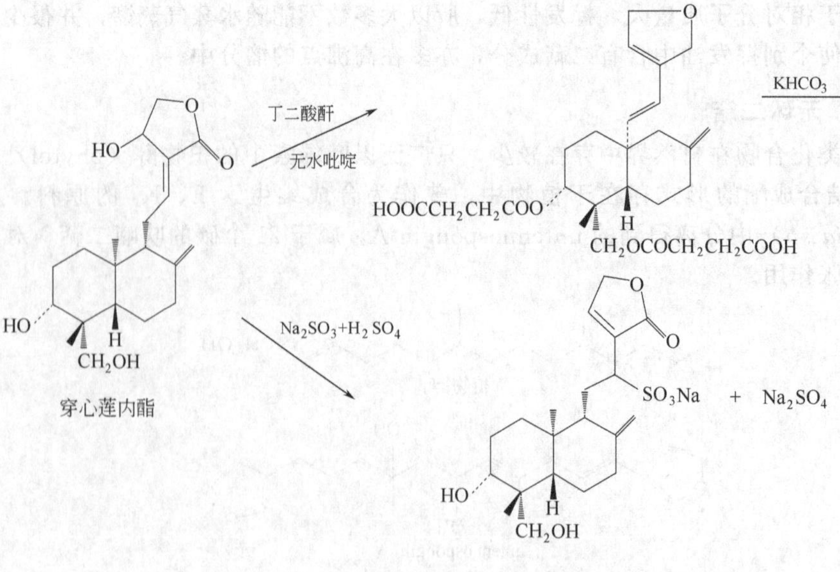

穿心莲内酯

土荆甲酸（pseudolaric aicd A）和土荆乙酸（pseudolaric acid B）是从金钱松树皮中分离出的抗真菌成分。其中土荆酸乙为主要成分，具有抗生育活性，使早孕大鼠子宫内膜及肌层血管血流量减少，是造成胚胎死亡的重要原因。研究显示土荆甲酸和土荆乙酸具有抗肿瘤作用，能明显抑制宫颈癌 LiBr 细胞生长，IC_{50} 值为 $2.5 \times 10^{-5}\,mol/L$，使 $p^{21}WAF1$ 表达增强。土荆乙酸还能诱导 K_{562} 细胞凋亡，其 IC_{50} 值为 $2 \times 10^{-6}\,mol/L$。

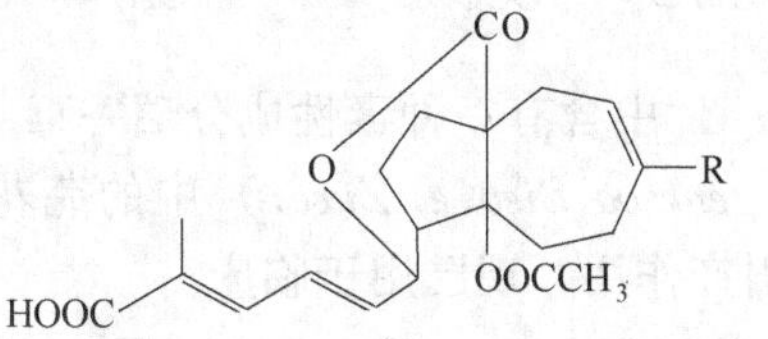

土荆甲酸　R＝CH₃
土荆乙酸　R＝COOCH₃

（3）三环二萜　雷公藤甲素（triptolide）、雷公藤乙素（tripdiolide）、雷公藤内酯（triptolidenol）及 16-羟基雷公藤内酯醇（16-hydroxytriptolide）是从雷公藤（*Triptery-gium wiefordii* Hook. f.）根中分离出来的抗癌活性物质。雷公藤甲素对乳腺癌和胃癌细胞系集落形成有抑制作用。6-羟基雷公藤内酯醇具有较强的抗炎、免疫抑制和雄性抗生育作用，但毒性也较大。雷公藤多苷能明显抑制小鼠脾淋巴细胞转化、降低血清溶血素水平。

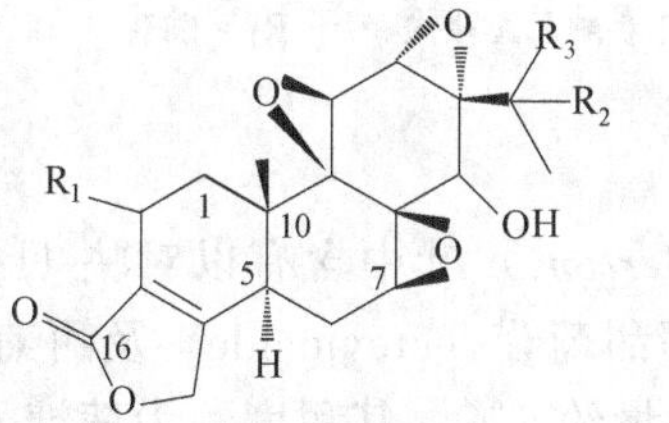

	R_1	R_2	R_3
雷公藤甲素	H	H	CH₃
雷公藤乙素	OH	H	CH₃
雷公藤内酯	H	OH	CH₃
16-羟基雷公藤内酯醇	H	H	CH₂OH

紫杉醇（taxol）又称红豆杉醇，是 20 世纪 90 年代国际上抗肿瘤药三大成就之一，最早从太平洋红豆杉（*Taxus brevifolia*）的树皮中分离得到，1972 年底美国 FDA 批准上市，临床用于治疗卵巢癌、乳腺癌和肺癌疗效较好，对血管生成有很强的抑制作用，颇受医药界重视，临床需求量较大。

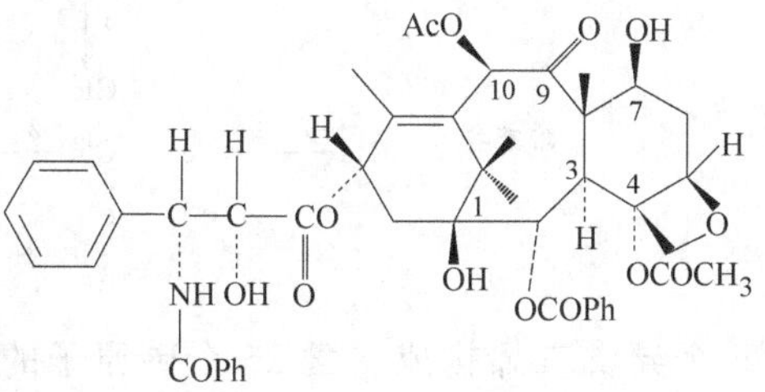

紫杉醇 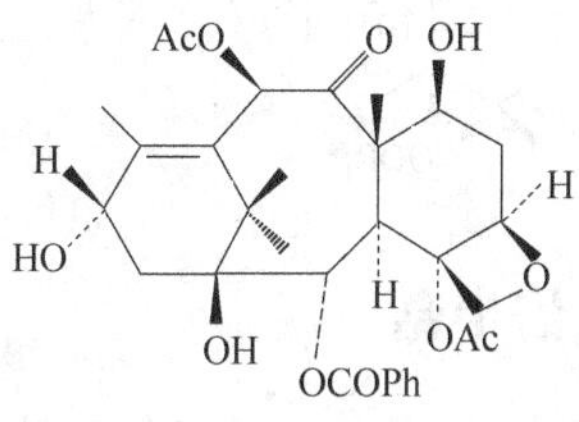　　　　　　　　　　　　　　巴卡亭Ⅲ

然而植物中紫杉醇的含量仅有百万分之二，为了解决紫杉醇的来源问题，我国和欧美学者采用各种方法和途径，在紫杉醇组织细胞培养、寄生真菌培养、红豆杉栽培、紫杉醇全合成、紫杉醇半合成等方面作了大量的研究。其中以紫杉醇前体物巴卡亭Ⅲ（baccatin Ⅲ）和去乙酰基巴卡亭Ⅲ为母核进行半合成制备紫杉醇的方法有效且可行，而这两种化合物在红豆杉易再生的针叶和小枝中产率达 0.1%。

	R_1	R_2
瑞香毒素	C_6H_5	C_6H_5
芫花酯甲	$OCOC_6H_5$	$(CH_2 \!=\!=\! CH_2)_2(CH_2)_4CH_3$
芫花酯乙	$OCOCH_3$	$(CH_2 \!=\!=\! CH_2)_2(CH_2)_4CH_3$

瑞香属的植物欧瑞香 *Daphne mezereum* L. 中含有一种毒性成分瑞香毒（daphnetoxin），具有抗肿瘤活性。存在于中药芫花（*Daphne genkwa Sieb. et Zucc.*）中的芫花酯甲（yuanhuacin A）和芫花酯乙（yuanhuacin B）具有中期引产作用，现已用于临床。

丹参酮类化合物是活血化淤的中药丹参（*Salvia miltiorrhiza Bungl*）中的有效成分，从中分得的丹参酮Ⅰ（tanshinone Ⅰ）、丹参酮ⅡA（tanshinone ⅡA）、丹参酮ⅡB（tanshinone ⅡB）等 20 多种脂溶性化合物，均具有强抑菌作用，其中丹参酮ⅡA磺酸化后成为水溶性产物，为一种治疗冠心病的药物。

	R_1	R_2
丹参酮ⅡA	$R_1=CH_3$	$R_2=H$
丹参酮ⅡB	$R_1=CH_2OH$	$R_2=H$
丹参酮ⅡA磺酸钠	$R_1=CH_3$	$R_2=SO_3Na$

丹参酮Ⅰ

（4）四环二萜　甜菊（*Stevia rebaudianum Bertoni*）叶中含有以对映-贝壳杉烷（ent-kaurane）骨架为母核，与不同糖组成的甜味苷，即甜菊苷（stevioside）及甜菊苷 A、D、E（rebaudiosides A、D、E）等多种甜味苷。总甜菊苷含量约 6%，其甜度约为蔗糖的 300 倍，其中又以甜菊苷 A 甜味最强，但含量较少。甜菊苷（stevioside）因其高甜度、低热量等优良特性，在医药、食品等工业中应用日益广泛。我国已大面积栽种甜菊，并生产甜菊苷。

	R_1	R_2
甜菊苷	Glc	Glc $\xrightarrow{2\ 1}$ Glc
甜菊苷	Glc $\xrightarrow{2\ 1}$ Glc	Glc $\xrightarrow{2\ 1}$ Glc, $\xrightarrow{3\ 1}$ Glc
甜菊苷	Glc $\xrightarrow{2\ 1}$ Glc	Glc $\xrightarrow{2\ 1}$ Glc

6.2.5　二倍半萜

二倍半萜（sesterterpenoids）是由 5 个异戊二烯构成、含 25 个碳原子的化合物类群。这类化合物在生源上是由焦磷酸香叶基金合欢酯（geranylfarmesyl pyrophosphate，GFPP）衍生而成，多为结构复杂得多环性化合物。与其他各萜类化合物相比，数量少，迄今发现天然的二倍半萜化合物有 6 种类型、约 30 余种，分布在羊齿植物、植物病源菌、海洋生物海绵、地衣及昆虫分泌物中。1965 年 Arigoni 发现第一个二倍半萜是从昆虫 *Gascardia madagascariensis* 的分泌物中得到的 gascardic acid A。

呋喃海绵素-3(furanosponsin-3)是从海绵动物中得到的含呋喃环的链状二倍半萜；网肺酸（retigeranic acid）是从网肺衣（*Lobaria retigera*）及其地衣的近缘种中得到的具有五环

骨架的二倍半萜；在昆虫分泌物中分离得到多种大环二倍半萜。

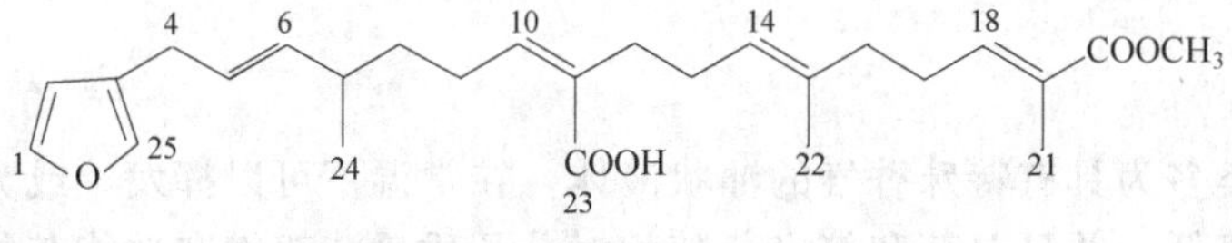

呋喃海绵素-3

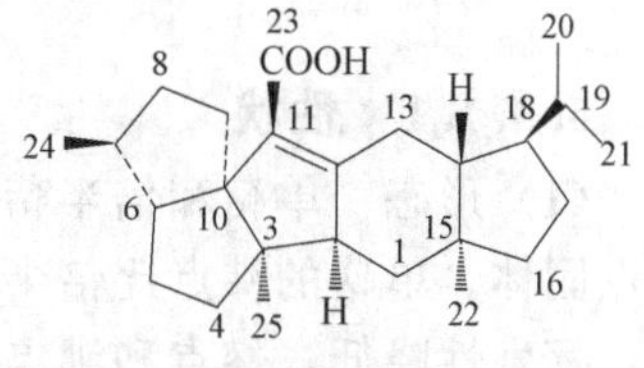

网肺酸

自阶梯海绵 *Cacuspongia scalaris* 中分离得到一种具有抗肿瘤作用的成分 desacetylsca-lariadial，为羟基二醛类化合物。

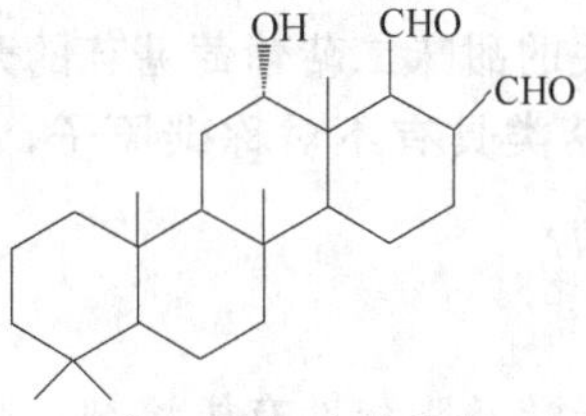

desacetylscalariadial

6.2.6 四萜类

四萜类衍生物中研究比较详尽的为复烯色素（polyenepigments），又称为胡萝卜烃类（carotenoide）色素，大多数自然存在的胡萝卜烃类属于四萜（C_{40}）衍生物。从 *Sarcophyton tortuosum Tixier-Durivault* 中分离得到扭曲肉芝甲酯及异扭曲肉芝甲酯，均属新颖的四萜碳架。推测它与软珊瑚中普遍存在的西松烷类碳架的二萜有关，是由二个西松烷类二萜在生物体内经拟 Diels-Alder 反应而形成的。药理试验表明扭曲肉芝甲酯具有强烈地使子宫收缩的作用，同时它对小白鼠体内的 S_{180} 有显著的抗癌活性。

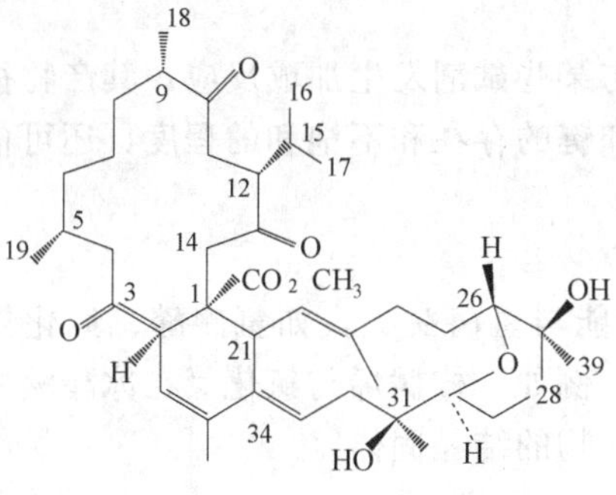

扭曲肉芝甲酯

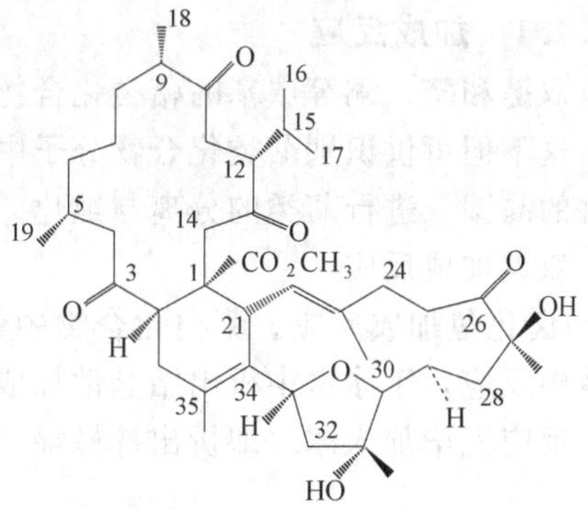

异扭曲肉芝甲酯

6.3 萜类化合物的理化性质

萜类成分的范围很广，彼此间的结构与性质差异很大，但它们都由同一生源途径衍变而来，分子结构中绝大多数具有双键、共轭双键及活泼氢原子，较多萜类具有内酯结构，因而具有一些相同的理化性质及化学反应，下面仅就其共性作一归纳。某些特殊结构的萜类，如草酚酮类、环烯醚萜类、薁类等化合物的特性在前文已经介绍，不再赘述。

6.3.1 萜类化合物的物理性质

6.3.1.1 性状

（1）形态 单萜和倍半萜类多为具有特殊香气的油状液体，在常温下可以挥发，或为低熔点固体。单萜的沸点比倍半萜低，并且单萜和倍半萜随相对分子质量、双键和功能基的增多，挥发性降低，熔点和沸点相应增高。可利用该规律性，采用分馏的方法将它们分离。二萜和二倍半萜多为结晶性固体。

（2）味 萜类化合物多具有苦味，有的味极苦，所以萜类化合物又称苦味素。但有的萜类化合物具有强的甜味，如具有对映-贝壳杉烷骨架（ent-kaurane）的二萜多糖苷——甜菊苷的甜味是蔗糖的 300 倍，其相关的甜味二萜葡萄糖苷的开发应用正受到重视。

（3）旋光和折光性 大多数萜类具有不对称碳原子，具有光学活性，且多有异构体存在。低分子萜类具有较高的折射率。

6.3.1.2 溶解性

萜类化合物亲脂性强，易溶于醇及脂溶性有机溶剂，难溶于水，但单萜和倍半萜类能随水蒸气蒸馏。随着含氧功能团的增加或具有苷，萜类化合物水溶性增加。具有内酯结构的萜类化合物能溶于碱水，酸化后，又自水中析出，此性质用于具内酯结构萜类的分离与纯化。

萜类的苷化合物含糖的数量均不多，但具有一定的亲水性，能溶于热水，易溶于甲醇、乙醇溶液，不溶于亲脂性的有机溶剂。

萜类化合物对高温、光和酸碱较为敏感，易发生氧化、重排，或引起结构的改变。在提取分离或用氧化铝柱色谱分离时，应慎重考虑。

6.3.2 萜类化合物的化学性质

6.3.2.1 加成反应

含有双键和醛、酮等羰基的萜类化合物，可与某些试剂发生加成反应，其产物往往是结晶性的。这不但可供识别萜类化合物分子中不饱和键的存在和不饱和的程度，还可借助加成产物完好的晶型，进行萜类的分离与纯化。

（1）双键加成反应

① 与卤化氢加成反应。萜类化合物中的双键能与氢卤酸类，如氢碘酸、氯化氢，在冰醋酸溶液中反应，于冰水中析出结晶性加成产物。例如，柠檬烯与氯化氢在冰醋酸中进行加成反应，反应完毕加入冰水即析出柠檬烯二氢氯化物的结晶固体。

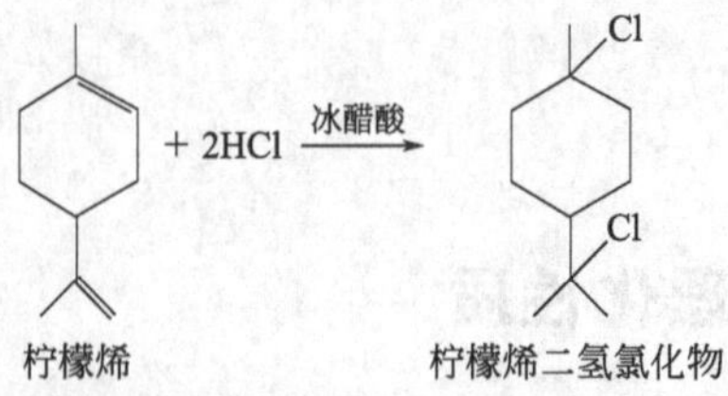

柠檬烯　　　　　　　　柠檬烯二氢氯化物

② 与溴加成反应。萜类成分的双键与溴在冰醋酸或乙醚与乙醇的混合溶液中进行加成反应，在冰冷却下析出结晶性加成物。

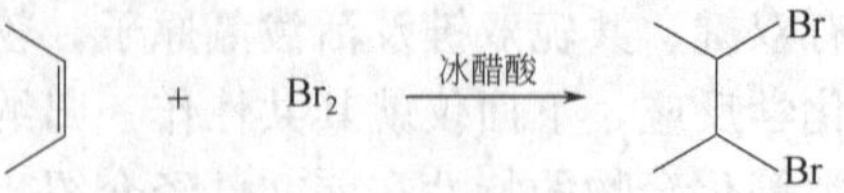

③ 与亚硝酰氯反应。许多不饱和的萜类化合物能与亚硝酰氯（tilden 试剂）发生加成反应，生成亚硝基氯化物。先将不饱和的萜类化合物加入亚硝酸异戊酯中，冷却后加入浓盐酸，混合振摇，然后加入少量乙醇或冰醋酸即有结晶加成物析出。生成的氯化亚硝基衍生物多呈蓝色～绿色，可用于不饱和萜类成分的分离和鉴定。

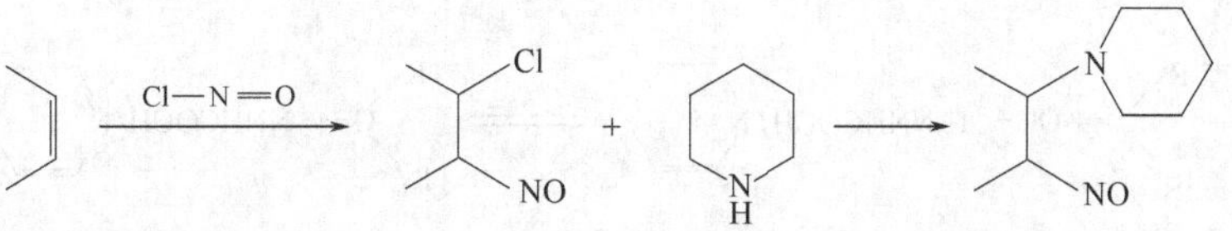

生成的氯化亚硝基衍生物还可进一步与伯胺或仲胺（常用六氢吡啶）缩合生成亚硝基胺类。后者具有一定的晶形和一定的物理常数，在鉴定萜类成分上颇有价值。

④ Diels-Alder 加成反应。带有共轭双键的萜类化合物能与顺丁烯二酸酐产生 Diels-Alder 加成反应，生成结晶形加成产物，可借以证明共轭双键的存在。

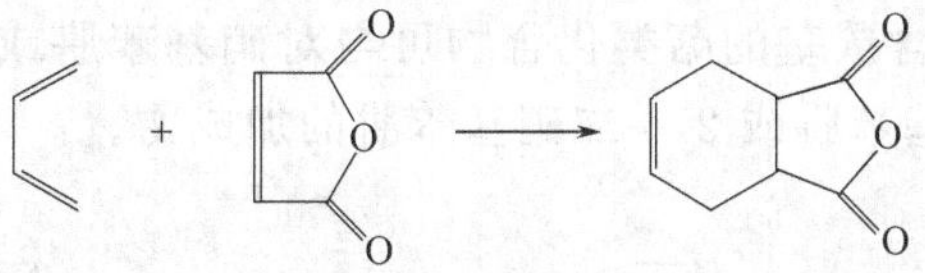

（2）羰基加成反应

① 与亚硫酸氢钠加成。含羰基的萜类化合物可与亚硫酸氢钠发生加成反应，生成结晶形加成物，复加酸或加碱使其分解，生成原来的反应物，如从香茅油中提取柠檬醛。同时，含双键和羰基的萜类化合物在应用此法时要注意，反应时间过长或温度过高，可使双键发生加成，并形成不可逆的双键加成物，例如柠檬醛的加成，条件不同加成产物则各异，如图 6-6 所示。

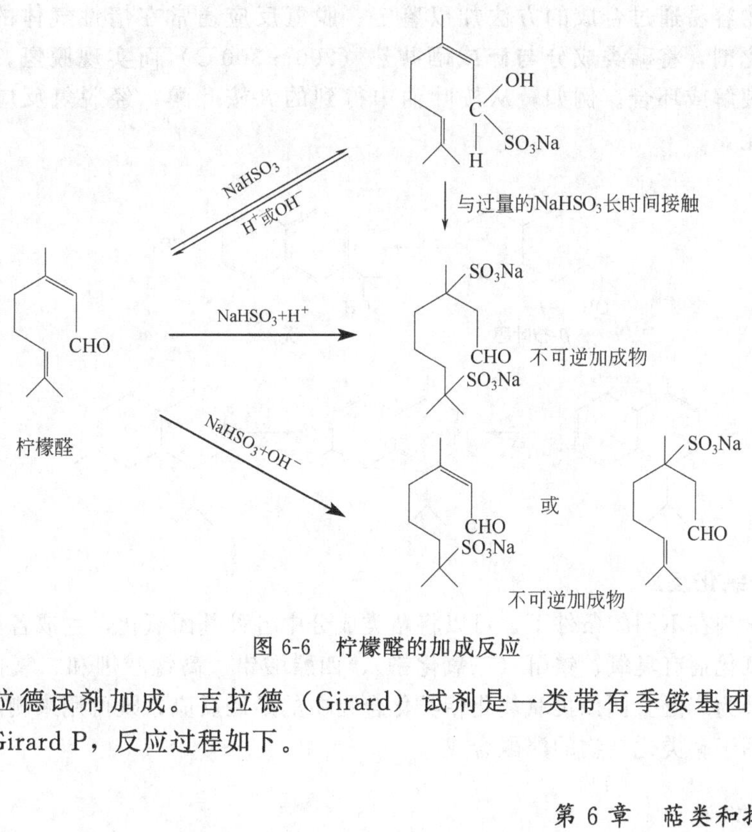

图 6-6　柠檬醛的加成反应

② 与吉拉德试剂加成。吉拉德（Girard）试剂是一类带有季铵基团的酰肼，常用 Girard T 和 Girard P，反应过程如下。

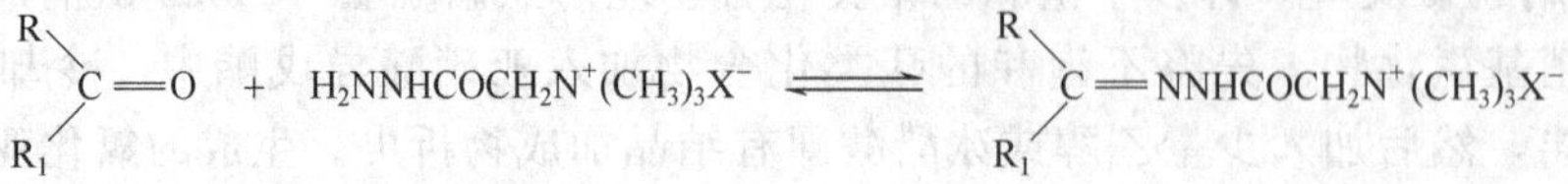

$$\begin{matrix} R \\ | \\ C=O \\ | \\ R_1 \end{matrix} + H_2NNHCOCH_2N^+(CH_3)_3X^- \rightleftharpoons \begin{matrix} R \\ | \\ C=NNHCOCH_2N^+(CH_3)_3X^- \\ | \\ R_1 \end{matrix}$$

Girard T   Girard T 腙

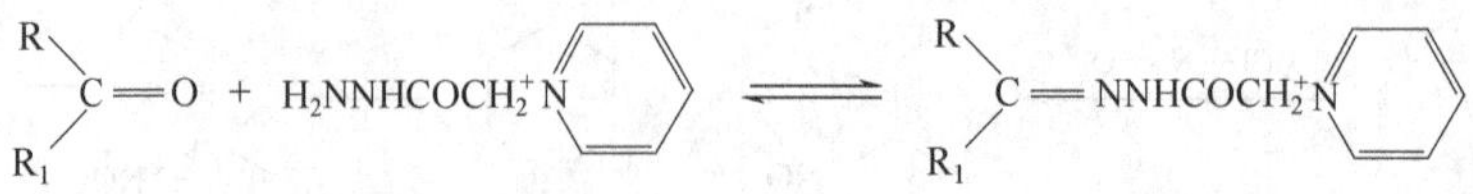

$$\begin{matrix} R \\ | \\ C=O \\ | \\ R_1 \end{matrix} + H_2NNHCOCH_2\overset{+}{N} \bigcirc \rightleftharpoons \begin{matrix} R \\ | \\ C=NNHCOCH_2\overset{+}{N} \bigcirc \\ | \\ R_1 \end{matrix}$$

Girard P   Girard P 腙

  将吉拉德试剂的乙醇溶液加入含羰基的萜类化合物中，再加入 10% 醋酸促进反应，加热回流。反应完毕后加水稀释，取水层，加酸酸化，再用乙醚萃取，蒸去乙醚后复得原羰基化合物。

  ③ 与硝基苯肼加成。含羰基的萜类化合物可与对硝基苯肼或 2,4-二硝基苯肼在磷酸中发生加成反应，生成对硝基苯肼或 2,4-二硝基苯肼的加成物。

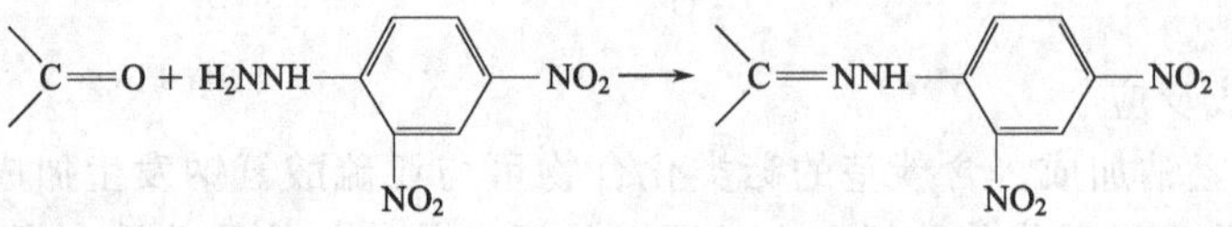

6.3.2.2 脱氢反应

  脱氢反应在研究萜类化学结构中是一种很有价值的反应，特别是在早期研究萜类化合物母核骨架时具有重要意义。在脱氢反应中，环萜常能脱氢转变为芳香烃类衍生物，所得芳烃衍生物容易通过合成的方法加以鉴定。脱氢反应通常在惰性气体的保护下，用铂黑或钯作催化剂，将萜类成分与硫或硒共热（200～300℃）而实现脱氢，有些情况下可能导致环的裂解或环合。例如，从桉叶油中得到的 β-桉叶醇，经脱氢反应得到少一个碳原子的产物茜。

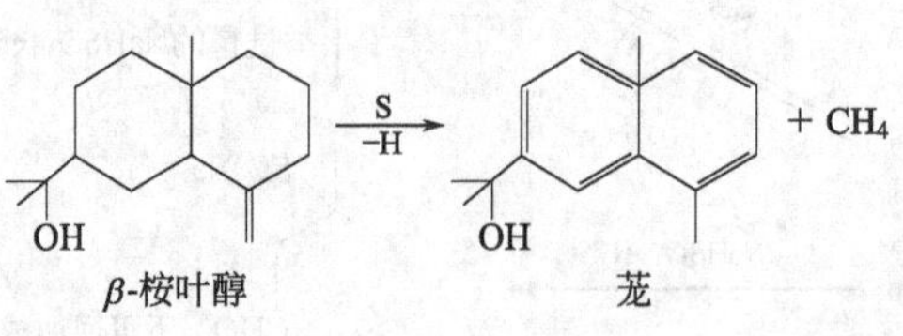

β-桉叶醇   茜

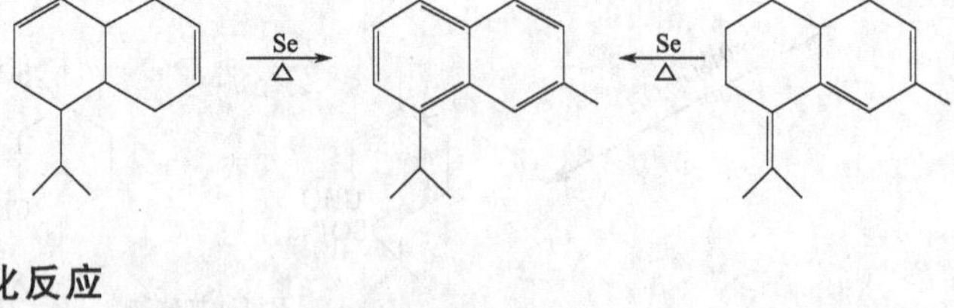

6.3.2.3 氧化反应

  不同的氧化剂在不同的条件下，可以将萜类成分中各种基团氧化，生成各种不同的氧化产物。常用的氧化剂有臭氧、铬酐（三氧化铬）、四醋酸铅、高锰酸钾和二氧化硒等，其中以臭氧的应用最为广泛。例如臭氧氧化萜类化合物中的烯烃反应，既可用来测定分子中双键的位置，亦可用于萜类化合物的醛酮合成。

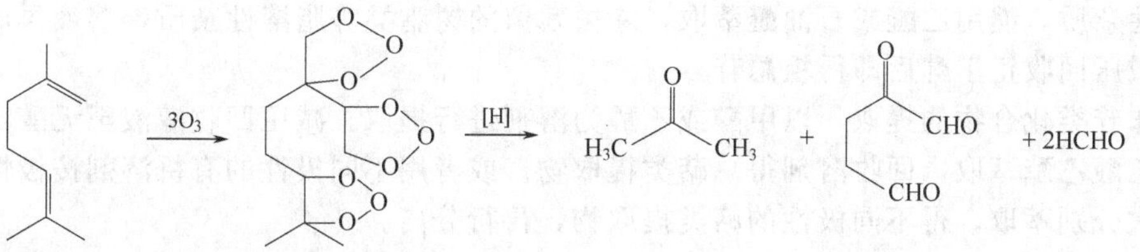

6.3.2.4 分子重排反应

萜类化合物中,特别是双环萜在发生加成、消除或亲核取代反应时,常常发生碳架的改变,产生 Wagner-Meerwein 重排。例如,异龙脑在硫酸的作用下脱水得莰烯,莰烯与氯化氢加成最终得到氯化异龙脑。

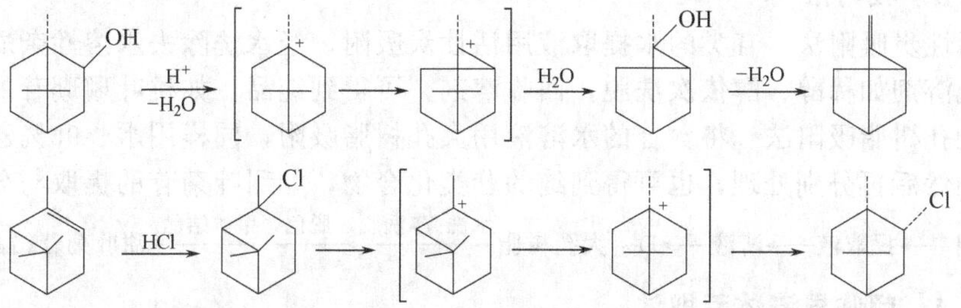

6.4 萜类化合物的提取分离

萜类化合物虽都由活性异戊二烯基衍变而来,但种类繁多、骨架庞杂、结构包容极广。其中低分子萜类多为挥发油,单萜中的环烯醚萜多为苷类。倍半萜除构成挥发油的组分外,多为内酯。乌头烷型二萜以二萜生物碱的形式存在,还有具芳香性的䓬酚酮和薁类。萜类结构千变万化,因此提取分离的方法也就因其结构类型的不同而呈现多样化。

鉴于单萜和倍半萜多为挥发油的组成成分,它们的提取分离方法将在挥发油中重点论述,本节重点介绍环烯醚萜苷、倍半萜内酯及其二萜的提取与分离方法。

6.4.1 萜类的提取

在萜类化合物中,环烯醚萜以苷的形式较多见,而其他萜类少见。环烯醚萜苷多以单糖苷形式存在,苷元分子较小,且多具有羟基,所以亲水较强。一般易溶于水、甲醇、乙醇和正丁醇等溶剂,而难溶于一些亲脂性强的有机溶剂,故多用甲醇或乙醇为溶剂进行提取。

非苷形式的萜类化合物具有较强的亲脂性,溶于甲醇、乙醇中,易溶于氯仿、乙酸乙酯、苯、乙醚等亲脂性有机溶剂中。这类化合物一般用有机溶剂提取,或用甲醇(乙醇)提取后再用亲脂性有机溶剂萃取。

萜类化合物,尤其是倍半萜内酯类化合物容易发生结构重排,二萜类易聚合而树脂化,引起结构的变化,所以宜选用新鲜药材或迅速晾干的药材,并尽可能避免用酸、碱处理。含苷类成分时,则要避免接触酸,以防在提取过程中发生水解,而且应按提取苷类成分的方法事先破坏酶的活性。

6.4.1.1 溶剂提取法

(1) 苷类化合物的提取 用甲醇或乙醇为溶剂进行提取,经减压浓缩后转溶于水中,滤除水不溶性杂质，继用乙醚或石油醚萃取，除去残留的树脂类等脂溶性杂质，溶液再用正丁醇萃取，减压回收正丁醇后即得粗总苷。

（2）非苷类化合物的提取 以甲醇或乙醇为溶剂进行提取，减压回收醇液至无醇味，残留液再用乙酸乙酯萃取，回收溶剂得总萜类提取物。或者用不同极性的有机溶剂按极性递增的方法依次分别萃取，得不同极性的萜类提取物，再行分离。

6.4.1.2 碱提取酸沉淀法

利用内酯化合物在热碱液中，开环成盐而溶于水，酸化后又闭环，析出原内酯化合物的特性来提取倍半萜类内酯化合物。但是当用酸、碱处理时，可能引起构型的改变，应加以注意。

6.4.1.3 吸附法

（1）活性炭吸附法 苷类的水提取液用活性炭吸附，经水洗除去水溶性杂质后，再选用适当的有机溶剂如稀醇、醇依次洗脱，回收溶剂，可得到纯品，如桃叶珊瑚苷的分离。

（2）大孔树脂吸附法 将含苷的水溶液用大孔树脂吸附，同样用水、95％乙醇洗脱、醇依次洗脱，然后再分别处理，也可得到纯的苷类化合物，如甜叶菊苷的提取与分离。

甜菊干叶──→提取液──→清液──→D_{101}大孔树脂$\xrightarrow[\text{水洗}]{}$ $\xrightarrow[\text{醇洗脱}]{}$ $\xrightarrow[\text{脱色，甲醇结晶}]{}$甜叶菊苷结晶

6.4.1.4 超临界流体萃取法

超临界CO_2流体萃取法最常用。对于小分子的单萜、倍半萜尤其适用。具有分离效果好，生产周期短，有效成分不被破坏，工艺简单，无溶剂残留等优点。已试用于紫苏油、砂仁、高良姜、当归、月见草等挥发油的提取及青蒿素的提取。

6.4.2 萜类的分离

6.4.2.1 结晶法分离

有些萜类的萃取液回收到小体积时，往往有结晶析出，滤除结晶，再以适量的溶剂重结晶，可得到纯的萜类化合物。

6.4.2.2 柱色谱分离

分离萜类化合物多用吸附柱色谱法，常用的吸附剂有硅胶、氧化铝等，其中应用最多的是硅胶，几乎所有的萜类化合物都可以选用硅胶作柱色谱的吸附剂，待分离物与吸附剂之比约为（1：30）～（1：60）。由于氧化铝在色谱分离过程中可能引起萜类化合物的结构变化，故选用氧化铝作吸附剂时要慎重，一般多选用中性氧化铝，待分离物与吸附剂之比约为（1：30）～（1：50）。

此外，亦可采用硝酸银色谱法进行分离。萜类化合物结构中多具有双键，且不同萜类的双键数目和位置不同，与硝酸银形成π配位化合物难易程度和稳定性也有差别，可借此进行分离。有时可根据萜类化合物性质的差异，联合使用硝酸银-硅胶或硝酸银-中性氧化铝柱色谱进行分离，以提高分离效果。

萜类化合物的柱色谱分离一般选用非极性有机溶剂，如正己烷、石油醚、环己烷、乙醚、苯或乙酸乙酯作为洗脱剂。但使用单一溶剂往往达不到分离效果，故在实践中多选用混合溶剂，而且应根据被分离物质极性大小来考虑。常用溶剂系统有石油醚-乙酸乙酯、苯-乙酸乙酯、苯-氯仿，多羟基的萜类化合物可选用氯仿-乙醇作为洗脱剂。

6.4.2.3 利用结构中特殊功能团进行分离

可利用萜类化合物中有含氧功能团的特点进行分离，如倍半萜内酯可在碱性条件下开

环，加酸后又闭环，借此可与非内酯类化合物分离。萜类生物碱也可用酸碱法分离。不饱和双键、羰基等可用加成的方法制备衍生物加以分离。

6.4.3 提取分离实例

6.4.3.1 芍药苷（单萜）的提取分离

将白芍根研碎成 40 目粉末，加入 70％乙醇浸泡 48h。将提取液过滤，滤液蒸至糖浆状，加入无水乙醇，静置 48h 后过滤。浓缩滤液，滴加 3％的明胶水溶液，直至沉淀不再产生为止。加入一定量的无水乙醇，置于冰箱中冷冻 24h，过滤，滤液蒸干。加入蒸馏水溶解，并用活性炭脱色，过滤，滤液用乙醚萃取数次。萃取后的母液再用乙酸乙酯萃取，在乙酸乙酯萃取液中加入无水硫酸钠干燥 12h，过滤，将滤液蒸干得白色固体。将白色固体溶于少量的氯仿-甲醇（9：3）中，进行柱色谱，以氯仿-甲醇（9：3）为洗脱液。在紫外灯照射下，收集有荧光的两段色谱带，减压旋转蒸干得两种白色粉末状固体，分别为单体芍药苷和单体Ⅱ羟基芍药苷。

6.4.3.2 龙胆苦苷（环烯醚萜）的提取分离

（1）总苦苷的提取　如图 6-7 所示，取干燥东北龙胆（*Gentianamanshurica Kitag*）500g，粉碎过 40 目筛，以 8 倍量的甲醇渗漉提取，或分 4～5 次装入烧瓶中，安装回流冷凝器，于 50℃水浴中温浸提取，每次 2h，合并提取液，于 50℃减压蒸馏回收溶剂，得浅黄色粉末。取所得粉末，用适量甲醇（约为干粉质量的 2～3 倍）溶解，缓缓加入 9 倍量的氯仿，边加边搅拌，析出大量白色沉淀。过滤，滤液于 50℃减压蒸馏回收溶剂，得浅黄色粉末（总苦苷）50g。

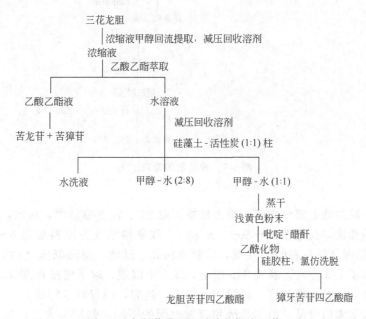

图 6-7　龙胆苦苷四乙酸酯的提取工艺

（2）硅胶柱色谱分离　称取色谱硅胶（粒度＜200 目）200g，色谱柱内径 5.4cm，干法装柱，洗脱剂为氯仿-甲醇-水（10：2：1，下层）。取上述总苦苷 25g，用适量洗脱剂溶解，湿法上样，继续用同一溶剂低压（约 0.3kg/cm²）洗脱，50mL 为 1 流分，用硅胶薄层色谱分离，展开剂为氯仿-甲醇-水（10：3：1，下层），检查，合并相同的组分。减压回收溶剂，得 5 个部分。第 4 部分，继续用硅胶柱色谱（硅胶 50g，柱内径 4cm）分离，以乙酸乙酯-甲醇-水（20：2：1）为洗脱剂处理 1 次，得白色无定形粉末 1.8g，收率为 0.7%（按生药质量计算）。无水乙酸乙酯或无水乙醇重结晶得龙胆苦苷晶体，熔点为 191℃。

6.4.3.3 青蒿素（倍半萜）的提取分离

青蒿素是我国唯一得到国际承认的抗疟新药，也是我国第一个以新药制剂出口的化学药品。我国和世界上许多国家都在研究青蒿素提取分离方法，先后研究了石油醚、乙醇、混合溶剂等有机溶剂提取法，并投入了大工业生产，还进行了超临界 CO_2 萃取法研究。黄花蒿（*Artemisiaannua L.*）又名青蒿，含有叶绿素、挥发油、青蒿素等成分。

（1）溶剂提取法

提取方法 1（如图 6-8 所示）

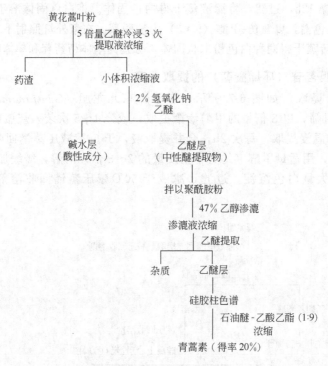

图 6-8　青蒿素的提取工艺

提取方法 2

取黄花蒿干燥的地上部分搓碎，筛去枝梗，取 250g 置渗漉桶中，压紧，加入 70% 乙醇浸泡 24h 后开始渗漉，流速为 $3\sim5ml\cdot min^{-1}$，收集渗漉液为原料量的 $6\sim8$ 倍（质量浓度），加入原料质量 4% 左右的活性炭，搅拌 30min，过滤，滤液减压（60℃ 以下）回收乙醇，浓缩至原体积 1/5 左右，静置 24h 以上，倾去上清液，取下层浸膏称量，按浸膏重加入等量（质量分数）70% 乙醇热溶，静置 48h 以上，过滤，得青蒿素粗晶。

黄花蒿中青蒿素的含量，由于产地和存放时间的不同，差别很大。广东、广西、四川、云南、福建等地产的黄花蒿中青蒿素的含量可达 0.6%。而北京、山东、武汉、高邮等地产的黄花蒿中青蒿素的含量只有 0.1% 左右，用以上提取分离方法不易得到结晶，需采用硅胶柱色谱法分离。

由于青蒿素随存放时间的延长含量逐渐下降，因此最好用当年采收的黄花蒿，以花蕾期采收为最佳。

本法提取操作的关键在于回收乙醇的温度，水浴温度不得超过 60℃。温度高，青蒿素在乙醇和水中将被破坏，不易得到结晶。

（2）超临界 CO_2 萃取法

取黄花蒿干燥的地上部分粉碎投入萃取罐，从钢瓶出来的 CO_2 经过滤后，由压缩机加压至20MPa。温度由经过萃取罐夹套的循环水控制。当萃取罐达到所需压力、温度后，开始循环萃取并计算萃取时间。含有青蒿素的 CO_2 降压后进入分离罐，提取物（青蒿素及杂质）在分离罐中析出，并将 CO_2 送回压缩机循环使用。

提取物中加入数倍量的乙醇溶液，使之在一定温度下溶解，并加入适量的粉状活性炭，趁热脱色后过滤除去活性炭，再用少量热乙醇溶液洗涤活性炭3次，洗涤液和过滤液合并，静置，青蒿素结晶析出。过滤，用50%乙醇重结晶，得纯品青蒿素。

6.4.3.4 穿心莲内酯（二萜类）的提取分离

穿心莲又名一见喜，是爵床科穿心莲属植物，是一种较好的抗菌消炎药，对绒毛皮癌也有一定作用，广泛用于临床。穿心莲含有多种二萜内酯类成分，主要有穿心莲内酯、新穿心莲内酯、去氧穿心莲内酯等。

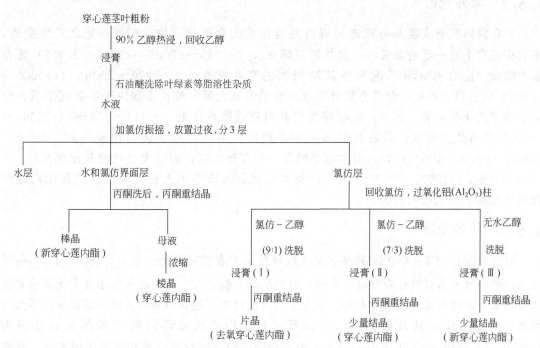

（1）提取分离方法1（如图6-9所示）

图6-9　穿心莲内酯的提取工艺

（2）提取分离方法 2　取穿心莲茎叶粗粉 150g，用 800ml 乙醇分 2 次冷浸，每次 24h 以上。合并 2 次浸出液于 2000ml 圆底烧瓶中，加入 15g 活性炭回流脱色 30min。趁热抽滤，回收乙醇至 40ml 左右，转移至三角烧瓶中，缓慢加水约 10ml，放置析晶。抽滤，用水少许洗涤除去无机盐（母液适当浓缩放置仍可得到结晶）。滤饼加 10 倍量乙醇，加热使溶解，再加入约为溶液体积 1% 的活性炭回流 30min，抽滤，滤液放置析晶，抽滤得白色穿心莲内酯粗晶。取穿心莲内酯粗晶，加入 5 倍量氯仿振摇，冷浸放置 1h 左右（或加入 3 倍量氯仿回流 1h），过滤，不溶部分再用同法处理 2 次，氯仿中含有去氧穿心莲内酯等成分。不溶部分为穿心莲内酯，将此不溶部分于 50℃（或室温）干燥后，再加 15 倍量（体积与质量比）乙醇，加热回流溶解，稍冷后加入约为溶液体积 1% 的活性炭继续回流 30min 左右，抽滤，滤液回收乙醇至一半，冷却析晶，抽滤得精制穿心莲内酯，熔点为 230～232℃（丙酮）。提取分离穿心莲内酯时应注意以下两点。

① 穿心莲内酯类化合物性质不稳定，易氧化，易聚合而树脂化，因此所用药材应是当年产的，且选用未受潮变质的茎叶部分，否则内酯含量将明显降低。

② 穿心莲茎叶粗粉若用乙醇加热回流提取，可以节省时间，但含杂质较多，给下一步析晶和精制带来困难。

6.5　萜类化合物的结构测定

萜类化合物目前是天然产物研究中最活跃的领域，其结构研究快速、微量、准确，这得益于现代波谱分析技术的应用，尤其是超导二维核磁共振新技术的应用使过去经典的化学方法降至辅助地位。

6.5.1　紫外光谱

具有共轭双键或羰基与双键构成的共轭体系的萜类化合物，在紫外光区产生吸收，在结构鉴定中有一定的意义。一般共轭双烯在 $\lambda_{max} = 215～270nm$（$\varepsilon 2500～30000$）处有最大吸收，而含有 α, β-不饱和羰基功能团的萜类则在 $\lambda_{max} = 220～250nm$（$\varepsilon 10000～17500$）处有最大吸收，但具有紫外吸收功能团的最大吸收波长将取决于该共轭体系在分子结构中的化学环境。例如，链状萜类的共轭双键体系在 $\lambda_{max} = 217～228nm$（$\varepsilon 15000～25000$）处有最大吸收；共轭双键体系在环内时，则最大吸收波长出现在 $\lambda_{max} = 256～265nm$（$\varepsilon 2500～10000$）处；当共轭双键有一个在环内时，则最大吸收波长出现在 $\lambda_{max} = 230～240nm$（$\varepsilon 13000～20000$）处。此外共轭双键的碳原子上有无取代基及共轭双键的数目也会影响最大吸收波长。

6.5.2　红外光谱

红外光谱在判断萜类内酯的存在及内酯环种类上有实际意义。在 $\nu_{max} 1800～1700cm^{-1}$ 间出现的强峰为羰基特征吸收峰，可推测有内酯化合物存在，而内酯环大小及有无不饱和键共轭体系，对最大吸收有较大差异。如在饱和内酯环中，随着内酯环碳原子数减少，环张力增大，吸收波长向高波数移动，六元环、五元环及四元环内酯羰基的 ν_{max} 分别为 $1735cm^{-1}$、$1770cm^{-1}$ 和 $1840cm^{-1}$；不饱和内酯则随共轭双键位置和共轭长短不同，其羰基吸收波长亦有较大差异。

6.5.3 质谱

萜类化合物结构类型纷杂，虽然质谱测定报道的数据很多，但研究裂解的方式很少，即使进行了某些研究，所得的结果也常难以用来推测新化合物的结构。其原因是萜的基本母核多，无稳定的芳香环、芳杂环及脂杂环结构系统，大多缺乏"定向"裂解基团，因而在电子轰击下能够裂解的化学键较多，重排屡屡发生，裂解方式复杂。有些化合物的结构确定之后，容易解释其裂解方式，但对大多数化合物来说，常常很难判断离子的来源和结构。这种情形在单萜、特别是倍半萜中更为严重，实际上质谱的作用只是提供相对分子质量而已。相对而言，二萜类化合物质谱的特征性比倍半萜类稍强一些。

6.5.4 核磁共振谱

对于萜类化合物的结构测定来说，核磁共振谱是波谱分析中最为有力的工具，特别是近十年发展起来的具有高分辨能力的超导核磁分析技术和 2D-NMR 相关技术的开发和应用，不但提高了谱图的质量，而且提供了更多的结构信息。对于结构复杂的萜类化合物，仅靠单纯的 ^{1}H-NMR 或 ^{13}C-NMR 分析，鉴定出的结构往往不准确，必须借助于 2D-NMR 技术。于德泉等主编的《分析化学手册》收集整理了大量的萜类化合物 ^{1}H-NMR、^{13}C-NMR 数据，对萜类化合物的结构测定有极其重要的参考价值。表 6-2 中列出了白花败酱醇（villosol）的 ^{1}H-NMR 和 ^{13}C-NMR。

白花败酱醇

表 6-2　白花败酱醇的 ^{1}H-NMR 和 ^{13}C-NMR 数据

H・C	^{1}H-NMR		^{13}C-NMR	H・C	^{1}H-NMR		^{13}C-NMR
1-H_A	4.44dd(J=12.6;5.4)	1-C	69.010	7-H	3.8t(J=5.4)	7-C	81.000
1-H_B	4.6dd(J=12.6;1)	3-C	183.593	9-H	2.52ddd(J=10.4;5.4;1)	8-C	84.364
4-H	3.0m	4-C	47.472	10-H	1.36s	9-C	40.202
5-H	2.9m	5-C	39.388	11-H	1.10d(J=7)	10-C	24.088
6-H	1.7m	6-C	35.679			11-C	14.648

6.5.5　NOESY 技术在结构鉴定中的应用

地胆草倍半萜内酯化合物结构鉴定

菊科植物地胆草（*Elephantopus scaber* Linn.）的重要倍半萜内酯化合物——地胆草种内酯（scabertopin，**1**）和异地胆草种内酯（isoscabertopin，**2**）是一对 C-2 立体构型异构体。通过 NOESY 技术对其 C-2 立体构型的确定和对其 ^{1}H-NMR 中 3 位和 9 位亚甲基中两个质子 α、β 取向的确定，确证了其立体结构。图 6-10 和图 6-11 分别是化合物（**1**）、（**2**）的结构式和构象式。

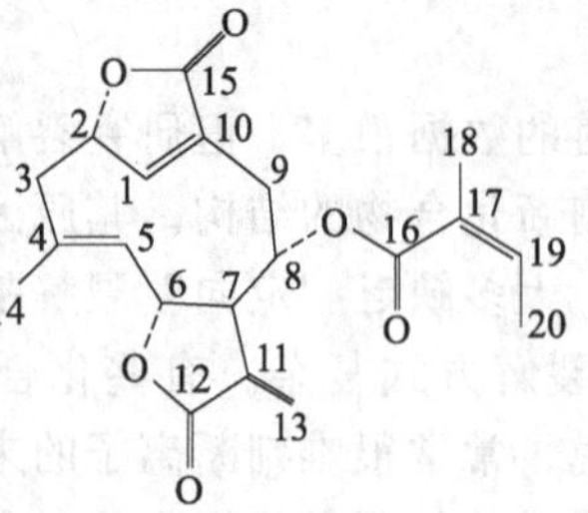

化合物(1)

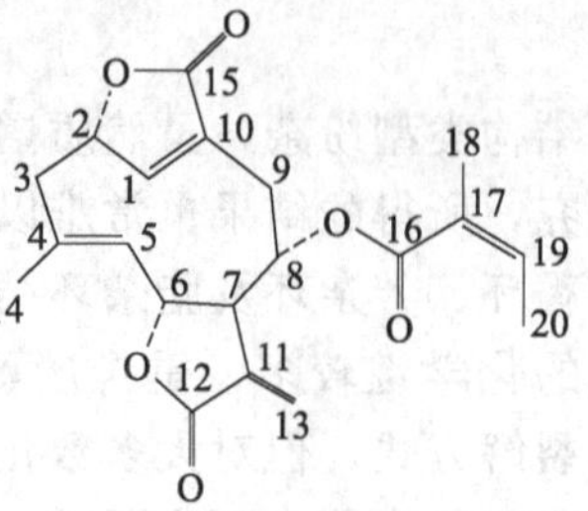

化合物(2)

图 6-10 化合物（1）和（2）的化学结构

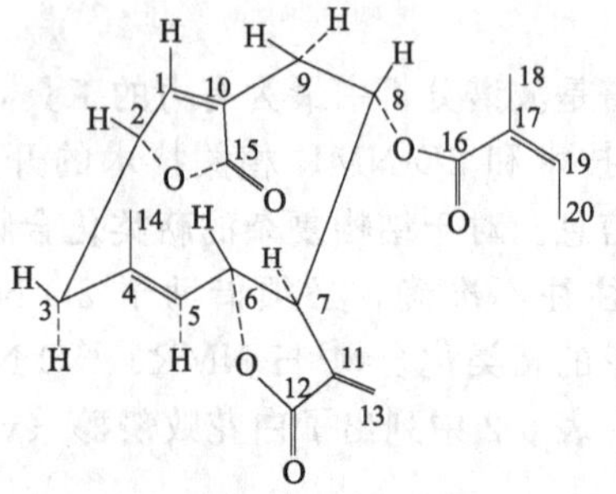

化合物(1)

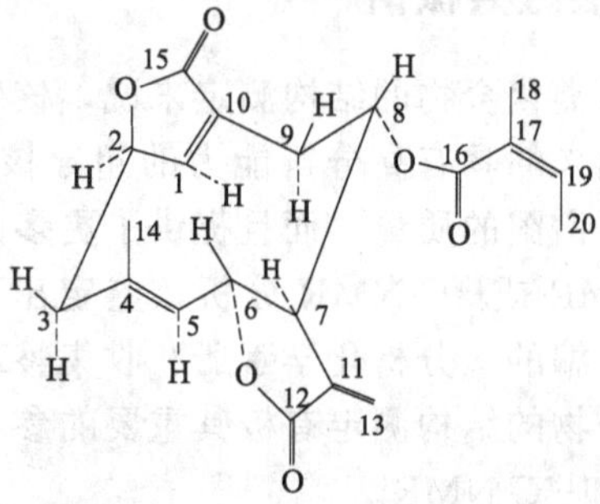

化合物(2)

图 6-11 化合物（1）和（2）的构象式

表 6-3 化合物（1）和（2）的^{1}H、^{13}C-NMR 数据

化合物(1)($CDCl_3$,270MHz/H)					化合物(2)($CDCl_3$,400MHz/H)*				
No.	δ_c	DEPT	δ_H	J/Hz	No.	δ_c	DEPT	δ_H	J/Hz
1	149.3	ch	7.17s		1	153.2	CH	7.07s	
2	79.4	CH	5.38d	4.5	2	81.4	CH	5.46dd	
3a(β)	40.0	CH_2	2.40dd	4.5,14.0	3a(α)	41.5	CH_2	2.70dd	1.9,13.5
3b(α)			2.92d	14.0	3b(β)			2.85m	
4	135.4	C			4	136.0	C		
5	125.3	CH	5.13d	10.0	5	133.9	CH	4.78d	10.4
6	78.7	CH	5.17dd	8.0,10.0	6	78.1	CH	5.17dd	8.0,10.4
7	49.6	CH	3.14m		7	52.4	CH	2.92m	
8	73.6	CH	4.53ddd	4.0,4.0,12.0	8	71.2	CH	4.53dt	
9a(β)	30.0	CH_2	2.75dd	4.0,12.0	9a(α)	33.7	CH_2	2.80t	11.5
9b(α)			3.06dd	12.0,12.0	9b(β)			3.02dd	1.2,11.5
10	131.4	C			10	128.9	C		
11	134.2	C			11	134.4	C		
12	169.4	C			12	169.5	C		
13a	123.0	CH_2	5.63d	3.2	13a	123.7	CH_2	5.60d	
13b			6.20d	3.2	13b			6.24d	
14	21.5	CH_3	1.80d	1.3	14	20.4	CH_3	1.85d	
15	174.3	C			15	172.5	C		
16	166.9	C			16	166.8	C		
17	126.6	C			17	126.8	C		
18	20.3	CH_3	1.90dq	1.5,1.5	18	20.2	CH_3		
19	140.5	CH	6.18m		19	140.8	CH		
20	15.8	CH_3	1.97dq	7.5,1.5	20	15.9	CH_3		

表 6-4　化合物（1）和（2）的部分 NOESY 数据（CDCl₃，400MHz）

化合物(1)		化合物(2)	
No.	NOESY	No.	NOESY
H-1	H-8,H-9a,H-14	H-1	H-3a,H-5,H-7,H-9a
H-3a	H-14	H-3a	H-5
H-3b	H-5	H-3b	H-14
H-5	H-3b,H-7	H-5	H-1,H-3a,H-7
H-6	H-8,H-14	H-6	H-8,H-14
H-7	H-5,H-9b	H-7	H-1,H-5,H-13a
H-8	H-1,H-6,H-14	H-8	H-6,H-14
H-9a	H-1	H-9a	H-1,H-13a
H-9b	H-7	H-9b	
H-13a		H-13a	H-7,H-9a
H-14	H-1,H-3a.H-6,H-8	H-14	H-3b,H-6,H-8

　　由表 6-4 可见，化合物（1）的 H-1 与 H-9a（β）相关，化合物（2）的 H-1 与 H-3a（α）、H-9a（α）相关，结合表 1，得到化合物（1）的 H-9β 化学位移为 δ_H 2.75，H-9α 为 δ_H 3.06。化合物（2）的 H-3α、H-9α 化学位移分别为 δ_H 2.70、δ_H 2.80，H-3β、H-9β 为 δ_H 2.85、δ_H 3.02。

　　同样，由表 6-4 可见，化合物（1）的 H-5 与 H-3b（α）相关，化合物（2）的 H-5 与 H-3a（α）相关，结合表 6-3，得到化合物（1）的 H-3α 化学位移为 62.92，H-3β 为 δ_H 2.40，化合物（2）的 H-3α 化学位移为 δ_H 2.70，H-3β 为 δ_H 2.85。

　　综合分析，化合物（1）的 H-3α、H-3β、H-9α、H-9β 化学位移 δ_H 分别为 2.92、2.40、3.06、2.75，化合物（2）的 H-3α、H-3β、H-9α、H-9β 化学位移 δ_H 分别为 2.70、2.85、2.80、3.02；即 C-2 为 α-构型和 β-构型的两个异构体 3-位及 9-位上两个质子的化学位移大小相近。

6.6　挥发油

　　挥发油（volatile oils）又称精油（essential oils），是一类不与水混溶的挥发性油状液体的总称。在常温下能挥发，可随水蒸气蒸馏，多数具芳香气味。挥发油是具有广泛生物活性的一类常见重要成分，《本草纲目》中记载了世界上最早提炼和精制樟油、樟脑的详细方法。

　　挥发油类成分在植物界分布很广，主要存在于种子植物中，尤其是芳香植物。在我国野生与栽培的芳香植物有 56 科，136 属，约 300 种。特别是菊科植物中的菊、蒿、艾、苍术、白术、泽兰、佩兰、木香等，芸香科植物中的芸香、降香、花椒、橙、橘、枳、柠檬、佛手、吴茱萸等，伞形科植物中的小茴香、芫荽、川芎、白芷、前胡、防风、柴胡、当归、羌活、独活、蛇床等，唇形科植物中的薄荷、藿香、香薷、荆芥、紫苏、罗勒等，姜科植物中的郁金、姜黄、莪术、山柰、姜、高良姜、砂仁、豆蔻等和樟科植物中的山鸡椒、乌药、肉桂、阴香、樟等中含量最高。其次是木兰种植物中的五味子、八角茴香、厚朴、辛夷等，桃金娘科植物中的丁香、桉、白千层等，马兜铃科植物中的细辛、杜衡、马兜铃等，马鞭草科植物中的马鞭草、牡荆、蔓荆等，禾本科植物中的香茅、芸香草等，败酱科植物中的败酱、缬草、甘松等也富含挥发油。此外，如胡椒科、杜鹃花科、三白草科、松科、柏科、木樨科、蔷薇科、瑞香科、檀香科、藜科、天南星科、莎草科、毛茛科及萝摩科的某些植物中，也含有丰富的挥发油类成分。挥发油存在于植物的腺毛、油室、油管、分泌细胞或树脂道中，大多数成油滴状存在，也有些与树脂、黏液质共同存在。还有少数以苷的形式存在，如冬绿苷。冬绿苷水解后产生葡萄糖、木糖及水杨酸甲酯，后者为冬绿油的主要成分。

6.6.1　挥发油的组成和分类

挥发油所含成分极其复杂，一种挥发油常常由数十种到数百种成分组成。挥发油的成分类型一般可分为四种，即脂肪族化合物、萜类化合物、芳香族化合物、含硫含氮化合物，其中多见的是萜类化合物。

（1）含硫含氮化合物

① 含氮化合物。茉莉花、橙花含有邻氨基苯甲酸甲酯。川芎嗪（2，3，5，6-四甲基吡嗪 tetramethylpyrazifie）存在于川芎、麻黄、可可和咖啡的挥发油中。茶叶中含有 334 种吡嗪。

② 含硫化合物。姜油中含有二甲基硫醚，大蒜中含有大蒜新素（di-2-propenyl trisul-fide）、大蒜辣素（allicin），大蒜新素具有强烈的抗菌消炎作用。

$$CH_2=CH-CH_2-S-S-S-CH_2-CH=CH_2 \qquad CH_2=CH-CH_2-NCS$$

大蒜新素　　　　　　　　　　　　　　　异硫氰酸丙烯酯

$$CH_2=CH-CH_2-S-\overset{O}{\overset{\|}{S}}-CH_2-CH=CH_2$$

大蒜辣素

（2）脂肪族化合物　一些小分子脂肪族化合物在挥发油中常有存在。例如，甲基正壬酮（methyl nonylketone）存在于鱼腥草、黄柏果实及芸香挥发油中，正庚烷（n-keptane）存在于松节油中，正癸烷（n-decane）存在于桂花的头香成分中。

$$CH_3(CH_2)_5CH_3 \qquad\qquad CH_3(CH_2)_8CH_3 \qquad\qquad CH_3CO(CH_2)_8CH_3$$

正庚烷　　　　　　　　　　　正癸烷　　　　　　　　　　甲基正壬酮

一些挥发油中还常含有小分子醇、醛及酸类化合物。如正壬醇（n-nonanol）存在于陈皮挥发油中，异戊醛（isovaler Madehyde）存在于橘子、柠檬、薄荷、桉叶、香茅等挥发油中，癸酰基乙醛（decanoylacetaldehyde）、异戊酸（isovaleric acid）存在于啤酒花、缬草、桉叶、香茅、迷迭香等挥发油中。

（3）萜类化合物　单萜、倍半萜和它们含氧衍生物是组成挥发油的主要成分，含氧衍生物多半是生物活性较强或具有芳香气味的主要组成成分，如薄荷醇、姜烯、柠檬醛、α-蒎烯、芳樟醇等几乎均有挥发油存在。

（4）芳香族化合物　在挥发油中，芳香族化合物仅次于萜类，存在也相当广泛。丁香酚（eugenol）为丁香油中的主要成分，茴香醚（anethole）为八角茴香油及茴香油中的主要成分，桂皮醛（cinnamaldehyde）存在于桂皮油中，菖蒲及石菖蒲挥发油中存在

α-细辛醚　　　　　　　　　　β-细辛醚　　　　　　　　　丹皮酚

α-细辛醚及 β-细辛醚，α-细辛醚具镇咳祛痰、抗惊厥作用，β-细辛醚则具有致癌作用。丹皮酚（paeonol）存在于毛茛科植物牡丹（*Paeonia noutan*）皮中具镇痛、抗菌、抗炎、抗氧化作用。

6.6.2 挥发油的性质

6.6.2.1 性状

（1）颜色　挥发油在常温下大多为无色或微带淡黄色，也有少数具有其他颜色。如洋甘菊油因含有薁类化合物而显蓝色，苦艾油显蓝绿色，麝香草油显红色。

（2）气味　挥发油大多数具香气或其他特殊气味，有辛辣烧灼感觉，呈中性或酸性。

（3）形态　挥发油在常温下为透明液体，有的在冷却时其主要成分可能结晶析出。这种析出物习称为"脑"，如薄荷脑、樟脑等。

（4）挥发性　挥发油在常温下可自行挥发而不留痕迹，这是挥发油与脂肪油的本质区别。

6.6.2.2 溶解度

挥发油不溶于水，而易溶于各种有机溶剂，如石油醚、乙醚、二硫化碳、油脂等。在高浓度的乙醇中能全部溶解，而在低浓度的乙醇中只能溶解一定数量。

6.6.2.3 物理常数

挥发油的沸点一般在 70~300℃之间，具有随水蒸气而蒸馏的特性。挥发油多数比水的密度小，也有比水密度大的，如丁香油、桂皮油，相对密度在 0.85~1.065 之间，挥发油几乎均有光学活性，比旋度在 +97°~+177° 范围内，且具有较强的折射性，折射率在 1.43~1.61 之间。

6.6.2.4 稳定性

挥发油与空气及光线接触，一般会逐渐氧化变质，相对密度增加，颜色变深，失去原有香味，并能形成树脂样物质，也不能再随水蒸气而蒸馏了。

6.6.3 挥发油的提取

6.6.3.1 蒸馏

挥发油与水不相混合，当受热后，二者蒸气压的总和与大气压相等时，溶液即开始沸腾，继续加热则挥发油可随水蒸气蒸馏出来。

（1）水蒸气蒸馏法　将原料置于有孔隔层板网上，当底部的水受热产生的蒸气通过原料时，挥发油受热随水蒸气同时蒸馏出来，收集蒸馏液，经冷却后分取油层。

此方法具有设备简单，操作容易，成本低，产量大，挥发油的回收率较高等优点。但原料易受强热而焦化，或使成分发生变化，所得挥发油的芳香气味也可能发生变化，往往降低了作为香料的价值。而且有的挥发油（如玫瑰油）含水溶性化合物较多，可将初次蒸馏液再重新蒸馏，盐析后再用低沸点有机溶剂萃取。

（2）共水蒸馏法　将原料粗粉加水浸泡后，直接加热蒸馏出水和挥发油，冷却后，分离出挥发油。

6.6.3.2 溶剂提取法

对不宜用水蒸气蒸馏法提取的挥发油原料，可以直接利用有机溶剂进行浸取。常用的方法有油脂吸收法、溶剂萃取法和超临界流体萃取法。

（1）吸收法 油脂类一般具有吸收挥发油的性质，可利用此性质提取贵重的挥发油，如玫瑰油、茉莉花油常采用吸附法进行提取。通常用无臭味的猪油3份与牛油2份的混合物，均匀地涂在玻璃板两面，然后将此玻璃板嵌入高5～10cm的木制框架中，在玻璃板上面铺放金属网，网上放一层新鲜花瓣，这样一个个的木框玻璃板重叠起来，花瓣被包围在两层脂肪的中间，挥发油逐渐被油脂所吸收，待脂肪充分吸收芳香成分后，刮下脂肪，即为"香脂"，谓之冷吸收法。或者将花等原料浸泡于油脂中，低温加热使温度保持在50～60℃之间，让芳香成分溶于油脂中，此为温浸吸收法。吸收挥发油后的油脂可直接供香料工业使用，也可加入无水乙醇搅拌，再将醇溶液减压蒸去乙醇即得精油。

（2）溶剂萃取法 用石油醚（30～60℃）、二硫化碳、四氯化碳、苯等有机溶剂浸提。浸提可采用回流浸出法或冷浸法，减压蒸去有机溶剂后即得浸膏。得到的浸膏往往含有植物蜡类等物质，可利用乙醇对植物蜡等脂溶性杂质的溶解度随温度下降而降低的特性，先用热乙醇溶解浸膏，放置冷却，滤除杂质，回收乙醇后即得净油。

（3）超临界流体萃取法 CO_2超临界流体萃取方法和溶剂萃取技术相似，用该技术提取芳香挥发油，有防止氧化、热解及提高品质的突出优点。所得芳香挥发油气味与原料相同，明显优于其他方法。但由于工艺技术要求高，设备费用投资大，在我国应用还不普遍。

6.6.3.3 冷压法

此法适用于新鲜原料，如橘、柑、柠檬果皮含挥发油较多的原料，可经撕裂、捣碎冷压后静置分层，或用离心机分离出油分，即得粗品。此法所得挥发油可保持原有的新鲜香味，但可能溶出原料中的不挥发性物质。例如提取柠檬油时常溶出原料中的叶绿素，而使柠檬油呈绿色。

6.6.4 挥发油的分离

从植物中提取出来的挥发油往往为混合物，根据要求和需要，可作进一步分离与纯化，以获得单体成分，常用方法如下。

6.6.4.1 化学分离法

（1）利用酸、碱性不同进行分离

① 酚性、酸性成分的分离。将挥发抽溶于等量乙醚中，先以5%碳酸氢钠溶液直接进行萃取，分出碱水液，加稀酸酸化，用乙醚萃取，蒸除乙醚，可得酸性成分。继续用2%氢氧化钠溶液萃取，分取碱水层，酸化后，用乙醚萃取，蒸去乙醚可得酚性成分。

② 碱性成分的分离。挥发油经过预试若含有碱性成分，可将挥发油溶于乙醚，加10%盐酸或硫酸萃取，分取酸水层，碱化，用乙醚萃取，蒸去乙醚可得碱性成分。

$$R_1 \diagdown \diagup R_2 \qquad\qquad R_1 \diagdown \diagup R_2$$
$$NH \quad \underset{OH^-}{\overset{H^+}{\rightleftharpoons}} \quad NHH^+$$
$$\text{溶于乙醚层} \qquad\qquad \text{溶于水层}$$

（2）利用功能团特性进行分离 对于一些中性挥发油，多利用功能团的特性先制备成相应衍生物再进行分离。

① 醇化合物的分离。将挥发油与丙二酸单酰氯、邻苯二甲酸酐或丁二酸酐反应生成酯，将生成物溶于碳酸钠溶液中，用乙醚洗去未反应的挥发油，碱溶液皂化，再用乙醚提出所生成的酯，蒸去乙醚，残留物经皂化而得到原有的醇成分。

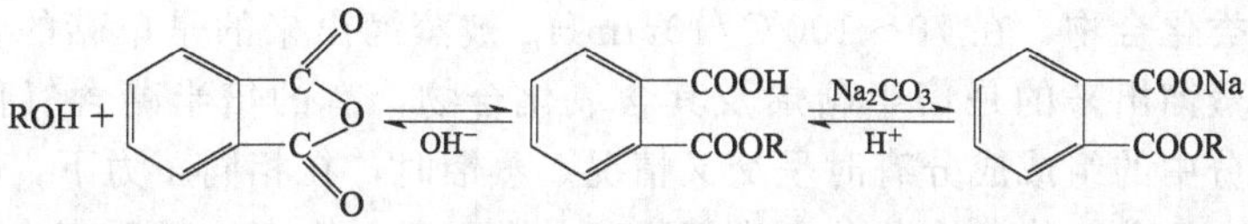

② 醛或酮类化合物的分离

ⅰ亚硫酸氢钠法　在除去酚、酸成分后，再经洗至中性后的挥发油母液，以无水硫酸钠干燥后，将挥发油与亚硫酸氢钠饱和液振摇 1～2h，分出水层或加成物结晶，加酸或碱液处理，使加成物水解，以乙醚萃取，即获得醛或酮类化合物。

$$RCHO + NaHSO_3 \underset{OH^-}{\rightleftharpoons} RCH(OH)—SO_3Na$$

ⅱ吉拉德试剂法　将挥发油与吉拉德试剂 T 或 P 回流，生成水溶性的缩合物，用乙醚除去不含羰基的组分，再用酸处理，即可获得羰基化合物。

③ 其他成分的分离。挥发油中的酯类成分，多用精馏或色谱分离。醚萜成分在挥发油中不多见，可利用醚类与浓酸形成盐而易于结晶的性质，将其从挥发油中分离出来。如桉叶油中的桉油精属于醚成分，它与浓磷酸可形成白色的磷酸盐结晶。或利用 Br_2、HCl、HBr、$NOCl_2$ 等试剂与双键加成，这种加成产物常为结晶状态，可借以分离和纯化。

利用化学法从挥发油中系统分离有效成分的具体步骤如图 6-12 所示。

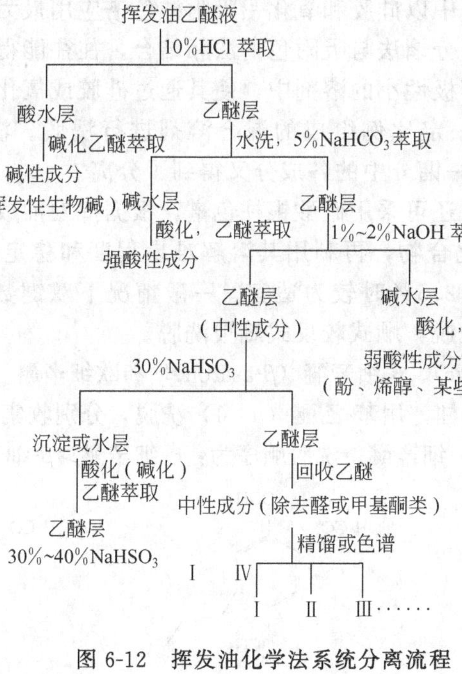

图 6-12　挥发油化学法系统分离流程

6.6.4.2　物理分离法

(1) 析晶法　将挥发油在 0℃低温下放置，使其析晶，此结晶常称“脑”。例如薄荷油、樟油析晶即可得到薄荷脑、樟脑，再进一步重结晶可得纯品。

(2) 分馏法　挥发油中萜类成分，可利用沸点差异进行分离。由于挥发油的组成成分多对热及空气中的氧较敏感，因此分馏宜在减压下进行。通常在 35～70℃/10mmHg[1] 被蒸馏

[1] 1mmHg＝1.33322×10^2Pa。

出来的是单萜烯类化合物，在 70～100℃/10mmHg 被蒸馏出来的是单萜的含氧化合物，在更高的温度下被蒸馏出来的是倍半萜烯及其含氧化合物，有的倍半萜含氧化合物的沸点很高，所得的各馏分中的组成成分有时呈交叉情况。蒸馏时，在相同压力下，收集同一温度蒸馏出来的部分为一馏分，将各馏分分别进行物理常数如相对密度、折射率、比旋光度等的测定，以了解其是否已初步纯化。还需要经过适当的处理分离，才能获得纯品，例如薄荷油的分离（如图 6-13 所示）。

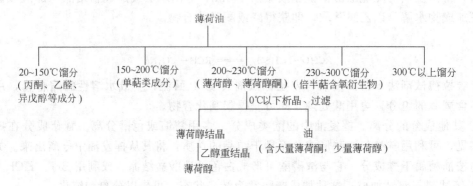

图 6-13　薄荷油分馏法系统分离流程图

　　(3) 色谱分离法　色谱法中以硅胶和氧化铝吸附柱色谱应用最为广泛。由于挥发油的组成成分多而复杂，分离多采用分馏法与吸附色谱法相结合，往往能得到较好效果。一般将分馏的馏分溶于石油醚或己烷等极性小的溶剂中，使其通过硅胶或氧化铝吸附柱，再依次用石油醚、己烷、乙酸乙酯等按一定比例组成的混合溶剂进行洗脱。洗脱液分别以薄层色谱（TLC）进行检查，这样使每一馏分中的各成分又得到了分离。

　　除采用一般色谱法之外，还可采用硝酸银柱色谱，根据挥发油成分中双键的多少和位置不同，与硝酸银形成 π 配位化合物，再利用其溶解难易程度和稳定性的差别，进行色谱分离。一般硝酸银浓度在 2%～2.5% 时较为适宜。一般情况下双键数目增加，吸附力增大，难被洗脱；末端双键较难被洗脱，顺式较反式难被洗脱。

　　例如，α-细辛醚（α-asarone）、β-细辛醚（β-asarone）和欧细辛醚（eduasarone）的混合物，通过用 2%AgNO₃ 处理的硅胶柱，用苯-乙醚（5：1）洗脱，分别收集，并用 TLC 检查。吸附力为：欧细辛醚＞β-细辛醚＞α-细辛醚。洗脱顺序为：α-细辛醚＞β-细辛醚＞欧细辛醚。

β-细辛醚　　　　　　　　α-细辛醚　　　　　　　　欧细辛醚

　　气相色谱是研究挥发油组成成分的好方法，有些研究应用制备性气-液色谱，成功地将挥发油成分分开，使所得纯晶能进一步应用四大波谱加以确切鉴定。气-质分析仪连用也是常用的方法。

6.6.5　挥发油成分的鉴定

6.6.5.1　物理常数的测定
相对密度、比旋度、折射率和凝固点等是鉴定挥发油时常测的物理常数。

6.6.5.2 化学常数的测定

酸值、皂化值、酯值是重要的化学常数，也是表示质量的重要指标。

（1）酸值 代表挥发油中游离羧酸和酚类成分的含量，以中和 1g 挥发油中游离的羧酸和酚类所需要氢氧化钾的毫克数来表示。

（2）酯值 代表挥发油中酯类成分含量，以水解 1g 挥发油所需氢氧化钾的毫克数来表示。

（3）皂化值 以皂化 1g 挥发油所需氢氧化钾的毫克数来表示。事实上，皂化值等于酸值和酯值之和。

测定挥发油的 pH 值，如呈酸性，表示挥发油中含有游离酸或酚类化合物，如呈碱性反应，则表示挥发油中含有碱性化合物，如挥发性碱类等。

6.6.5.3 功能团的鉴定

（1）羰基化合物 用硝酸银的氨溶液检查挥发油，如发生银镜反应，表示有醛类等还原性物质存在。挥发油的乙醇溶液中加入 2,4-二硝基苯肼、氨基脲、羟胺等试剂，如产生结晶形衍生物沉淀，表明有醛或酮类化合物存在。

（2）酚类 将挥发油少许溶于乙醇中，加入三氯化铁的乙醇溶液，如产生蓝色、蓝紫或绿色反应，表示挥发油中有酚类物质存在。

（3）内酯类化合物 于挥发油的吡啶溶液中，加入亚硝酰氰化钠试剂及氢氧化钠溶液，如出现红色并逐渐消失，则表明有 α、β-不饱和内酯存在。

（4）不饱和类化合物和薁类化合物 在挥发油的氯仿溶液中滴加溴的氯仿溶液，如红色褪去表示油中含有不饱和化合物，继续滴加溴的氯仿溶液，如产生蓝色、紫色或绿色反应，则表明油中含有薁类化合物。

6.6.5.4 色谱检识

（1）薄层色谱 常用吸附剂为硅胶 G 和中性氧化铝。分离烃类化合物时展开剂可用石油醚（30～60℃）或正己烷，分离含氧萜类化合物时展开剂可选石油醚-乙酸乙酯（85:15）。显色剂为 1%香草醛-浓硫酸试剂，喷后 105℃烘烤，挥发油中各成分显不同颜色。

（2）气相色谱 气相色谱已成为挥发油成分分离检测有效、简便的方法之一。特别是气相色谱-质谱-微机数据处理系统（GC/MS/DS）联用仪的使用，促进了挥发油成分检测的速度和准确度，已成为目前挥发油研究工作中常用的手段。挥发油中已知成分的鉴定是利用已知成分的标准品与挥发油在同一条件下，根据相对保留值所出现的色谱峰，以确定挥发油中某一成分。对于挥发油中许多未知成分，同时又无标准品作对照时，则应选用气相色谱-质谱（GC/MS）联用技术进行分析鉴定。

气相色谱-质谱（GC/MS）联用法已成为对化学组成极其复杂的挥发油进行定性分析的一种有力手段。现多采用 GC/MS/DS 技术，大大提高了挥发油分析鉴定的速度和研究水平。分析时，首先将样品注入气相色谱仪内，经分离后得到的各个组分依次进入分离器，浓缩后的各组分又依次进入质谱仪。质谱仪对每个组分进行检测和结构分析，得到每个组分的质谱，通过计算机与数据库中的已知化合物的标准谱对照，即可以进行解析鉴定。

6.6.5.5 分离实例

从北苍术（Atractylodes chinensis Koidyz.）、茅苍术 [A. lancea (Thunb.) Dc.]、关苍术（A. japonica Koidz. et Kitam）中提取分离对聚伞花素（p-cymene）、榄香醇（elemol）、苍术醇（hinesol）、α-异岩兰烯（α-isovetivene）、β-瑟林烯（β-selinene）、芳-姜黄烯（arcurcumene）的方法。

步骤 1

$$苍术根茎 \xrightarrow{水蒸气蒸馏} 苍术油$$

步骤 2

$$苍术油 \xrightarrow{溶于石油醚} \xrightarrow{通过氧化铝柱} \begin{cases} 对聚伞花素、榄烷醇、苍术醇 \\ 桉油精 \\ 倍半萜烯 \end{cases}$$

步骤 3

$$倍半萜烯 \xrightarrow{通过氧化铝柱} \begin{cases} \alpha\text{-异岩兰烯} \\ \beta\text{-瑟林烯} \\ 芳\text{-姜黄烯} \end{cases}$$

① 取苍术油溶于石油醚，通过氧化铝柱，得澄明溶液，用碳酸氢钠溶液萃取除去酸性杂质，取油层进行分馏。30 个理论塔板数，回流比为 40：1，压力为 4mmHg，结果见表6-5。

表 6-5　苍术油的减压分馏结果

名　称	对-聚伞花素	倍半萜烯	榄香醇	苍术醇	桉油精
馏分	1	2	4	6	8
沸程(4mmHg)/℃	83～107	112.7～127.5	131.5	136～7	150～2
质量/g	5	6	2.8	55.7	18

② 取上述分馏得到的倍半萜烯部分上氧化铝柱（碱性Ⅰ级，样品量的 130 倍），以石油醚洗脱，结果见表 6-6。

表 6-6　倍半萜烯部分的柱色谱结果

名　称	α-异岩兰烯			β-瑟林烯			芳姜黄烯
馏分	1～6	7	8	9	10	11	12
体积/ml	920	200	200	200	200	200	400
质量/g	3.3	0.95		0.5			0.45

6.6.5.6　气-质联用技术分析北苍术挥发油成分实例

北苍术含挥发油主成分为茅术醇、β-桉油醇、苍术素等，其中很多易挥发性组分，尤其是低沸点的组分作用广泛，杀菌抗感染性强。

（1）苍术挥发油的分析条件

① 气相色谱分析条件。HP-5 毛细管柱，30.0m×320μm×0.25μm，柱温 120℃（保持 2min），以 2℃/min 升温至 150℃，以 4℃/min 升温至 190℃，以 10℃/min 升温至 240℃（保持 15min），进样温度为 270℃，载气为高纯氮气，流速为 1.5ml/min，FID 检测器温度为 270℃，进样量为 1μl，分流比为 50：1。

② 气相色谱-质谱（GC-MS）分析条件　EI 源，电离电压 70eV，HP-35MS（0.25mm×30m×0.25μm），进样口温度 250℃，检测温度 200℃，程序升温从 60℃到 220℃，4℃/min，分流比 50：1，载气为氦气，载气流速 1.0ml/min，进样量 0.2μl，分子量范围 41～400m/z，进样量 0.1μl。

（2）样品测试分析条件　在确定的气相色谱分析条件下，对上述两种方法所提取的挥发油进行气相色谱分析测试，并对同时蒸馏萃取方法提取的挥发油进行气相色谱-质谱（GC-MS）分析。

（3）实验结果

① 不同提取法的挥发油测定结果。从水蒸气蒸馏和同时蒸馏萃取两种方法气相色谱图所出现的色谱峰可以看出，在本实验条件下，同时蒸馏萃取法出现了 16 个较强峰，水蒸气蒸馏法出现了 12 个较强峰。色谱结果见图 6-14、图 6-15。从色谱峰保留时间看，主要是在12min 以前出现的色谱峰有明显差异，前者出现 10 个峰，后者出现 6 个峰，同时蒸馏萃取法提取苍术中易挥发成分，更多地保留低沸点成分和热敏性成分。在 12min 后出现的色谱峰无显著差异，故在高温下，两者挥发油成分相似。两种提取方法所得挥发油对温度具有敏感性，温度升高，某些低沸点成分可能分解破坏。

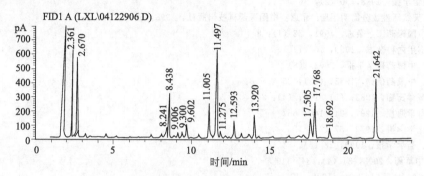

图 6-14　同时蒸馏萃取北苍术挥发油的 GC-MS 图

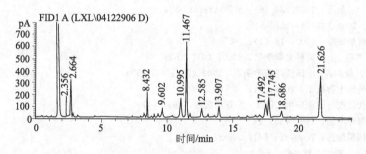

图 6-15　水蒸气蒸馏萃取北苍术挥发油的 GC-MS 图

② 同时蒸馏萃取的苍术挥发油成分分析结果。对同时蒸馏萃取的苍术挥发油进行分离和检测得到气-质联用图谱，对其经过质谱库检索及标准图对照定性，定量结果依据 GC 的峰面积计算，按峰面积归一化测定各成分相对百分含量。气相色谱分离出苍术挥发油中的131 种成分，经质谱鉴定挥发油总量和归一化百分含量大于 1.594% 的 15 种化合物，经NIST98 谱库检索，对比组分数目的分析，已确定挥发油中的 15 个主要成分，具体含量见表 6-7，其中北苍术的几个主要特征挥发性的活性成分如榄香醇（elemol）、茅术醇（Hinesol）、β-桉叶油醇（β-Eudesmol）、γ-桉叶油醇（γ- Eudesmol）、红没药醇（Bisabolol）均被确定。

表 6-7　同时蒸馏萃取苍术挥发油主要成分分析结果

化合物	含量/%	化合物	含量/%	化合物	含量/%
环己烷(Cyclohexane)	3.208	甘葡环烃(Azulene)	2.405	桉脂素(Eudesmenol)	3.072
十八氢化萘(Octahydronaphthalene)	2.880	环丙烃(Cyclopropa)	3.875	茅术醇(Hinesol)	4.176
三环岩兰烷(Tricycloene)	2.986	荜橙茄醇(Cubenol)	10.143	β-桉叶油醇(β-Eudesmol)	6.150
萘(Naphthalene)	22.257	香豆酮(Benzofuran)	2.224	γ-桉叶油醇(γ-Eudesmol)	2.250
香松烯(Cedrene)	7.504	榄香醇(elemol)	2.780	红没药醇(Bisabolol)	1.594

参 考 文 献

1 Kulshreshthan, M. J. el al. Plantochemistry 1972, 11: 2369

2 Mahota, S. B. et al. Plantochemistry 1977, 44: 1185

3 Agarwal. S. K. et al. Plantochemistry 1974, 13: 2623

4 吴立军. 天然药物化学. 北京：人民卫生出版社. 4 版. 北京：2003, 219-270

5 肖崇厚. 中药化学. 1 版. 上海：上海科技出版社，1985, 323-372

6 吴寿金等. 现代中草药成分化学. 北京：中国医药科技出版社，2002, 703-796

7 钟裕容. 中药通报，1983, (60): 31

8 刘群等. 植物学报，1988, 30 (2), 36

9 孙文基等. 天然活性成分简明手册. 北京：中国医药科技出版社，1998, 52

10 刘毅等. 中国医药工业杂志，1991, 22 (1): 8

11 杨敏等. 实用内科杂志，1990, 10 (1)

12 张广钦等. 中国药理学学报，2003, (8)

13 李向高等. 中成药研究，1985, (12): 29

14 余竞光. 海洋药物，1983, (3): 166; (4): 207

15 李英等. 科学通报，1997, 24: 140: 667

16 刘静明. 化学学报，1979, 37 (2): 12

17 赵凯存等. 药学学报，1993, 28 (5): 342

18 林芳等，中草药，2003, 34 (4): 347-349

19 Umeyama A. et al. J Chem, 1998, 42, 459

20 Guerrant R L., et al. W O 9317945, 1993, 19pp

21 姜孟臣，陈虹等. 中草药，2003, 34 (6): 347-349; 532-534

22 张敏等. 中草药，2002, 33 (6): 533-535

23 买霞等. 实用肿瘤学杂志，2002, 16 (1): 1-2

24 力弘，贾永锋，李端. 上海医科大学学报，2000, (6): 27-29

25 梅之南，杨祥良，徐辉碧. 中国医院药学杂志，2003, (9): 557-558

26 阎家麒，王悦. 药物生物技术，2001, (1): 32-33

27 阴建等. 中药现代研究与临床应用. 北京：北京出版社，1994, 171

28 普陇梅等. 中国海洋药物，1991 (3): 28

29 季大洪等. 时珍国医国药，2000, 11 (4): 369-37

30 邓琴等，广州医药，2001, 32 (4): 5-7

31 唐春发. 广东医药，1995 (3): 28-30

32 何春茂等. 中草药，1999, 30 (7): 497-499

33 于德泉等. 分析化学手册-核磁共振波谱分析，北京：化学工业出版社，1999

34 李西林，须丽茵，栾晶. 北苍术挥发油的提取与成分分析. 上海中医药大学学报，2008, 22 (1), 59-61

35 张海艳，范毅，李坤威等. NOESY 在地胆草倍半萜内酯化合物结构鉴定中的应用. 河南科学，2014, 32 (10): 2001-2003

第7章 三萜及其苷

多数三萜（triterpenoids）是由 30 个碳原子组成的萜类化合物，根据"异戊二烯定则"，多数三萜被认为是由 6 个异戊二烯（30 个碳）缩合而成的，该苷类化合物多数可溶于水，水溶液似肥皂水溶液振摇后产生泡沫，故被称为三萜皂苷（triterpenoid saponins）。该类化合物在自然界广泛存在，有的以游离形式存在，有的则与糖结合成苷而存在。三萜及其皂苷广泛存在于自然界，菌类、蕨类、单子叶植物、双子叶植物、动物及海洋生物中，尤其在双子叶植物中分布最多。文献报道游离三萜主要来源于菊科、豆科、大戟科、楝科、卫矛科、茜草科、橄榄科、唇形科等植物。三萜皂苷广泛存在于豆科、五加科、葫芦科、毛茛科、石竹科、伞形科、鼠李科、报春花科等植物分布较多。

由于色谱等分离手段、波谱等结构测定技术、分子和细胞水平的活性测试方法的迅速发展，使结构相似的三萜类化合物及其皂苷的研究得到很大发展。越来越多的新三萜及其皂苷被分离和鉴定，具有生物活性的该类化合物也不断被发现。如 1963～1970 年报道的游离三萜约为 230 个，1990～1994 年发现的新三萜类化合物约为 330 个，许多为新骨架类型，1966～1972 年仅有 30 个皂苷结构被鉴定，而 1987～1989 年中就有 1000 多个新皂苷被分离鉴定。由于皂苷具有多种生物活性，显示出广泛的应用前景，皂苷和皂苷类化合物已成为天然药物研究中的一个重要领域。

三萜皂苷是由三萜皂苷元（triterpene sapogenins）和糖组成的，常见的苷元为四环三萜和五环三萜。常见的糖有葡萄糖、牛乳糖、木糖、阿拉伯糖、鼠李糖、葡萄糖醛酸、半乳糖醛酸，另外还有呋糖、鸡纳糖、芹糖、乙酰基和乙酰氨基糖等，多数糖为吡喃型糖，但也有呋喃型糖。有些苷元或糖上还有酰基等。这些糖多以低聚糖形式与苷元成苷，成苷位置多为 3 位或与 28 位羧基成酯皂苷（ester saponins），另外也有与 16、21、23、29 位等羟基成苷的。根据糖链的多少，可分单糖链苷（monodemosides）、双糖链苷（bisdemosides）、三糖链皂苷（tridesmosidic saponins）。当原生苷由于水解或酶解，部分糖被降解时，所生成的苷叫次皂苷（prosapogenins）。

7.1 三萜类化合物的生物合成

三萜类化合物的生物合成（biosynthesis）是由鲨烯（squalene）经过不同的途径环合而成，鲨烯是由倍半萜金合欢醇（farnesol）的焦磷酸酯尾尾缩合生成（见图 7-1）。

已发现的三萜类化合物结构类型很多，多数三萜为四环三萜和五环三萜，也有少数为无环、单环、双环和三环三萜。近几十年还发现了许多由于氧化、环裂解、甲基转位、重排及降解等而产生的结构复杂、高度氧化的新骨架类型的三萜类化合物。

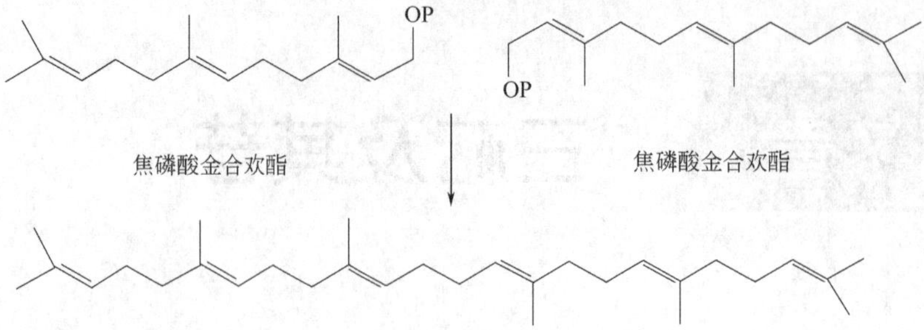

焦磷酸金合欢酯   焦磷酸金合欢酯

鲨烯

图 7-1 鲨烯的生物合成途径

无环三萜多为鲨烯类化合物，从苦木科植物 *Eurycoma longifolia* 得到的一种鲨烯类三萜化合物 logilene peroxide，结构中有 8 个不对称碳，3 个呋喃环。

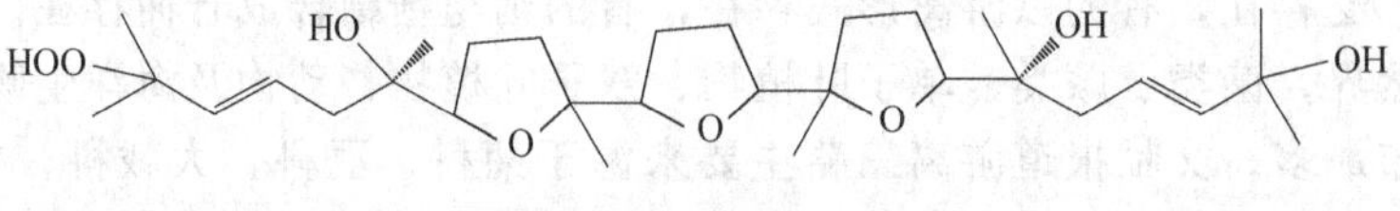

longilene peroxide

单环三萜中的单环多为六元环，环上取代基除甲基和亚甲基外，还连有 1～3 个侧链。从蓍属植物 *Achillea odorata* 中分离得到蓍醇 A（achilleol A）具有新单环骨架，这是 2,3-环氧鲨烯（squalene-2,3-epoxide）在生物合成时环化反应停留在第一步的首例。

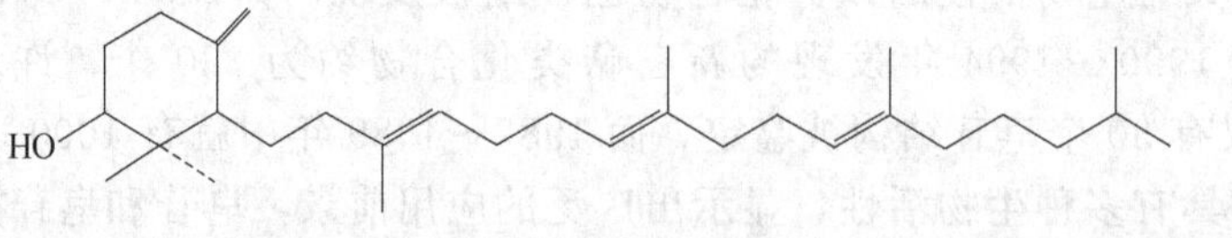

achilleol A

双环三萜中有一种从太平洋海绵中得到的 NaurolA 和 B，两者是一对立体异构体。

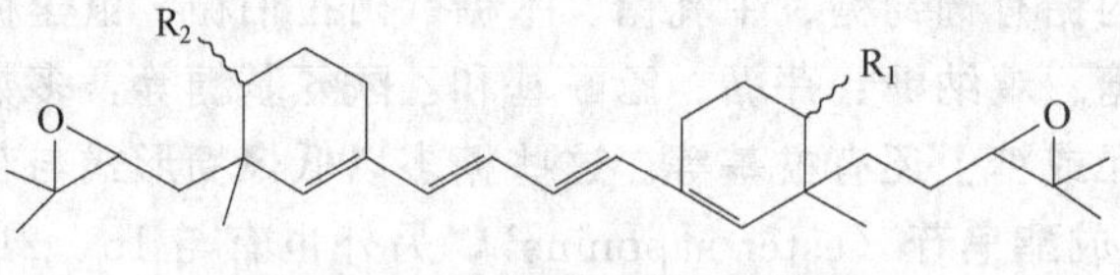

naurol B $R_1 = R_2 = \alpha\text{-OH}$
naurol B $R_1 = R_2 = \beta\text{-OH}$

三环三萜中有一种新的三环结构骨架蓍醇 B（achilleol B），从生源关系可知蓍醇 B 是从蓍醇 A 产生的，两者从同一植物中获得。蓍醇 B 中另外 2 个双环（B 环和 C 环）的形成与后述五环三萜（β-amyrin）D 和 E 环的形成经历的是同样的途径。

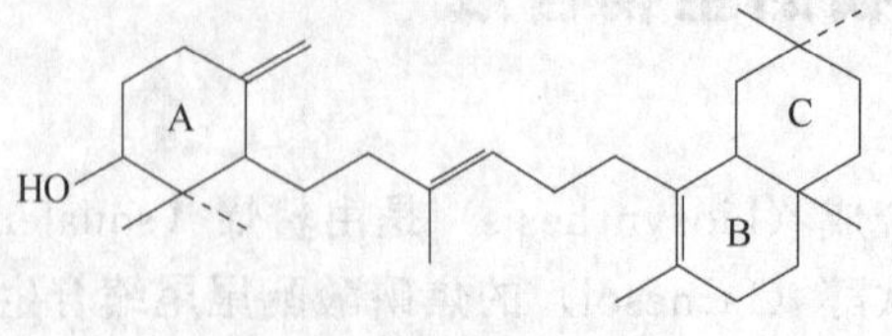

achilleol B

在四环三萜类的合成中，羊毛甾醇（lanosterol）和环阿屯醇（cycloartenol）是由（3S）-环氧鲨烯（oxidosqualene）环化形成的为椅-船-椅式构象，如图 7-2 所示。此环化反应始于酶的氨基酸残基酸（Enz-AH$^+$）催化环氧乙烷的开环反应，同时邻位有 π 键参与反应。

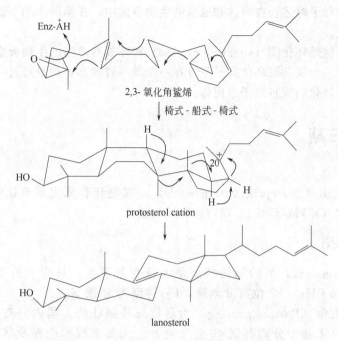

2,3- 氧化角鲨烯

椅式 - 船式 - 椅式

protosterol cation

lanosterol

图 7-2 四环三萜类的羊毛甾醇生物合成途径

五环三萜是由椅-椅-椅式构象形成的。五环三萜的环化反应是先形成达玛烷 C$_{20}$ 正离子（dammarenyl C$_{20}$ cation），再经过紫苑烷、羽扇豆烷和齐墩果烷碳正离子系（baccharenyl，lupenyl and oleanyl cationic species）重排形成五环 β-香树脂（β-amyrin）和 α-香树脂（α-amyrin）。在一种植物（*Rabdistia japonica*）细胞悬浮培养中，把 2 位和 5 位进行氘标记的甲戊二羟酸酯作为前体形成了齐墩果酸和乌苏酸，该生物合成过程（如图 7-3 所示）进一步证明了上述机制。

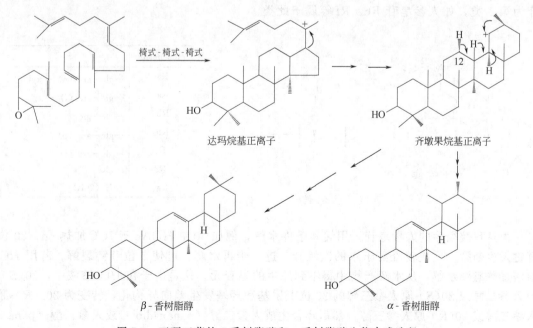

椅式 - 椅式 - 椅式

达玛烷基正离子   齐墩果烷基正离子

β- 香树脂醇   α- 香树脂醇

图 7-3 五环三萜的 β-香树脂醇和 α-香树脂醇生物合成途径

三萜生物合成所包括的内容非常广泛，Abe 等对鲨烯和环氧鲨烯通过酶环化形成甾醇和三萜的研究进展进行了综述。在甾体和三萜的生物合成中，在酶的作用下鲨烯和环氧鲨烯环合是最重要的途径。

近些年来，对鲨烯环化酶（squalene cyclase）和环氧鲨烯酶的生物合成研究证实了 Van Tamelen 的假说，一个复杂聚环化几乎不存在一个单一过渡态，而是经过一系列分离的结构相对稳定而且部分环化的碳正离子中间体。

7.2 四环三萜

天然的四环三萜（tetracyclic triterpenoids）或其皂苷苷元主要有达玛烷、羊毛脂烷、甘遂烷、环阿屯烷（环阿尔廷烷）、葫芦烷和楝烷型。

7.2.1 达玛烷型

达玛烷（dammarane）型的结构特点是 8 位有角甲基，且为 β-构型。此外 13 位连有 β-H，10 位有 β-CH_3，17 位有 β 侧链，C_{20} 构型为 R 或 S。

五加科植物人参（*Panaxe ginseng*）为名贵滋补强壮药，国内外对人参属植物研究十分活跃，现已从人参中分离鉴定 40 多个皂苷。人参主根和侧根及茎叶均含有多种人参皂苷（ginsenosides），其绝大多数属于达玛烷型四环三萜，在达玛烷骨架的 3 位和 12 位均有羟基取代，C_{20} 为 S 构型。达玛烷型人参皂苷根据其 6 位碳是否有羟基又分为两类，由 20(S)-原人参二醇［20(S)-protopanaxadiol］衍生的皂苷为第一类，如人参皂苷 Ra$_1$、Ra$_2$ 等属于此类。此外，还发现有酰基取代皂苷存在，如人参皂苷 Rb$_1$、Rb$_2$、Rc，若在苷元 3 位糖链末端糖分子的 6 位上有一个乙酰基，则依次称为 acetylginsenoside Rb$_1$、Rb$_2$、Rc，若取代一个丙二酰基形成半酯，则依次称为 malonyl-ginsenoside Rb$_1$、Rb$_2$、Rc。由 20(S)-原人参三醇［20(S)-protopanaxatriol］衍生的皂苷为第二类，如人参皂苷 Re、Rf 等属于此类。

ginsenoside	R
Ra$_1$	—glc $\overset{6}{-}$ ara (p) $\overset{4}{-}$ xyl
Ra$_2$	—glc $\overset{6}{-}$ ara (f) $\overset{2}{-}$ xyl
Rb$_1$	—glc $\overset{6}{-}$ glc
Rb$_2$	—glc $\overset{6}{-}$ ara (p)
Rc	—glc $\overset{6}{-}$ ara (f)
Rd	—glc
Rg$_1$	—H (20R)

达玛烷   20(S)-原人参二醇

由达玛烷衍生的人参皂苷，用缓和条件水解，例如 50% HOAc 于 70℃加热 4h，20 位苷键发生断裂，生成较难溶于水的次级苷，进一步再水解，可使 3 位苷键裂解。若用 HCl 溶液加热煮沸水解，从水解产物中得不到原生的皂苷元。这是由于在 HCl 溶液中，20(S)-原人参二醇或 20(S)-原人参三醇的 20 位上甲基和羟基发生差向异构化，转变为 20(R)-原人参二醇或 20(R)-原人参三醇，然后环合生成人参二醇（panaxadiol）或人参三醇（panaxatriol）的具有三甲基四氢吡喃环的侧链。

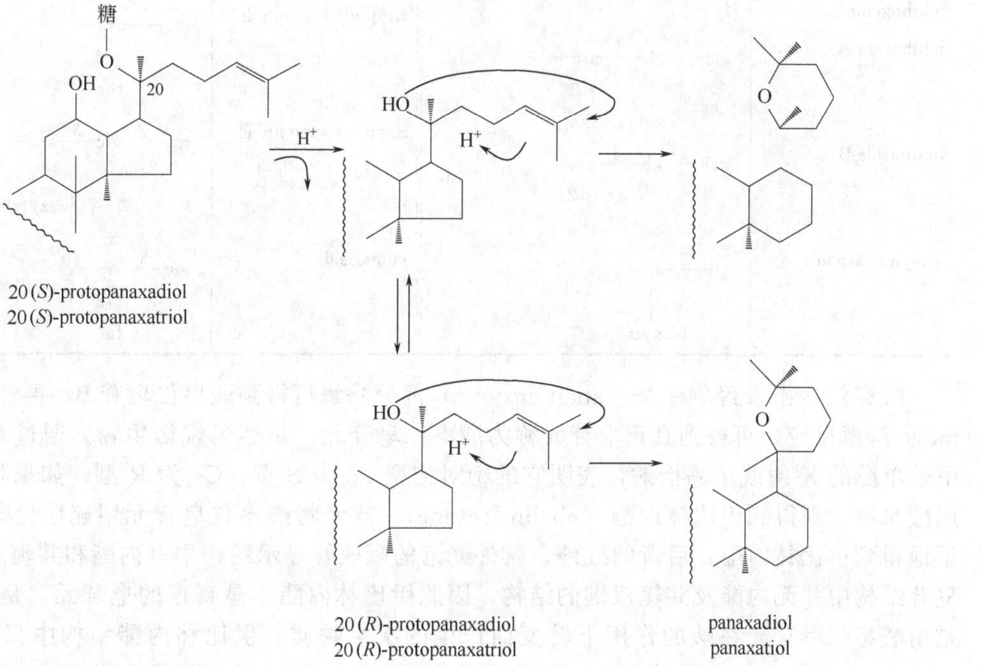

20(S)-protopanaxadiol
20(S)-protopanaxatriol

20(R)-protopanaxadiol
20(R)-protopanaxatriol

panaxadiol
panaxatiol

因此欲得到原生皂苷元，须采用缓和的方法进行水解，例如先用过碘酸钠氧化，水解后再用四氢硼钠还原，然后在室温下用 2mol/L H_2SO_4 水解；或者在室温下用 HCl 水解，然后加入消除试剂叔丁醇钠。

由达玛烷衍生的人参皂苷，在生物活性上有显著的差异。例如由 20(S)-原人参三醇衍生的皂苷有溶血性质，而由 20(S)-原人参二醇衍生的皂苷则有对抗溶血的作用，因此人参总皂苷不能表现出溶血的现象。人参皂苷 Rg_1 有轻度中枢神经兴奋作用及抗疲劳作用，人参皂苷 Rb_1 则有中枢神经抑制作用和安定作用。人参皂苷 Rb_1 能增强核糖核酸聚合酶的活性，而人参皂苷 Rc 则能抑制核糖核酸聚合酶的活性。

鼠李科植物酸枣 (*Zizyphusjujube Mill var. T. spinosa*) 的成熟种子为常用中药，具有养肝、宁心、安神功效，从中曾分离出多种皂苷，有酸枣仁皂苷 A 和 B (jujuboside A and B)。酸枣仁皂苷 A 经柚皮苷酶 (naringinase) 或橙皮苷酶 (hesperidinase) 酶解很容易失去一分子葡萄糖而转变为酸枣仁皂苷 B。由大枣 (*Z. jujuba*) 果实中分离得到枣皂苷 Ⅰ、Ⅱ、Ⅲ (zizyphus saponin Ⅰ、Ⅱ、Ⅲ)。从同属植物 (*Z. vulgaris*) 的茎叶中分离得到皂苷 vulgariside。这些皂苷均属于达玛烷型，都是由酸枣仁皂苷元 (jujubogenin) 衍生的皂苷。

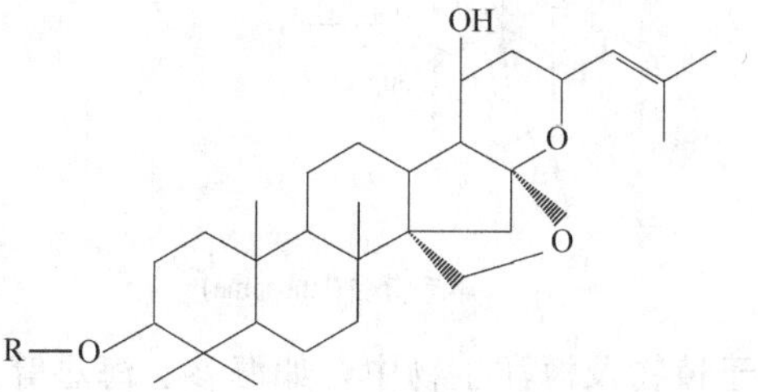

化 合 物	R	化 合 物	R
jujubogenin	H	zizyphus saponin Ⅱ	glc—³ara 　　　│² 　　　rha
jujuboside A	glc—⁶glc—³ara 　　　│²　│² 　　　xyl　rha		
jujuboside B	xyl—²glc—³ara 　　　　　│² 　　　　　rha	zizyphus saponin Ⅲ	xyl—²glc—³ara 　　　　　│² 　　　　6-deoxytalos
zizyphus saponin Ⅰ	glc—³ara 　　　│² 　6-deoxytalose	vulgariside	glc—³ara 　　　│² 　　　fuc

酸枣仁皂苷 A 经蜗牛酶（snail enzyme）部分酶解可得到酸枣仁皂苷 B，再经 Smith-de-mayo 降解反应，可得到真正皂苷元称为酸枣仁皂苷元，是达玛烷衍生物。通过对其溴代苯甲酸单酯的 X-射线单晶衍射，表明它的绝对构型 C_{20} 为 S 型，C_{23} 为 R 型。如果将这些皂苷用酸水解，则得到伊比林内酯（ebelin lactone）。或者将酸枣仁皂苷元用硫酸处理，亦可定量地得到伊比林内酯，后者的红外、紫外光谱的吸收峰显示结构中有内酯和共轭双键，而在皂苷结构中并无内酯及共轭双键的结构，因此伊比林内酯不是真正的皂苷元，是人工产物，是由酸枣仁皂苷元在酸的作用下转变而产生的次生物质。伊比林内酯结构中只保留了 A、B、C 三个环系。从生源观点看，还保留了 D 环空间，仍可列入四环三萜范畴，可视为达玛甾烷型裂环衍生物。

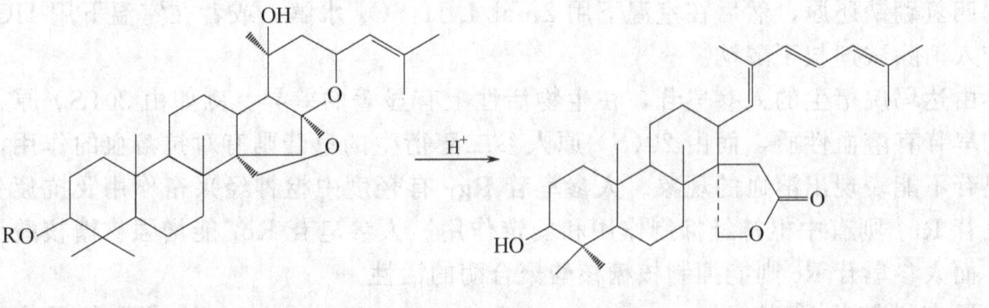

酸枣仁皂苷 A(jujuboside A)　　　　伊比林内酯 (ebelin lactone)

7.2.2 羊毛脂烷型

羊毛脂烷（lanostane）型　四环三萜是环氧鲨烯经椅-船-椅构象环合而成，其 10 位和 13 位 14 位分别连有 β、β、α-CH₃，C_{20} 为 R 构型，A/B、B/C、C/D 环均为反式。

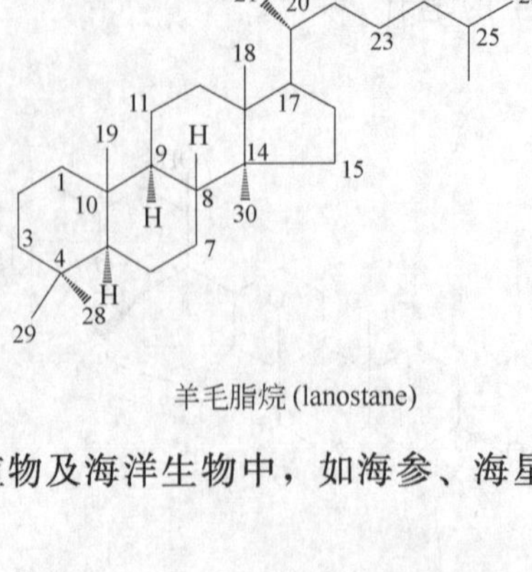

羊毛脂烷 (lanostane)

该类型皂苷广泛分布于植物及海洋生物中，如海参、海星等。在海洋活性成分研究过程中 Kobayashil 等从海绵（*Asteropus sarasinosum*）中分离得到 9 个 30-去甲羊毛脂烷型三萜低聚糖苷（30-norlanostane-triterpenoidal oligoglycosides），被命名为 sarasinosides A$_1$、A$_2$、A$_3$、B$_1$、B$_2$、B$_3$、C$_1$、C$_2$、C$_3$，糖与苷元 3 位成苷，其中 2 个糖为乙酰氨基糖。sarasinosides A$_1$、A$_2$、A$_3$ 为苷元双键位置不同的异构体，sarasinosides C$_1$、C$_2$、C$_3$ 为四糖苷，sarasinosides B$_1$、B$_2$、B$_3$ 为五糖苷。sarasinosides A$_1$、B$_1$ 有明显的毒鱼活性，LD$_{50}$ 分别为 $0.39\mu g \cdot mL^{-1}$ 和 $0.71\mu g \cdot mL^{-1}$，而且可抑制海星受精卵的细胞分裂，LD$_{100}$ 为 $10\mu g \cdot mL^{-1}$。

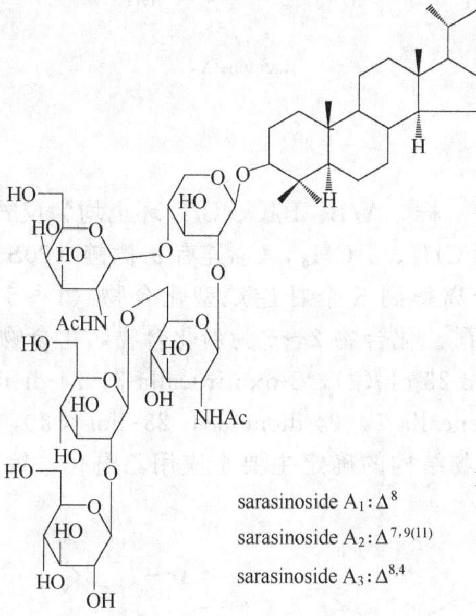

sarasinoside A$_1$：Δ^8
sarasinoside A$_2$：$\Delta^{7,9(11)}$
sarasinoside A$_3$：$\Delta^{8,4}$

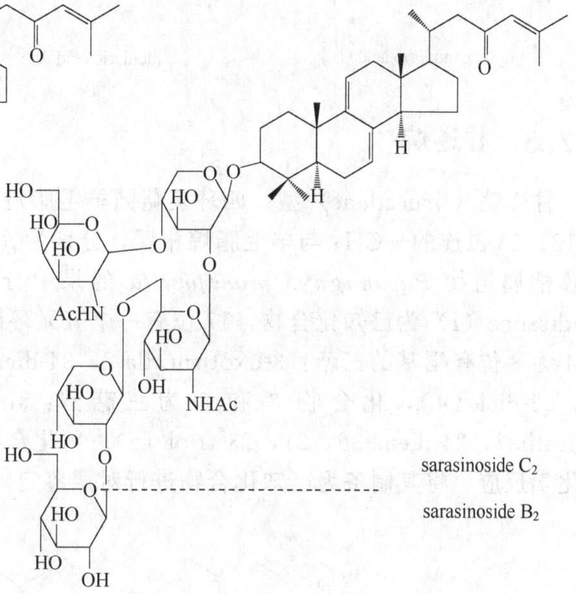

sarasinoside C$_2$
sarasinoside B$_2$

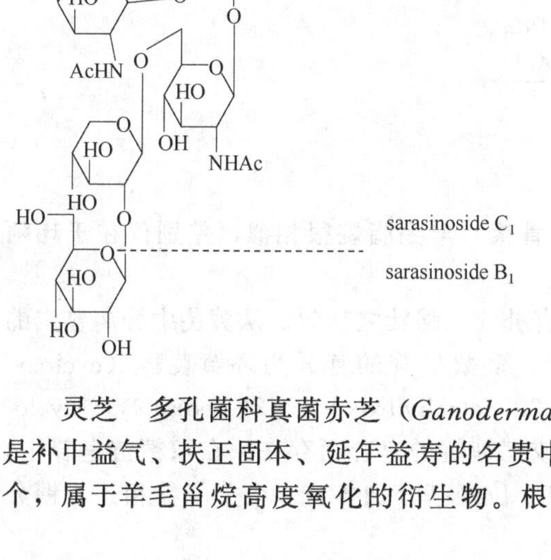

sarasinoside C$_1$
sarasinoside B$_1$

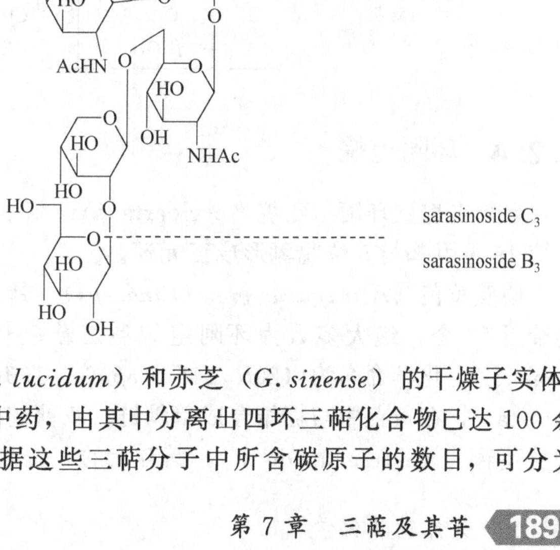

sarasinoside C$_3$
sarasinoside B$_3$

灵芝　多孔菌科真菌赤芝（*Ganoderma lucidum*）和赤芝（*G. sinense*）的干燥子实体，是补中益气、扶正固本、延年益寿的名贵中药，由其中分离出四环三萜化合物已达 100 余个，属于羊毛甾烷高度氧化的衍生物。根据这些三萜分子中所含碳原子的数目，可分为

C_{30}、C_{27}和C_{24}三种基本骨架，后两种为第一种三萜的降解产物，代表物分别为 ganoderic acid C、lucidenic acid A 和 1ucidone A。

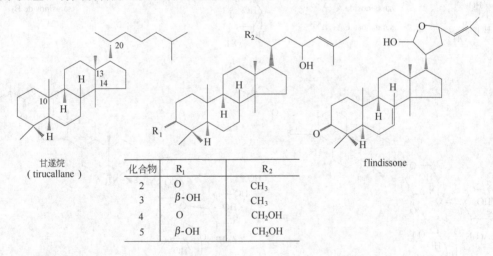

ganoderio acid C　　　　lucideric acid A　　　　lucidone A

7.2.3　甘遂烷

　　甘遂烷（tirucallane）型　四环三萜同羊毛脂烷一样，A/B、B/C、C/D 环也均为反式，但 13、14 位连的—CH₃与羊毛脂烷相反，分别为 β-CH₃、α-CH₃，C_{20}连有 α-侧链（20S）。从藤桔属植物 *Paramignya monophylla* 的果中分离得到 5 个甘遂烷型化合物（1～5），flindissone（1）为已知化合物，17 位有一个五元环醚。化合物 2～5 为新化合物，化合物 2 和 4 为 3 位有酮基的三萜：3-oxotirucalla-7，24-dien-23-ol（2），3-oxotirucalla-7，24-diene-21，23-diol（4），化合物 3 和 5 为三萜醇：tirucalla-7，24-diene-3β，23-diol（3）和 tirucalla-7，24-diene-3β，21，23-triol（5）。新化合物结构的确定主要是应用乙酰化、氧化等化学反应，将其制备为已知化合物进行对照鉴定。

化合物	R₁	R₂
2	O	CH₃
3	β-OH	CH₃
4	O	CH₂OH
5	β-OH	CH₂OH

甘遂烷（tirucallane）　　　　flindissone

7.2.4　环阿屯烷

　　环阿屯烷（环阿尔廷烷，cycloartane）　基本骨架与羊毛脂烷很相似，差别仅在于环阿屯烷 19 位甲基与 9 位脱氢形成三元环。

　　膜荚黄芪（*Astragalus membranaceus*）　具有补气、强壮之功效。从黄芪中分离鉴定的皂苷近 20 个，绝大多数为环阿屯烷型三萜皂苷，多数皂苷的苷元为环黄芪醇（cycloas-tragenol），化学命名为（20R，24S）- 3β，6α，16β，25- tetrahydroxy- 20，24-epoxy-9，19-cyclo-lanostane，在黄芪中与糖结合成单糖链、双糖链或三糖链的皂苷而存在。在双糖链皂苷中，如黄芪苷Ⅰ（astragaloside Ⅰ），其苷元的 3 位和 6 位羟基分别各与一个分子糖相连，糖分子上还有乙酰基取代，是植物体中原有的。黄芪苷Ⅴ的皂苷元 3 位和 25 位羟基分别与糖相连。黄芪苷Ⅶ则是自然界发现的第一个三糖链三萜苷（triterpene tridesmoside）。当这些皂苷在酸性条件下进行水解时，除获得共同皂苷元环黄芪醇，同时得到黄芪醇（astragenol）。这是由于环黄芪醇结构中环丙烷环极易在酸水解时开裂，生成黄芪醇，具 $\Delta^{9(11)}$，19-CH_3 次生结构。因此后者不是真正的皂苷元，故一般采用两相酸水解或酶水解以避免环的开裂。

cyloartane　　astragenol

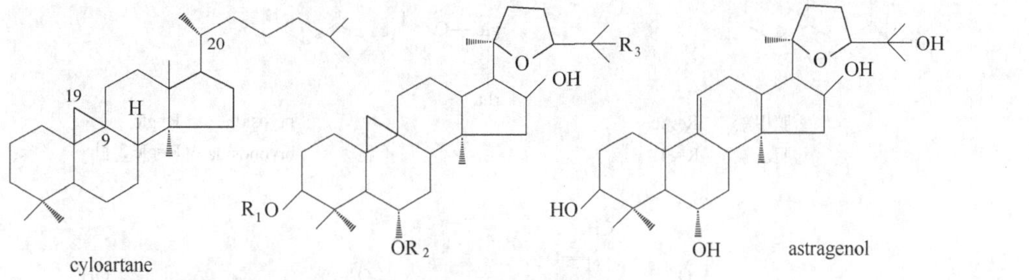

化 合 物	R_1	R_2	R_3
cycloastragenol	H	H	H
astragaloside Ⅰ	xyl (2, 3-diAc)	glc	H
astragaloside Ⅴ	glc $\overset{2}{—}$ xyl-	H	glc
astragaloside Ⅶ	xyl	glc	glc

7.2.5 葫芦烷

葫芦烷（cucurbitane）型　其基本骨架可认为是由羊毛甾烯（lanostene）Δ^8 进行质子化（protonation），在 8 位产生正碳离子（carbonium cation），然后 19-CH_3 转移到 9 位，9-H 转移到 8 位而形成的。因此 A/B 环上的取代和羊毛甾烷类型化合物不同，有 5β-H、8β-H、10α-H，9 位连有 β-CH_3，其余与羊毛甾烷一样。

羊毛甾烯　　葫芦烷

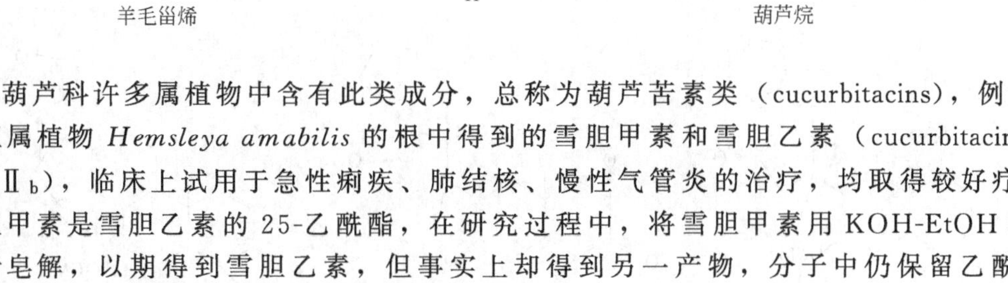

葫芦科许多属植物中含有此类成分，总称为葫芦苦素类（cucurbitacins），例如由雪胆属植物 *Hemsleya amabilis* 的根中得到的雪胆甲素和雪胆乙素（cucurbitacin Ⅰ$_a$ and Ⅱ$_b$），临床上试用于急性痢疾、肺结核、慢性气管炎的治疗，均取得较好疗效。雪胆甲素是雪胆乙素的 25-乙酰酯，在研究过程中，将雪胆甲素用 KOH-EtOH 溶液进行皂解，以期得到雪胆乙素，但事实上却得到另一产物，分子中仍保留乙酰基，而且具有 β-二羰体系的烯醇结构。这可能是由于雪胆甲素为叔醇酯，皂解反应速率低，而 C-12 位和 C-23 位碳在碱性条件下均易形成碳负离子，其中 23 位的碳负离子对乙酰羰基进行分子内部的进攻，反应速率超过皂解速率，因而酰基由氧向碳转移，

其反应如下。

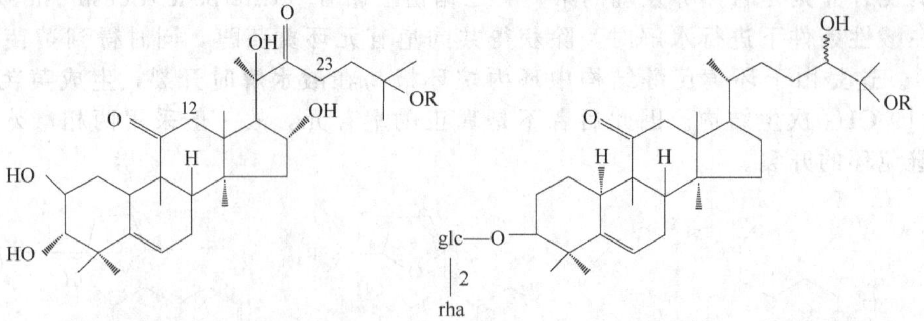

雪胆甲素　　R=Ac
雪胆乙素　　R=H

bryoside　　R=glc
bryonoside　R=glc $\underline{2}$ glc

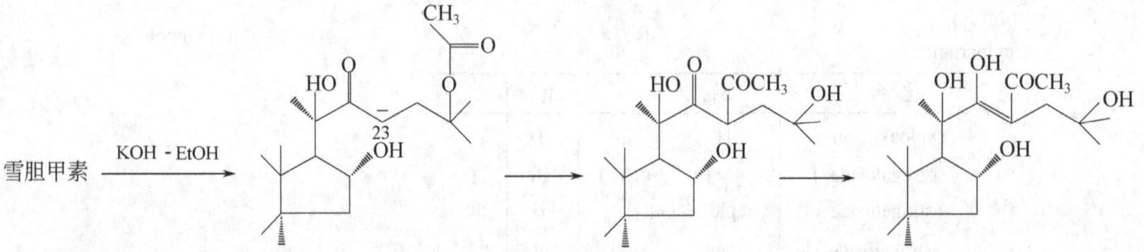

7.2.6　楝烷型

楝科楝属植物苦楝果实及树皮中含多种三萜成分，有苦味，总称为楝苦素类成分（me-liacins），由 26 个碳构成，属于楝烷型（meliacane）。在芸香目植物中大多数该类化合物和三萜化合物都具有甘遂烷骨架，因此甘遂烷被认为是其前体，但 E kong 发现在印度苦楝子（*Azadirachte indica*）的叶子中，大戟烷（euphane）比甘遂烷（tirucallane）更能有效地转变成此类化合物。

从楝科植物 *Azadirachta indica* 分离得到 6 个化合物，1α-methoxy-1,2-dihydroep-oxyazadira -dione（**1**），1β,2β-diepoxyazadiradione（**2**），7-acetyl neotri-chilenone（**3**），7-desacetyl-7-bezoylazadira-dione（**4**），7-desacetyl-7-bezoyl-epoxyazadiradione（**5**），7-desace-tyl-7-benzoyl-gedunin（**6**）。这些化合物均为高度氧化的四环三萜类化合物，17 位有四氢呋喃环，3 位和 16 位多有酮基，14 位和 15 位多有三元氧环，7 位有乙酰基或苯甲酰基。化合物 1～5 为楝烷型，6 为其 D 环裂解产物，裂环后又形成内酯。

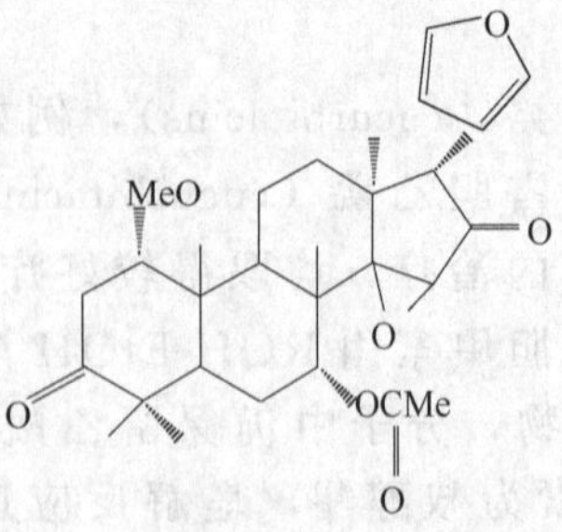

(1) 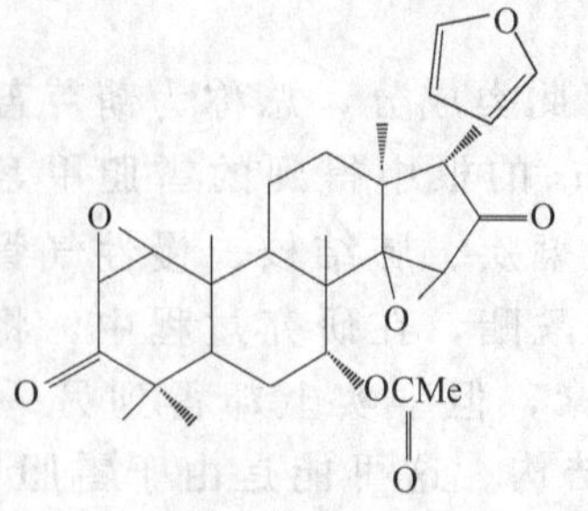　　　　　　　　　　　(2) 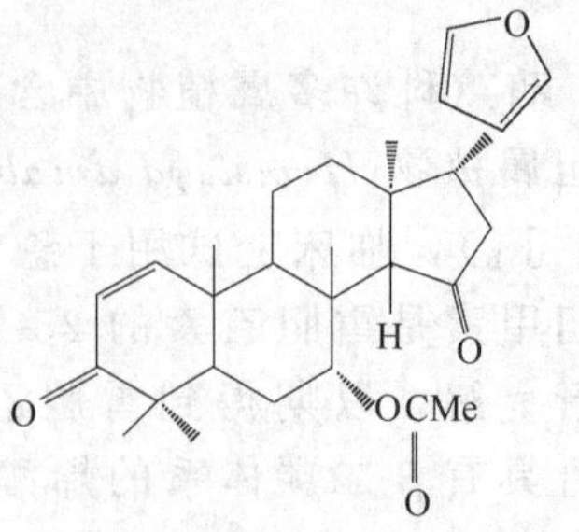　　　　　　　　　　　(3)

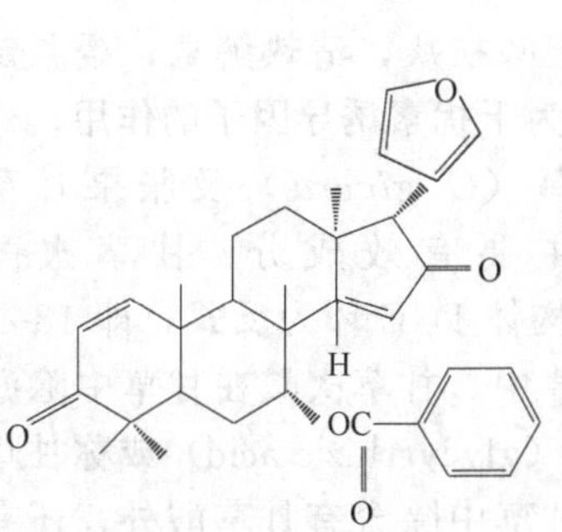

(4) 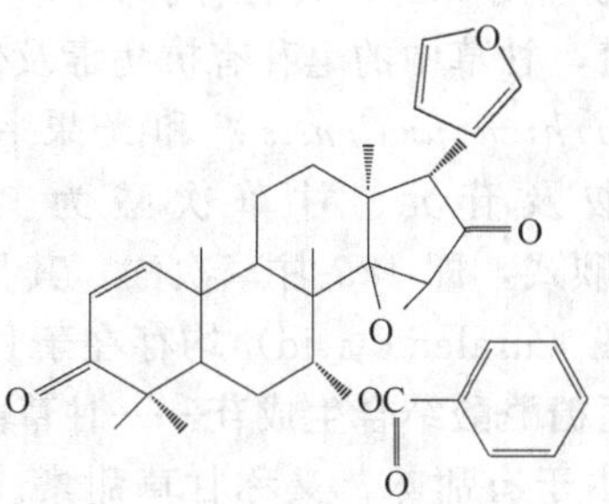　　　　　　　　　　(5) 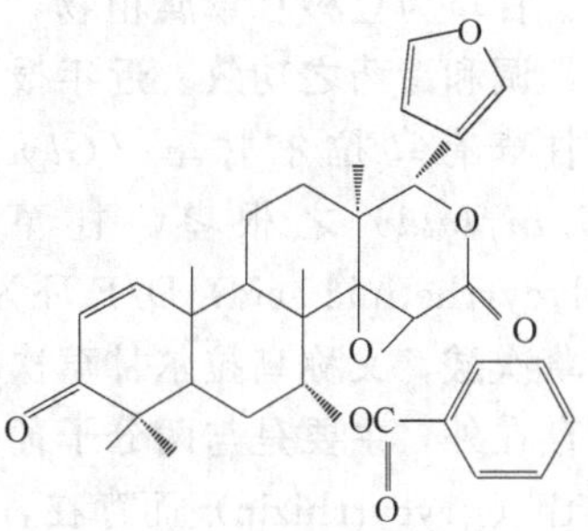　　　　　　　　　　(6)

7.3　五环三萜的结构类型

五环三萜（pentacyclic triterpenoids）类型数目较多，主要的五环三萜为齐墩果烷型、乌苏烷型、羽扇豆烷型和木栓烷型。

7.3.1　齐墩果烷型

齐墩果烷（oleanane）型，又称 β-香树脂烷（β-amyrane）型，此类型三萜在植物界分布极为广泛，有的呈游离状态，有的呈酯或苷的结合状态。本类型皂苷中大多具有 C_3-β-OH，A/B、B/C、C/D 均为反式稠合，D/E 为顺式稠合。C_{18}-H，C_8-CH_3，C_{17}-CH_3，均为 β 型，但也有 C_3-α-OH。

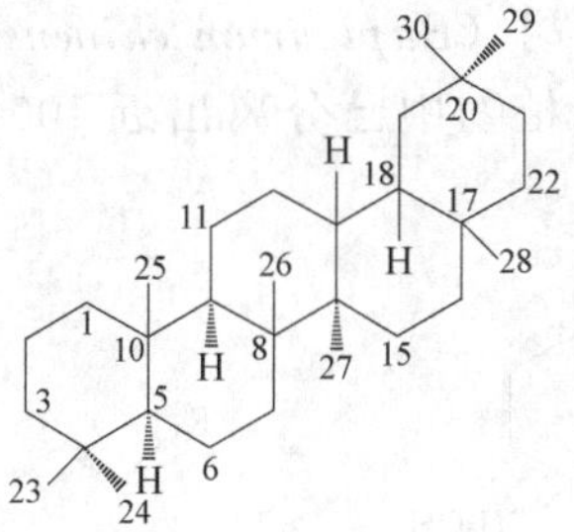

齐墩果烷 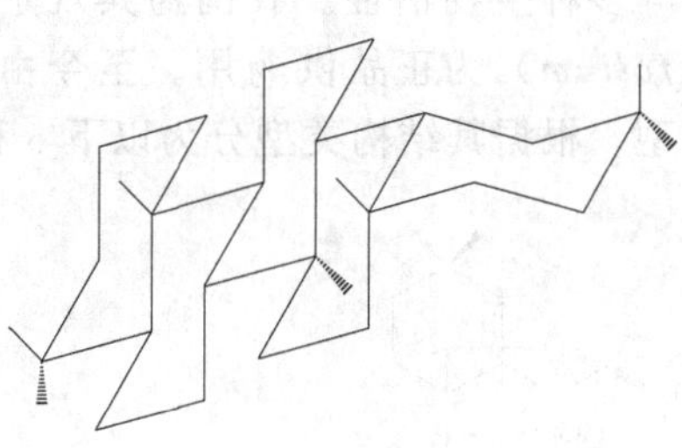　　　　　　　　　　齐墩果烷 构象D/E顺式

木樨科植物油橄榄（*Olea europaea*）（齐墩果）叶子中含齐墩果酸（oleanolic acid）。该物质广泛分布于植物界，在青叶胆全草、女贞果实等植物中以游离形式存在，但大多数与糖结合成苷存在。该物质经动物试验有降转氨酶作用，对四氯化碳引起的大鼠急性肝损伤有明显的保护作用，用于治疗急性黄疸型肝炎，对慢性肝炎也有一定疗效。

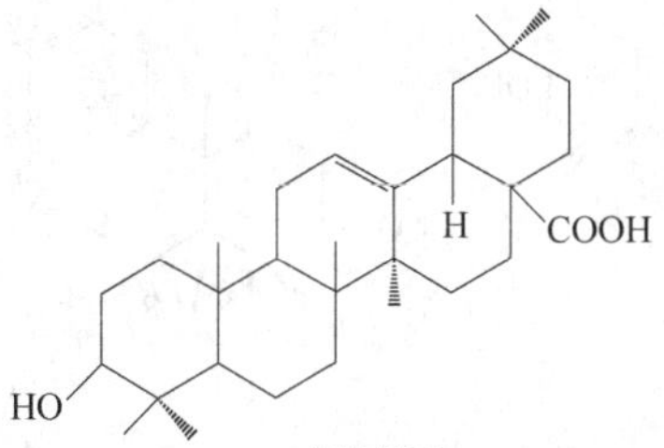

齐墩果酸

甘草为豆科甘草属植物，为常用中药，具有补脾益气，止咳祛痰，清热解毒，缓急定痛，调和诸药之功效。近年报道，甘草中的皂苷有抗病毒及作为干扰素诱导因子的作用。药用甘草有乌拉尔甘草（*Glycyrrhiza uralensis*）和光果甘草（*G. glabra*）及胀果甘草（*G. inflata*）之根茎，甘草酸及苷元、甘草次酸为其主要有效成分。甘草次酸（glycyrrhetinic acid）D/E环为顺式，即18β-甘草次酸；其异构体D/E环为反式，即18-α-甘草次酸，又称乌拉尔甘草次酸（uralenic acid）均存在于甘草中。甘草次酸在甘草中除游离存在外，主要是与两分子葡萄糖醛酸结合生成苷——甘草酸（glycyrrhizic acid）或称甘草皂苷（glycyrrhizin）而存在，由于有甜味，又称甘草甜素。甘草中除含有甘草酸外，还有两种新皂苷，命名为乌拉尔甘草皂苷A（uralsaponin A）和乌拉尔甘草皂苷B（uralsaponin B）。

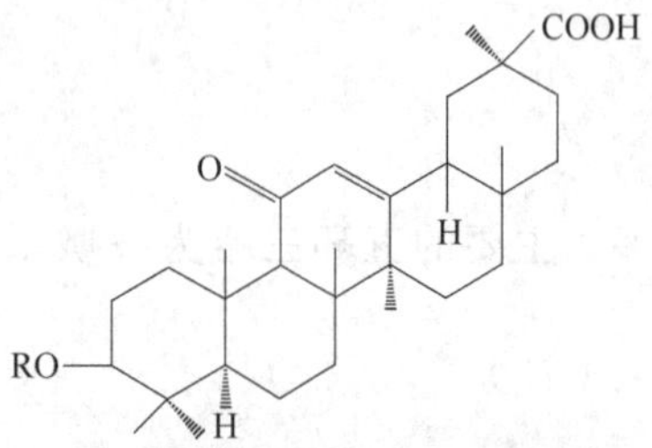

化 合 物	R	
甘草次酸	H	
甘草酸	β-D-glu	A2α-D-glu
乌拉尔甘草皂苷A	β-D-glu	A2β-D-glu
乌拉尔甘草皂苷B	β-D-glu	A3β-D-glu

甘草酸和甘草次酸都有促肾上腺皮质激素（ACTH）样的生物活性，临床作为抗炎药，并用于胃溃疡病的治疗。但只有18β-H型的甘草次酸才具有ACTH样作用，18α-H型没有此种生物活性。通过药理研究还发现甘草酸除有抗变态反应外，还有非特异性的免疫加强作用，同时能对抗CCl_4对肝脏的急性中毒作用。

柴胡为常用中药，疏散退热，舒肝升阳。实验证实柴胡有解热、抗炎、镇静、保肝、降压、减慢心率等多种生物活性。我国药典规定以北柴胡（*Bupleurum chinensis*）和南柴胡（*B. scorzonerifolium*）为正品供药用。至今由柴胡属植物中已分离出近100个三萜皂苷，均为齐墩果烷型。根据其结构类型分为以下5种。

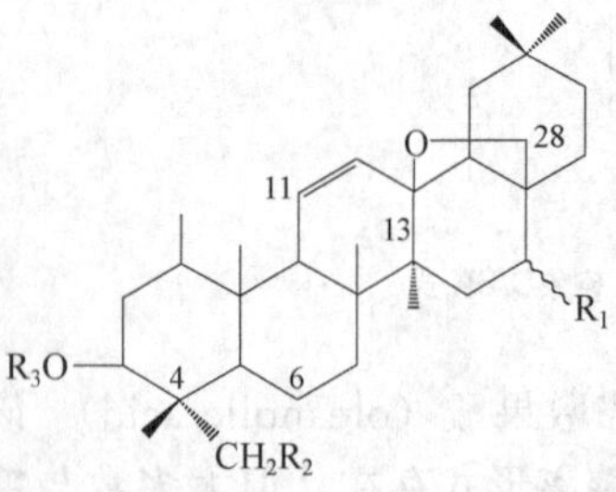

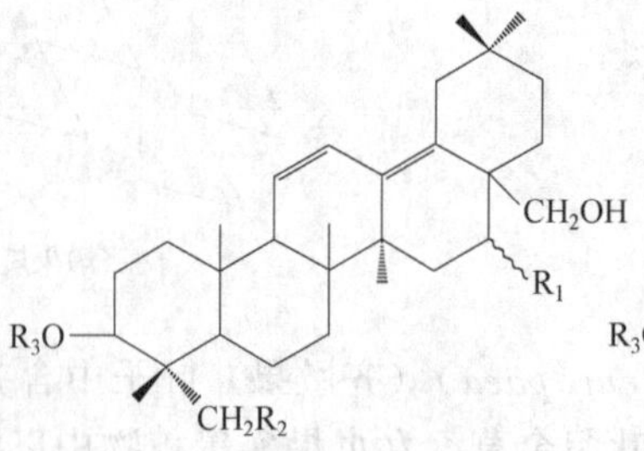

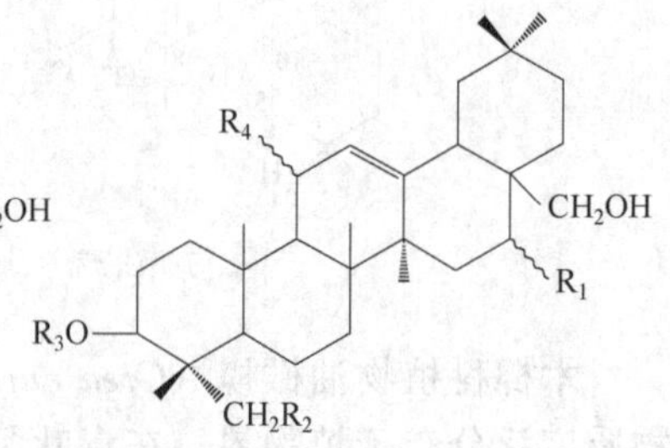

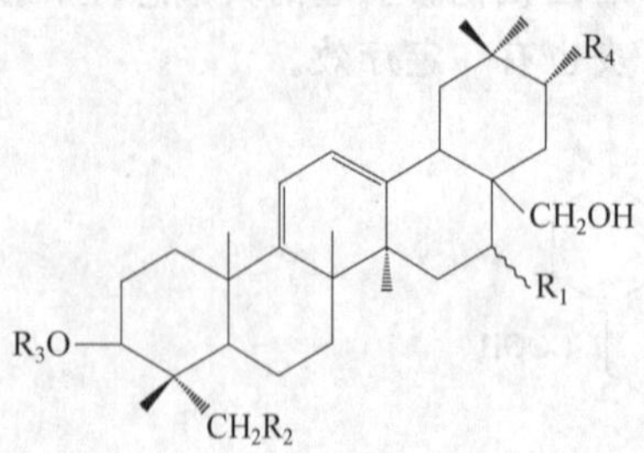

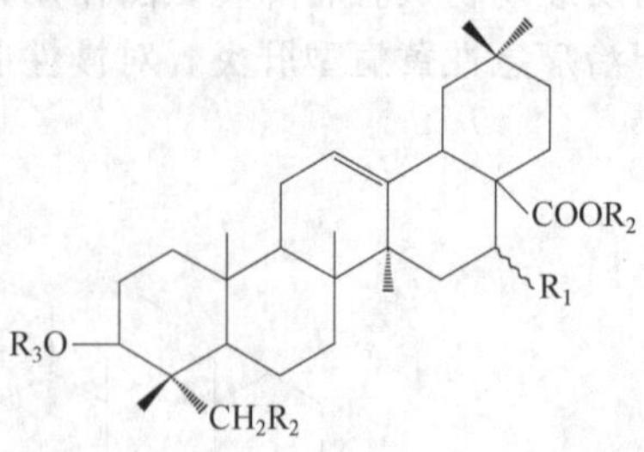

Ⅰ型结构的柴胡皂苷具 13β，28-环氧醚键，是柴胡的原生苷。Ⅱ型为异环双烯类。Ⅲ型为 Δ^{12}-齐墩果烷衍生物，大多数皂苷在 11 位有 α-OCH$_3$ 取代基。Ⅱ、Ⅲ型大都是在提取过程中受植物体内酸性成分影响，使Ⅰ型结构的环氧醚键开裂而产生的。Ⅳ型具有同环双烯结构，也是原生苷水解而产生的次生苷。Ⅴ型为齐墩果酸衍生物。

柴胡皂苷 a 和 d 等是柴胡的主要成分。柴胡皂苷（saikosaponin）a、c 和 d 最早是从日本京都栽培柴胡（*Bupleurum falcatum*）根中分离出的三种皂苷。柴胡皂苷 a 和 d 具有明显抗炎作用和降低血清胆固醇、甘油三酯作用，柴胡皂苷 c 则无此种活性。后又从其中又分离出柴胡皂苷 e（saikosaponin e）等。柴胡皂苷 a、d、c 的苷元分别为柴胡皂苷元 F、G、E（saikogenin F，G，E），柴胡皂苷 e 的苷元和柴胡皂苷 c 的苷元相同。

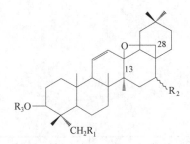

柴胡皂苷	R$_1$	R$_2$	R$_3$
柴胡皂苷 a	OH	β-OH	fuc3glc
柴胡皂苷元 F	OH	β-OH	H
柴胡皂苷 d	OH	α-OH	fuc3glc
柴胡皂苷元 G	OH	α-OH	H
柴胡皂苷 c	H	β-OH	fuc3glc
柴胡皂苷 e	H	β-OH	fuc3glc
柴胡皂苷元 E	H	β-OH	H

以上具有 13，28-氧环的化合物，氧环不稳定，在酸的作用下醚键可能会断裂生成人工产物异环或同环双烯结构，如柴胡皂苷元 F、G 在酸的作用下产生柴胡皂苷元 A、D，柴胡皂苷元 E 产生柴胡皂苷元 C、B。

柴胡皂苷元	R$_1$	R$_2$
柴胡皂苷元 A	OH	β-OH
柴胡皂苷元 D	OH	α-OH
柴胡皂苷元 C	H	β-OH

柴胡皂苷元 B

又如柴胡皂苷 a 和 d 在提取过程中亦易受酸性影响，转变为具异环双烯的柴胡皂苷 b$_1$ 和 b$_2$，如果同时有甲醇存在，则醚环裂解，产生有 11-OCH$_3$ 和 Δ^{12} 的苷 b$_3$ 和 b$_4$。如果在提取溶液中加少量吡啶，则可减少如上结构改变。所以，柴胡皂苷 b 系列化合物可能是提取过程中的人工产物。

中药商陆（*Phytolacca esculenta*）和其同属植物美商陆（*P. americana*）的根中含有多量皂苷，皂苷水解后分离出四种皂苷元，商陆酸（esculentic acid）、商陆酸-30-甲酯（phytolaccagenic acid）、2-羟基商陆酸（2-hydroxyesculentic acid 或 jaligonic acid）和 2-羟基商陆酸- 30-甲酯（美商陆皂苷元，phytolaccagenin）。

从美商陆根中曾先后分离出美商陆皂苷（phytolaccoside）A、B、D、E 和 G。这五种皂苷均具有抗炎活性。美商陆皂苷 B 还具有强的抗风湿作用。美商陆皂苷 E 则具有弱的镇静作用，并有舒筋、解热、镇痛和对副交感神经的抑制作用。

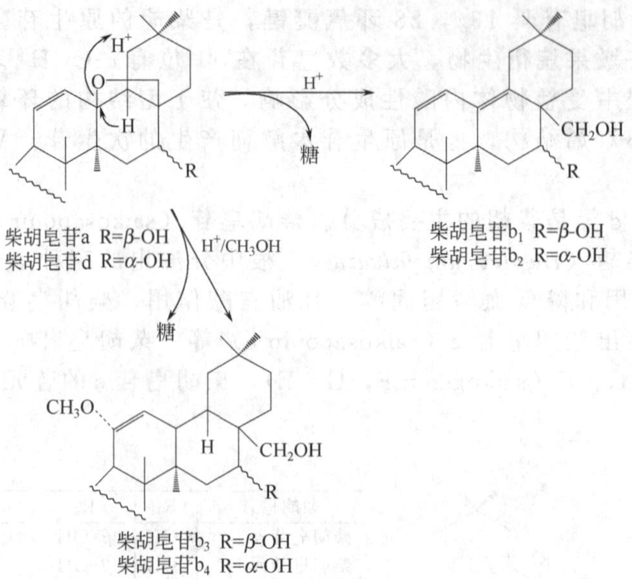

柴胡皂苷a R=β-OH
柴胡皂苷d R=α-OH

柴胡皂苷b₁ R=β-OH
柴胡皂苷b₂ R=α-OH

柴胡皂苷b₃ R=β-OH
柴胡皂苷b₄ R=α-OH

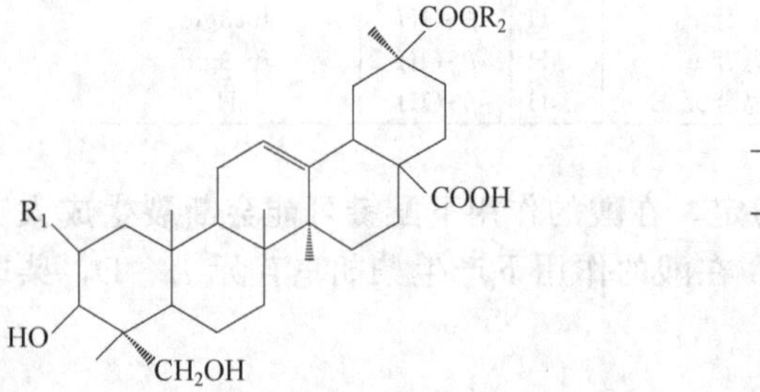

化 合 物	R₁	R₂
商陆酸	H	H
商陆酸-30-甲酯	H	CH₃
2-羟基商陆酸	OH	H
2-羟基商陆酸-30-甲酯	OH	CH₃

由中药商陆中分离出 18 个皂苷,命名为商陆皂苷(esculentoside)甲、乙、丙、丁、戊、己等,其中商陆苷丁和己为新皂苷,其余四种成分证明依次分别与由美商陆中分到的美商陆皂苷 E、B、D、G 为同一化合物。药理实验表明商陆皂苷能显著促进小鼠白血球的吞噬功能,能对抗由抗癌药羟基脲引起的 DNA 转化率的下降,并能诱生 γ-干扰素。

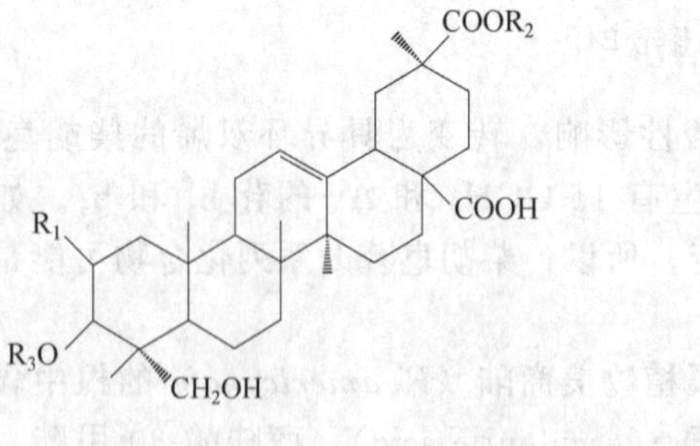

商陆皂苷	R₁	R₂	R₃
商陆皂苷甲(E)	OH	Me	-xyl4glc
商陆皂苷乙(B)	OH	Me	-xyl
商陆皂苷丙(D)	H	Me	-xyl4glc
商陆皂苷丁	OH	Me	-glc
商陆皂苷戊(G)	OH	H	-xyl
商陆皂苷己	OH	H	-xyl4glc
美商陆皂苷 A	H	Me	-xyl

远志为远志科远志属植物,药典收载了远志(*Polygala tenuifolia*)和卵叶远志(*P. sibirica*)作为正品,具有安神益智、祛痰、消肿的功效。已从远志属植物中分离鉴定了 80 多个皂苷,例如远志皂苷(onjisaponin)F 和 G 是由原远志皂苷元(presenegenin)又称细叶远志皂苷元(tenuigenin)和木糖、鼠李糖、呋糖(fucose)、芹糖(apiose)、葡萄糖组成的双糖链酯皂苷,在呋糖的 4 位还有三甲氧基桂皮酰基取代。

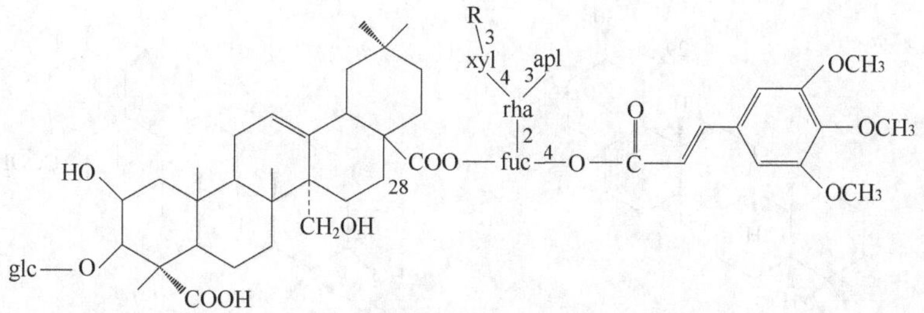

远志皂苷F　R=ara(p)
远志皂苷G　R=H

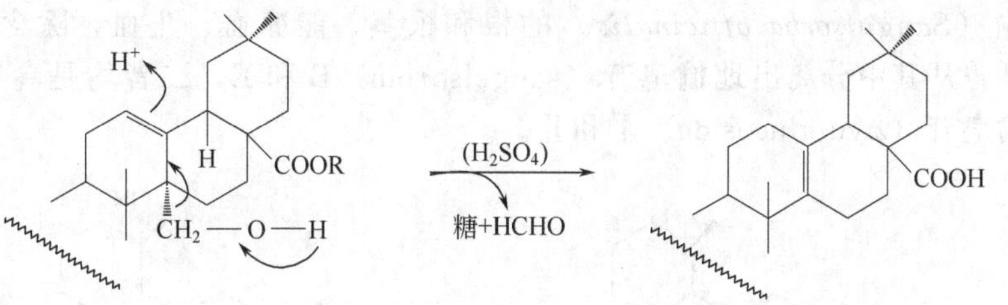

远志酸

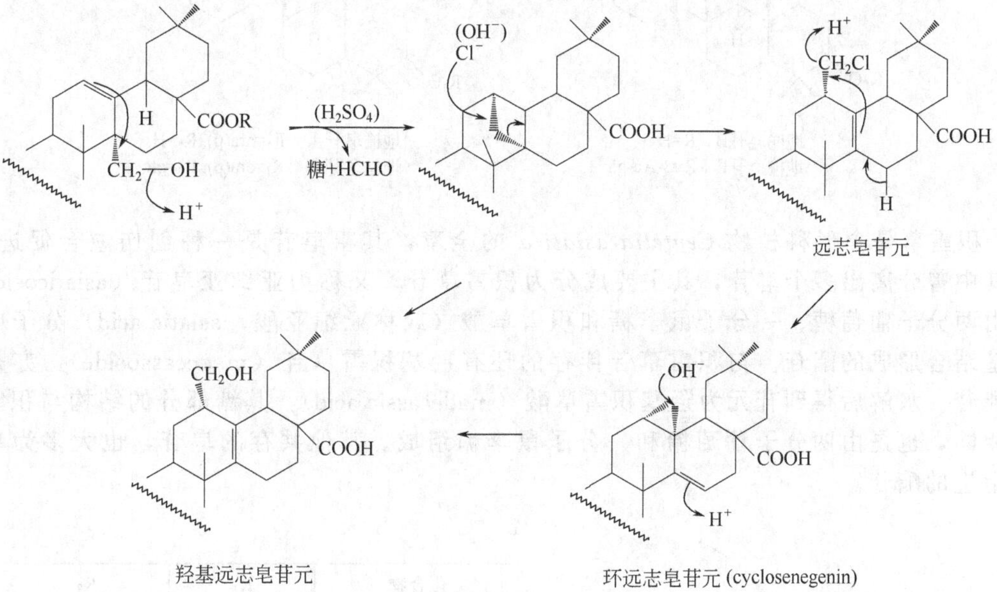

远志皂苷元

羟基远志皂苷元　　　　　　　　环远志皂苷元 (cyclosenegenin)

　　远志皂苷被酸水解，可得远志酸（senegenic acid 或 polygalic acid）、远志皂苷元（sene-genin）和羟基远志皂苷元（hydroxy senegenin）。远志酸是含 29 个碳原子的三萜酸，远志皂苷元则是一个含氯的化合物，这些三萜酸被认为是次生皂苷，因为分析其原生皂苷，并不含氯。如将皂苷先用过碘酸钠氧化，后用 KOH 醇溶液水解，则获得真正皂苷元——原远志苷元。

7.3.2　乌苏烷型

　　乌苏烷（ursane）型，又称 α-香树脂烷（α-amyrane）型，此类三萜大多是乌苏酸的衍生物。乌苏酸（ursolic acid），又称熊果酸，在植物界分布较广泛，如在熊果叶、栀子果实、女贞叶、车前草、白花蛇舌草、石榴的叶和果实中均存在。该成分在体外对革兰阳性菌、阴性菌、酵母菌有抑制活性的作用，能明显降低大鼠的正常体温，并有安定作用。

乌苏烷(ursane)　　　　　　　　　　　乌苏酸(ursolic acid)

中药地榆（*Sanguisorba officinalis*）的根和根茎，能凉血、止血，除含有大量鞣质，还含有皂苷。曾从其中分离出地榆皂苷（sanguisorbin）B 和 E，二者均是乌苏酸的苷。后又分离出地榆皂苷（ziyu-glucoside）Ⅰ 和Ⅱ。

地榆皂苷B　　R=H　　　　　　　　　　地榆皂苷Ⅰ　　R₁=ara(p), R₂=H
地榆皂苷E　　R=3-Ac-glc　　　　　　　地榆皂苷Ⅱ　　R₁=ara(p), R₂=glc

　　积雪草是伞形科植物 *Centella asiatica* 的全草，其粗皂苷是一种创伤愈合促进剂。从其中曾分离出多个皂苷，其主要成分为积雪草苷，又称为亚细亚皂苷（asiaticoside），是由两分子葡萄糖、一分子鼠李糖和积雪草酸（或称亚细亚酸，asiatic acid）分子中的羧基结合形成的酯苷。与积雪草苷伴存的还有羟基积雪草苷（madecassoside），亦是一种酯苷。水解后得到苷元为羟基积雪草酸（madecassic acid），其糖部分的结构与积雪草苷相同，也是由两分子葡萄糖和一分子鼠李糖组成。其他共存的皂苷，也大多为乌苏酸衍生的酯苷。

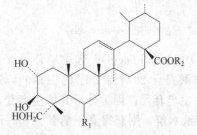

化合物	R₁	R₂
积雪草酸	H	H
羟基积雪草酸	OH	H
积雪草苷	H	—glc6glc4
羟基积雪草苷	OH	—glc6glc4

　　从意大利枇杷（*Eriobotrya japonica*）的叶子中分离得到 7 个乌苏烷型的游离三萜类化合物，化合物 1～4 为新化合物，23-trans-*p*-coumaroyl tormentic acid（1），23-cis-*p*-coumaroyl tormentic acid（2），3-*O*-trans-caffeoyl tormentic acid（3），3-*O*-trans-*p*-coumaroyl tormentic acid（4），其 23-OH 或 2-OH 与咖啡酰或对香豆酰成酯。对 7 个化合物进行体外抗病毒实验研究，表明化合物 3 在浓度为 $20\mu g/mL$ 时具有对抗 HRV IB 的活性。构效关系分析这种活性可能与化合物 3 具有邻位酚羟基有关。

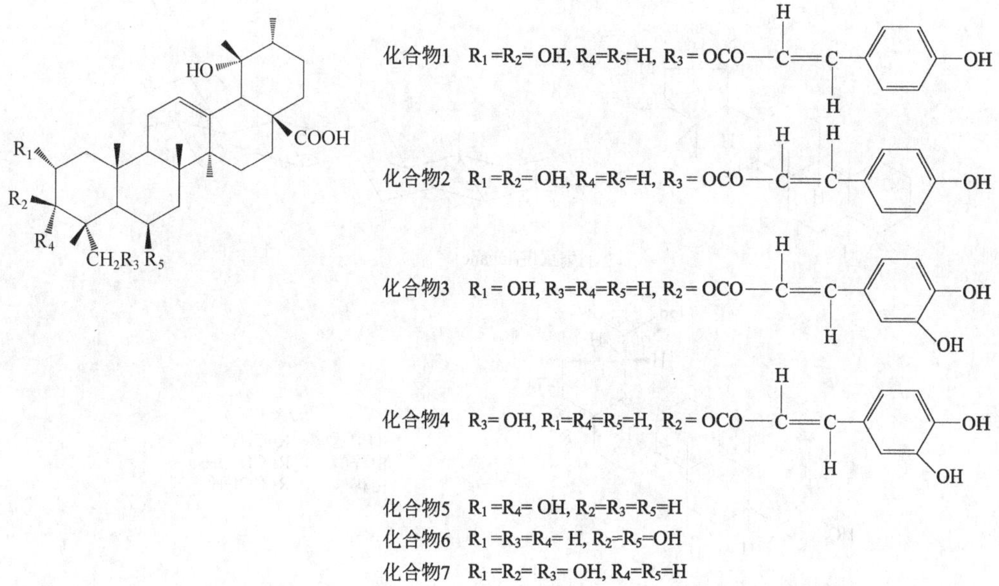

化合物1 $R_1=R_2=OH$, $R_4=R_5=H$, $R_3=OCO—C=C—\langle benzene\rangle—OH$

化合物2 $R_1=R_2=OH$, $R_4=R_5=H$, $R_3=OCO—C=C—\langle benzene\rangle—OH$

化合物3 $R_1=OH$, $R_3=R_4=R_5=H$, $R_2=OCO—C=C—\langle benzene\rangle(OH)(OH)$

化合物4 $R_3=OH$, $R_1=R_4=R_5=H$, $R_2=OCO—C=C—\langle benzene\rangle(OH)(OH)$

化合物5 $R_1=R_4=OH$, $R_2=R_3=R_5=H$
化合物6 $R_1=R_3=R_4=H$, $R_2=R_5=OH$
化合物7 $R_1=R_2=R_3=OH$, $R_4=R_5=H$

7.3.3　羽扇豆烷型

羽扇豆烷（lupane）　三萜类 E 环为五元碳环，且在 E 环 19 位上有异丙基以 α-构型取代，A/B、B/C、C/D 及 D/E 均为反式。此类成分主要有羽扇豆（*lupinus luteus*）种子中存在的羽扇豆醇（lupeol）、酸枣仁中的白桦醇（betulin）、白桦酸（betulinic acid）等。由它们衍生的皂苷为数不多，但近年来有所发现。毛茛科白头翁属植物白头翁（*Pulsatilla chinensis*）含有多种羽扇豆烷型三萜皂苷，皂苷元为 23-羟基白桦酸（23-hydroxybetulinic acid）。白头翁皂苷 A₃（pulchinenoside A₃）为单糖链皂苷，白头翁皂苷 B₄（pulchinenoside B₄）为双糖链皂苷。

紫草科破布木属植物 *Cordia obliqua* 中的皂苷由羽扇豆醇和麦芽糖（maltose）组成。麦芽糖是由两分子葡萄糖于 1→4 位以 α-苷键相连的双糖，皂苷结构为 lupa-20(29)-en-3-*O*-β-maltoside 或 lupeol-3-*O*-α-D-glc(p)-(1→4) β-D-glc(p)(B)。

7.3.4　木栓烷型

木栓烷（friedelane）　在生源上是由齐墩果烯甲基移位演变而来的。卫矛科植物雷公藤（*Tripterygium wilfordii*）在我国作为民间用药有很长历史，近几年临床应用日趋广泛，特别是对类风湿疾病有独特疗效。从中已分离得到多种三萜，有一类为木栓烷类三萜，如雷公藤酮（triptergone）是从雷公藤去皮根中心分离出的三萜化合物，化学名为 3-hydroxy-25-nor-friedel-3,1(10)-dien-2-one-30-oic acid，是失去 25 位甲基的木栓烷型衍生物。

7.4　理化性质

7.4.1　状态

皂苷多数具有苦味和辛辣味，其粉末对人体黏膜有强烈刺激性，鼻内黏膜的敏感性最

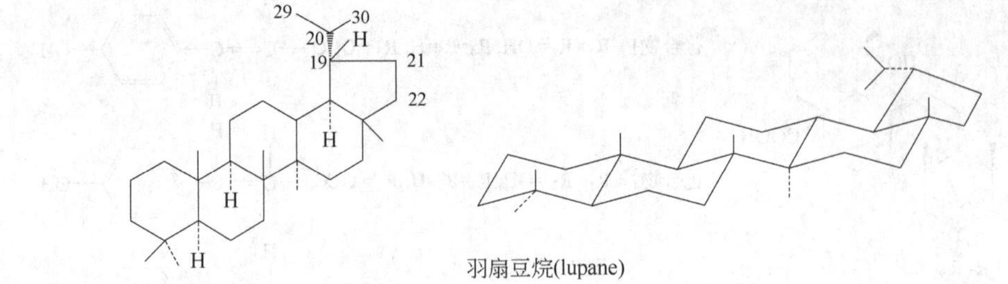

羽扇豆烷(lupane)

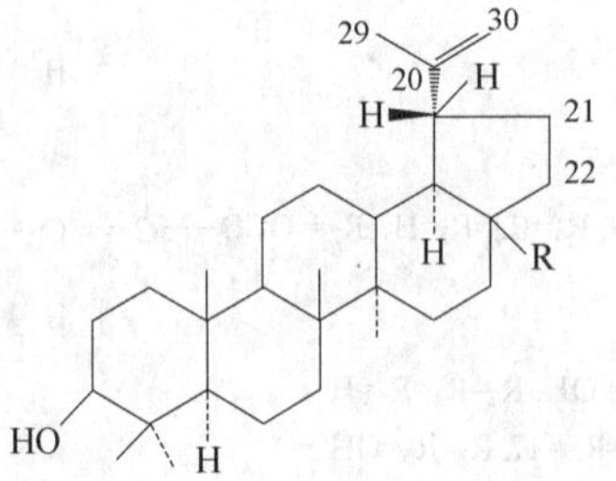

羽扇豆醇　　R=CH₃
白桦醇　　　R=CH₂OH
白桦酸　　　R=COOH

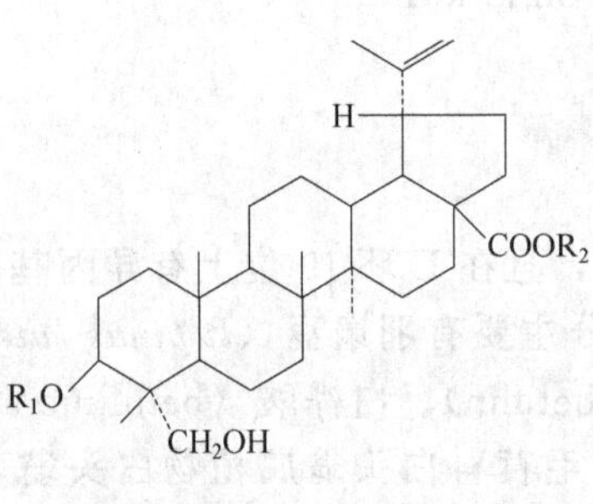

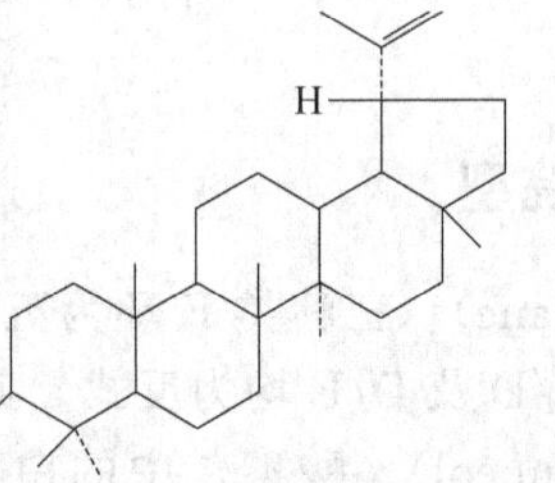

23-羟基白桦酸　　R₁=R₂=H
皂苷A　　　　　　R₁=-ara 2 rha, R₂=-ara 2 rha
皂苷C　　　　　　R₁=-ara 2 rha, R₂=-glc 6 glc 4 -rha

皂苷A　　R₁=-glc-α-L-rha

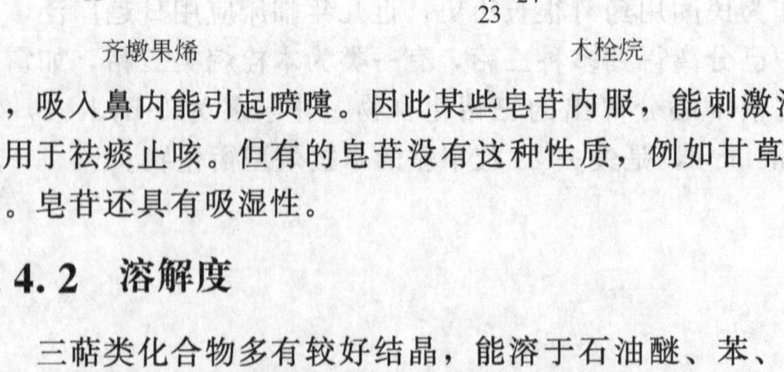

齐墩果烯　　　　　木栓烷 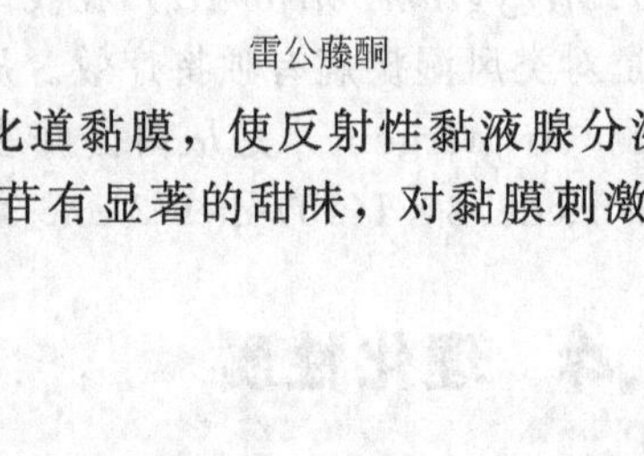　　　　　雷公藤酮

大,吸入鼻内能引起喷嚏。因此某些皂苷内服,能刺激消化道黏膜,使反射性黏液腺分泌,可用于祛痰止咳。但有的皂苷没有这种性质,例如甘草皂苷有显著的甜味,对黏膜刺激性弱。皂苷还具有吸湿性。

7.4.2　溶解度

　　三萜类化合物多有较好结晶,能溶于石油醚、苯、乙醚、氯仿等有机溶剂,而不溶于水。三萜化合物若与糖结合成为苷类,尤其是寡糖皂苷,由于糖分子的引入,使羟基数目增多,极性加大,不易结晶。因而皂苷大多数为无色无定形粉末,可溶于水,易溶于热水、稀醇、热甲醇和热乙醇中,几乎不溶或难溶于乙醚、苯等极性小的有机溶剂。含水丁醇或戊醇对皂苷的溶解度较好，因此是提取和纯化皂苷时常采用的溶剂。

7.4.3 颜色反应

三萜化合物在无水条件下，与强酸（硫酸、磷酸、高氯酸）、中等强酸（三氯乙酸）或Lewis酸（氯化锌、氯化铝、三氯化锑）作用，会产生颜色变化或荧光。

（1）醋酐-浓硫酸反应（Liebermann-Burchard reaction）　将样品溶于醋酐中，加浓硫酸-醋酐（1∶20）可产生黄→红→紫→蓝等颜色变化，最后褪色。

（2）氯醋酸反应（Rosen-Heimer reaction）　将样品溶液滴在滤纸上，喷25%三氯醋酸乙醇溶液，加热至100℃，生成红色渐变为紫色。

（3）氯化锑反应（Kahlenberg reaction）　将样品氯仿或醇溶液点于滤纸上，喷以20%五氯化锑的氯仿溶液，该反应试剂也可选用三氯化锑饱和的氯仿溶液代替（不应含乙醇和水），干燥后60～70℃加热，显蓝色、灰蓝色、灰紫色等多种颜色斑点。

（4）氯仿-浓硫酸反应（Salkowski reaction）　样品溶于氯仿，加入浓硫酸后，在氯仿层呈现红色或蓝色，氯仿层有绿色荧光出现。

（5）冰醋酸-乙酰氯反应（Tschugaeff reaction）　样品溶于冰醋酸中，加乙酰氯数滴及氯化锌晶体数粒，稍加热，则呈现淡红色或紫红色。

皂苷作为三萜衍生物，也具有上述三萜化合物的显色反应。

7.4.4 溶血作用

皂苷水溶液大多能破坏红细胞而有溶血作用，若将其水溶液注入静脉，毒性极大，低浓度就能产生溶血作用。通常称皂苷为皂毒类（sapotoxins），就是因为它有溶血作用。皂苷水溶液肌内注射易引起组织坏死，口服则无溶血作用，可能与其在肠胃不被吸收有关。

各类皂苷的溶血作用强弱不同，可用溶血指数表示。溶血指数是指在一定条件下能使血液中红细胞完全溶解的最低浓度，例如甘草皂苷的溶血指数为1∶4000。从某一药材浸出液及其提纯皂苷溶液的溶血指数，可以推算样品中所含皂苷的粗略含量。例如某药材浸出液的溶血指数为1∶1，所用对照标准皂苷的溶血指数为1∶100，则药材中皂苷的含量约为1%。皂苷能溶血是因为多数皂苷能与胆甾醇（cholesterol）结合生成不溶性的分子复合物。当皂苷水溶液与红细胞接触时，红细胞壁上的胆甾醇与皂苷结合，生成不溶于水的复合物沉淀，破坏了血红细胞的正常渗透，使细胞内渗透压增加而发生崩解，从而导致溶血现象。但并不是所有皂苷都能破坏细胞产生溶血现象，例如人参总皂苷就没有溶血的现象，但经过分离后，其中以人参萜三醇及齐墩果酸为苷元的人参皂苷则具有显著的溶血作用，而以人参二醇为苷元的人参皂苷，则有抗溶血作用。皂苷溶血活性还和糖部分有关，单糖链皂苷作用明显，某些双糖链皂苷则无溶血作用，可是经过酶解转为单糖链皂苷，就具有溶血作用。还有一些三萜酯皂苷具有溶血作用，但当E环上酯键被水解，生成物仍是皂苷，却失去了溶血作用。如果在A环上有极性基团，而在D环或E环上有一中等极性基团的三萜皂苷，一般有溶血作用。苷元3位有β-OH，16位有α-OH或C═O时，溶血指数最高，如果D环或E环有极性基团，如28位连有糖链，或具有一定数量的羟基取代，则可导致溶血作用消失。

另外植物粗提液中有一些其他成分也有溶血作用，如某些植物的树脂、脂肪酸、挥发油等亦能产生溶血作用，鞣质则能凝集血细胞而抑制溶血。要判断是否由皂苷引起溶血，除进一步提纯再检查外，还可以结合胆甾醇沉淀法。如沉淀后的滤液无溶血现象，而沉淀分解后有溶血活性，则表示确系皂苷引起的溶血现象。

7.4.5 沉淀反应

皂苷的水溶液可以和一些金属盐类如铅盐、钡盐、铜盐等产生沉淀。酸性皂苷（通常指三萜皂苷）的水溶液中加入硫酸铵、醋酸铅或其他中性盐类即生成沉淀。中性皂苷（通常指甾体皂苷）的水溶液则需加入碱式醋酸铅或氢氧化钡等碱性盐类才能生成沉淀。利用这一性质可进行皂苷的提取和初步分离。

7.5 提取分离

7.5.1 三萜化合物的提取与分离

三萜化合物的提取与分离方法大致分为以下四类。

① 用乙醇、甲醇或稀乙醇提取，提取物直接进行分离。

② 用醇类溶剂提取后，提取物依次用石油醚、氯仿、乙酸乙酯等溶剂进行分步提取，然后进一步分离，三萜成分主要从氯仿部分中获得。

③ 制备成衍生物后再作分离，即将提取物先用乙醚提取，用重氮甲烷甲基化制成甲酯衍生物，或将提取物按常规方法进行乙酰化制成乙酰衍生物，然后进行分离。

④ 三萜皂苷水解后再提取分离。有许多三萜化合物在植物体中是以皂苷形式存在，可由三萜皂苷水解后获得，即将三萜皂苷进行水解，水解产物用氯仿等溶剂萃取，然后进行分离。但有些三萜酸水解时，由于水解反应比较强烈，发生结构变异而生成次生结构，得不到原生皂苷元，如欲获得原生皂苷元，则应采用温和的水解条件，两相酸水解、酶水解或史密斯降解法（Smith degradation）等方法。

三萜化合物的分离通常是采用反复硅胶吸附柱色谱。先经常压或低压硅胶柱做初步分离，待样品纯度有所提高，再经中压柱色谱、薄层制备、高效液相色谱制备等方法。硅胶柱色谱常用溶剂系统为石油醚-氯仿、苯-乙酸乙酯、氯仿-乙酸乙酯、氯仿-丙酮、氯仿-甲醇、乙酸乙酯-丙酮等。

7.5.2 三萜皂苷的提取与分离

7.5.2.1 三萜皂苷的提取

常用醇类溶剂提取，若皂苷含有羟基、羧基等极性基团较多，亲水性强，用稀醇提取效果较好。提取液减压浓缩后，加适量水，必要时先用石油醚等亲脂性溶剂萃取，除去亲脂性杂质，然后用正丁醇萃取，减压蒸干，得粗制总皂苷。

7.5.2.2 三萜皂苷的分离

由上述提取方法得到的粗皂苷，往往含有糖、鞣质、色素等杂质，需要进一步去除非皂苷类成分，皂苷的组分也很复杂，是多种皂苷的混合物，有的是立体构型上的差别，因此需要进一步分离纯化得到皂苷单体。近二十年来，在皂苷的分离精制方面，已积累了丰富的经验，大致可以概括如下。

（1）衍生物制备法 为克服皂苷极性较大导致的分离困难，可将皂苷制成极性较小的衍生物，如将总皂苷制成乙酸酯，或用 CH_2N_2 甲酯化制成甲酯等，增大其亲脂性，则可溶于非极性溶剂中进行分离。纯化后，其衍生物单体可以直接进行光谱测定，也可用相应方法经衍生化后，获得纯皂苷。例如，将粗皂苷经醋酐、吡啶进行乙酰化后，得到皂苷的乙酸酯，溶于乙醚，用水洗去极性大的成分，乙醚溶液浓缩后，溶于乙醇，加活性炭脱色，再用色谱法分离成乙酰化皂苷单体，单体经 $Ba(OH)_2$ 水解，通 CO_2 除去过量钡盐，即可得皂苷单体。

（2）硅胶柱色谱和反相硅胶柱色谱　由于皂苷极性较大，用分配柱色谱比吸附柱色谱效果好。故常用硅胶为支持剂，以不同 $CHCl_3-CH_3OH-H_2O$ 为溶剂系统进行洗脱，也有用不同比例的 $EtOAC-CH_3OH-H_2O$ 为溶剂洗脱，均取得了良好效果，使硅胶柱色谱得到了广泛的应用。为了加速洗脱过程，近年来常使用高压柱的方法进行。除使用正相硅胶柱外，还使用反相硅烷化硅胶柱，通常以反相键合相 Rp-18、Rp-8 或 Rp-2 为填充剂，常用 CH_3OH-H_2O 或乙腈-水等溶剂为洗脱剂。反相色谱柱需用相对应的反相薄层色谱进行检识，有预制的 Rp-18、Rp-8 等反相高效薄层板。总皂苷中常因含有亲水性色素等杂质，在薄层板上得不到分离度较好的斑点，而是一条线。在用硅胶等色谱法已分离得到的较纯的皂苷中也往往掺杂一些其他杂质，这时采用 Sephadex LH-20 吸附，再以 MeOH 等为洗脱剂进行纯化可得到令人满意的结果。

（3）凝胶色谱法　凝胶色谱是利用凝胶分子中的网络结构对不同大小的分子具有不同的滞留作用。洗脱时，按相对分子质量大小递减的顺序排列，其主要用途也是作为粗提物的处理和皂苷的粗分离。目前应用较多的是 Sephadex LH-20，用甲醇洗脱。再配合其他色谱方法，可以得到满意的分离效果。

（4）大孔吸附树脂法　将醇提取液减压回收醇后，先用少量水洗去糖和其他水溶性成分，后改用 30%～80%甲醇或乙醇梯度洗脱，洗脱液减压蒸干，得粗制总皂苷。由于皂苷难溶于乙醚、丙酮等溶剂，可将粗制总皂苷溶于少量甲醇，然后滴加乙醚、乙酸乙酯、丙酮或乙醚-丙酮（1:1）等混合溶剂，混合均匀，皂苷即析出。如此处理数次，可提高皂苷纯度，再进行分离。

（5）高效液相色谱法　目前用 HPLC 法分离皂苷已较普遍，可用硅胶、反相硅胶或某些碳水化合物作为色谱柱的填料，成功地分离各种皂苷单体。常用的固定相有 ODS 硅胶柱、RP-18、RP-8、RP-2 等。如 Domon 等用反相柱 RP-8，用 28%～38%的乙腈洗脱，成功地分离了十蕊商陆中的 12 种齐墩果烷-12-烯 Oleane-12-ene 的三萜皂苷。在实际工作中靠一种分离方法较难得到皂苷单体，大多数情况需要多种方法联用才能得到单体。一般来说，先将粗皂苷用大孔吸附树脂或凝胶色谱法处理，分成几部分后，再用硅胶柱、DCCC、HPLC、TCL 法等作进一步分离纯化，即可得到皂苷单体。

7.5.3　提取分离三萜皂苷实例

7.5.3.1　人参皂苷（达玛烷型）的提取分离

人参皂苷是一种广泛存在于人参的根、茎、叶、花中的植物糖苷，据报道，人参皂苷可用于配制降血糖剂、抗肿瘤剂（包括恶性肿瘤）、抗溃疡剂及作为食品添加剂等。人参皂苷大多数是白色无定形粉末或无色结晶，味微苦，具有吸湿性，一般对酸不稳定（人参皂苷 Ro 除外），弱酸下即可水解。人参皂苷易溶于水、甲醇、乙醇，可溶于正丁醇、醋酸、乙酸乙酯，不溶于乙醚、苯。传统人参采用粉末入药或渗漉提取，现代多采用不同浓度乙醇回流提取，亦有用渗漉工艺提取。

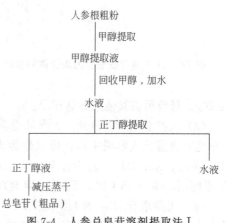

图 7-4　人参总皂苷溶剂提取法 I

（1）人参总皂苷的提取

① 溶剂提取法 I，如图 7-4 所示。

② 溶剂提取法 II，是将 5kg 干燥的人参叶和花浸入 45L 甲醇中，在室温下浸泡 3d（也可在热甲醇中浸泡 3h），除去其中的料渣，得到固态物质。将 4 L 苯和 120mL 丁醇构成的混合溶剂加入固体物质中，搅拌 30min。分离出混合溶剂，这样就带出了固体物质中的叶绿素及其他一部分杂质。向剩下的固体物质中加入 1.5L 丁醇和 500mL 蒸馏水，搅拌使固态物质溶解。然后，分离出丁醇相，并使其以 10mL·min^{-1} 的恒定流速通过酸性铝土柱，对流出铝土柱的丁醇溶液进行减压蒸发，得到了纯度较高的人参皂苷。采用气相色层分析法（Beckman 模型 GC-5）进行测定，测得用此法生产的人参皂苷的纯度为 73％。具体的生产工艺如下。

ⅰ 萃取、蒸发。将人参的根、茎、叶、花用挥发性低元醇（甲醇或乙醇）进行萃取处理，得到含有人参中可溶性物质的萃取液，滤出其中的料渣。蒸发萃取液中的低元醇，从而得到一种固态物质。

ⅱ 脱色。用苯（也可用氯仿或乙醚）和丁醇（也可用戊醇或醋酸乙酯）所组成的混合溶剂 [（10∶1）～（100∶1）] 处理蒸发后得到的固态物质，以除去色素和其他杂质，这种混合剂对皂苷没有溶解能力，但能溶解色素及其他杂质。

ⅲ 精制。将用混合溶剂处理后的固态物质用水和丁醇（也可以用戊醇或醋酸乙酯）进行再溶解。溶解后，将水相和丁醇相分开，除去某些水溶性杂质。将分离出的丁醇相用酸性铝土柱（直径 20mm，长 200mm）进行处理，进一步除去其中的杂质。

ⅳ 蒸发。将精制后的丁醇相进行减压蒸发，蒸发其中的丁醇后，便得到了固态的总人参皂苷成品。

③ 联合树脂提取法 以水为溶剂提取，以大孔（树脂）和离子交换树脂联用（如图 7-5 所示），溶剂易得，安全，成本低廉。

（2）人参皂苷 Re 的提取分离 取干燥人参花蕾 1kg，用 75％乙醇温浸 3 次，合并提取液，减压浓缩致无醇味，除去不溶物，浓缩液通过 D101 大孔树脂（0.5kg），皂苷成分吸附在树脂上，树脂用蒸馏水动态洗涤，除去水溶性杂质，用 60％乙醇洗涤，分段收集，前 2000mL 洗脱液浓缩后放置，析出大量黄色结晶，重结晶 2～3 次，得无色针晶，即得单一的人参皂苷 Re 20g。母液可供其他人参皂苷用。

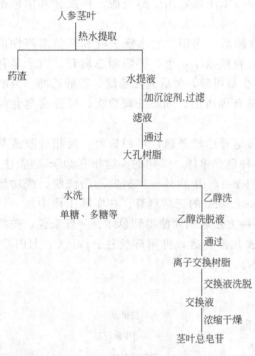

图 7-5 人参茎叶总皂苷的联合树脂提取法

（3）人参总皂苷的分离 人参叶也含有人参皂苷，其总皂苷组成与人参根类似，但人参叶中总皂苷含量比人参根中高，可以作为提取人参皂苷的原料。人参叶总皂苷中含有人参皂苷 Rb1、Rb2、Rc、Rd、Re、Rg1 等。可采用硅胶 H 干柱分离，如图 7-6 所示。溶剂系统 A 为氯仿-甲醇-水（65∶35∶10，下层），溶剂系统 B 为正丁醇-乙酸乙酯-水（4∶2∶1，上层）。

（4）人参皂苷 Rh2 的工业化生产 人参皂苷 Rh2 等稀有皂苷，在红参和野山参中含量只有十万分之几，具有良好的抗癌功能，且对人体无毒性，有较高的保健功能，是医药、化

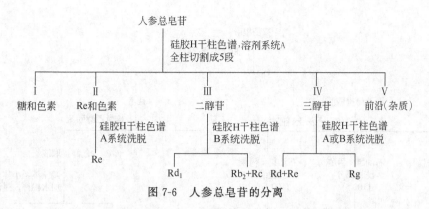

图 7-6　人参总皂苷的分离

妆品、洗涤剂、人参制品添加剂和保健品原料。1983 年日本学者北川勋从红参中分离得到人参皂苷 Rh_2（收率仅为 0.001％），1992 年宋长春等用国产西洋参茎叶总皂苷直接碱催化水解制取 Rh_2，其收率为 1.86％。陈燕萍利用国产西洋参茎叶总皂苷为原料，首先对总皂苷进行分组制取 20(S)- 原人参二醇组皂苷，收率为 41.5％，然后对人参二醇组进行碱催化水解制备 Rh_2，转化率为人参二醇组的 9.64％，并且还得到一定量的 20(S)- 原人参二醇等成分。

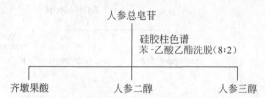

20(S)-人参皂苷 Rh_2 的转化工艺为，将 20(S)- 原人参二醇组皂苷 8.0g，溶于 30mL 水中，加入饱和的 NaOH 水溶液 20mL，水浴加热回流水解 6h，冷却后移入分液漏斗中，加正丁醇萃取 4 次，每次 30mL。合并正丁醇萃取液，用水洗至中性，减压回收溶液剂得 Rh_2 组分 3.5g。将转化得到的 Rh_2 组分经硅胶柱色谱，以溶剂低压洗脱，薄层色谱跟踪，分离得到白色化合物，经重结晶（甲醇-水）得该化合物 771mg，转化率为 9.64％。

世界各国从 20 世纪 80 年代开始大力开发人参皂苷，但至今没有一家实现大量产业化生产。金凤燮课题组开发出了利用人参皂苷糖苷酶进行酶转化法生产人参皂苷 Rh_2 的生产方法，即将人参中含量较高的皂苷 Rb、Rc、Rd、Re、Rg_1 等转化成 Rh_2 等稀有人参皂苷。该方法使 Rh_2 的收率比从红参中提取提高了 500 倍，Rh_2 皂苷产品纯度达到 98％。这项新技术已达到了产业化规模。

7.5.3.2　黄芪甲苷（环阿屯烷）的提取分离

膜荚黄芪（*Astragalus membranaceus*）的主要成分是黄芪皂苷、黄酮及多糖。药典规定以黄芪甲苷作为检查黄芪是否存在的对照品。黄芪甲苷的提取分离流程如图 7-7 所示。

黄芪甲苷（Astragaloside Ⅳ）

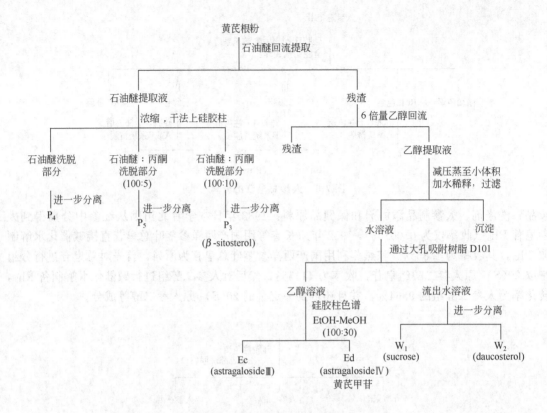

图 7-7 黄芪甲苷的提取分离流程

7.5.3.3 甘草酸、甘草次酸（齐墩果烷）的提取分离

（1）甘草酸的提取、分离 甘草是我国的传统中药材，甘草中所含的甘草酸具有解毒、消炎、抗变态反应及改善脂肪代谢作用。甘草的主要成分是甘草酸，其苷元是甘草次酸。甘草酸在植物中常以钾盐或钙盐的形式存在，其盐易溶于水，加稀酸即可析出甘草酸沉淀，这种沉淀极易溶于稀氨水中，可利用这种性质提取甘草酸。甘草酸可与 5% 的 H_2SO_4 在加压下，于 110～120℃进行水解，生成 2 分子的葡萄糖醛酸和 1 分子的甘草次酸。甘草酸的提取方法有浸渍法、回流法、微波辅助提取等。

① 煎煮法

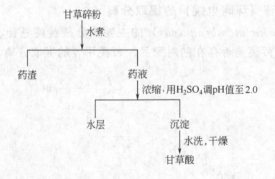

② 浸泡法

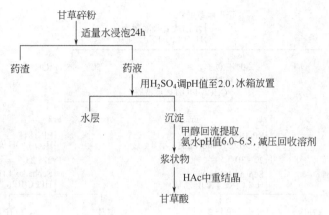

③ 大孔树脂法

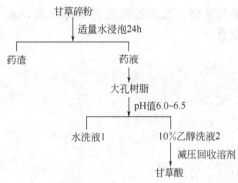

（2）甘草酸铵盐的制备

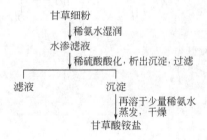

（3）甘草次酸的制备

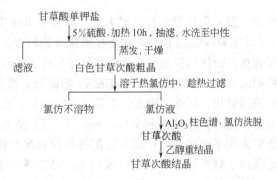

7.5.3.4 生藤皂苷（齐墩果烷型和乌苏烷型）的提取分离

生藤（*Stelmatocrypton khasianum*）为萝藦科须药藤属植物，在民间用于治疗感冒、风湿疼痛等症。生藤中含有齐墩果型、乌苏烷型及 C-21 甾体皂苷，生藤茎的 95％和 50％的

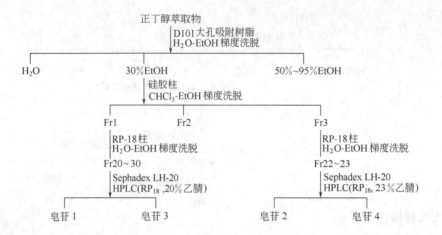

正丁醇萃取物

D101大孔吸附树脂
H₂O-EtOH 梯度洗脱

H_2O ── 30%EtOH ── 50%~95%EtOH

硅胶柱
CHCl₃-EtOH 梯度洗脱

Fr1 ── Fr2 ── Fr3

RP-18柱
H₂O-EtOH 梯度洗脱
Fr20~30

Sephadex LH-20
HPLC(RP₁₈,20%乙腈)

RP-18柱
H₂O-EtOH 梯度洗脱
Fr22~23

Sephadex LH-20
HPLC(RP₁₈,23%乙腈)

皂苷1 ── 皂苷3 ── 皂苷2 ── 皂苷4

乙醇提取物用水悬浮后，用石油醚、乙酸乙酯及正丁醇萃取，正丁醇部分经分离得到 4 个 C-21 甾体皂苷及 4 个三萜皂苷。

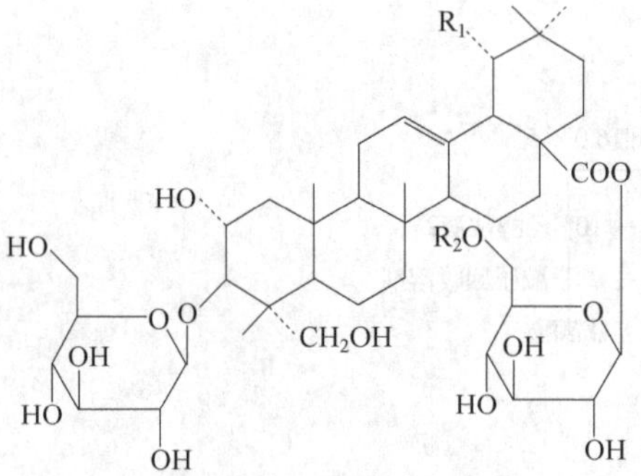

皂苷 1 R₁=OH, R₂=H
皂苷 2 R₁=H, R₂=β-D-glc

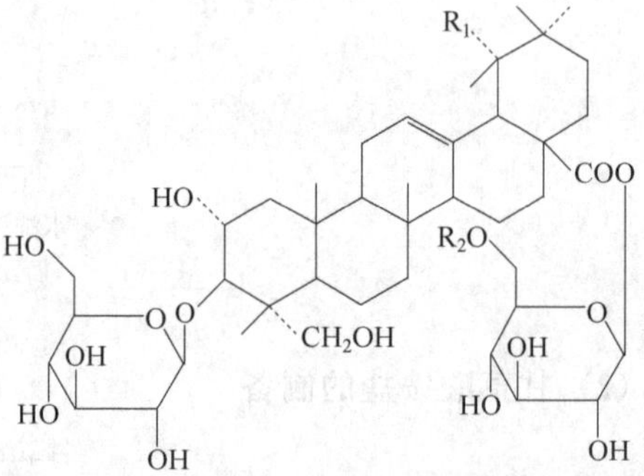

皂苷 3 R₁=OH, R₂=H
皂苷 4 R₁=H, R₂=β-D-glc

7.6 结构测定

三萜及其皂苷结构测定主要采用化学和波谱等方法。在化学方法中可用一般的颜色反应，如用 Liebermman Burchard 反应和 Molish 反应可初步推测化合物是否为三萜及其皂苷。经苷键裂解得到较小分子的苷元和糖，会使结构测定简单化。苷键裂解方法除常规方法外，对难水解的糖醛酸苷需采用一些特殊的方法，如光解法、四醋酸铅-醋酐法、醋酐-吡啶法、微生物转化法等。苷元结构确定也可采用氧化、还原、脱水、甲基或双键转位、乙酰化、甲酯化等化学反应将未知苷元结构转变为已知化合物，然后将其 IR、mp、Rf 或其他光谱数据与已知物数据进行对照而推测其结构。也可采用半合成或全合成方法制备相应合成产物以确证天然产物结构。另外一些母核新颖且较复杂的三萜类化合物结构可采用 2D-NMR 和单晶 X 射线衍射分析等方法进行确定。由于核磁共振技术的发展，皂苷结构确定常主要采用波谱法。

7.6.1 紫外光谱

紫外光谱可用于判断齐墩果烷三萜化合物结构中的双键类型，如结构中只有一个孤立双键，仅在 205～250nm 处有微弱吸收；如有 α，β-不饱和羰基，最大吸收在 242～250nm 处；如有异环共轭双烯，最大吸收在 240nm、250nm、260nm 处。同环共轭双烯最大吸收则在 285nm 处。

7.6.2 质谱

EI-MS 等主要用于游离三萜类化合物的分子离子峰及裂解碎片峰的研究，可提供该类化合物的相对分子质量、可能结构骨架或取代基位置的信息。三萜类化合物为数最多的是 Δ^{12}-齐墩果烯类化合物，其 EI-MS 显示其分子离子峰 $[M]^{+}$ 及失去 CH_3、OH 或 COOH 等碎片峰的主要特征是由于双键的存在，化合物在电子撞击下，C 环易产生 RDA 裂解，产生含 A、B 环和 C、D 环的离子。

7.6.2.1 具有 Δ^{12}-齐墩果类三萜

具有 Δ^{12} 结构的三萜，其特征裂解方式为 C 环发生 RDA 裂解，把分子离子分成 AB 环和 DE 环。且 DE 环的离子峰常为基峰。

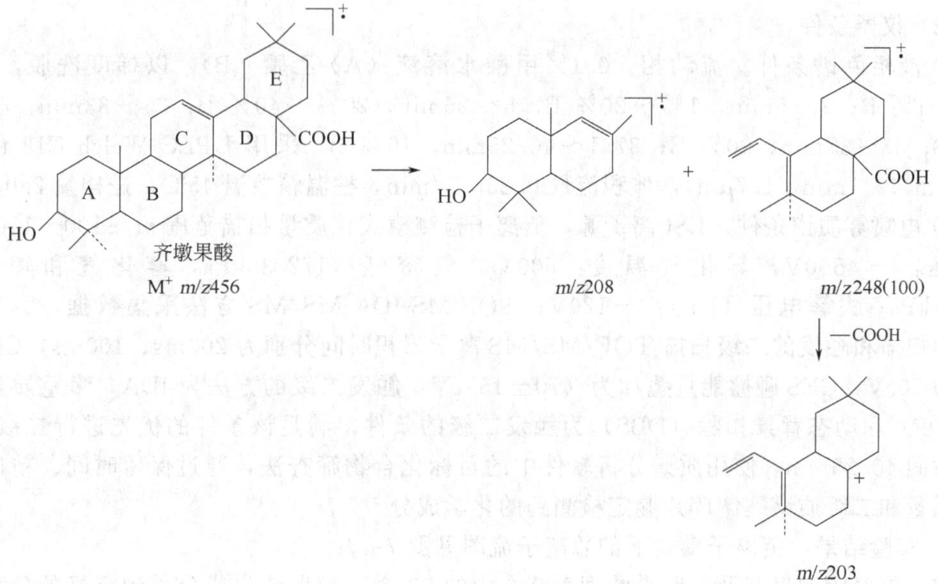

其他三萜如同环双烯、异环双烯及双键不在 12 位和 13 位的三萜的裂解规律不同，具体裂解方式可参见有关文献。

7.6.2.2 三萜皂苷

由于皂苷的难挥发性，所以电子轰击质谱（EI-MS）和化学电离质谱（CI-MS）技术在三萜皂苷的应用受到限制，只有制备成全乙酰化和全甲基化等衍生物才有可能进行测定。但不依赖于样品挥发性的质谱技术，如场解析质谱（FD-MS）和正、负离子快原子轰击质谱（FAB-MS），在皂苷结构检测中得到广泛应用，该两种质谱的应用可以得到皂苷的准分子离子峰（quasi-molecular ion peaks）$[M+H]^{+}$、$[M+Na]^{+}$、$[M+K]^{+}$ 等，负 FAB-MS 给出 $[M-H]^{-}$ 峰。分析准分子离子峰与碎片峰还可给出一些分子中糖单元连接顺序的信息。

另外，二级离子质谱（secondary ion-MS，SI-MS）、飞行时间质谱（TOF-MS）、电喷雾质谱（ESI-MS）和激光解析质谱（LD-MS）等也被成功地应用于皂苷的研究。

7.6.2.3　液质联用技术鉴定西南银莲花中的皂苷类成分

西南银莲花（*Anemone davidii* Franch.），属毛茛科银莲花属植物。其根状茎具有活血止痛、祛瘀消肿和补肾之功效，可用于治疗跌打损伤、风湿痛、劳伤、阳痿和腰痛。研究表明，该属植物富含五环三萜皂苷，尤其以齐墩果烷型皂苷为主，是银莲花属植物的特征成分。色谱理论认为提高色谱柱效能即可增加仪器解析度，而运用粒径低于 $2\mu m$ 的小颗粒无疑是增加效能的好方法。超高效液相色谱（UPLC）与 Q-TOF-MS/MS 等质谱检测器连接，可提供良好的分离效果及强大的结构表征能力，将会极大促进天然产物分析研究领域的发展。目前，该技术已广泛运用到中药复杂成分的研究中。本实验通过 UPLC/Q-TOF-MS/MS 联用技术，对西南银莲花根茎的皂苷类化学成分进行鉴定。

实验方法

（1）样品（西南银莲花）制备

西南银莲花根茎 50g 粉碎后，以 10 倍量 95％乙醇回流提取 3 次，每次 1h，将提取液过滤合并，减压回收溶剂得到总浸膏，用 50mL 甲醇超声溶解，溶液用 $2.2\mu m$ 微孔滤膜滤过后进样分析。

（2）仪器条件

① 液相色谱条件。流动相：0.1％甲酸水溶液（A）-乙腈（B），以梯度洗脱，0.1～2min，1％ B；2～5min，1％～20％ B；5～25min，20％～40％ B；25～33min，40％～90％ B；33～37min，90％ B；37.1～40.25min，10％ B。采用 UPLC Welch C18 色谱柱（100mm×2.1mm，1.7μm），体积流量 0.25mL/min，柱温箱控温 45℃，进样量 2.0μL。

② 电喷雾质谱条件。ESI 离子源，负离子检测模式；质量扫描范围 m/z100～1500；喷雾电压：－4500V，雾化气温度：600℃，气帘气：172.36kPa，雾化气和辅助气：344.74kPa；去簇电压（DP）：－120V；TOF-MS-IDA-MS/MS 方法采集数据，TOF/MS 一级预扫描和触发的二级扫描 TOF/MS/MS 离子累积时间分别为 200ms、100ms，CE 碰撞能量为 70eV，CES 碰撞能量叠加为（70±15）eV，触发二级的方法为 IDA，多重质量亏损（MMDF）和动态背景扣除（DBS）为触发二级的条件，满足该条件的优先进行二级扫描。运行时间 40.25min，使用质谱分析软件中的目标化合物筛查法，通过保留时间、精确相对分子质量和二级质谱裂解碎片鉴定检测到的化学成分。

③ 实验结果　负离子模式下的总离子流图见图 7-8。

包括常春藤型皂苷及齐墩果酸型皂苷在内的 52 个三萜皂苷类成分得到良好的分离和鉴定。47 个化合物在该植物中首次发现，其中有 9 对同分异构体。结果见表 7-1。

表 7-1　西南银莲花根茎提取物的化学成分鉴定结果

峰号	t_R/min	检测离子 $[M-H]^-/[M-HCOO]^-$	分子式	二级碎片	鉴别结果
1	14.95	1 381.664 5/1 427H670 0	$C_{65}H_{106}O_{31}$		卵叶银链花苷 D
2	15.92	1 235.606 6/1 281.612 1	$C_{59}H_{96}O_{27}$		红毛七皂苷 F
3	17.37	1 351.653 9/1 397.659 4	$C_{64}H_{104}O_{30}$		huzhangoside D
5	19.33	1 498.719 1/—	$C_{70}H_{114}O_{34}$		打破碗花苷 D
8	20.07	1 365.669 6/1 411.675 1	$C_{65}H_{106}O_{30}$		竹节香附皂苷 R8
9	20.58	899.500 9/945.506 4	$C_{46}H_{76}O_{17}$	737.451 6,576.402 7, 427.361 3,101.024 5	常春藤皂苷元 3-O-β-D-吡喃核糖（1→3)-α-L-吡喃葡萄糖基-（1→2)-α-L-吡喃阿拉伯糖苷[a]
11	21.25	—/1 249.622 2	$C_{59}H_{96}O_{25}$		常春藤皂苷 B
12	21.31	1 219.611 7/—	$C_{59}H_{96}O_{26}$	1 074.588 0,1 057.546 4, 749.446 587.393 0, 469.154 1,455.349 7, 101.026 8	刺揪皂苷 B

峰号	t_R/min	检测离子 [M−H]⁻/[M−HCOO]⁻	分子式	二级碎片	鉴别结果
13	21.31	1 265.617 1/1 311.622 6	$C_{60}H_{98}O_{28}$	1 119.561 8,957.499 2, 795.454 5,663.805 5, 619.385 4,487.258 2, 471.994 5	安徽银莲花皂苷 B
15	22.03	865.495 5/911.500 9	$C_{46}H_{74}O_{15}$	733.452 1,587.393 7, 569.383 3,455.351 1, 101.024 5	prosapogenin CP4
18	22.30	1 071.545 4/1 117.543 6	$C_{53}H_{84}O_{22}$	941.421 5,925.447 2, 765.439 9,633.402 0, 603.389 8,471.348 9	rivularinin
19	23.45	955.490 8/1 001.496 2	$C_{48}H_{76}O_{19}$	763.428 8,747.432 3, 601.375 1,471.348 9, 469.332 4,101.026 3	齐墩果酸 3-O-β-D-吡喃葡萄糖醛酸 28-O-β-D-吡喃葡萄-(1→6)-β-D-吡喃葡萄糖苷
20	24.16	1 103.564 3/1 149.569 8	$C_{54}H_{88}O_{23}$	957.500 2,942.524 4, 865.507 3,733.449 1, 469.154 9,454.341 1, 323.096 4	齐墩果酸 3-O-β-D-吡喃葡萄糖醛酸甲酯 28-O-α-L-吡喃鼠李糖-(1→4)-β-D-吡喃葡萄糖-(1→6)-β-D-吡喃葡萄糖苷
21	24.86	941.518 8/987.517 0	$C_{48}H_{78}O_{18}$	795.452 1,633.399 3, 471.346 0	常春藤皂苷元 28-O-α-L-吡喃鼠李糖-(1→4)-O-β-D-吡喃葡萄糖-(1→6)-β-D-吡喃葡萄糖苷
23	27.16	1 043.543 2/1 089.548 7	$C_{52}H_{84}O_{21}$	881.489 0,765.441 5, 603.387 9,471.345 5	打破碗花花苷 C
25	27.70	957.506 4/1 003.511 9	$C_{48}H_{78}O_{19}$	911.496 5,765.440 3, 749.443 9,603.386 2, 585.376 1,471.344 4, 423.324 9	常春藤皂苷元 2β-羟基-28-O-α-L-吡喃鼠李糖-(1→4)-β-D-吡喃葡萄糖
27	27.84	897.485 3/943.490 8	$C_{46}H_{74}O_{17}$	765.444 0,747.430 6, 603.386 4,471.347 1, 423.325 5	anemonerivulariside A
28	27.98	−/1 087.533 0	$C_{52}H_{82}O_{21}$	763.426 7,601.372 7, 469.331 5,471.348 1	卵叶银莲花苷
30	28.66	633.400 8/679.406 2	$C_{36}H_{58}O_9$	453.407 6,471.347 5	常春藤皂苷元 28-O-β-D-吡喃葡萄糖苷
31	28.67	909.485 3/955.490 8	$C_{47}H_{74}O_{17}$	765.442 0,747.431 0, 603.388 2,471.346 0, 423.328 9	narcissiflorinine
33	29.16	749.448 15/795.453 63	$C_{41}H_{66}O_{12}$	603.387 4,585.377 8, 471.346 3,423.325 6	α-常春藤皂苷
34	29.33	−/825.464 2	$C_{42}H_{68}O_{13}$	779.452 8,617.402 9, 599.392 4,471.344 6, 439.316 2,101.024 7	齐墩果酸 3-O-β-D-吡喃半乳糖基-(1→3)-β-D-吡喃葡萄糖苷
35	29.35	1 203.616 7/1 349.622 2	$C_{59}H_{96}O_{25}$	1 057.583 8,895.494 0, 733.452 0,587.383 5, 455.355 5,437.286 6	竹节香附素 D
36	29.53	1 057.558 8/1 103.564 3	$C_{53}H_{86}O_{21}$	895.494 2,733.452 1, 587.391 6,569.386 6, 455.353 2	刺五加皂苷 C3
38	29.60	603.390 2/649.395 7	$C_{35}H_{56}O_8$	471.346 8,101.023 8	常春藤皂苷元 3-O-α-L-吡喃阿拉伯糖苷

峰号	t_R/min	检测离子 [M−H]⁻/[M−HCOO]⁻	分子式	二级碎片	鉴别结果
39	30.27	795.453 6/841.466 3	$C_{42}H_{68}O_{14}$	633.398 8,471.343 6, 101.024 2	安徽银莲花皂苷 A
41	30.74	−/781.474 3	$C_{41}H_{68}O_{11}$	735.469 5,573.420 8, 441.336 3,101.026 6	齐墩果酸 3-O-α-L-吡喃鼠李糖-(1→2)-β-D-吡喃阿拉伯糖苷
43	31.10	601.410 9/647.416 4	$C_{36}H_{58}O_7$	455.423 5	齐墩果酸 3-O-β-D-吡喃鼠李糖苷
44	31.20	927.532 28/973.537 75	$C_{48}H_{80}O_{17}$	765.478 8,603.426 4, 457.364 9,101.027 8	齐墩果酸 28-O-α-L-吡喃鼠李糖基-(1→4)-O-β-吡喃葡萄糖基-(1→6)-β-D-吡喃葡萄糖苷
45	31.49	471.347 9/517.353 4	$C_{30}H_{48}O_4$	423.313 1	常春藤皂苷元
46	31.86	925.516 6/−	$C_{48}H_{78}O_{17}$		cussonoside B
48	32.19	487.342 9/533.348 3	$C_{30}H_{48}O_5$	471.284 8	2α,3β,23-三羟基-12-烯-28-齐墩果酸皂苷
51	33.27	485.327 2/531.332 7	$C_{30}H_{46}O_5$	467.316 1,423.327 0	青钱柳酸 B
52	34.43	455.353 0/501.358 5	$C_{30}H_{48}O_3$		齐墩果酸

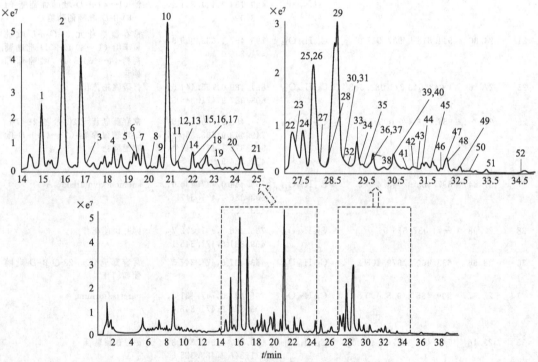

图 7-8　西南银莲花提取物的 TOF-MS 总离子流图

　　检索该属植物中化合物，得到西南银莲花根茎中潜在的化学成分数据库。处理根茎提取物的质谱数据。确定各色谱峰对应化合物分子式，在已建立的银莲花属植物化学成分数据库中检索匹配的化合物。图 7-8 中峰 52 为齐墩果酸、峰 45 为常春藤皂苷元、峰 38 为常春藤皂苷元 3-O-α-L-吡喃阿拉伯糖苷、峰 33 为 α-常春藤皂苷、峰 37 为皂苷 X、峰 26 为白头翁皂苷 D。

　　根据母核的区别，将上述 6 个化合物分为 2 种类型，即齐墩果酸和皂苷 X 为齐墩果酸型，常春藤皂苷元、常春藤皂苷元 3-O-α-L-吡喃阿拉伯糖苷、α-常春藤皂苷和白头翁皂苷 D 为常春藤皂苷型。然后对同分异构体进行鉴别，通过二级质谱获得化合物的碎片信息，推测离子裂解情况，结合数据库中各化合物的结构，区分同分异构体 9 对，结果见表 7-2。

表 7-2　西南银莲花根茎提取物中的同分异构体鉴定结果

组别	峰号	t_R/min	检测离子 [M−H]⁻/[M−HCOO]⁻	分子式	二级碎片	鉴别结果
ISO 1	4	18.30	1 073.553 2/1 119.558 0	$C_{53}H_{86}O_{22}$	911.506 0,749.424 5,603.387 4,469.155 8,451.141 1,471.345 2,101.102 6	川续断皂苷乙或红毛七皂苷 D
	14	22.02	1 073.553 8/1 119.559 2	$C_{53}H_{86}O_{22}$	911.506 8,749.425 0,603.387 6,469.156 2,451.140 7,471.345 6,101.102 9	川续断皂苷乙或红毛七皂苷 D
ISO 2	6	19.36	881.497 6/927.495 89	$C_{46}H_{74}O_{16}$	765.439 1,603.387 2,471.346 4,423.327 1	prosapogenin CP6 或常春藤皂苷元 3-O-β-D-吡喃核糖-(1→3)-α-L-吡喃葡萄糖-(1→2)-α-L-吡喃阿拉伯糖苷
	32	28.79	881.490 4/927.495 89	$C_{46}H_{74}O_{16}$	765.439 6,603.387 9,471.346 9,423.326 2	prosapogenin CP6 或常春藤皂苷元 3-O-β-D-吡喃核糖-(1→3)-α-L-吡喃葡萄糖-(1→2)-α-L-吡喃阿拉伯糖苷
ISO 3	7	19.71	911.500 9/957.506 4	$C_{47}H_{76}O_{17}$	765.439 3,749.447 2,603.388 0,585.379 0,471.345 2,439.320 5,423.323 5	常春藤皂苷元 3-O-β-D-吡喃葡萄糖基-(1→3)-α-L-吡喃鼠李糖基-(1→2)-α-L-吡喃阿拉伯糖苷
	26	27.70	911.500 0/−	$C_{47}H_{76}O_{17}$	765.440 0,749.448 4,603.390 0,585.379 4,471.348 3,423.325 0	白头翁皂苷 D
ISO 4	10	20.84	927.494 7/973.501 37	$C_{47}H_{76}O_{18}$	765.442 3,603.388 3,499.341 7,471.345 7,275.077 7,101.027 6	木通皂苷 D 或常春藤皂苷元 3-O-β-D-吡喃葡萄糖-(1→2)-[β-D-吡喃葡萄糖-(1→4)]-α-L-吡喃阿拉伯糖苷
	22	27.02	927.495 8/973.501 37	$C_{47}H_{76}O_{18}$	835.359 5,765.454 0,749.429 2,603.390 1,557.347 4,471.346 5,113.025 2	木通皂苷 D 或常春藤皂苷元 3-O-β-D-吡喃葡萄糖-(1→2)-[β-D-吡喃葡萄糖-(1→4)]-α-L-吡喃阿拉伯糖苷
ISO 5	16	22.04	1 335.658 3/1 381.664 53	$C_{64}H_{104}O_{29}$		huzhangoside B 或 huzhangoside C
	17	22.04	1 335.659 0/1 381.664 53	$C_{64}H_{104}O_{29}$		huzhangoside B 或 huzhangoside C
ISO 6	24	27.34	765.441 2/881.448 55	$C_{41}H_{66}O_{13}$	603.386 2,471.344 4	牡丹草皂苷 B 或 HN-saponin F
	29	28.43	765.443 1/811.448 55	$C_{41}H_{66}O_{13}$	603.389 2,471.345 8,101.025 7	牡丹草皂苷 B 或 HN-saponin F
ISO 7	37	29.54	895.499 9/941.511 54	$C_{47}H_{76}O_{16}$	749.448 1,733.447 3,587.390 6,569.380 6,455.349 3,101.0260	saponin X
	42	31.03	895.509 3/941.511 54	$C_{47}H_{76}O_{16}$	733.453 6,587.453 6,455.351 2	竹节香附素 A
ISO 8	40	30.27	587.395 3/633.400 81	$C_{35}H_{56}O_7$	455.313 6	齐墩果酸 3-O-β-D-吡喃木糖苷或 fatsiaside A
	47	31.96	587.394 6/633.400 81	$C_{35}H_{56}O_7$	455.281 5	齐墩果酸 3-O-β-D-吡喃木糖苷或 fatsiaside A
ISO 9	49	32.40	−/779.458 7	$C_{41}H_{66}O_{11}$	733.452 3,571.397 4	五加苷 K 或竹节香附素 B
	50	32.74	−/779.455 7	$C_{41}H_{66}O_{11}$	733.450 6,571.396 1	五加苷 K 或竹节香附素 B

UPLC/Q-TOF-MS/MS 技术的运用，为西南银莲花根茎化学成分鉴定提供了一种高效、准确的分析方法，能够在较短时间内完成化学成分分析工作，避免了从粗提物纯化才能鉴别的繁琐过程，同时实现西南银莲花药材多组分的良好分离并提供各峰的组成和结构信息，为西南银莲花根茎药效物质基础及作用机制研究提供了数据支撑。该方法存在一定局限性，尚无法提供化合物的几何构型，无法准确判断糖基连接位置。为获得化合物准确结构，需进一步结合核磁共振技术进行分析。

7.6.3 核磁共振谱

7.6.3.1 核磁共振氢谱

在氢谱中可获得三萜及其皂苷中甲基质子、连氧的碳上质子、烯氢质子及糖的端基质子信号等重要信息。一般甲基质子信号在 $0.625 \sim 1.50$ 间。在 ^1H NMR 谱的高场出现多个甲基单峰是三萜类化合物的最大特征。羽扇豆烷型三萜的 30-CH$_3$ 因与双键相连，δ 值为 $1.63 \sim 1.80$，具有烯丙偶合，呈宽单峰。乙酰基中甲基信号为 $\delta 1.82 \sim 2.07$，甲酯部分的甲基信号在 $\delta 3.6$ 左右。与角甲基、羽扇豆烷型 30-CH$_3$、乙酰基及甲酯中甲基信号为单峰不同，乌苏烷型三萜 29-CH$_3$ 和 30-CH$_3$ 均为二重峰，δ 值为 $0.8 \sim 1.0$，J 值约为 6Hz。6-去氧糖的 5 位连接的 CH$_3$ 虽然也为二重峰（$J = 5.5 \sim 7.0$Hz），但 δ 值为 $1.4 \sim 1.7$。烯氢信号的 δ 一般为 $4.3 \sim 6$。环内双键质子的 δ 值一般大于 5，环外烯氢的 δ 值一般小于 5。如在 Δ^{12} 三萜中 12 位烯氢在 $\delta 4.93 \sim 5.50$ 处出现一宽峰或分辨度不好的多重峰；若 11 位引入羰基，和双键共轭，则烯氢可因去屏蔽而向低场位移，在 $\delta 5.55$ 处出现一单峰。$\Delta^{9(11),12}$ 同环双烯化合物在 $\delta 5.50 \sim 5.60$ 处出现 2 个烯氢信号，均为二重峰。若为 $\Delta^{11,13(18)}$ 异环双烯三萜的一个烯氢为双峰，出现在 $\delta 5.40 \sim 5.60$ 处；另一个烯氢为 2 个二重峰，出现在 $\delta 6.40 \sim 6.80$ 处。

三萜化合物常有 OH 取代，连 OH 的碳上质子信号一般出现在 $\delta 3.2 \sim 4$ 处；连 OAc 的碳上质子信号一般出现在 $\delta 4 \sim 5.5$ 处。

7.6.3.2 核磁共振碳谱

^{13}C NMR 是确定三萜及其皂苷结构最有用的技术，由于分辨率高，一个三萜或其皂苷的 ^{13}C NMR 谱几乎可给出每一个碳的信号。在 ^{13}C NMR 谱中角甲基一般出现在 $\delta 8.9 \sim 33.7$ 处，其中 23-CH$_3$ 和 29-CH$_3$ 为 e 键甲基，出现在低场，δ 依次约为 28 和 33。苷元中除与氧连接的碳和烯碳外，其他碳一般在 $\delta 60$ 以下，苷元和糖上与氧相连的碳的 δ 值为 $60 \sim 90$，烯碳的 δ 值为 $109 \sim 160$，羰基碳的 δ 值为 $170 \sim 220$。已有的 ^{13}C NMR 数据总结分析结果可以解决许多结构问题。

7.6.3.3 其他核磁共振技术

DEPT、^1H-^1H COSY 和一些 2D-NMR 技术广泛用于三萜及其皂苷的结构确定中。^1H-^1H COSY 主要通过分析相邻质子的偶合关系，用于进行苷元及糖上质子的归属，DEPT 用于确定碳的类型（CH$_3$、CH$_2$、CH、C）。^{13}C-^1H COSY 和通过氢检测的异核多量子相关谱 HMQC 主要用于进行碳连接质子的归属，测试 HMQC 谱所用化合物样品的量较少。苷中糖的连接位置可由苷化位移确定，已在糖苷一章讲述。糖的连接位置确定还可采用 NOE 实验，照射糖的端基质子可观察到与糖连接的碳上质子增益。近些年来 HMBC 已被广泛用于苷中糖的位置的确定，在 HMBC 谱中糖的端基氢与连接位置的碳有明显的相关点。另外全相关谱 TOCSY（HOHAHA）对于糖环的连续相互偶合氢的归属特别有用，特别是在糖上氢信号互相重叠时，往往可以通过任何一个分离较好的信号（如端基氢），得到所有该信号偶合体系中的其他质子信号，进行归属。

7.7 生物活性

三萜及其皂苷具有广泛的生物活性，对可获得的三萜及其皂苷的生物活性及毒性研究结果显示，三萜及其皂苷具有溶血、抗癌、抗炎、抗菌、杀软体动物、抗生育等活性。

7.7.1 肝损伤的保护作用

近年来关于三萜类天然产物如甘草酸、齐墩果酸等具有抗肝损伤、抗肝纤维化作用的报道非常多。Martin 等研究发现熊果酸对于 CCl_4 诱导的抗氧化酶改变有保护作用。熊果酸能明显减低 CCl_4 诱导的小鼠血清丙氨酸（ALT）和天门冬氨酸（AST）的升高。熊果酸同时也能逆转过氧化物歧化酶、过氧化氢酶、谷胱苷肽还原酶及谷胱苷肽过氧化物酶的活性，以及保持谷胱甘肽的体内水平。体外实验表明，对于 CCl_4 中毒的肝细胞，熊果酸（$P<0.01$）500mmol/L 能显著降低谷草转氨酶及乳酸脱氢酶活性，并且发现熊果酸在羟基化下具有很强的自由基清除活性。熊果酸对乙醇诱导的离体肝细胞毒性具有保护作用。齐墩果酸、太白木及匆心木根皮总皂苷对 CCl_4 所致急性肝损伤均具有明显的保护作用。皂苷的作用基础为苷元齐墩果酸。此外，本实验的研究为民间将其作为保肝药提供了科学依据。七叶皂苷钠对小鼠实验性肝损伤具有明显的保护作用。齐墩果酸临床已用于治疗急、慢性肝炎，但它极难溶于水，为了增大其水溶性，增进吸收，提高疗效，经化学结构修饰合成了齐墩果酸前体药物齐酞酸钠，结构式为 3β（邻羧基苯甲酰氧基-齐墩果烷-12-烯 28-甲酸二钠），含量 98％以上，其溶解度显著增大。齐酞酸钠呈剂量依赖性地降低由于 d-氨基半乳糖、扑热息痛、氯化镉所致肝损伤引起的小鼠血清丙氨酸氨基转移酶的升高，显著减轻肝脏中脂肪蓄积，减轻肝脏病理损害，但对正常小鼠的血清丙氨酸氨基转移酶及肝脏脂肪含量无影响。在同等剂量下，上述作用优于齐墩果酸。

7.7.2 抗炎活性

关于三萜及其苷类具有抗炎活性的报道较多，如以花生四烯酸（arachidonic acid）诱导的小鼠耳部水肿为动物模型，对一些齐墩果烷型三萜的抗炎活性进行了筛选研究，结果表明齐墩果-12-烯-3β,30-二醇、齐墩果-9(11),12-二烯-3β,30-二醇和齐墩果-11，13(18)-二烯-3β,30-二醇的双邻苯二甲酸单酯（dihemiphthalate）的衍生物，无论是局部用药还是口服都有较强的抑制小鼠耳部水肿的活性，局部用药的半数抑制浓度（ID_{50}）为 1.9、2.8、1.7mg/ear，口服给药的 ID_{50} 为 90mg·kg^{-1}、130mg·kg^{-1}、88mg·kg^{-1}。局部用药 ID_{50} 值与去甲二氢愈创木酸相当。熊果酸对于细菌的最小抑菌浓度（MIC）为 $128\sim2000g/$L，对真菌的 MIC 则为 128g/L。而且有些三萜已作为药物在临床应用。甘草次酸琥珀酸半酯的钠盐，又称甘珀酸钠（biogastrone，carbenoxolone），是自 20 世纪 60 年代至今临床常用抗溃疡药，收载于《中国药典》。

7.7.3 抗肿瘤活性

熊果酸通过化学预防、抗突变、细胞生长抑制、细胞毒等作用来抑制肿瘤生长和扩散。研究表明，熊果酸对人 A431 肿瘤细胞增殖的抑制作用呈明显的时间和剂量依赖性，这种抑制作用在停药以后能部分逆转。熊果酸长时间作用于细胞可表现出细胞毒和抑制细胞生长的双重作用。熊果酸对酪氨酸激酶的抑制同样呈剂量依赖性。有研究认为，熊果酸能减弱人淋巴瘤 Daudi 细胞活性。同时还能诱导细胞形态学改变、细胞膜不对称缺失、DNA 断裂和核浓缩。熊果酸能增加细胞内钙离子水平，钙离子拮抗剂（如维拉帕米）能阻断这种形式的钙内流，由此阻断细胞凋亡的发生。这一现象可以推测熊果酸可能与糖皮质激素类受体结合，通过增加细胞内钙的水平来触发凋亡。

甘草酸可抑制小鼠 B_{16} 黑色素瘤细胞的生长，主要是抑制癌细胞的有丝分裂从 G_1 期进入期 S。甘草酸的活性比甘草素大 20 倍。人参抗肿瘤有效成分 Rh_2 可抑制 B_{16} 黑色素瘤细胞的生长，而 Rh_1 则无此作用。

7.7.4 免疫调节作用

皂苷类中草药的有效成分对机体的免疫调节作用不同于西药，常呈现出双向调节作用，且毒副作用小。人参皂苷 Rg_1 能增强老年大鼠的免疫功能，在同样条件下，对青年大鼠免疫功能作用不显著，其机理为 Rg_1 能选择性增强老年大鼠脾淋巴细胞增殖能力和 IL-2 的产生与释放，是一种免疫调节剂，而非单纯的免疫增强剂。人参皂苷、绞股蓝皂苷和黄芪皂苷可增强人体的免疫功能，明显提高巨噬细胞的吞噬功能，增加 T 细胞的数量，提高血清补体水平，同时具有免疫双向调节作用。

7.7.5 对心血管系统的作用

Somova 等研究发现，熊果酸对 DSS 胰岛素抵抗的先天性高血压大鼠不具有直接降低血压的作用，但用药 6 周后，它能阻止严重高血压的病情进展，这得益于熊果酸有效的利尿作用、直接的心脏作用、抗高血脂和降血糖作用。人参皂苷 Rb_1、Rb_2、Rg_1 和 Re 对高血脂的大鼠具有降胆固醇的作用，Rb_2 可显著降低大鼠血清中甘油三酯、脂肪酸及总胆固醇的含量。它可使脂肪组织中蛋白解脂酶的活性增加。人参皂苷和三七皂苷还可降低老龄大鼠的血清脂质过氧化物，具有抗动脉粥样硬化的作用。冬青皂苷（ilexsaponin）B_1、皂树皂苷、绞股蓝皂苷和金盏花皂苷等都具有抗小鼠实验胆固醇的作用。人参皂苷对心脏功能的影响主要是增加心肌收缩力、减慢心率、增加心血输出量和冠脉血流量。实验研究发现皂苷有降低胆固醇的作用，其作用机理是肠腔内皂苷与胆固醇形成复合体，使胆固醇很难再被吸收。甘草酸可降低胆固醇。

7.7.6 抗菌和抗病毒活性

一些皂苷有抗菌活性（antibacterial activity），如用菌种 *Saccharomyces carlsbergenesiss* 在体外进行实验，研究了 49 种五环三萜类化合物的抗真菌活性，研究结果表明 27 位或 28 位有游离羧基的齐墩果酸和常春藤皂苷元（hederagenin）的皂苷具有较强的抗真菌活性。对某些来源于植物的三萜皂苷进行了抗致病霉菌、酵母和皮肤真菌活性的研究，以两性霉素 B 和酮康唑为对照，研究结果显示常春藤皂苷活性最强。

7.7.7 抗生育作用

上述皂苷 lemmatoxin，在体外对人的精子有杀灭作用。由喜马拉雅山西部民间著名的延年益寿植物爵床（*Justicia simplex*）（爵床科）中分离出的三萜皂苷 justicisaponin Ⅰ，具有抗生育活性，且经药理试验证实它是通过对精子顶体膜的稳定作用，干扰精子中酸性水解酶和蛋白质的释放，从而阻止卵细胞受精。柳叶牛膝（*Achyranthes longifolia*）的总皂苷对雌性小鼠有中期引产和抗生育作用，从总皂苷分离出的齐墩果酸，对小鼠也有一定的抗生育作用。且有人试验了6种植物皂苷的溶血指数和杀精子的活性，结果表明二者有一致对应的关系。

参 考 文 献

1　吴立军.天然药物化学.4版.北京：人民卫生出版社，2003，271-311
2　肖崇厚.中药化学.上海：上海科技出版社，1997
3　吴寿金等.现代中草药成分化学.北京：中国医药科技出版社，2002，703-796
4　Abe I, et al. Chem Rev, 1993, 93：2183
5　杨云等.天然药物化学成分提取分离手册.北京：中国中医药出版社，2003
6　孙文基等.天然活性成分简明手册.北京：中国医药科技出版社，1998，52
7　孙文基.天然药物成分提取分离与制备.北京：中国医药科技出版社，1999
8　王兴才.中医药学报，1996，(2)：46
9　陈燕萍.中国药学杂志，1997，32 (5)：372-4
10　Martin AS, et al. Exp Toxicol Pathol, 2001 , 53 (2-3)：199-206
11　Saraswat B, et al. Phytother-Res. 2000, 14 (3)：163-166
12　胡文军等.第一军医大学分校学报，2000，23 (1)：21-22
13　魏振满.中国新医药，2003，2 (10)，8-9
14　宛蕾等.中药药理与临床，1998；14 (1)：62-64
15　梁云.中国中西医结合杂志，1998，18 (7)：466-8
16　Hollosy F, , et al. Anticancer Res, 2000, 20 (6B)：4563-4570
17　F Lauthier, et al. Anti cancer drugs, 2000, 11 (9)：737-745
18　刘念.药学学报，1995，30 (11)：818-8232
19　Somova LO, et al. Phytomedicine, 2003 , 10 (2-3)：115-1121
20　郭宜城，欧阳辉，何明珍等。UPLC/Q-TOF-MS/MS 鉴定西南银莲花中的皂苷类成分.中草药，2014，45 (10)：1378～1387

第8章　甾体及其苷类

　　自然界存在的甾类化合物，包括甾体皂苷、C_{21}甾类、强心苷、蟾蜍配基、植物甾醇、胆汁酸、蜕皮激素类等。这些成分广泛分布于动植物界，表现出不同的生物活性，但分子结构中均含有环戊烷骈多氢菲（cyclopentano-perhydrophenanthrene）的甾体母核。

　　天然甾类成分中甾核有四个环，B/C两环多以反式稠合，A/B及C/D环之间有顺式和反式两种稠合方式。3位有羟基取代，可与糖结合成苷的形式。10和13位存在角甲基，17位有侧链，各类甾体化合物的结构差异主要体现在17位取代基的不同（见表8-1）。

表 8-1　天然甾类成分结构特点

名　称	A/B环	B/C环	C/D环	C_{17}-取代基
C_{21}甾类	反	反	顺	C_2H_5衍生物
胆汁酸	顺	反	反	戊酸
蜕皮激素	顺	反	反	8～10个碳原子的含氧烃基
植物甾醇	顺,反	反	反	8～10个碳原子的烃基
甾体皂苷	顺,反	反	反	含氧螺杂环
强心苷	顺,反	反	顺	五元或六元不饱和内酯
蟾蜍配基	顺,反	反	顺	六元不饱和内酯
甾体生物碱	氮原子在C_{17}侧链或甾体母核的其他位置			

　　一般将位于环己烷平面上方的取代基或C-H定为 β 型，以实线表示；在平面下方的定为 α 型。自然界存在的甾类成分10、13、17位侧链大都是 β 型，3-OH多为 β 型，少数为 α 型或称为表（epi）型。甾体母核的其他位置还可以有羟基、双键、羰基、环氧醚键等功能基取代。

　　本章主要介绍是 C_{21} 甾类、强心苷及甾体皂苷。

　　甾类成分与三萜类化合物类似，在无水条件下，遇酸能产生不同颜色，常用的酸有强酸（硫酸、高氯酸）、中强酸（三氯乙酸）及 Leiwes 酸（氯化锌、三氯化锑）。

　　（1）乙酸酐-浓硫酸（Liebermann-Burchard）反应　将样品溶于冰乙酸，加浓硫酸-乙酸酐（1：20）试剂，反应液产生黄→红→紫→蓝→绿→污绿等颜色变化，最后逐渐褪色。也可直接将试剂加到固体样品上，或将样品溶于氯仿中，再滴加试剂。

　　（2）三氯乙酸（Rosenheim）反应　样品与25％三氯乙酸乙醇溶液反应，呈红色至紫色。一般将25％三氯乙酸乙醇液和3％氯胺T（chloramine T）水溶液以4：1混合，喷在纸上，并于90℃加热数分钟，在紫外灯下观察，如有强心苷类可显黄绿色、蓝色、灰蓝色荧光，可用于毛地黄强心苷类的区别。也可以用氧化苯甲酰、次氯酸盐、过氧化氢等代替氯胺T。

　　（3）Salkowski反应　样品溶于氯仿，沿管壁滴加浓硫酸，氯仿层显血红色或青色，硫酸层显绿色荧光。

　　（4）三氯化锑（或五氯化锑）反应　将样品醇溶液点于滤纸上，喷20％三氯化锑（或五氯化锑）氯仿溶液（不含乙醇或水），于 60～70℃ 加热，样品斑点呈现灰蓝、蓝、灰紫等颜色。

8.1 C_{21} 甾类化合物

C_{21} 甾（C_{21}-steroide）又称孕甾烷类（pregnanes），是一类含有 21 个碳原子的甾体衍生物。近年来，发现 C_{21} 甾类化合物具有抗肿瘤、抗生育、抗惊厥等多方面生物活性，使得对该类成分的研究引起更多的关注。目前从植物中分离出的 C_{21} 甾类化合物已经很多，除了玄参科、夹竹桃科、毛茛科中发现该类成分外，萝摩科植物中 C_{21} 甾类成分尤为普遍。有的 C_{21} 甾类还与强心苷类共存于同一种植物中，如紫花洋地黄叶中的地芰普苷（digipronin）。

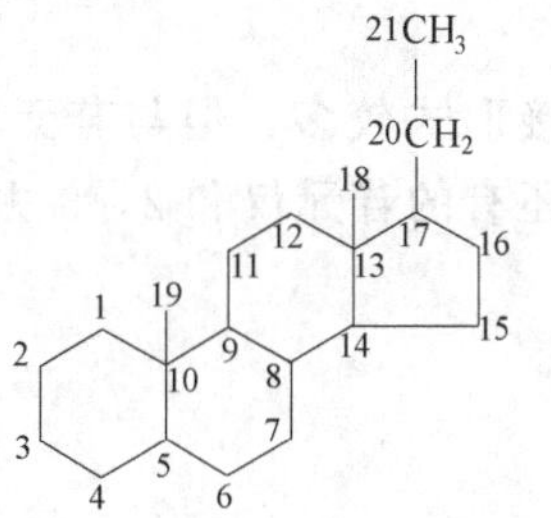

孕甾烷（pregnane） 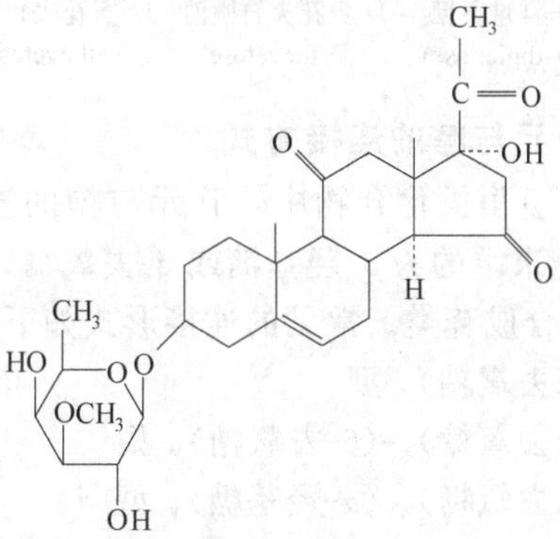　　　　地芰普苷（digipronin）

8.1.1 C_{21} 甾类结构特点及类型

8.1.1.1 苷元的结构特点

C_{21} 甾类与其他甾体化合物有所不同，除个别成分外 A/B、B/C、C/D 各环多是反-反-顺的稠合方式。5、6 位大多数有双键，20 位可能有羰基，17 位上的侧链为 α 构型，3、8、12、14、17、20 等位置上多结合 β-OH，3-OH 与糖缩合成苷键，11 位、12 位、20 位的羟基还可能与醋酸、苯甲酸、桂皮酸等结合成酯键而存在，如本波苷元（penupogenin）、告达廷（caudatin）等。除上述常见的 C_{21} 甾类外，还发现一些变形的 C_{21} 甾类，如华北白前中的白前苷元 A（glaucogeninA）等。

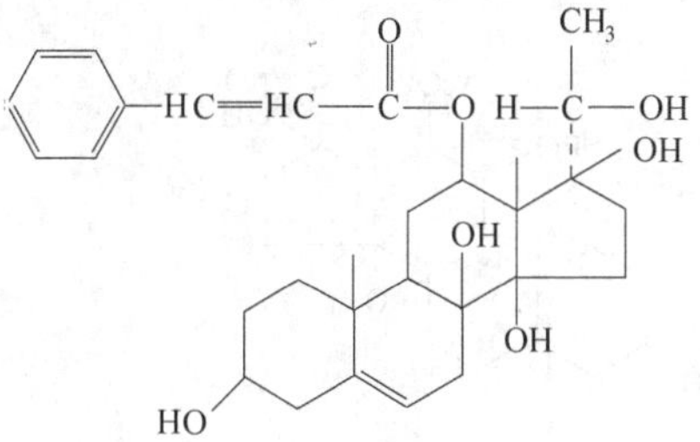

本波苷元 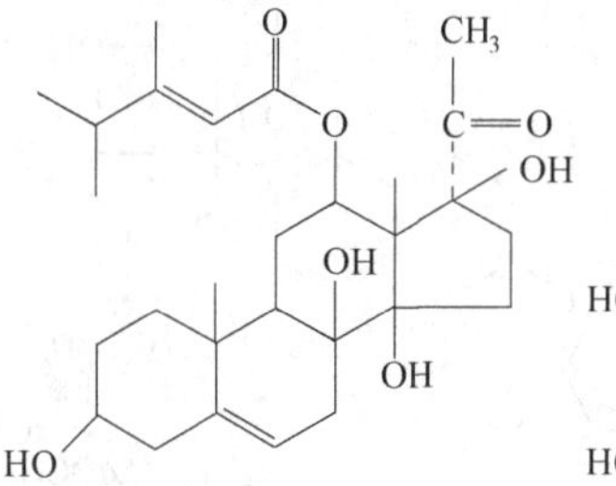　　　　　告达廷 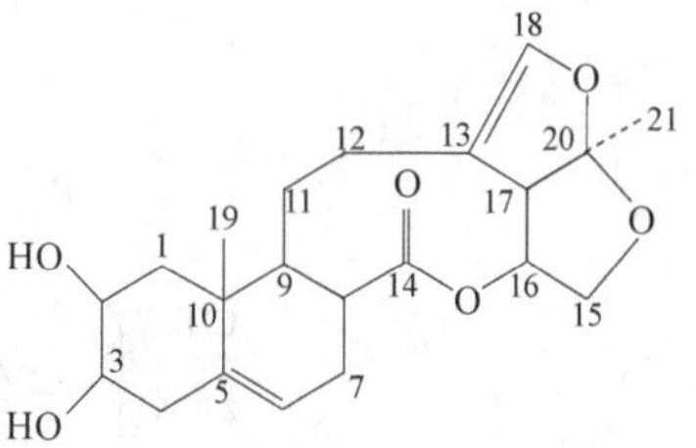　　　　　白前苷元 A

8.1.1.2 糖的类型

C_{21} 甾类的糖链与构成强心苷的糖类似，多为由 2～6 个糖组成的直链低聚糖，常见的糖除葡萄糖外，还有 2,6-二去氧糖及 6-去氧糖，而且大多为 3-O-甲基-去氧糖。

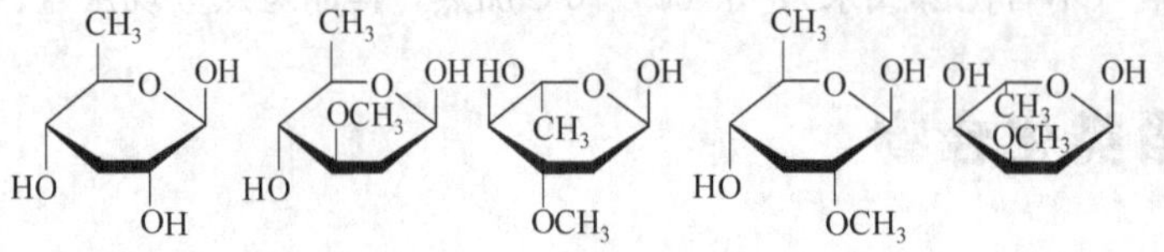

D-洋地黄毒糖　　D-夹竹桃糖　　L-夹竹桃糖　　D-磁麻糖　　L-磁麻糖
(D-digitoxose)　(D-oleandrose)　(L-oleandrose)　(D-cymarose)　(L-cymarose)

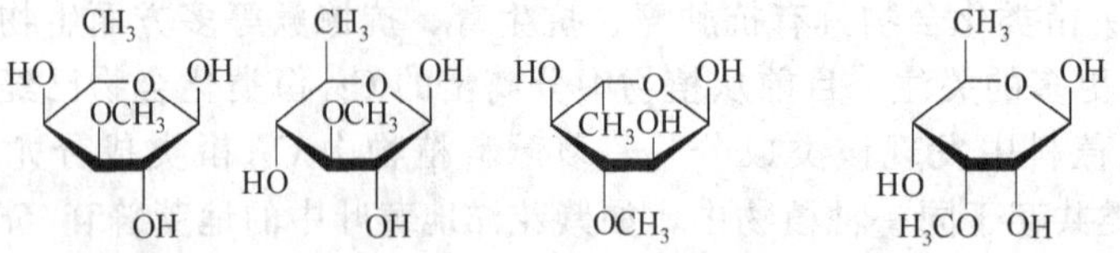

D-洋地黄糖　　D-黄花夹竹桃糖　L-黄花夹竹桃糖　3-O-甲基-6-脱氧-D-阿洛糖
(D-digitalose)　（D-thevetose）　　（L-thevetose）　（3-O-methyl-6-deoxy-D-allose）

8.1.1.3　苷元与糖的连接方式

目前发现的 C_{21} 甾类化合物中，苷元与糖的连接形式较多，但与苷元相连的大多为 2，6-二去氧糖，糖链末端的为 α-羟基糖或 6-去氧糖，还有的苷元仅和 2，6-去氧糖或 6-去氧糖（如地芰普苷）结合成苷类。常见的连接形式如下。

苷元-(2,6-二去氧糖)$_x$ 型

苷元-(2,6-二去氧糖)$_x$-(6-去氧糖)$_y$ 型

苷元-(2,6-二去氧糖)$_x$-(α-羟基糖)$_y$ 型

苷元-(2,6-二去氧糖)$_x$-(6-去氧糖)$_y$-(α-羟基糖)$_z$ 型

$x=1\sim3$，$y=1\sim2$，$z=1\sim2$

（1）苷元-(2,6-二去氧糖)$_x$ 型　这种类型的 C_{21} 甾类是最简单的一种，如从萝藦科鹅绒属植物青阳参（*Cynanchum otophyllum*）中分离出的具有抗惊厥作用的青阳参苷（qing yang shenside）Ⅰ和Ⅱ。

（2）苷元-(2,6-二去氧糖)$_x$-(6-去氧糖)$_y$ 型　该类型 C_{21} 甾苷在自然界中存在较普遍，如萝藦科植物通光藤［*Marsdenia tenacissima*（Roxb.）Wight et Art］是云南省民间药用植物，用于治疗气管炎、癌症，从中分离出通光藤新苷（tenacissimoside）A、B、C，即属此类成分，其结构中 11、12 位连有酯基外，8、14 位还以环氧醚键形式存在。

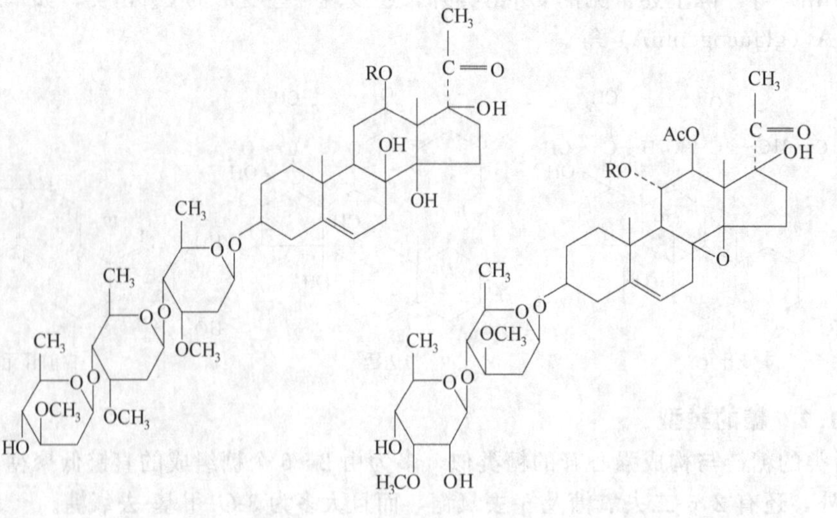

青阳参苷 I   R＝

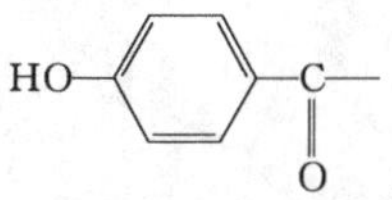

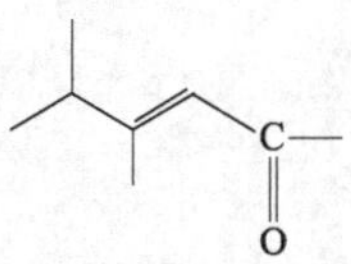

通光藤新苷 A   R＝

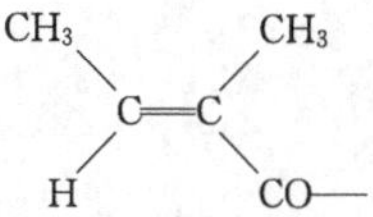

通光藤新苷 B   R＝

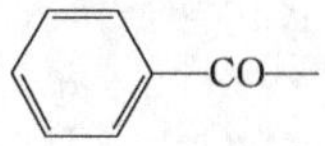

青阳参苷 II   R＝

通光藤新苷 C   R＝ $CH_3-CH_2-CH-CO-$
                        |
                        CH_3

（3）苷元-(2,6-二去氧糖)$_x$-(α-羟基糖)$_y$ 型　　萝藦科鹅绒藤属植物断节参（*Cynanchum wallichii*），民间用于治疗风湿性关节炎及跌打损伤，其根中的断节参苷（wallicoside）是告达亭的 3 位五糖苷。同属植物耳叶牛皮消（*C. auriculatum* Royle ex Wight）的块根为中药白首乌药材的来源之一，从中分离出白首乌新苷（cynanauriculoside）A、B，均属于告达亭的 3 位四糖苷，二者对 Hce-8693、PC$_3$、Hela、PAA 四种人实体瘤均显示体外抑制作用。

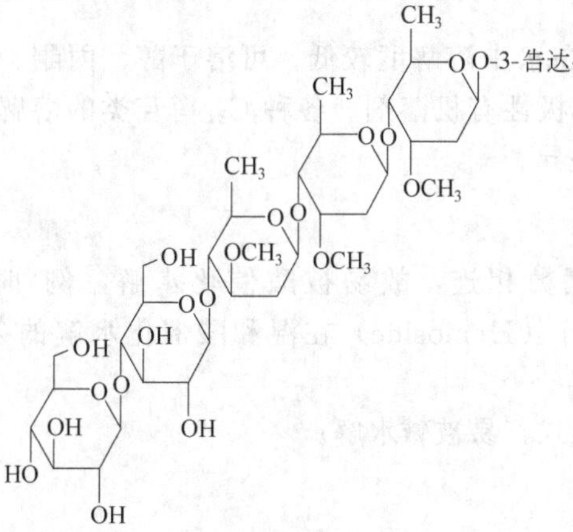

白首乌新苷A

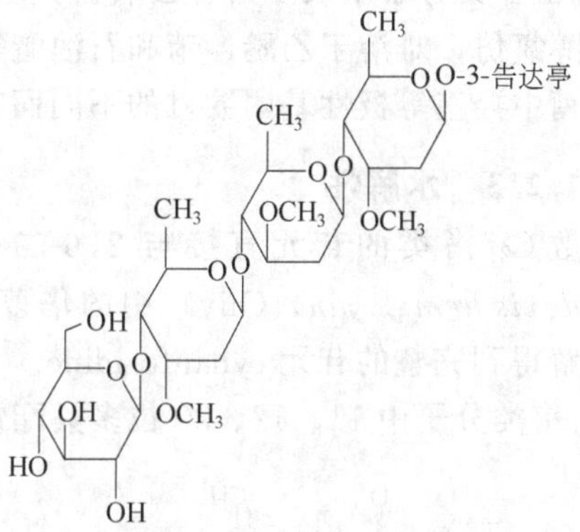

白首乌新苷B

（4）苷元-(2,6-二去氧糖)$_x$-(6-去氧糖)$_y$-(α-羟基糖)$_z$ 型　　该 C$_{21}$ 甾类较少见，萝藦科牛弥菜属植物 *M. condurango* 中分离得到的 condurangoglycoside A$_0$ condurangoglycoside C$_0$ 对 S$_{180}$ 和 Ehrlich 癌有一定抑制作用，具有相同的糖链，该糖链由三种类型的糖组成。

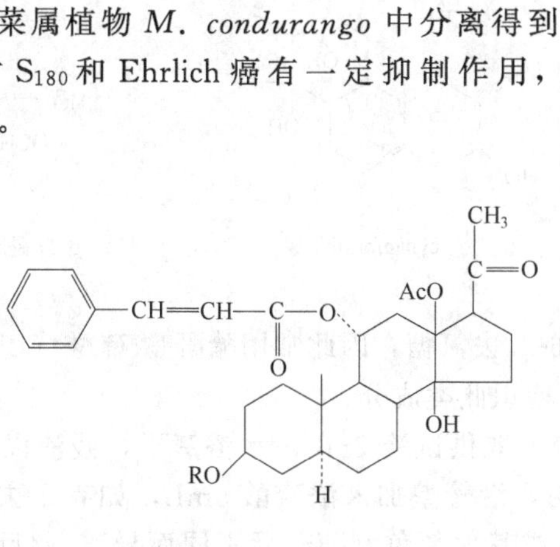

condurangoglycoside A$_0$

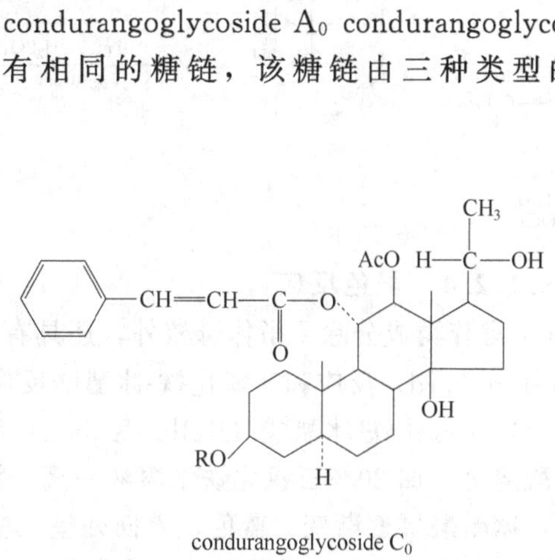

condurangoglycoside C$_0$

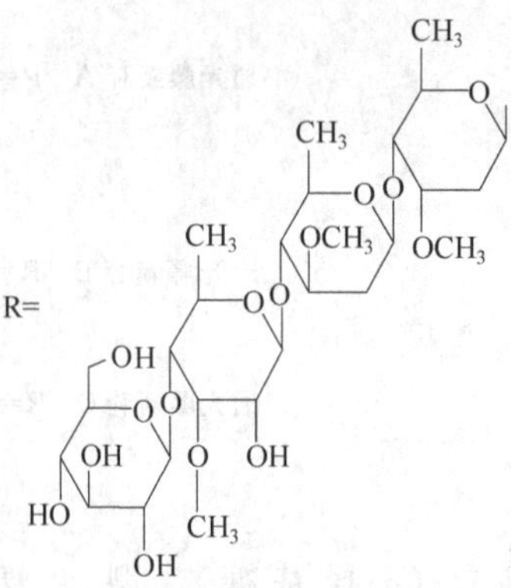

R=

8.1.2 C₂₁甾类性质与检识

C$_{21}$甾苷类与强心苷类都具有2,6-二去氧糖,所以表现出许多与强心苷相似的理化性质。

8.1.2.1 性状

C$_{21}$甾类多是无色结晶或无定形粉末的中性物质,具有旋光性。

8.1.2.2 溶解性

C$_{21}$甾苷类分子中大多具有去氧糖,所以在水中溶解度较低,可溶于醇、丙酮、乙酸乙酯及含醇氯仿,难溶于乙醚、苯和石油醚等非极性有机溶剂。各种C$_{21}$甾苷类的溶解度随着苷元和糖中羟基等极性基团数目的不同而有差异。

8.1.2.3 水解性

多数C$_{21}$甾类的苷元直接与2,6-二去氧糖相连,故易被酸催化水解,例如华萝藦苷(*Metaplexis hemsleyana* Oliv)中的华萝藦苷(Hemoside)在温和酸催化水解的条件下,即可水解得到完整的苷元cynanforidine。

C$_{21}$甾类分子中11、12、20位多具酯键形式,易被碱水解。

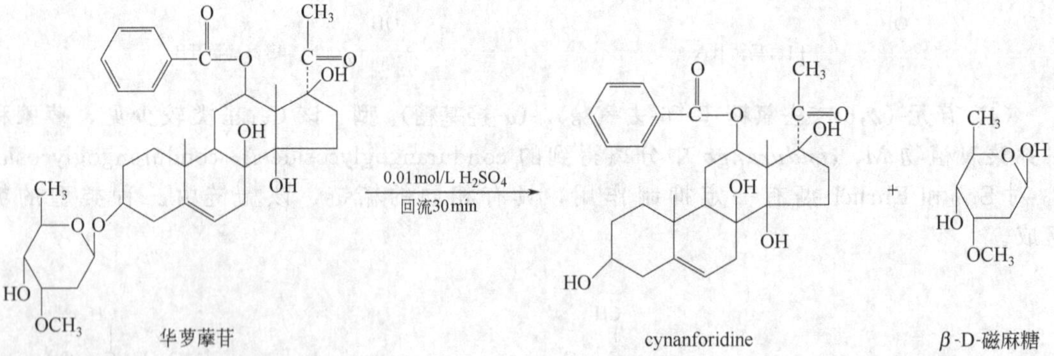

华萝藦苷   cynanforidine   β-D-磁麻糖

8.1.2.4 呈色反应

C$_{21}$甾苷类成分除了甾体母核外,还具有2,6-二去氧糖,因此常用醋酐-浓硫酸(Liebermann-Burchard)反应和三氯化铁-冰醋酸反应等检识此类成分。

(1)三氯化铁-冰醋酸(Keller-Kiliani)反应 取供试液2mL,水浴蒸干,残渣以5mL冰醋酸溶解,加20%三氯化铁水溶液一滴,混匀,沿管壁加入浓硫酸5mL,如有2-去氧糖存在,冰醋酸层逐渐变为蓝色,界面处呈红棕色或其他颜色(随苷元不同而异)。此反应为2-去氧糖的特征反应,对游离的2-去氧糖或2-去氧糖与苷元连接的苷都能显色。但对于2-去氧糖与葡萄糖或其他羟基糖连接的二糖、三糖，因在此条件下不易水解出 2-去氧糖，故不呈色，对 2-乙酰化的去氧糖也不呈色，这时会产生假阴性结果。

（2）对二甲氨基苯甲醛反应　将样品醇溶液滴在滤纸上，变干后，喷上对二甲氨基苯甲醛试剂（1%对二甲氨基苯甲醛乙醇溶液-浓盐酸，4∶1），于 90℃加热 30s，如有 2-去氧糖，可显灰红色斑点。

（3）占吨氢醇（xanthydrol）反应　取固体样品少许，加占吨氢醇试剂（10mg 占吨氢醇溶于 100mL 冰醋酸，加入 1mL 浓硫酸），水浴加热 3min，只要分子中有 2-去氧糖均显红色。

除了 C_{21} 甾苷类外，强心苷中也含有 2,6-二去氧糖，也具有上述反应。

8.1.3　C_{21}甾类的提取与分离

C_{21}甾类多用甲醇或乙醇提取，醇提取液经浓缩后，先用石油醚萃取脱脂，再以氯仿、正丁醇进行梯度萃取，也可将醇提取液浓缩至无醇味，浓缩物悬浮于水中，再依次用石油醚、氯仿、乙酸乙酯、正丁醇萃取。一般 C_{21}甾类多存在于氯仿或乙酸乙酯可溶部分。将其萃取液浓缩后多以硅胶柱色谱分离，可用不同比例的乙酸乙酯-乙醇-水或氯仿-甲醇溶剂系统进行梯度洗脱，有时还结合低压柱色谱、HPLC 反相色谱等方法分离获得单体 C_{21}甾类。以 RP-18 色谱柱分离时，用不同比例的甲醇-水［如（6∶4）～（9∶1）］洗脱，或用不同比例的甲腈-水（如6∶4等）洗脱。

例如，提取通光藤新苷 A、B、C，先将通光藤生药粉以 95%乙醇回流提取，回收乙醇得稀浸膏，以石油醚萃取脱脂后，再用氯仿萃取。氯仿提取物经浓缩后上硅胶柱，以乙酸乙酯-乙醇-水［（15∶1∶0.5）～（5∶1∶0.5）］洗脱，得四部分，第一部分通过硅胶低压色谱柱及 HPLC 进一步分离，以甲醇-水（75∶25）洗脱得到通光藤新苷 A、B、C。

C_{21}甾苷类与强心苷有相似的结构特点和理化性质，故强心苷的薄层色谱及纸色谱鉴定条件也可应用于 C_{21}甾苷类。

8.2　强心苷

强心苷（cardiac glycoside）是生物界中存在的一类对心脏具有显著生物活性的甾体苷类化合物。强心苷类多存在于一些有毒的植物中，已从几十个科数百种植物中得到千余种强心苷类，特别是玄参科、夹竹桃科较为普遍，在百合科、萝藦科、十字花科、毛茛科、豆科等科属中均有分布。常见的植物有毛花洋地黄、紫花洋地黄、黄花夹竹桃、毒毛旋花子、铃兰、福寿草、海葱等，同一种植物中往往含有数个结构类似的强心苷类化合物。这些成分可以存在于植物的叶、花、种子、根、茎等不同部位。到目前为止尚未发现动物体内有强心苷类存在。蟾蜍皮下腺分泌的强心成分为蟾毒配基及其酯类，而非苷类成分。

临床上常用的强心药物有去乙酰毛花洋地黄苷 C（西地兰，cedilanid）、异羟基洋地黄毒苷（狄戈辛，digoxin）、K-毒毛旋花子苷、铃兰毒苷、黄夹苷等。这些强心药物能选择性地作用于心脏，增强心肌收缩力，常用于治疗急、慢性充血性心力衰竭与节律障碍等疾病。此外，某些强心苷具有细胞毒活性等其他作用。

8.2.1　强心苷的结构与分类

8.2.1.1　苷元部分

（1）强心苷元特点　天然存在的强心苷元，甾体母核四个环 A/B、B/C、C/D 多为顺-

反-顺的稠合方式，个别成分的 A/B 或 C/D 环也有反式稠合，如毛地黄毒苷元（digitoxigenin）A/B 环是顺式稠合，乌沙苷元（uzarigenin）A/B 环则是反式稠合。

强心苷元的 3、14 位都有羟基，3 位羟基大多是 β 构型，少数为 α 构型，命名时冠以表（epi-）字，如毛地黄毒苷元的 3 位异构体称为 3-表毛地黄毒苷元（3-epidigitoxigenin）。

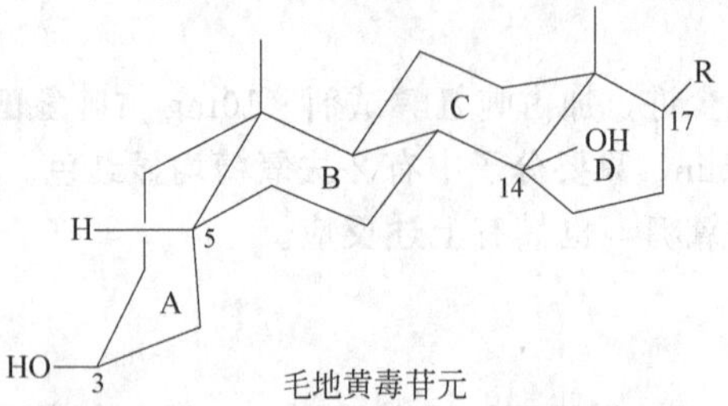

毛地黄毒苷元 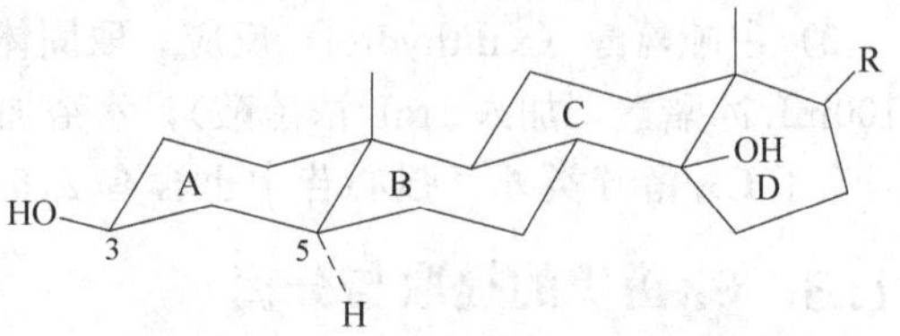　　　　　　　　　　　乌沙苷元

3 位羟基多与糖缩合成苷键形式存在；由于 C/D 环是顺式稠合，所以 14 位羟基均是 β 构型。另外，甾体母核其他位置上还可能有较多羟基，如 1β、5β、12β、15β、16β-OH，有的甾核 16β-OH 还可与一些小分子脂肪酸如甲酸、醋酸、异戊酸结合成酯的形式。

强心苷元的 11、12 位有时连接羰基，有的在 4、5，5、6 等位置存在双键；10、13 位上连接 β-CH$_3$，有时 10β-CH$_3$ 也可能是—CH$_2$OH、—CHO、—COOH；17 位连接不饱和内酯环，也多为 β 构型。

（2）强心苷元的类型　依据不饱和内酯环的不同，强心苷元分为甲型和乙型两类。

① 甲型强心苷元 17 位连接的是五元不饱和内酯（$\Delta^{\alpha,\beta}$-γ-内酯）环称为强心甾烯，由 23 个碳原子组成。天然存在的强心苷类大多属于此种类型，如洋地黄毒苷元（digitoxigenin）、乌本苷元（ouabagenin）等。

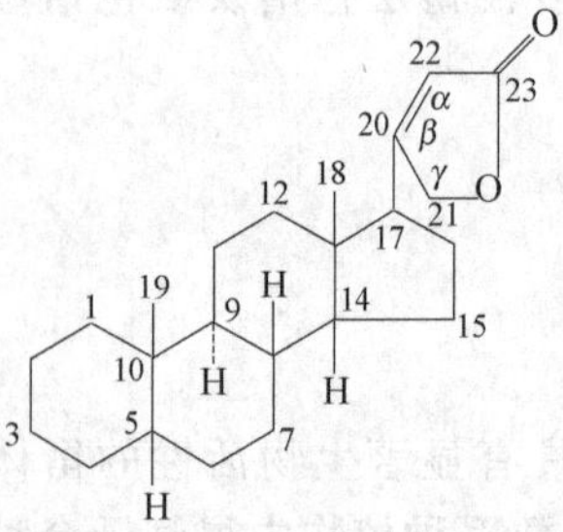

强心甾烯（甲型） 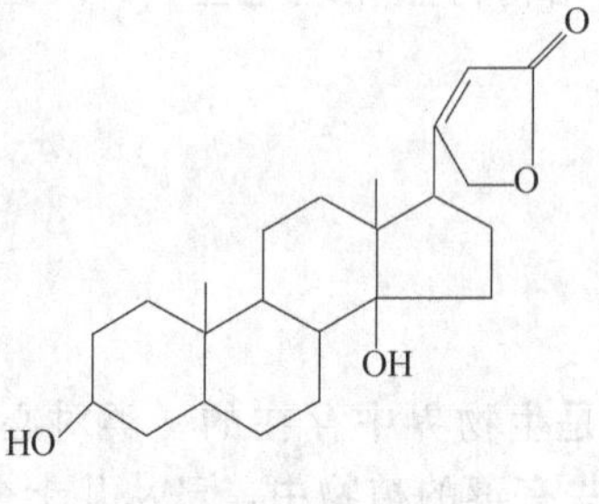　　　　　　　　洋地黄毒苷元 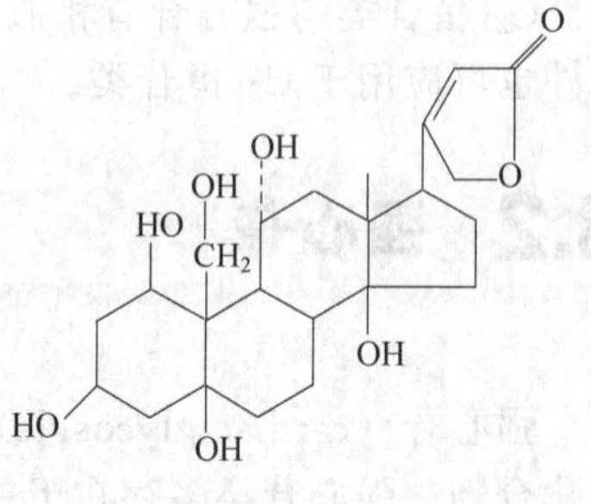　　　　　　　　　乌本苷元

② 乙型强心苷元 17 位连接的是六元不饱和内酯 $[\Delta^{\alpha(\beta),\gamma(\delta)}$-$\delta$-内酯] 环称为海葱甾烯或蟾酥甾烯。如海葱苷元（scillarenin）、嚏根草苷元（hellebrigenin）等，蟾蜍毒成分多属于此种类型。

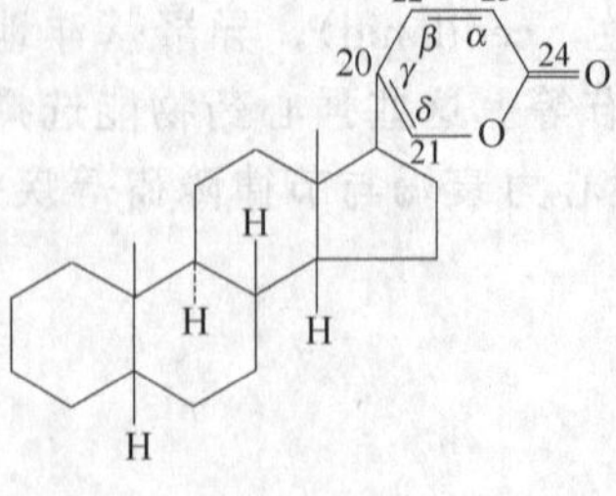

海葱甾烯（乙型） 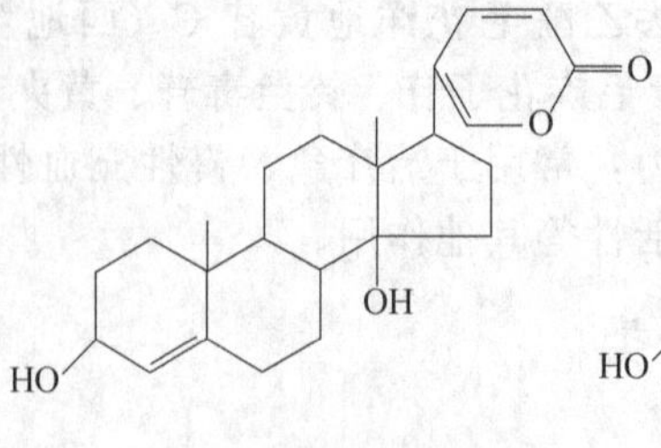　　　　　　　　　海葱苷元 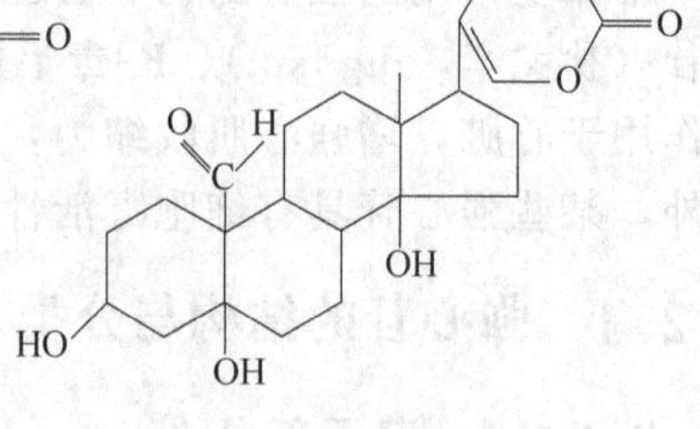　　　　　　　　　　嚏根草苷元

在甾类化合物的命名中，甲型强心苷是以强心甾烯（cardenolide）为母核，根据取代基及其构型、甾体母核的稠合方式进行命名的。如洋地黄毒苷元命名为 3β，14β-二羟基-5β-强心甾-20(22)-烯。乙型强心苷是以海葱甾（scillanolide）或蟾酥甾（bufanolide）为母核，如海葱苷元化学名为 3β，14β-二羟基-海葱甾-4,20,22-三烯。

8.2.1.2　糖的类型

构成强心苷的糖类似 C_{21} 甾苷类（见8.1.1.2），除了常见的 α-羟基糖外，还有2,6-二去氧糖，如洋地黄毒糖、D-夹竹桃糖、L-夹竹桃糖、D-磁麻糖等；也有6-去氧糖，如 D-洋地黄糖、D-黄花夹竹桃糖、3-O-甲基-6-脱氧-D-阿洛糖等。2,6-二去氧糖、6-去氧糖的存在是强心苷与 C_{21} 甾苷二者区别于其他苷类成分的重要特征之一。

8.2.1.3　强心苷的类型与实例

强心苷可按苷元结构特点及苷元与糖连接方式进行分类。按苷元分类，由甲型强心苷元组成的苷为甲型强心苷，由乙型强心苷元组成的苷为乙型强心苷。按糖的种类以及与苷元的连接方式分类，主要分为下列三种类型。

Ⅰ型：苷元-(2,6-二去氧糖)$_x$-(α-羟基糖)$_y$，如毛花洋地黄苷甲（lanatoside A）等。

Ⅱ型：苷元-(6-去氧糖)$_x$-(α-羟基糖)$_y$，如黄夹苷甲、乙（thevetin A、B）等。

Ⅲ型：苷元-(α-羟基糖)$_y$，如绿海葱苷（scilliglaucoside）等。

$$x=1\sim3,\quad y=1\sim2$$

（1）甲型强心苷(五元不饱和内酯环强心苷)　毛地黄强心苷主要来自毛花洋地黄（Digitalis lanata）和紫花洋地黄（D. purpurea）。从毛花洋地黄叶中已分离出 30 余种强心苷（如图 8-1 所示），其苷元均是五元不饱和内酯环的甲型强心苷元，毛地黄毒苷元（digitoxigenin）、羟基洋地黄毒苷元（gitoxigenin）、异羟基洋地黄毒苷元（digoxigenin）、双羟基洋地黄毒苷元（diginatigenin）和吉它洛苷元（qitaxigenin）与洋地黄毒糖、3-乙酰基洋地黄毒糖、葡萄糖等缩合而成强心苷类。按苷元与糖的连接方式分类属于Ⅰ型强心苷。毛花洋地黄苷甲、乙、丙、丁、戊（lanatoside A、B、C、D、E）是原生苷，经酶解产生洋地黄毒苷（digitoxin）等系列次生苷。

从紫花毛地黄叶中分离出的 20 余种强心苷也是Ⅰ型连接的强心苷，苷元为毛地黄毒苷元、羟基洋地黄毒苷元及吉它洛苷元。属于原生苷的有紫花洋地黄苷 A、B（purpurea glycoside A、B）和吉它洛苷（glucogitatoxin）。

在上述强心苷中，临床应用的除少数原生苷外大多是次生苷。毛花洋地黄苷 C 为原生苷，亲水性较强适合注射；去乙酰毛花洋地黄苷 C（西地兰，cedilanid）比毛花洋地黄苷 C 少一个乙酰基而多出一个羟基，亲水性更强，口服吸收不好，也适合注射应用，毒性较小，安全性较好，是一种速效强心苷。临床应用的次生苷中，异羟基洋地黄毒苷（狄戈辛，digoxin）是去乙酰毛花洋地黄苷 C 经酶解去掉末端的葡萄糖产生的次生苷，因 12 位存在羟基，亲脂性降低，口服不易吸收，但可制成注射液用于急性病例，其特点与西地兰相似，作用迅速，蓄积性小；洋地黄毒苷（digitoxin）亲脂性较强，口服吸收完全，作用持久而缓慢，可注射或口服，但多用于慢性病例；羟基洋地黄毒苷（gitoxin）由于在 16 位引入羟基，比洋地黄毒苷亲脂性低，口服不易吸收，视为废物长期未被利用，但乙酰化后，脂溶性提高，易吸收，在吸收过程中脱去乙酰基，脂溶性降低，易经肾排泄，故蓄积性小，治疗宽度较大，易于控制。

黄甲苷是从夹竹桃科植物黄花夹竹桃（Thevetia peruviana Merr.）种仁中分离得到的甲型强心苷，以Ⅱ型连接（如图 8-2 所示）。黄甲苷甲、乙为原生苷，原生苷经酶解后产生

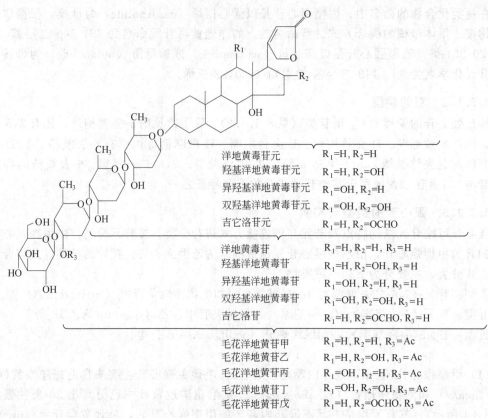

	洋地黄毒苷元	R₁=H, R₂=H
羟基洋地黄毒苷元	R₁=H, R₂=OH
异羟基洋地黄毒苷元	R₁=OH, R₂=H
双羟基洋地黄毒苷元	R₁=OH, R₂=OH
吉它洛苷元	R₁=H, R₂=OCHO

洋地黄毒苷 R₁=H, R₂=H, R₃=H
羟基洋地黄毒苷 R₁=H, R₂=OH, R₃=H
异羟基洋地黄毒苷 R₁=OH, R₂=H, R₃=H
双羟基洋地黄毒苷 R₁=OH, R₂=OH, R₃=H
吉它洛苷 R₁=H, R₂=OCHO, R₃=H

毛花洋地黄苷甲 R₁=H, R₂=H, R₃=Ac
毛花洋地黄苷乙 R₁=H, R₂=OH, R₃=Ac
毛花洋地黄苷丙 R₁=OH, R₂=H, R₃=Ac
毛花洋地黄苷丁 R₁=OH, R₂=OH, R₃=Ac
毛花洋地黄苷戊 R₁=H, R₂=OCHO, R₃=Ac

图 8-1 毛花洋地黄叶中的强心苷

的次生苷，其强心效价比原生苷提高了五倍，临床上应用的"强心灵"即是黄花夹竹桃次生
苷的混合物。

强 心 苷	R	R₁	R₂
黄夹苷甲	CHO	H	β-D-葡萄糖-O-β-D-葡萄糖
黄夹苷乙	CH₃	H	β-D-葡萄糖-O-β-D-葡萄糖
黄夹次苷甲	CHO	H	H
黄夹次苷乙	CH₃	H	H
黄夹次苷丙	CH₂OH	H	H
黄夹次苷丁	COOH	H	H
单乙酰黄夹次苷乙	CH₃	Ac	H

图 8-2 黄花夹竹桃强心苷

天然的甲型强心苷类多以Ⅰ、Ⅱ型连接。近年来从弯蕊开口箭（*Tupistra wattii* Hook. f.）中分离的具有很强细胞毒性的强心苷 wattoside F 也是Ⅱ型。也有个别苷元仅和 6-去氧糖结合成苷类，如 G-毒毛旋花子苷（G-strophanthin），又称乌本苷（ouabain），是从毒毛旋花（*Strophanthus thugratus*）成熟种子中分得，为速效强心苷，并作为测定强心苷生物效价的标准品。

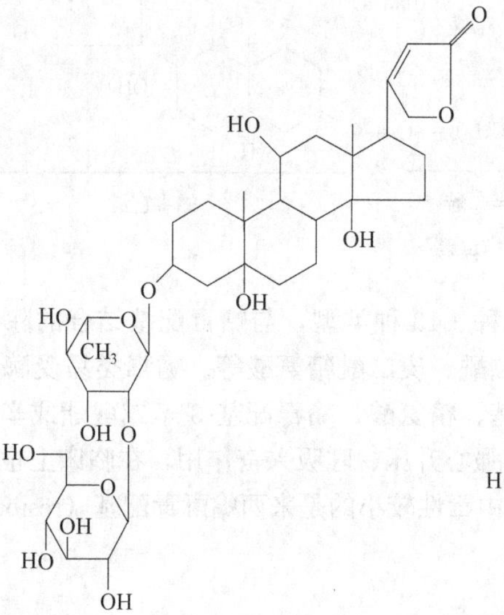

wattoside F

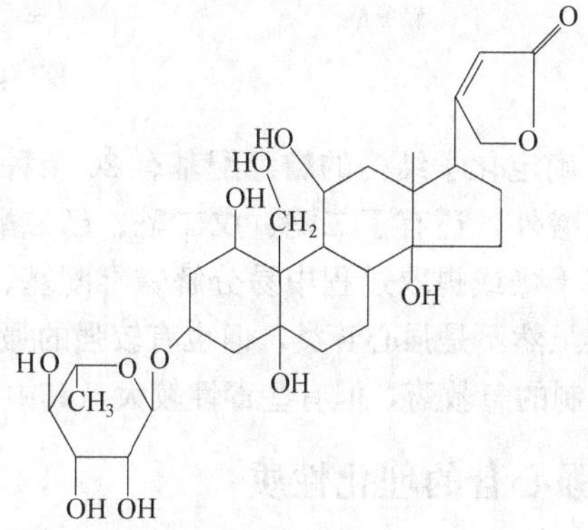

G-毒毛旋花子苷（乌本苷）

（2）乙型强心苷（六元不饱和内酯环强心苷）　乙型强心苷分布在较少科的植物中，如百合科、景天科、鸢尾科、毛茛科、檀香科、楝科等，在百合科中分布较多。苷元与糖的连接方式以Ⅱ、Ⅲ型为主。如海葱（*Scilla maritima*）中原海葱苷 A（proscillaridin A）、海葱苷 A（scillaren A）及葡萄糖海葱苷 A（glucoscillaren A）均是海葱苷元（scillarenin）的衍生物；从海葱中分离得到绿海葱苷（scilliglucoside）是绿海葱苷元（scilliglaucogenin）的 5-*O*-葡萄糖苷。海葱的变种植物红海葱中的主要成分红海葱苷（scilliroside）是红海葱苷元（scillirosidin，海葱罗西定）的 D-葡萄糖苷，毒性为海葱苷 A 的 300～500 倍，作为杀鼠剂应用。

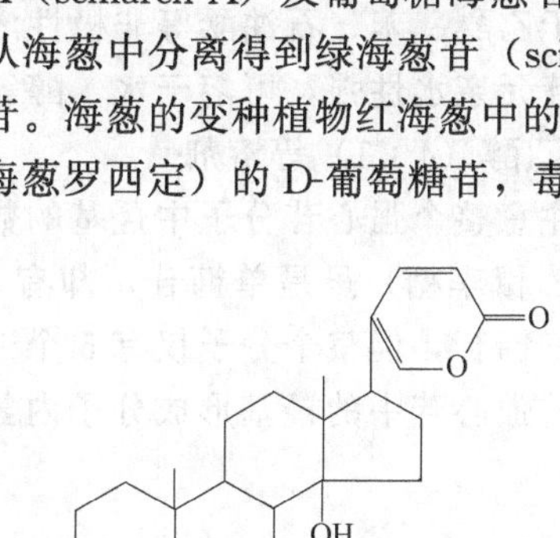

海葱苷元	R=H
原海葱苷 A	R=-rha
海葱苷 A	R=-rha-glc
葡萄糖海葱苷 A	R=-rha-glc-glc

| 绿海葱苷元 | R=H |
| 绿海葱苷 | R=-glc |

| 红海葱苷元 | R=H |
| 红海葱苷 | R=-glc |

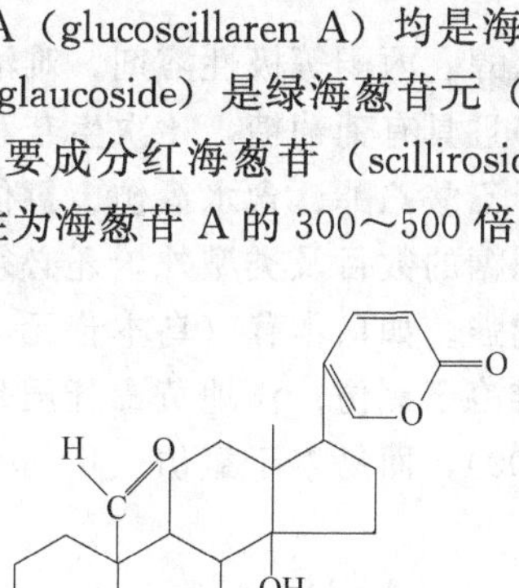

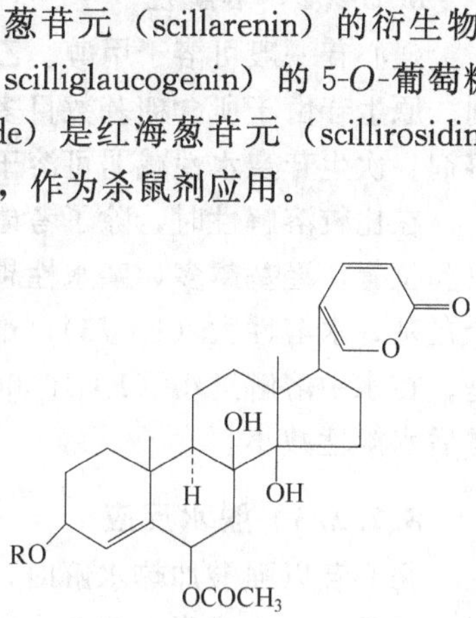

六元不饱和内酯环类还发现于蟾蜍（*Bufobufo gargarizans*）中，其耳后腺、皮下腺分泌的白色浆液经加工成为蟾酥，具有攻毒散肿、通窍止痛的功效。经药理试验和临床证明具有强心利尿、升压抗炎、镇咳祛痰、升高白细胞等多方面活性。蟾酥中的毒性成分是蟾毒

素（bufotoxin）和蟾毒配基（bufogenin）。蟾毒素是蟾毒配基（如蟾毒它灵）的 3-羟基与辛二酰精氨酸盐等结合的酯，而非苷键形式，如欧蟾毒素等。

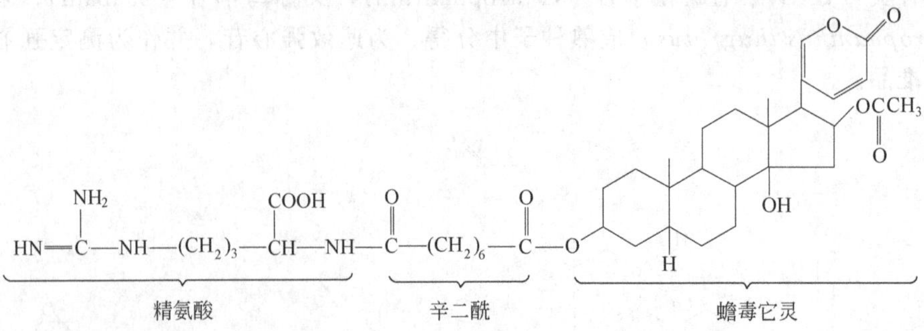

欧蟾毒素

目前已确定化学结构的蟾毒配基有 20 余种、13 种类型，与蟾毒配基结合的除了最常见的辛二酰精氨酸外，还有丁二酰、戊二酰、己二酰、庚二酰精氨酸等。蟾毒类易受酶、酸碱等水解，在加工干燥或提取过程中易分解蟾毒配基、精氨酸、蟾毒配基-3-辛二酸酯或辛二酸等。

蟾毒类虽然不是强心苷类，但也有较强的强心升压、呼吸兴奋作用，在临床上也作为心力衰竭、呼吸抑制的急救药，但有些毒性较大，其中毒性较小的是来西蟾酥毒配基（resibufogenin）。

8.2.2 强心苷的理化性质

8.2.2.1 性状

强心苷大多是无色结晶或无定形粉末，具有旋光性，对黏膜有刺激性，味苦。17 位侧链为 α 构型时，味不苦。

8.2.2.2 溶解性

强心苷一般可溶于甲醇、乙醇、丙酮等极性溶剂，难溶于乙醚、苯、石油醚等非极性溶剂。原生苷由于所含糖基数目多且具有葡萄糖，比次生苷和苷元亲水性强，可溶于水、醇等溶剂。次生苷亲水性减弱可溶于乙酸乙酯、含水氯仿、氯仿-乙醇（4∶1）等溶剂。

在比较溶解性时，除了考虑糖的数目及类型外，还必须注意整个强心苷分子中羟基的数目和位置，羟基越多，亲水性越强。如乌本苷（乌本苷元-3-L-鼠李糖）虽是单糖苷，却有 8 个羟基，水溶性大（1∶75），难溶于氯仿；洋地黄毒苷虽是三糖苷，但整个分子仅有 5 个羟基，在水中溶解度小（1∶100000），而易溶于氯仿（1∶40）。强心苷中的羟基形成分子内氢键后水溶性减小。

8.2.2.3 脱水反应

强心苷以强酸加热水解时，苷元往往发生脱水反应，尤其 14-OH、5β-OH 为叔醇羟基时，极易脱水生成脱水苷元。

8.2.2.4 苷键水解

强心苷的苷键可被酸、酶水解，酯和内酯结构易被碱水解，因为强心苷中糖的结构不同，水解难易程度不同，其产物也有所不同。

（1）酸催化水解

① 温和的酸水解法。用稀酸（如 0.02～0.05mol/L 的盐酸或硫酸）在含水醇中经短时间（半小时至数小时）加热回流，可使 I 型强心苷水解成苷元和糖。因为苷元和 2-去氧糖

或 2-去氧糖之间的苷键易被酸水解，此条件温和不至于引起苷元脱水。但 α-羟基糖与 2-去氧糖之间的苷键在此条件下不易断裂，故常得到二糖或三糖，如图 8-3 所示。

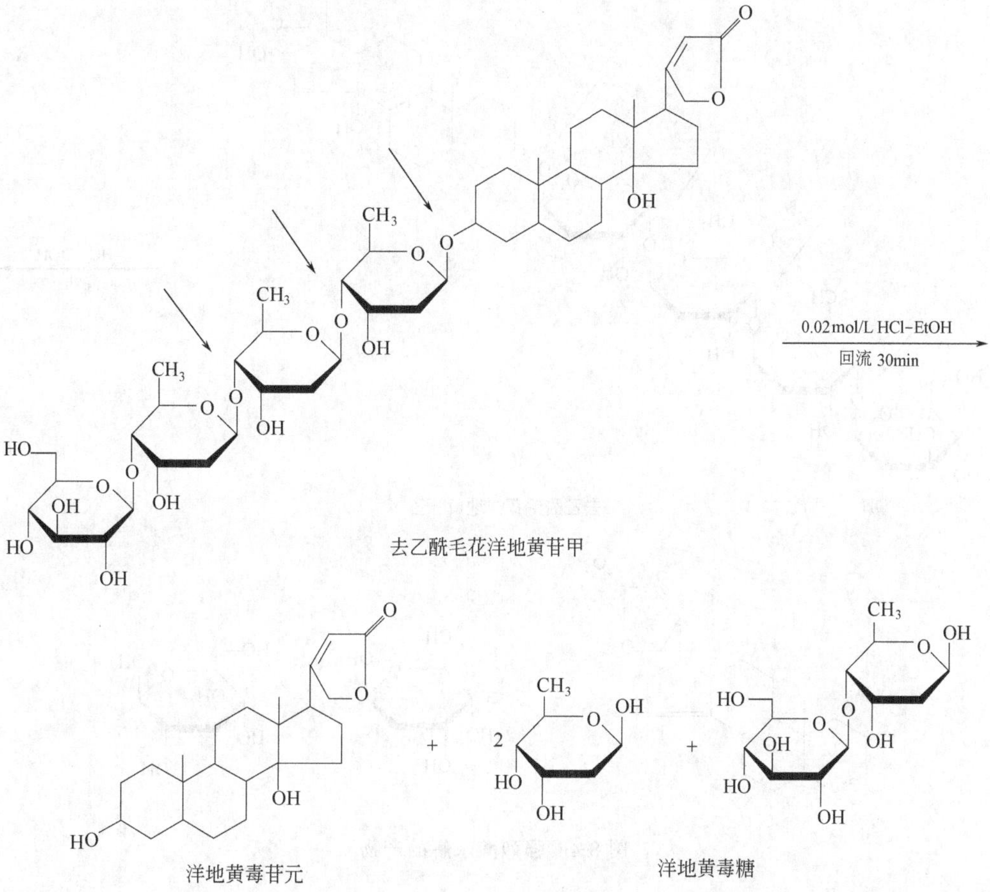

图 8-3　温和酸水解的产物

② 强烈的酸水解法。Ⅱ型和Ⅲ型强心苷，均非 2-去氧糖，其 2-羟基糖位于苷键邻位，除空间位阻作用外，还竞争 H⁺ 使温和酸水解较困难，必须增高酸浓度（3%～5%），增加作用时间或同时加压，才能水解得到定量的糖。但在此条件下常得到脱水苷元，如图 8-4 所示。

③ 盐酸丙酮法（Mannich 水解）。强心苷于丙酮溶液中，在盐酸为 0.4%～1% 下，室温下长时间放置（约 2 周），糖分子中具有邻二羟基，与丙酮反应，生成丙酮化物，使得在较低酸浓度、低温条件下容易水解，得到原来的苷元与糖的衍生物。如铃兰毒苷的水解反应，如图 8-5 所示。

如果苷元分子中存在邻二羟基，也能与丙酮生成苷元的丙酮化物，如乌本苷经盐酸丙酮反应后，还需再用稀酸加热水解得到乌本苷元。

（2）酶催化水解　在含强心苷植物中，有水解葡萄糖的酶存在，所以能水解糖链末断葡萄糖，生成次生苷。紫花苷酶（digipurpidase）为葡萄糖苷酶，存在紫花毛地黄叶子中，能使紫花毛地黄苷 A 和 B 脱去一分子葡萄糖，分别生成毛地黄毒苷、羟基毛地黄毒苷。

又如毒毛旋花子中的 β-D-葡萄糖苷酶（β-D-glucosidase）能水解 K-毒毛旋花子苷的末端葡萄糖，生成 K-毒毛旋花子麻苷，而毒毛旋花子双糖酶（strophanthobiase）能水解掉末

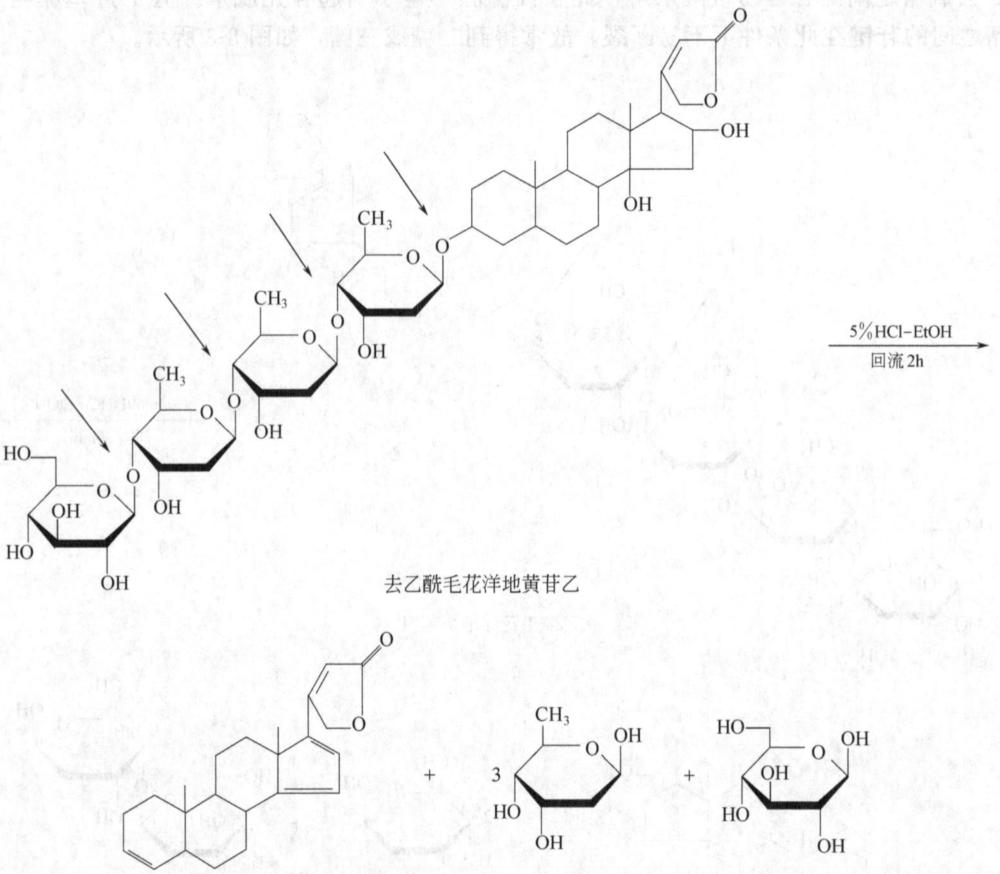

去乙酰毛花洋地黄苷乙

5%HCl–EtOH
回流2h

图 8-4 强烈酸水解的产物

端的双糖使 K-毒毛旋花子苷生成加拿大麻苷。

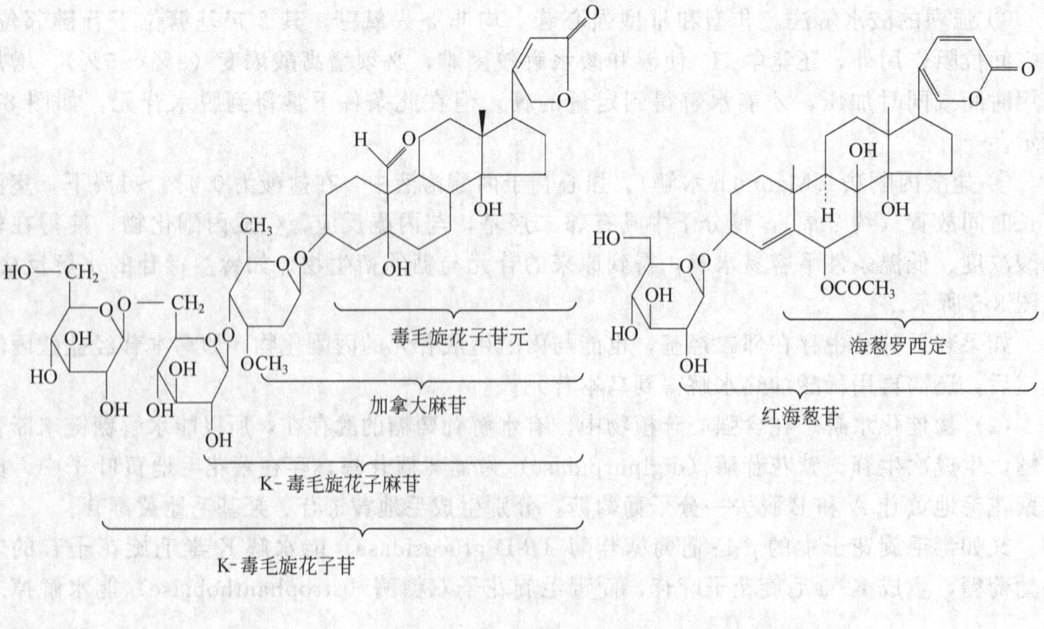

毒毛旋花子苷元

加拿大麻苷

海葱罗西定

红海葱苷

K-毒毛旋花子麻苷

K-毒毛旋花子苷

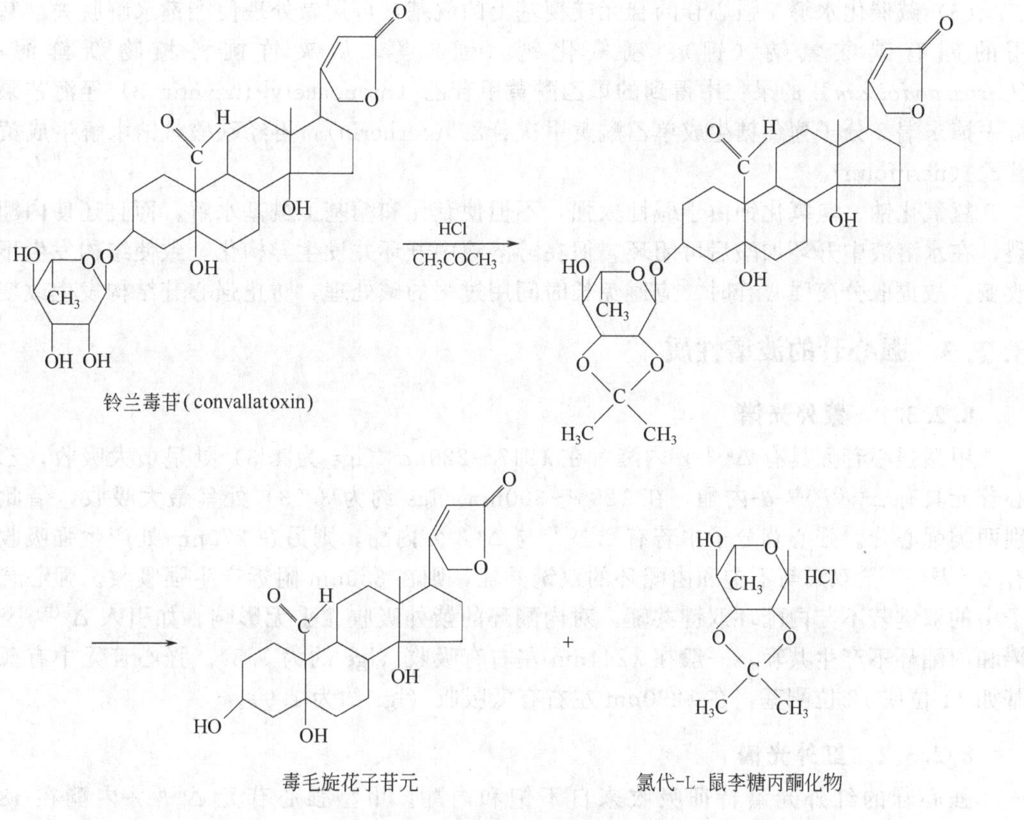
HCl
CH3COCH3
HCl
铃兰毒苷(convallatoxin)
毒毛旋花子苷元
氯代-L-鼠李糖丙酮化物

图 8-5　盐酸丙酮法水解过程

从粉绿小冠花（coronilla）中得到的酶，可以使难以被酸催化水解的红海葱苷（scilliroside）水解，生成红海葱苷元（scillirosidin，海葱罗西定）和 D-葡萄糖苷。

在分离强心苷时常可得到一系列同一苷元的苷类，它们的区别在于糖的个数不同，可能是植物中含水解酶所致。

植物中的酶并不是对所有强心苷都能发生酶解作用，此时，可选择其他的酶，如纤维素酶、蜗牛酶等。蜗牛酶是一种混合酶，能将强心苷分子中糖链逐步酶解，直到获得苷元。

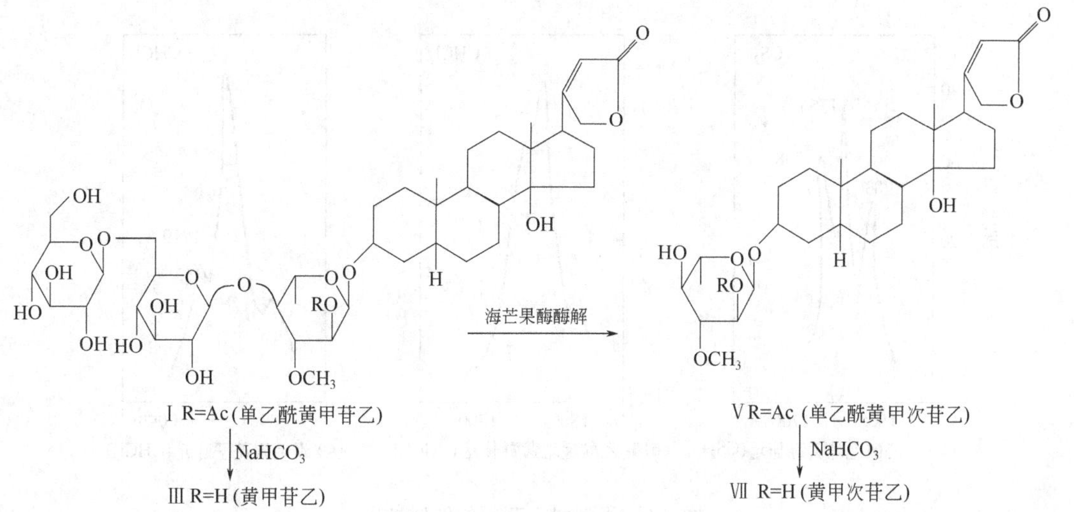
海芒果酶酶解
Ⅰ R=Ac (单乙酰黄甲苷乙)
NaHCO3
Ⅲ R=H (黄甲苷乙)
Ⅴ R=Ac (单乙酰黄甲次苷乙)
NaHCO3
Ⅶ R=H (黄甲次苷乙)

（3）碱催化水解　强心苷的苷元或糖基上的酰基，可用碱处理使酯键水解脱去酰基。常用的碱有碳酸氢钠（钾）、氢氧化钙（钡）等。从夹竹桃科植物新鲜海芒果（*Cerberaodollam*）的果仁中得到的单乙酰黄甲苷乙（monoacetyl-thevetin B）经海芒果酶酶解去掉末端 2 分子葡萄糖生成单乙酰黄甲次苷乙（cerberin），再经碳酸氢钠水解生成黄甲次苷乙（neriifolin）。

氢氧化钠、氢氧化钾由于碱性太强，不但使苷元和糖基上酰基水解，而且还使内酯环开裂，在水溶液中开环加酸后可闭环，但在醇溶液中开环并发生异构化，致使结构发生不可逆改变。故提取分离强心苷时，应避免长时间用过强的碱处理，防止强心苷结构发生改变。

8.2.3　强心苷的波谱性质

8.2.3.1　紫外光谱

甲型强心苷元具有 $\Delta^{\alpha,\beta}$-γ-内酯，在 $\lambda 217 \sim 220$nm（$\lg\varepsilon$ 为 4.3）处呈最大吸收，乙型强心苷元具有 $\Delta^{\alpha(\beta),\gamma(\delta)}$-$\delta$-内酯，在 $\lambda 295 \sim 300$nm（$\lg\varepsilon$ 约为 3.93）处呈最大吸收，借此可区别两类强心苷。强心苷分子中若有 $\Delta^{16(17)}$ 与 $\Delta^{\alpha,\beta}$-γ-内酯，则另在 270nm 处产生强吸收。如有 $\Delta^{14(15),16(17)}$ 双烯与不饱和内酯环的双键共轭，则在 330nm 附近产生强吸收。强心苷元分子中的双键若不与内酯环双键共轭，对内酯环的紫外吸收几乎无影响。如引入 $\Delta^{8(9),14(15)}$ 双烯和内酯环不产生共轭，一般在 $\lambda 244$nm 左右有吸收（$\lg\varepsilon$ 约为 1.8）。强心苷元中有孤立羰基如 11 位或 12 位酮基，在 $\lambda 290$nm 左右有低吸收（$\lg\varepsilon$ 约为 1.9）。

8.2.3.2　红外光谱

强心苷的红外光谱特征吸收来自不饱和内酯。甲型强心苷元 $\Delta^{\alpha,\beta}$-γ-内酯在 1800 $\sim$ 1700cm^{-1} 区有 2 个羰基吸收峰，较低波数的强吸收是 α，β 不饱和羰基产生的正常峰，较高波数的弱吸收是非正常吸收，它随溶剂极性增大而强度减弱甚至消失，而正常吸收峰在极性溶剂中，吸收强度基本不变或略加强。如 3-乙酰毛地黄毒苷元在二硫化碳溶液中，红外光谱有 3 个羰基峰，其中 1738cm^{-1} 是乙酰基上羰基吸收峰，1756cm^{-1} 是 $\Delta^{\alpha,\beta}$-γ-内酯羰基的正常吸收峰，1783cm^{-1} 是非正常吸收峰，如图 8-6（a）所示。随着溶剂的极性增大，如在氯仿溶剂中测试，1783cm^{-1} 吸收峰强度明显减弱，如图 8-6（b）所示。毒毛旋花子苷元在氯仿中测试有 3 个羰基吸收峰，1719cm^{-1} 为 10 位醛羰基的吸收；1756cm^{-1} 是 $\Delta^{\alpha,\beta}$-γ-内酯羰基的正常吸收峰，强度较大，1783cm^{-1} 是非正常吸收峰且吸收较弱，如图 8-6（c）所示。

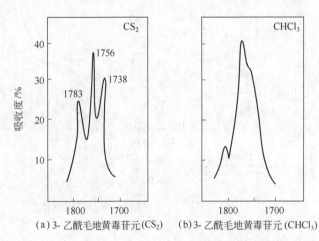
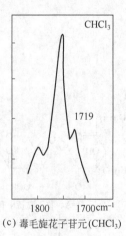

（a）3-乙酰毛地黄毒苷元（CS₂）　　（b）3-乙酰毛地黄毒苷元（CHCl₃）　　（c）毒毛旋花子苷元（CHCl₃）

图 8-6　甲型强心苷元的红外光谱

乙型强心苷元的 $\Delta^{\alpha(\beta),\gamma(\delta)}$-$\delta$-内酯羰基也在 1800~1700cm^{-1} 区有两个吸收峰，由于六元环的共轭程度增高，峰位向低波数移动 40cm^{-1}。如嚏根草苷元（hellebrigenin）在氯仿溶液中出现 1718cm^{-1} 和 1740cm^{-1} 2 个吸收峰，其中 10 位醛羰基吸收也在 1718cm^{-1} 处，与内酯羰基吸收重叠，不再显示其他峰。前者是正常峰，后者为非正常峰。非正常峰也因溶剂极性增强而吸收强度减弱。如用溴化钾压片测定，则羰基非正常峰消失。

8.2.3.3 核磁共振谱

（1）^{1}H-NMR 强心苷的 ^{1}H-NMR 主要有以下特征。

① 甾环上特征质子。3-H δ 值在 3.90 附近，呈多重峰，成苷后向低场位移。10、13-CH$_3$ δ 值约 1.00，10-CHO 取代时，则甲基峰消失，在 δ9.50~10.00 出现醛基质子单峰；10-CH$_2$OH 取代时，可出现 2 个与氧同碳质子信号，处于较低场，酰化后则还向低场移动，在 δ4.00~4.50 内呈 ABq 峰，$J=12$Hz。16 位的 2 个质子在无取代时，δ 值在 2.00~2.50 之间，呈多重峰。17 位质子 δ 值为 2.80，呈多重峰或 dd 峰，$J=9.5$Hz。

② 甲型强心苷元内酯环质子。21 位的 2 个质子 δ 值在 4.50~5.00 之间，呈宽单峰、三重峰或 ABq 峰，$J=18$Hz；22 位的烯氢质子 δ 值在 5.60~6.00 之间，呈宽单峰。

③ 乙型强心苷元内酯环质子。21 位烯氢质子在 δ7.2 左右呈单峰；22-H、23-H 分别在 δ7.8、δ6.3 左右呈现烯氢双峰。

④ 糖质子的特征性信号。6-去氧糖 5 位甲基，δ 值在 1.0~1.5 之间，呈现一个二重峰（$J=6.5$Hz）或多重峰；2-去氧糖 2 位 2 个质子，处于较高场区，并与端基质子有不同程度的偶合；甲氧基糖分子中出现甲氧基的单峰，δ 值在 3.5 左右。糖中多数与氧同碳质子信号，一般在 δ3.5~4.5 之间。端基质子处于较低场，δ5.0 左右，其 δ 值和 J 值因糖的种类和构型而异。如 β-D-葡萄糖 1-H 和 2-H 呈直立键偶合系统，$J=6$Hz，α-L-鼠李糖的优势构象是 1C 式，1-H 和 2-H 呈平伏键偶合系统，$J=2$Hz 或单峰。在 β-D-二去氧糖苷中 1-H 呈 dd 峰，与 2-2H 有二重偶合系统（J^{aa} 和 J^{ae}）。

（2）^{13}C-NMR 在研究甾类化合物的基础上，K. Tori 等首先报道了 10 个毛地黄苷元及其衍生物的 ^{13}C-NMR，用化学位移理论、偏共振去偶和宽带去偶以及与结构相关化合物进行了分析比较，归属了苷元中 23 个碳原子的化学位移信号。R. Verpoorte 又报道了 8 种蟾蜍配基的 ^{13}C-NMR 信号特点。

强心苷中常含有 2,6-二去氧糖和 6-去氧糖及它们的甲氧基糖，这类去氧糖的化学位移值见表 8-2。

表 8-2 2,6-二去氧糖和 6-去氧糖的 ^{13}C-NMR

糖 种 类	碳 原 子 序 号						
	1	2	3	4	5	6	OCH$_3$
L-夹竹桃糖	95.9	35.8	79.3	77.1	69.1	18.6	56.9
D-磁麻糖	97.6	36.4	78.7	74.0	71.1	18.9	58.1
L-黄花夹竹桃糖	98.9	73.4	84.8	76.6	68.9	18.5	60.6
D-毛地黄糖	103.6	70.9	85.1	68.7	71.0	17.4	57.2
3-O-甲基-6-脱氧-D-阿洛糖	104.3	71.6	85.2	74.6	68.5	18.4	60.7

8.2.4 强心苷的提取与分离

8.2.4.1 提取

植物中存在的强心苷类成分含量较低（1%以下），同一植物中常含有几个乃至数十个性质相似的强心苷，有时还伴有次生苷、苷元。根据研究和生产的需要，首先要明确提取的对象是原生苷还是次生苷。

（1）原生苷的提取　首先要注意抑制酶的活性，防止酶解。原料须新鲜，采集后要低温快速干燥，保存期间要注意防潮。可用乙醇提取破坏酶的活性，通常用 70％～80％的乙醇为提取溶剂，如毛花洋地黄苷的提取（如图 8-7 所示）。同时要避免酸碱的影响。或加入硫酸铵等无机盐使酶变性，再选择溶剂提取。

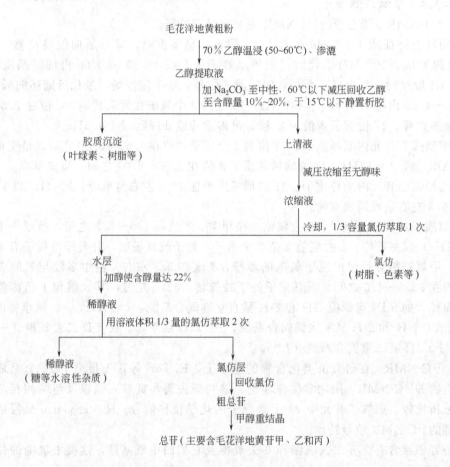

图 8-7　毛花洋地黄叶中总强心苷的提取

（2）次生苷的提取　有些次生苷的药理活性较高，且毒副作用低，所以要直接从植物中提取次生苷。利用酶的活性，先将药材粉末中加适量水拌匀润湿后，在 30～40℃保持 6～12h 以上后进行酶解，再用乙酸乙酯或乙醇提取次生苷。

8.2.4.2　纯化

与强心苷共存的有糖类、色素、皂苷、鞣质等，这些物质给强心苷的提取分离带来一定困难。所以一般要用各种方法反复处理得到较纯的强心苷。

（1）溶剂法　对于种子药材须先用石油醚（或溶剂汽油）脱脂后再用乙醇提取。含油脂较多的种子药材还可以先采用压榨法。含叶绿素、树脂较多的植物，也可以先用乙醇提取，浓缩乙醇提取液保留适当浓度的乙醇，放置使叶绿素在低温下析出胶状沉淀。也可以将乙醇提取液浓缩除去醇后，用石油醚从浓缩液中萃取脂溶性杂质。再用氯仿-甲醇混合液萃取强心苷，水溶性杂质则留在水溶液中。

（2）铅盐法 在除去脂溶性杂质的强心苷稀醇溶液中，加入饱和的中性醋酸铅水溶液，至不再产生沉淀为止，过滤，除去沉淀。再向滤液中加入适量的乙醇使含醇量达50％左右。按常规方法脱铅，脱铅液浓缩到小体积得总强心苷。该方法是一种比较有效的纯化方法，但铅盐与杂质生成的沉淀能吸附强心苷，这种吸附与溶液中醇的含量有关，增加溶液中醇的含量，能降低沉淀对强心苷的吸附，但纯化效果也随之下降。例如提取洋地黄强心苷时，在水溶液中用中性醋酸铅处理，可损失14％的强心苷，若增加乙醇到40％时，强心苷几乎无损失。醇的含量若大于50％，纯化效果不理想。

（3）吸附法 强心苷的稀醇提取液直接通过活性炭可以吸附除去叶绿素等脂溶性杂质。与强心苷共存的糖类、皂苷、水溶性色素等可用氧化铝吸附，鞣质等酚性物质可被聚酰胺吸附除去，但强心苷也可能被吸附，其吸附量与溶液中的乙醇含量有关，试验时应当注意对试验条件进行考察，以便获得最佳的纯化效果和较高的含量。

强心苷在提取后，往往需要结合各种方法进行分离纯化，以获得较高纯度的总苷。例如，毛花洋地黄苷甲、乙、丙的提取流程如图8-7所示。

8.2.4.3 分离

（1）两相溶剂萃取法 利用强心苷在两种互不相溶的溶剂中分配系数的不同使其分离。由于毛花洋地黄苷甲、乙、丙的苷元所含有羟基数量和位置不同，所以其极性与溶解度有所不同。丙在氯仿中溶解度小于（1∶2000）甲（1∶225）与乙（1∶550），三者均易溶于甲醇（1∶2），而几乎都不溶于水，所以用溶剂萃取法分离，如图8-8所示。

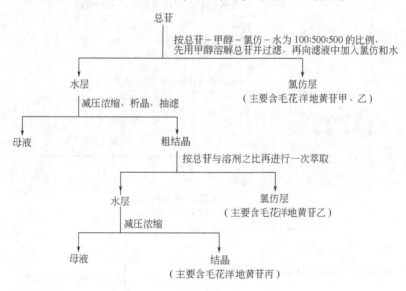

图8-8 毛花洋地黄苷丙的分离

（2）色谱分离法 多数强心苷用萃取法难以获得单体化合物，所以一般结合各种色谱法再进一步分离。常用色谱方法有硅胶、反相硅胶及各种分配色谱。硅胶吸附色谱可用氯仿-甲醇、乙酸乙酯-甲醇等溶剂系统洗脱，反相硅胶色谱可用水-甲醇、甲醇-氯仿等溶剂系统洗脱。例如，从弯蕊开口箭（*Tupistra wattii* Hook. f.）中提取分离强心苷 wattoside F。其方法是选用新鲜根茎，用乙醇提取，回收乙醇后的浸膏分散在水中，以有机溶剂萃取，水溶性部分经浓缩后上 Diaion HP-20 柱，70％乙醇洗脱分离，并结合硅胶柱、RP-硅胶柱进一步分离得强心苷 wattoside F。高效液相色谱法对于成分复杂或低含量强心苷有较好分离效果。

毛花洋地黄苷丙可以通过脱乙酰基制备西地兰，方法如图 8-9 所示。

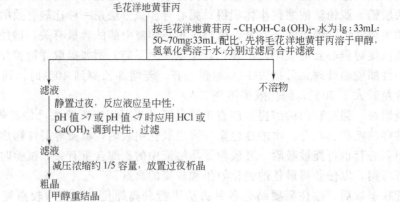

图 8-9 去乙酰毛花洋地黄苷丙（西地兰）的制备

狄戈辛（digoxin） 是去乙酰毛花洋地黄苷丙的次生苷，在其提取中要考虑除去末端葡萄糖和去氧糖上的乙酰基，方法如图 8-10 所示。

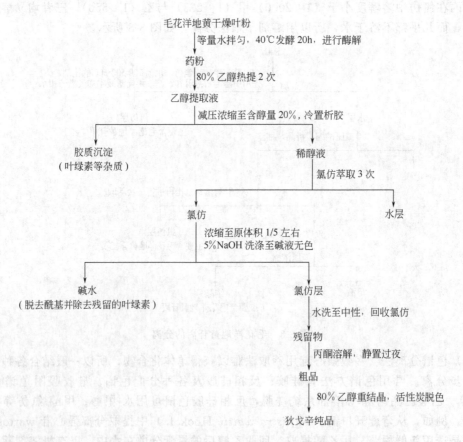

图 8-10 毛花洋地黄叶中狄戈辛的提取

（3）逆流分溶法（CCD） 该方法也是依据成分在两相溶剂中分配系数不同，使溶解性相近的强心苷达到分离。例如黄花夹竹桃苷 A 与 B 的分离，以氯仿-乙醇（2：1）750mL/

水 150mL 为两相溶剂，氯仿为流动相，水为固定相，经 9 次逆流分配（0～8 管），A 主要分布在水层的 2～5 管中，B 分布在氯仿层的 6～7 管。

8.2.5 强心苷的检识

8.2.5.1 呈色反应

强心苷除甾体母核和 2-去氧糖所具有的特征反应外，甲型强心苷类 C_{17} 中含有不饱和五元内酯环，在碱性溶液中双键转位能形成活性次甲基，从而能与某些试剂发生，反应物在可见区往往具有特征最大吸收，所以也用于定量测定。六元不饱和内酯环的乙型强心苷，因不能产生活性次甲基，因而无此反应。

（1）3,5-二硝基苯甲酸（Kedde）反应　取样品乙醇提取液 1mL，加 3,5-二硝基苯甲酸试剂（2% 3,5-二硝基苯甲酸醇溶液与 2mol/L 氢氧化钾溶液用前等量混合）3～4 滴，若产生红色或深红色（λ_{max} 590nm），表示可能含有强心苷。此试剂也可作为纸色谱和薄层色谱的显色剂。

（2）苦味酸（Baljet）反应　取样品乙醇提取液 1mL，加碱性苦味酸试剂 1～2 滴，放置 15min，如显橙色或橙红色（λ_{max} 490nm），表示可能含有强心苷。

（3）间二硝基苯（Raymond）反应　取样品约 1mg，以少量的 50% 乙醇溶解后加入 0.1mL 1% 间二硝基苯的乙醇溶液，稍后加入 0.2mL 20% 氢氧化钠溶液呈紫红或蓝紫色（λ_{max} 620nm）。

（4）亚硝酰铁氰化钠（Legal）反应　取样品乙醇提取液 2mL，水浴上蒸干，残渣用 1mL 吡啶溶解，加入 3% 亚硝酰铁氰化钠溶液和 2mol/L 氢氧化钠溶液各 2 滴，若反应呈深红色（λ_{max} 470nm），表示可能存在强心苷类成分。

如果乙醇提取液中含有较多叶绿素，影响观察，可将滤液适当浓缩，以石油醚萃取除去叶绿素。此外，上述反应是在强碱条件下进行，应注意排除羟基蒽醌类的干扰。

应用上述呈色反应鉴别强心苷时，若甾体母核与 2-去氧糖的显色反应都呈阳性时，不仅可能含有强心苷，也可能含有 C_{21} 甾类。若与活性次甲基试剂也呈阳性反应，就可能是甲型强心苷类。

8.2.5.2 色谱鉴定

（1）薄层色谱　强心苷的薄层色谱有吸附薄层色谱和分配薄层色谱。吸附薄层色谱常用的吸附剂有硅胶和反相硅胶。在硅胶薄层色谱中，分离效果较好的溶剂系统有二氯甲烷-甲醇-甲酰胺（80:19:1）、乙酸乙酯-甲醇-水（80:5:5）。反相硅胶色谱中可甲醇-水、氯仿-甲醇-水等溶剂系统展开。以分配薄层色谱分离强心苷可获得更为满意的效果，常用硅胶、硅藻土、纤维素为支持剂制成薄层，固定相可用甲酰胺、10%～15% 甲酰胺的丙酮、二甲基甲酰胺等。溶剂系统的选择类似纸色谱。

（2）纸色谱　强心苷的纸色谱常用的溶剂系统为氯仿、乙酸乙酯、苯、甲苯等有机溶剂与水组成的混合溶剂，有时在混合溶剂中加入适量的乙醇以增加展开剂的极性，利于弱亲脂性强心苷的分离。

对于亲脂性较强的强心苷类，滤纸可预先用甲酰胺（20%～50% 的甲酰胺丙酮溶液）或丙二醇处理作为固定相，以甲酰胺饱和的苯、甲苯或苯-氯仿（9:1）作为移动相，可以获得较满意的分离效果。亲酯性较弱的强心苷，也可用甲酰胺为固定相，只是移动相的极性增大，如二甲苯-丁酮-甲酰胺（25:25:2）、氯仿-四氢呋喃-甲酰胺（50:50:6.5）等溶剂系统。亲水性的强心苷，宜用水处理滤纸作为固定相，以水饱和的丁酮或丁醇-甲苯-水

（6∶3∶1）为展开剂，可获得满意的分离效果。

（3）显色剂 强心苷的纸色谱或薄层色谱常用的显色剂有碱性 3,5-二硝基苯甲酸试剂，喷洒后，显紫红色，放置后褪色；25%三氯醋酸乙醇液，喷洒后于 100℃加热 2min 显红色。

8.3 甾体皂苷

甾体皂苷（steroidal saponin）是一类由螺甾烷类（spirostanes）化合物衍生的寡糖苷。迄今发现的皂苷达万余种。主要分布在薯蓣科、百合科、玄参科、菝葜科、龙舌兰科等植物中，以薯蓣科薯蓣属、百合科重楼属更为集中。甾体皂苷除因作为合成甾体激素和避孕药的原料而著名外，其自身药用价值也引起人们的关注。某些皂苷具有降血脂、降血糖、抗菌、抗癌、杀灭钉螺、防治心脑血管疾病及免疫调节作用等活性。例如，菝葜皂苷（parillin）具显著的抗霉菌作用；蜘蛛抱蛋皂苷（aspidistrin）具有较强杀螺活性；云南白药重楼中的皂苷Ⅰ、Ⅳ对 P$_{388}$、L-1210、KB 细胞均有抑制作用；分别以黄山药（*Dioscorea panthaica* Prain et Burkill.）为原料提取精制的 8 种甾体皂苷制成的地奥心血康，其皂苷含量在 90% 以上，用于治疗冠心病、心绞痛发作疗效显著，总有效率达 90%。以蒺藜（*Tribulus terrestris*）总甾体皂苷提取物研制的心脑舒通、Tribestan 等制剂，不但用于治疗冠心病、心绞痛等病症，还可防治肺心病、降血压、增强性功能与抗衰老等作用。

随着现代分离技术、结构研究手段的发展，使得极性较大、糖链复杂的皂苷研究也有了突破性进展，这将促进甾体皂苷自身药用价值的发现和利用。

8.3.1 甾体皂苷的结构与分类

8.3.1.1 甾体皂苷元结构特点

① 甾体皂苷元由 27 个碳原子组成，共有 A、B、C、D、E、F 六个环，E 环与 F 环以螺缩酮（spiroketal）形式连接，与甾体母核共同组成螺甾烷。

② A/B 环的稠合方式有顺（5β-H）、反（5α-H）两种，B/C、C/D 环常为反式稠合，10、13 位甲基、17 位侧链多为 β 构型。

③ 多个羟基取代，3-OH 多为 β 取向，少数为 α 取向，其他位如 1、2、4、6、11、26 位等均可能含有羟基；双键多在△$^{5(6)}$、△$^{9(11)}$、△$^{25(27)}$位；羰基取代大多数位于 12 位，该位羟基是合成肾上腺皮质激素所必需的条件。

④ E 环与 F 环中有 20、22、25 三个手性碳原子，20 甲基绝对构型为 S 构型，几乎都在 E 环背面，为 α 取向（20αE），其相对 F 环为 β 取向（20βF）；22 位氧原子为 α 取向（22αF），其绝对构型为 R 构型；25-甲基则有两种取向，当甲基位于 F 环平面上的竖键时，为 β 取向，其绝对构型 S 构型，也称 L 型或 neo 型（25S、25L、25βF、neo），即螺甾烷。当 25-甲基位于 F 环平面下的横键时，为 α 取向，其绝对构型 R 构型，也称 D 型或 iso 型（25R、25D、25αF、iso），即异螺甾烷。螺甾烷与异螺甾烷互为异构体，其中异螺甾烷 25R 构型较稳定。

8.3.1.2 甾体皂苷结构类型与实例

依照螺甾烷结构中 F 环的环合状态及 25-甲基的取向，可将甾体皂苷分为下列几种类型。

① 螺甾烷醇类（spirostanols），（25S、25L、25βF、neo）
② 异螺甾烷醇类（isospirostanols），（25R、25D、25αF、iso）
③ 呋甾烷醇类（furostanols）
④ 变形螺甾烷醇类（pseudo- spirostanols）

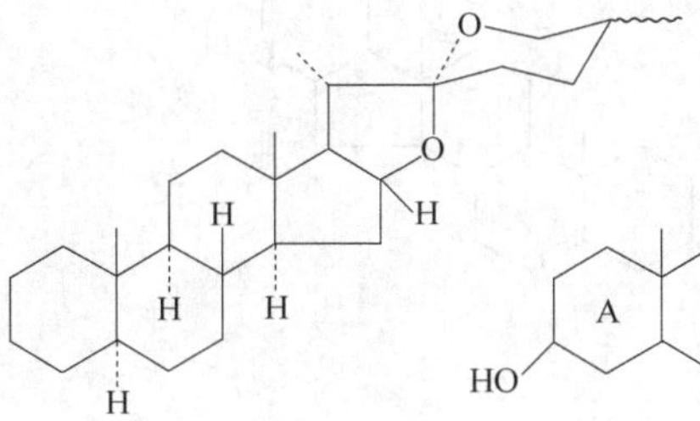

螺甾烷 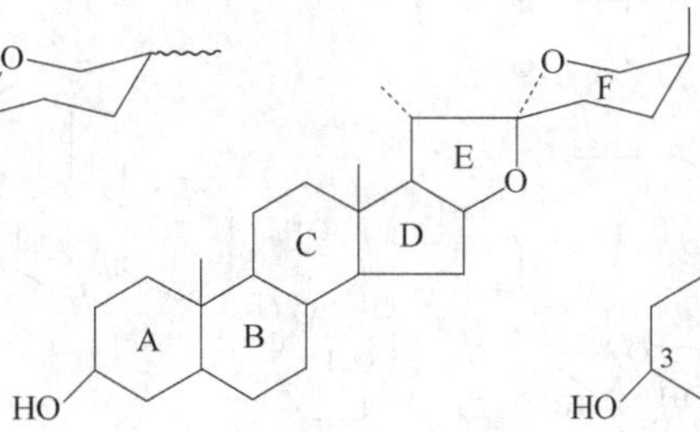　　　　　　　螺甾烷醇 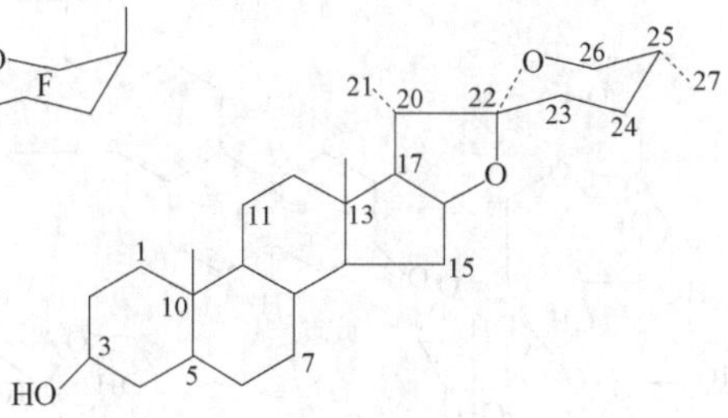　　　　　　　异螺甾烷醇

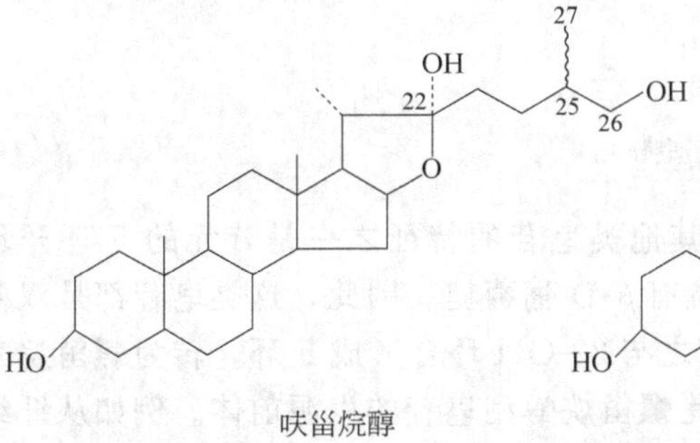

呋甾烷醇 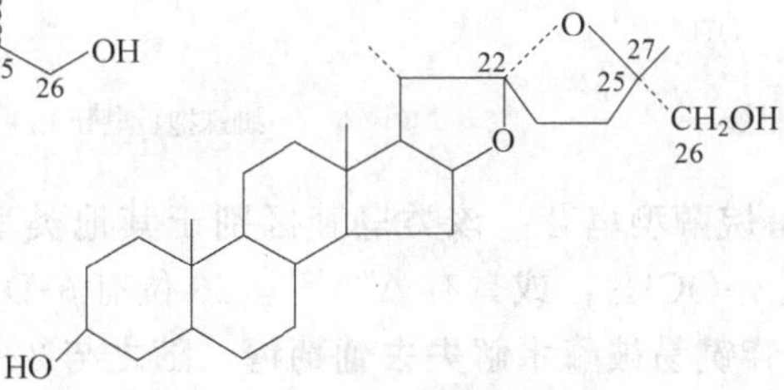　　　　　　　　　　　　变形螺甾烷醇

常见的甾体皂苷元如剑麻皂苷元（sisalagenin）是螺甾烷衍生物。薯蓣皂苷元（diosgenin）和海可皂苷元（hecogenin）是异螺甾烷的衍生物。

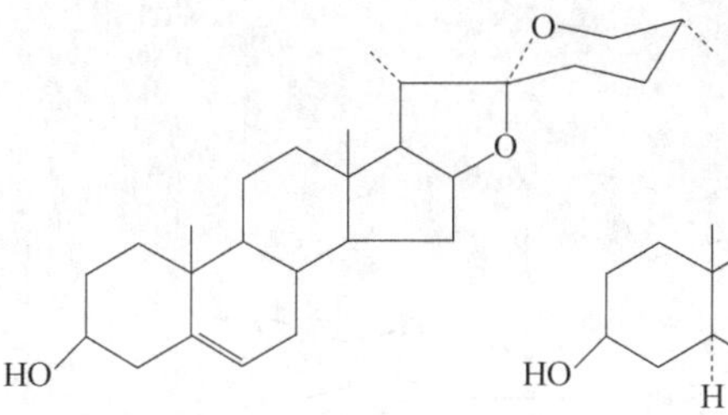

薯蓣皂苷元 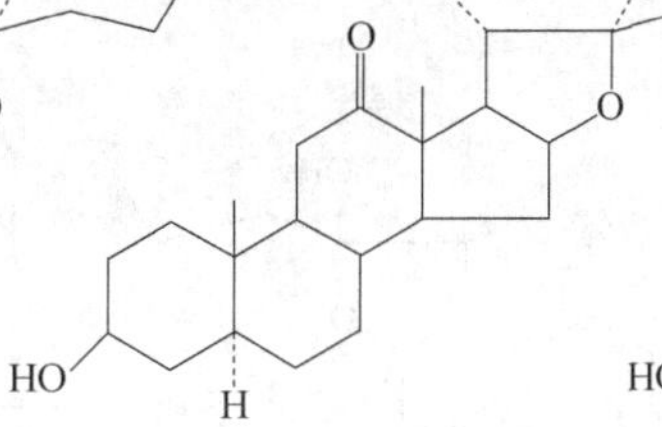　　　　　　　剑麻皂苷元 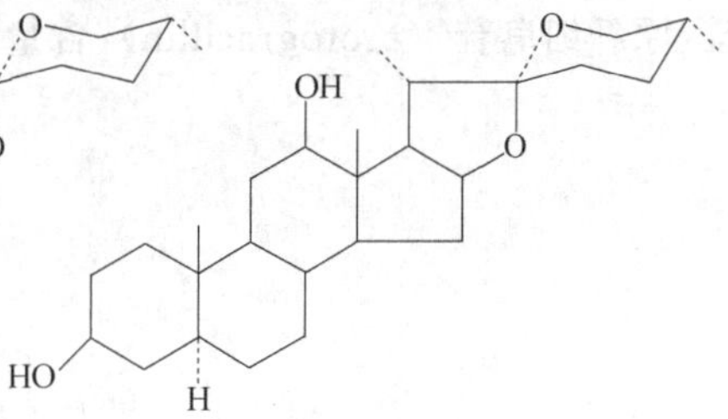　　　　　　海可皂苷元

薯蓣皂苷元俗称薯蓣皂素，化学名为 Δ^5-异螺旋甾烯-3β-醇，是薯蓣皂苷（dioscin）的水解产物；剑麻皂苷元与海可皂苷元是同分异构体，共存于剑麻中，化学名为 3β-羟基-5α-螺旋甾-12-酮。上述皂苷元是合成甾体激素和甾体避孕药的重要原料。

组成甾体皂苷的糖，以 D-葡萄糖、D-半乳糖、D-木糖、L-鼠李糖、L-阿拉伯糖较为常见，当苷中的糖超过 3 个时，如四糖苷、五糖苷等，糖链呈分支状态。成苷的位置大多在 3-OH、26-OH 上，也有个别在 1-OH 和 16-OH 上。甾体皂苷的苷元和糖中一般不含有羧基，所以甾体皂苷大多是中性皂苷。

（1）螺甾烷醇型皂苷　由螺甾烷衍生的皂苷称为螺甾烷醇型皂苷。得自于菝葜根中的菝葜皂苷（parillin），是菝葜皂苷元的四糖苷，为螺甾烷醇型皂苷。存在于百合科蜘蛛抱蛋属植物中，蜘蛛抱蛋皂苷（aspidistrin）属于异螺甾烷醇型皂苷，为薯蓣皂苷元的支链四糖苷，该化合物是蜘蛛抱蛋属植物的特征性代表成分，在该属的十几种植物根茎中均有分布。

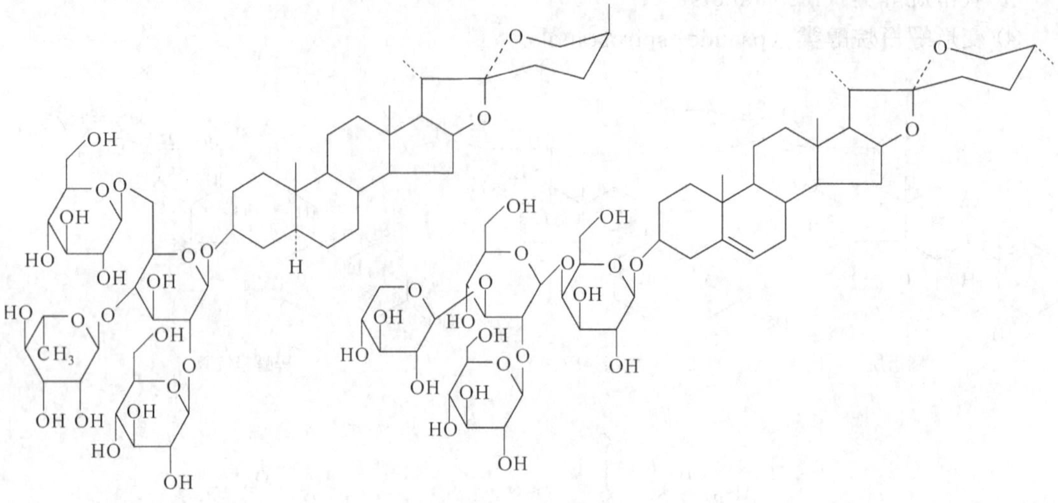

菝葜皂苷   蜘蛛抱蛋皂苷

(2) 呋甾烷醇型皂苷　　该类皂苷区别于其他类皂苷的特征之一是苷元的 F 环开环。22 位有 α-OH 或 α-OCH$_3$，或具有 $\Delta^{20(22)}$，26 位有 β-D-葡萄糖。因此，这类皂苷都是双糖链皂苷，其 26 位苷键易被酶水解失去葡萄糖，随之与 22-OH 环合形成 F 环，转为螺甾烷醇型皂苷或异螺甾烷醇型皂苷。故此类皂苷被认为是螺甾烷醇型皂苷的生源前体。例如从纤细薯蓣（*Dioscorea gracillima*）的新鲜根茎中分离出的是原薯蓣皂苷（protodioscin），如果根茎长时间放置后，其主要成分是薯蓣皂苷。薯蓣皂苷与原薯蓣皂苷广泛分布于薯蓣科薯蓣属植物中，二者也是地奥心血康胶囊中 8 种甾体皂苷的主成分，该制剂中呋甾烷醇型的原薯蓣皂苷、原纤细皂苷（protogracillin）含量较高。

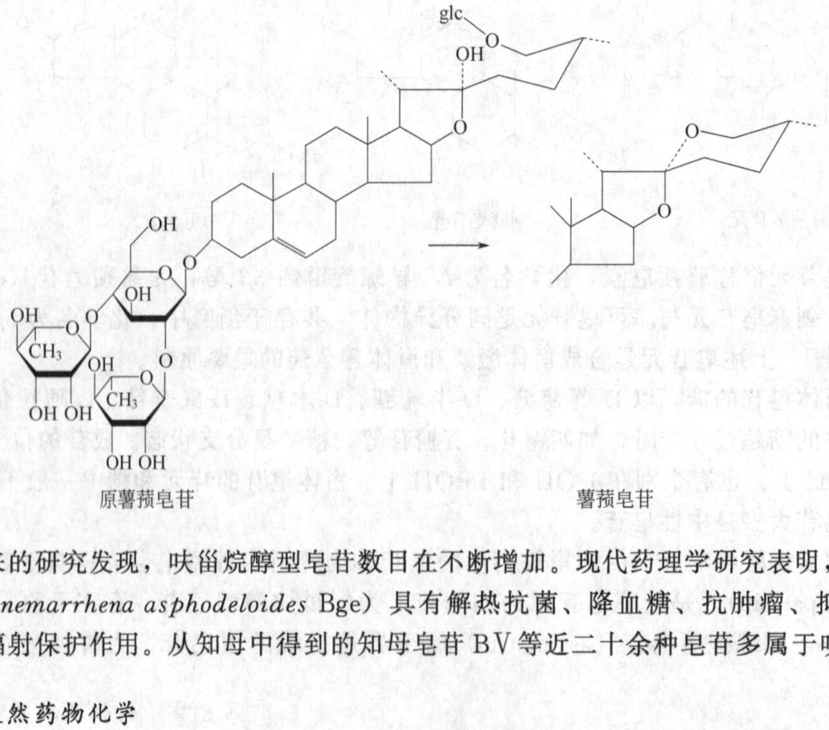

原薯蓣皂苷   薯蓣皂苷

近年来的研究发现，呋甾烷醇型皂苷数目在不断增加。现代药理学研究表明，百合科植物知母（*Anemarrhena asphodeloides* Bge）具有解热抗菌、降血糖、抗肿瘤、抑制血小板聚集及抗辐射保护作用。从知母中得到的知母皂苷 BV 等近二十余种皂苷多属于呋甾烷醇型皂苷。蒺藜中也含有呋甾烷醇型皂苷，如蒺藜皂苷Ⅰ。

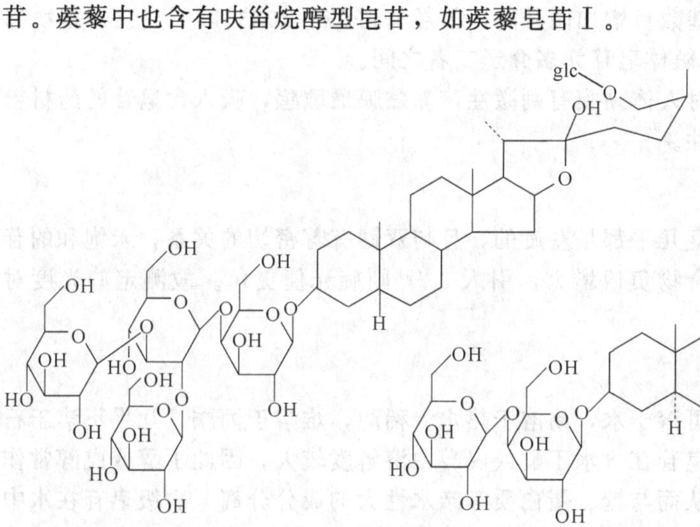

知母皂苷BⅤ   蒺藜皂苷Ⅰ

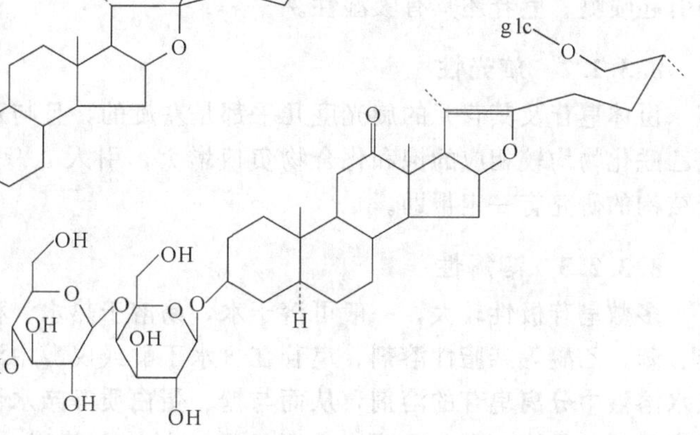

（3）变形螺甾烷醇型皂苷　此类皂苷多指呋喃螺甾烷醇型皂苷，因为 F 环为五元四氢呋喃环，如颠茄中的颠茄皂苷 A（aculeatiside A）。随着新甾体皂苷的不断发现，此类皂苷已不限于呋喃螺甾烷醇型皂苷，如从百合科植物 *Ornithogalum saundersiae* 中分离出的皂苷 OSW-1，其 E、F 环都开裂，16 位连有含芳香酯基的双糖链，这种特殊的结构使其对人的正常细胞几乎没有毒性，而对恶性肿瘤细胞具有强烈毒性。体外生理活性实验表明，它的抗癌活性比临床应用的丝裂霉素、顺铂、紫杉醇等高 100 倍，有望成为一类新的抗癌药物。

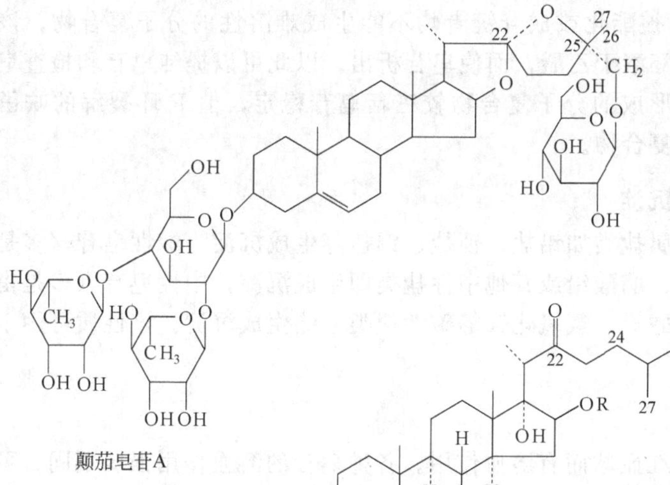

颠茄皂苷A

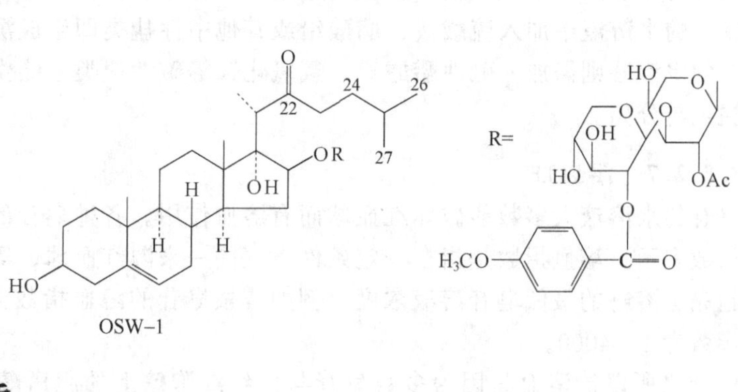

OSW-1

8.3.2　皂苷的理化性质

8.3.2.1　性状

皂苷相对分子质量较大，不易结晶，多为无色或白色无定形粉末，而皂苷元大多为完好的结晶。皂苷的熔点都较高，常在熔融前就分解，一般测得的多是分解点，在 200～350℃

之间。甾体皂苷元的熔点随羟基数目增加而升高，单羟基物都在 202℃以下，三羟基物都在 242℃以上，单羟基酮或双羟基甾体皂苷元多介于二者之间。

多数皂苷具苦和辛辣味，对人体黏膜有刺激性，鼻黏膜最敏感，吸入含皂苷的药材粉末即引起喷嚏。皂苷还具有吸湿性。

8.3.2.2　旋光性

甾体皂苷及其苷元的旋光度几乎都是左旋的，且与双键有着密切的关系，未饱和的苷元或乙酰化物均较相应的饱和化合物负值增大，引入 $\Delta^{5(6)}$ 则旋光值更负。故测定旋光度对皂苷结构的研究有一定帮助。

8.3.2.3　溶解性

多数皂苷极性较大，一般可溶于水，易溶于热水、稀醇，难溶于丙酮，几乎不溶于石油醚、苯、乙醚等亲脂性溶剂。皂苷在含水丁醇或戊醇中溶解度较大，因此丁醇或戊醇常作为从水溶液中分离皂苷的溶剂，从而与糖、蛋白质等亲水性大的成分分离。次级皂苷在水中溶解度降低，易溶于醇、丙酮、乙酸乙酯。甾体皂苷元易溶于石油醚、氯仿、乙醚等亲脂性溶剂。

8.3.2.4　表面活性

皂苷水溶液经强烈振摇能产生持久性泡沫，且不因加热而消失，这是因为皂苷分子内亲水性的糖和亲脂性的苷元部分达到平衡状态，而降低了水溶液表面张力所致。但也有些皂苷起泡性不明显。

8.3.2.5　与甾醇生成分子复合物

皂苷在乙醇液中可与 3-β-OH 的甾醇生成难溶于水的复合物，如胆甾醇、β-谷甾醇、麦角甾醇等。若 3-α-OH、3-β-OH 被酯化或成苷键者均不能生成难溶性的分子复合物。该复合物沉淀用乙醚回流则分解，甾醇溶于乙醚，而使皂苷析出。以此可以提纯皂苷和检查皂苷类成分的存在。甾体皂苷与甾醇形成的分子复合物较三萜皂苷稳定，但 F 环裂解的呋甾烷醇类皂苷则不能和甾醇形成分子复合物。

8.3.2.6　与金属盐类生成沉淀

皂苷的水溶液可以与一些金属盐类如铅盐、钡盐、铜盐等生成沉淀。酸性皂苷（多是三萜皂苷）的水溶液中加入硫酸铵、醋酸铅或其他中性盐类即生成沉淀，中性皂苷（多是甾体皂苷）的水溶液则需加入碱性醋酸铅、氢氧化钡等碱性盐类才能生成沉淀。该性质可用于皂苷的提纯与分离。

8.3.2.7　溶血性

皂苷的水溶液大多数能破坏红血球而有溶血作用。各种皂苷的溶血作用强弱不同，可用溶血指数表示。溶血指数是指在一定条件下（同一来源红血球、等渗、恒温等）能使血液中红细胞完全溶解的最低皂苷溶液浓度。例如薯蓣皂苷的溶血指数为 1：400000，甘草皂苷的溶血指数为 1：4000。

皂苷之所以能溶血是因为多数皂苷与血红细胞壁上的胆甾醇生成不溶于水的复合物沉淀，破坏了血红细胞的正常渗透性，致使细胞内渗透压增加而发生崩裂，从而导致溶血现象。所以，一般含皂苷的药物不宜供静脉注射用，其水溶液肌肉注射也易引起组织坏死，口服则无溶血作用。但并非所有皂苷都有溶血作用，一般单糖链皂苷溶血作用较明显，双糖链皂苷溶血作用较弱或无溶血作用，酸性皂苷则显示中等程度的溶血作用。F 环裂解的呋甾烷醇类皂苷因不能和胆甾醇生成分子复合物，故不具有溶血性质。如原菝葜皂苷除了不能与胆甾醇生成分子复合物外，也无溶血性质和抗菌活性，而菝葜皂苷则显示出抗霉菌活性。

8.3.3 甾体皂苷元的波谱性质

8.3.3.1 紫外光谱

饱和的甾体皂苷元在 $200\sim400nm$ 之间没有吸收，如果有孤立的双键则在 $205\sim225nm$ 处有吸收（ε 为 900），含有羰基的苷元在 285nm 处有弱吸收（ε 为 500），含有 α，β-不饱和羰基的苷元在 240nm 处有特征吸收（ε 为 11000），共轭二烯系统在 235nm 处有吸收。

不含共轭体系的甾体皂苷元虽然没有明显的吸收，但可以通过一定的化学反应制备成有共轭体系的反应产物，再测定紫外吸收也可以为结构鉴定提供一些信息。例如当甾体皂苷元溶于浓硫酸，40℃加热 1h，于 $220\sim600nm$ 间测定吸收峰和 $\lg\varepsilon$ 值，并与标准光谱进行比较，可以鉴别不同的甾体皂苷元。

8.3.3.2 红外光谱

甾体皂苷元的红外光谱主要有下列特征。

（1）C_{25} 立体异构体（25R 与 25S）的 IR 特征　甾体皂苷元的 E、F 环含有螺缩酮（spiroketal）结构，在红外光谱 $1000\sim800cm^{-1}$ 区间几乎都有 4 个特征性的吸收谱带，分别是 $980cm^{-1}$（A）、$920cm^{-1}$（B）、$900cm^{-1}$（C）、$860cm^{-1}$（D）。在两种异构体中 A 峰最强；在 25S 型皂苷或皂苷元中，B 带的吸收强度大于 C 带的吸收强度；在 25R 皂苷或皂苷元中，则 C 带的吸收强度大于 B 带的吸收强度。借此能区别螺甾烷与异螺甾烷两种异构体。如乙酰菝葜皂苷元（25S）与乙酰丝兰皂苷元（25R）的光谱（如图 8-11 所示）。

在 25S 型甾体皂苷元中，$921cm^{-1}$（B）吸收强度大于 $897cm^{-1}$（C）的吸收强度；而在 25R 型甾体皂苷元中，$920cm^{-1}$（B）吸收强度小于 $900cm^{-1}$（C）的吸收强度。如果是两种差向异构体的混合物，则 B 带与 C 带吸收强度相似。

（2）甾体皂苷元 C_{25} 衍生物的 IR 特征　甾体皂苷元的 $\Delta^{25(27)}$ 衍生物类似于 25S 型，在 $920cm^{-1}$ 附近有强吸收，此外因为 —C≡CH$_2$ 的存在还引起 $1658cm^{-1}$ 和 $878cm^{-1}$ 吸收峰。

25-OH 取代的甾体皂苷元，保留了 25S 型 B 带强吸收和 25R 型 C 带强吸收外，而 A 带吸收很弱。

25-CH$_2$OH 取代的甾体皂苷元，红外光谱吸收不符合上述 4 个谱带的规律。其特点是 25S 型在 $995cm^{-1}$ 处显示强吸收，25R 型在 $1010cm^{-1}$ 附近有强吸收。F 环开环形式的呋甾烷类皂苷亦无螺缩酮结构红外吸收的特点。

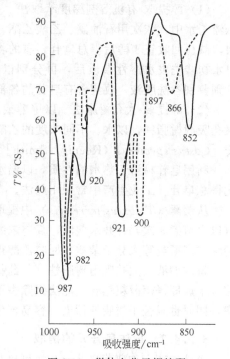

图 8-11　甾体皂苷元螺缩酮
结构的红外吸收特征
—— 乙酰菝葜皂苷元（25S）
------ 乙酰丝兰皂苷元（25R）

（3）甾体皂苷元 11、12 位羰基的 IR 特征　11 位或 12 位羰基若非共轭体系则在 $1715\sim1705cm^{-1}$ 处只有一个吸收峰，11 位羰基比 12 位羰基频率稍偏高。如果 12 位羰基与双键成

共轭体系，则在1605～1600cm^{-1}（双键）与1697～1673cm^{-1}（羰基）处各有一吸收峰。

（4）3-OH 与 A/B 环的关系　甾体皂苷元的羟基伸展频率约为3625cm^{-1}，弯曲频率为1080～1030cm^{-1}，3-OH 的弯曲频率在1050～1000cm^{-1}。当3-OH 的构型已知时，可利用3-OH 的红外光谱特征推测 A/B 环的构型，见表8-3。

表 8-3　3-OH 甾体衍生物的红外光谱特征

A/B	3-OH	v_{OH}/cm^{-1}	3-OH	v_{OH}/cm^{-1}	A/B	3-OH	v_{OH}/cm^{-1}	3-OH	v_{OH}/cm^{-1}
顺(5β-H)	α(e)	1044～1037	β(a)	1036～1032	Δ^5	β(e)	1052～1050	α(a)	1034①
反(5α-H)	β(e)	1040～1037	α(a)	1002～996					

①石蜡糊，其余为 CS$_2$ 溶液。

注：e 为横键，a 为竖键。

8.3.4　甾体皂苷的提取与分离

8.3.4.1　甾体皂苷的提取与分离

甾体皂苷的提取与分离方法，基本与三萜皂苷相似，只是三萜皂苷分子中常有羧基，亲水性比甾体皂苷强。除了皂苷的提取通法（正丁醇萃取法）外，一般用甲醇或乙醇提取，极性大的甾体皂苷也可以用热水提取。

（1）醇提取-有机溶剂梯度萃取法　一般用乙醇提取后，提取液经浓缩得浸膏，把浸膏悬浮于水中，依次用石油醚、乙酸乙酯、正丁醇进行梯度萃取，甾体皂苷一般存在于正丁醇层，减压回收正丁醇后得总皂苷。有的将正丁醇萃取的总皂苷，再经过大孔吸附树脂吸附，以水初步洗去水溶性杂质后，再分别以30%乙醇、50%乙醇、70%乙醇、95%乙醇洗脱，分别鉴别各洗脱液，收集含有皂苷的各部分，浓缩后再经硅胶分配色谱等方法分离。

（2）醇提取-大孔树脂法　以甲醇或乙醇提取植物中的皂苷，将提取液浓缩后，直接上大孔吸附树脂柱，以水、不同浓度的乙醇或甲醇洗脱，收集醇洗脱液将得到总皂苷，如闭鞘姜［*Costus speciosus*（Koenig）Smith］根中甾体皂苷的提取与分离（如图8-12所示）。

利用皂苷易溶于热水的性质，以温水浸渍药材，水提取液浓缩后，经大孔树脂柱分离纯化得总皂苷。工业生产中常采用此法。

从蒺藜（*Tribulus terrestris*）中提取甾体皂苷通常是采用水提-醇沉-大孔树脂法。将药材以水煎煮3次，合并水煎液，真空浓缩至适量，加乙醇至含醇量为85%，醇沉24h，以沉淀除去多糖类等大分子杂质，回收乙醇得浓缩液。

将浓缩液上大孔吸附树脂柱（与药材之比为1∶3），以60%乙醇洗脱，收集洗脱液，浓缩，干燥即得蒺藜粗皂苷。此法因除去了一些杂质，更有利于皂苷的吸附与洗脱，提高了效率，同时也减轻了树脂的污染，容易再生。

8.3.4.2　甾体皂苷元的提取

甾体皂苷元如薯蓣皂苷元、海可皂苷元、剑麻皂苷元等作为制药工业的原料，根据实验条件和规模提取这些皂苷元，可采用下列方法。

（1）醇提-酸水解-有机溶剂提取法　先以甲醇、乙醇等从植物中提取皂苷，然后以酸水解或其他方法水解，滤出水解物，再用氯仿等亲脂性有机溶剂提取皂苷元，在皂苷的结构研究中常用此法。

（2）酸水解-有机溶剂提取法　将植物原料在酸性溶液中加热水解，过滤，药渣水洗后干燥，再用有机溶剂提取得甾体皂苷元。这是工业生产中常用的方法。例如，将薯蓣属植物（盾叶薯蓣、穿龙薯蓣等）用水浸透后，再加入浓硫酸使之浓度为3%，加热加压水解

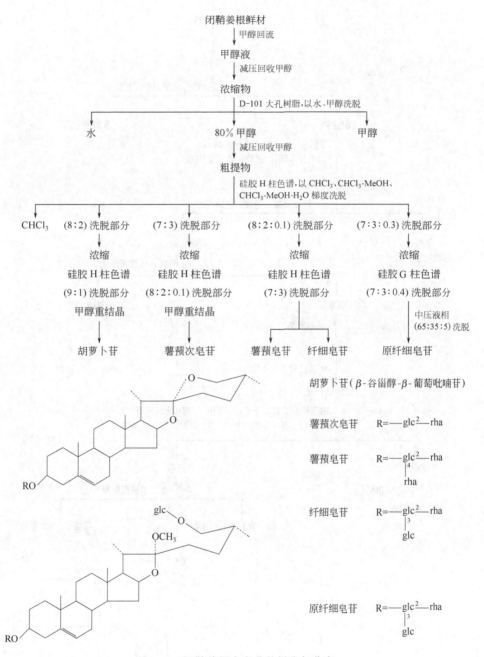

图 8-12　闭鞘姜根中皂苷的提取与分离

8h，滤出水解物，水洗后干燥粉碎，再以汽油反复提取 20h，提取液适当浓缩后，放置即可析出薯蓣皂苷元。此法收率只有 2%。

　　如果在酸水解前，植物先经发酵，不仅提高产率，还可缩短水解时间。从龙舌兰属植物剑麻（*Agave sisalana* Perrine）中提取替告皂苷元（tigogenin）等即采用了这一技术。剑麻含硬质纤维多且产量高，是国内制造硬质纤维的重要原料，剥去纤维后的残渣水解后可得到以替告皂苷元为主（70% 以上）的甾体皂苷元（如图 8-13 所示）。

　　（3）超临界 CO_2 流体萃取　甾体皂苷元是亲脂性较强的化合物，采用超临界萃取，效果较好，如从黄山药（*Dioscorea panthaica* Prain et Burkill.）中提取薯蓣皂苷元，具体方

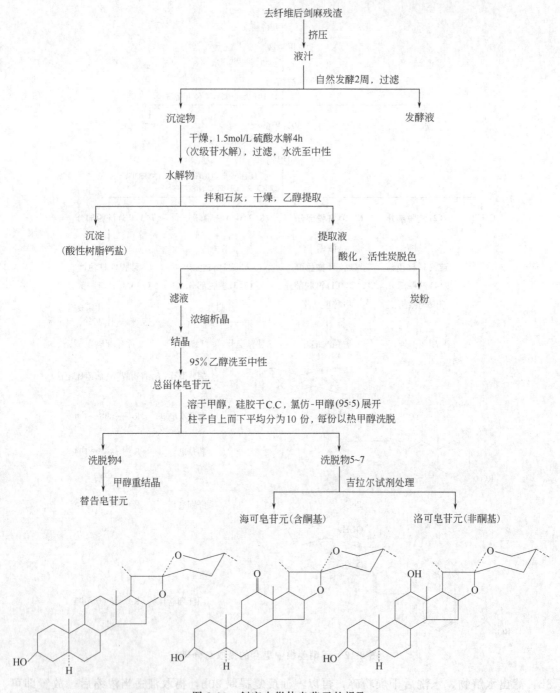

去纤维后剑麻残渣
↓ 挤压
液汁
↓ 自然发酵2周，过滤

沉淀物　　　　　　　　　　　　　　　发酵液
↓ 干燥，1.5mol/L硫酸水解4h
　（次级苷水解），过滤，水洗至中性
水解物
↓ 拌和石灰，干燥，乙醇提取

沉淀　　　　　　　　　　　　　　　　提取液
（酸性树脂钙盐）
　　　　　　　　　　↓ 酸化，活性炭脱色

滤液　　　　　　　　　　　　　　　　炭粉
↓ 浓缩析晶
结晶
↓ 95%乙醇洗至中性
总甾体皂苷元
↓ 溶于甲醇，硅胶干C.C，氯仿-甲醇(95:5)展开
　柱子自上而下平均分为10份，每份以热甲醇洗脱

洗脱物4　　　　　　　　　　　　　　洗脱物5~7
↓ 甲醇重结晶　　　　　　　　　　　↓ 吉拉尔试剂处理
替告皂苷元

海可皂苷元(含酮基)　　　　洛可皂苷元(非酮基)

图 8-13　剑麻中甾体皂苷元的提取

法是将 12kg 黄山药水解干燥物投入 50L 萃取釜中，加入适量药用酒精作为夹带剂，选择的萃取压力是 29MPa，温度为 55℃；分离压力Ⅰ为 10MPa、温度为 60℃，分离压力Ⅱ为 5.6MPa、温度为 45℃；分离柱压力为 18MPa、温度为 70℃；流量为 12kg/（kg 原料·h）；萃取 3h 得薯蓣皂素的粗品，抽滤或离心，用乙醇洗涤精制得薯蓣皂素的精品。计算收率，测定熔点，并用 GC、TLC 法检测质量。

　　该方法与传统的汽油连续回流法比较，收率提高了 1.5 倍，且生产周期大大缩短，避免易燃易爆的危险，减少三废污染，工艺简单，劳动强度降低。

8.3.4.3 分离与精制

三萜皂苷及皂苷元的分离与精制方法也同样适用于甾体皂苷及苷元。除了溶剂沉淀法与重金属沉淀法等，根据甾体皂苷及苷元的特性还可以用下列方法进行分离与纯化。

（1）胆甾醇沉淀法 甾体皂苷可与胆甾醇形成难溶性分子复合物，利用此性质可将甾体皂苷与其他水溶性成分分离。可将粗皂苷溶于少量乙醇中，再加入胆甾醇的饱和溶液，至不再析出沉淀为止，滤集沉淀，用水、乙醇、乙醚顺次洗涤，以除去糖类、色素和游离的胆甾醇。然后将沉淀干燥后，置连续回流提取器中，用乙醚回流提取，胆甾醇溶于乙醚中，残留物即为较纯的皂苷。

（2）吉拉尔腙法 吉拉尔试剂 T 或 P（Girard T or P）在一定条件下与含羰基的甾体皂苷元生成腙能溶于水，与非羰基皂苷元分离。一般将样品、试剂溶于乙醇溶液中，加入醋酸至浓度为 10%，室温放置或水浴加热，然后加水稀释，用乙醚振摇除去非羰基的皂苷元，水层加盐酸稍加热，由羰基皂苷元形成的酰腙即可分解，再用乙醚萃取即可得到原来的羰基皂苷元，如海可皂苷元与洛可皂苷元的分离。

（3）色谱法 皂苷亲水性较强，有些皂苷极性非常接近，以上述方法分离提纯，难以获得单体化合物，所以皂苷经过一定的纯化后，再采用不同的色谱法甚至反复经过色谱法分离，才能获得单体成分。

通常以吸附色谱法分离皂苷元，选择氧化铝或硅胶为吸附剂，以苯-氯仿、苯-甲醇、氯仿-甲醇等不同比例的溶剂洗脱，可依次得到极性由小到大的皂苷元，如替告皂苷元等的分离。

甾体皂苷也可用硅胶柱色谱、反相硅胶柱色谱法分离，以不同比例的氯仿-甲醇洗脱。对于极性较大的皂苷，采用分配色谱法分离，常用含水硅胶为支持剂，以不同比例的氯仿-甲醇-水为溶剂进行洗脱。必要时还结合大孔树脂柱色谱、Sephadex LH-20 柱色谱或液滴逆流色谱法（DCCC）等手段进行分离。以高效液相色谱法（HPLC）分离皂苷，可获得更好的分离效果。大多采用反相硅胶色谱法，以甲醇-水、乙腈-水为流动相洗脱。

8.3.5 皂苷的鉴定

8.3.5.1 泡沫试验

取皂苷的水溶液（生药粗粉 5～10g，加水 50～100mL 温浸 1h，过滤，得供试液）2mL 于试管中，密塞后强烈振摇 1min，如产生持久性泡沫，则可能含有皂苷。利用泡沫试验鉴别皂苷时应注意，含蛋白质和黏液质的水溶液虽也能产生泡沫，但很快消失。另外，某些皂苷没有或仅有微弱的泡沫反应。

8.3.5.2 溶血试验

取供试液 1mL，于水浴上蒸干，以 0.9% 生理盐水溶解，加入几滴 2% 红血球悬浮液，于 37℃下观察，如果溶液由混浊变为澄清，则可能有皂苷存在。但应注意，某些皂苷没有溶血作用。而植物中的某些萜类、胺类也有溶血作用，一般应先除去干扰成分，再做溶血试验。还可以结合胆甾醇沉淀法，如果经胆甾醇沉淀后的滤液不再有溶血作用，而沉淀溶解后具溶血活性，则说明是皂苷引起的溶血现象。

8.3.5.3 呈色反应

无论甾体皂苷还是三萜皂苷都具有甾体母核的颜色反应，并依据反应条件和结果的差异可以区别二者。

（1）乙酸酐-浓硫酸（liebermann-burchard）反应　取供试液 2mL，沸水浴上蒸干，残留物以几滴乙酸酐溶解，加入乙酸酐-浓硫酸（20∶1）数滴，甾体皂苷能变成绿色，三萜皂苷只能显示出红紫色或蓝色。

（2）三氯乙酸（rosenheim）反应　将供试液滴在滤纸上，喷洒 25％三氯乙酸乙醇溶液，甾体皂苷在加热到 60℃时即可显示红色，三萜皂苷必须加热到 100℃才能显示颜色。

（3）酸性-芳香醛反应　F 环裂解的呋甾烷醇型皂苷与盐酸-对二甲氨基苯甲醛（Ehrlish 试剂，简称 E 试剂）反应呈红色，而螺甾烷醇型皂苷不显颜色，借此可以区别两类甾体皂苷。二者与茴香醛（Anisaldehyde 试剂，简称 A 试剂）反应均呈黄色。

上述鉴别皂苷的试验和检识反应中干扰因素较多，专属性较差，所以在应用中应综合分析。

8.3.5.4　色谱检识

（1）薄层色谱法　用于分离皂苷和皂苷元的吸附剂常用的有硅胶和氧化铝等。皂苷的极性较大，用分配薄层色谱效果较好。亲水性强的皂苷一般要求吸附剂的吸附活性较弱些，展开剂的极性较大些，方能获得较好的分离效果。常用的展开系统有氯仿-甲醇-水（65∶35∶10，下层）、正丁醇-乙酸-水（4∶1∶5，上层）、水饱和的正丁醇、乙酸乙酯-吡啶-水（3∶1∶3）等。对于分层的展开剂控制溶剂饱和的温度和时间非常重要，如用硅胶薄层，以氯仿-甲醇-水（65∶35∶10，下层）为展开剂，分离人参皂苷时，展开剂在 4～10℃条件下饱和 12h，分取下层为展开剂时，分离效果较好。若展开剂在 25℃以上饱和，展开剂的上层明显减少，分取下层用，其各成分的 Rf 值偏大。

亲脂性皂苷和皂苷元因极性较小，用吸附薄层色谱和分配薄层色谱均可。若以硅胶为吸附剂，可采用亲脂性较强的展开剂，如环己烷-乙酸乙酯（1∶1）、苯-乙酸乙酯（1∶1）、氯仿-乙酸乙酯（1∶1）、氯仿-丙酮（95∶5）等。

分离酸性皂苷时，使用中性展开剂，往往产生拖尾现象致使分离效果欠佳，可在展开剂中加入少量的乙酸加以克服。

（2）纸色谱　对于亲水性强的皂苷，纸色谱中可直接以水为固定相，但要求展开剂的亲水性也相应增大。如乙酸乙酯-吡啶-水（2∶1∶2，上层）、苯-正丁醇-吡啶-水（1∶5∶3∶3，上层）、正丁醇-乙醇-15％氨水（9∶2∶9），后一种的展开剂适用于酸性皂苷的纸色谱。这种以水为固定相的纸色谱法，不易得到集中的斑点，因此对亲水性强的皂苷，硅胶色谱法比纸色谱法的效果好。

亲脂性皂苷和皂苷元的纸色谱，一般多以甲酰胺为固定相，如用 15％甲酰胺-丙酮液处理滤纸。其移动相为甲酰胺饱和的氯仿、苯或其他混合溶剂，例如氯仿-四氢呋喃-吡啶（10∶10∶2，下层，预先用甲酰胺饱和）、氯仿-二氧六环-吡啶（10∶10∶3，下层，预先用甲酰胺饱和）。

皂苷的纸色谱显色剂有 25％三氯乙酸乙醇液、15％三氯化锑试剂等。皂苷的薄层色谱显色剂除了上述两种外，还常用 10％硫酸乙醇液、0.5％茴香醛硫酸乙醇液（30∶70）、Ehrlish 试剂等。

参 考 文 献

1　吴立军等.天然药物化学. 第四版. 北京：人民卫生出版社，2003. 146
2　Kurasawa Y, et al. Chem. Pharm. Bull. 1976, 24：373，487
3　Itokawa H, et al. Chem. Pharm. Bull. 1987, 35：4524

4　Itokawa H,et al. Phytochemistry, 1988, 27：1173

5　阮金兰等.药学学报, 1991, **26** (9)：867

6　阮金兰等.中草药, 1992, **23** (1)：6

7　林启寿.纸上色谱及其在中草药成分分析中的应用. 北京：科学出版社, 1983. 146

8　娄红祥等.药学学报, 1992, **27** (8)：595-602

9　蒋毅等.中国医药杂志, 1996, **27** (9)：391-394

10　张壮鑫等.化学学报, 1983, 41：1058

11　张如松等.药学学报, 2000, **35** (6)：431-437

12　Hayashi Kaji et al.Chem. Pharm. Bull. 1980, 28：1954

13　胡英杰等.化学学报, 1998, 56：507

14　Koike K,et al. Chem. Pharm. Bull. 1980, 28：401

15　Mansour S, et al. Phytochemistry, 1988, 22：3245

16　沈平等.中国药物化学杂志, 2002, **12** (5)：261

17　吴寿金等.现代中草药成分化学. 第一版. 北京：中国医药科技出版社, 2002.441

18　釜野德明.化学の领域, 1970, 24：339

19　金向群等.沈阳药学院学报, 1989, 6：204

20　李荣芷等.药学学报, 1981, 5：31

21　Tori K,et al. Tetrahedron Lett., 1973, 13：1077

22　Verpoorte R,et al. Journal of Natural Products, 1980, 43：347

23　陈梦菁等.天然产物研究与开发, 1995, **7** (1)：19-21

24　Barikumar P P.J. Pharm. Sci., 1979, **67** (7)：900-905

25　李伯刚等.新药与临床, 1994, **13** (2)：75-76

26　冯子王等.新药与临床, 1994, **13** (3)：152-155

27　王博文等.新药与临床, 1990, **12** (6)：85-87

28　Tomava M,et al. CA, 1982, 97：156678r

29　Mitra S K,et al. CA, 1996, 125：132506d

30　陈梦菁等.植物学通报, 1999, **15** (5)：610-613

31　孟志云等.沈阳药学院学报, 1998, **15** (2)：130-131

32　蔡利锋等.药学学报, 1999, **34** (10)：759-761

33　Hiromichi M,et al. Chem. Pharm. Bull., 1988, 36 (9)：3659; 1989, **37** (10)：2741

34　彭军鹏等.药学学报, 1996, **31** (8)：607

35　Sashida Y,et al. Phytochemistry, 1994, **36** (1)：227-232

36　Walens H A,et al. Anal. Chem., 1954, 26：325

37　Rolandeddy C,et al. Anal. Chem., 1953, 25：226

38　Jones R N,et al. J. Am. Chem. Soc., 1953, 75：158

39　Rothman H S,et al. J. Am. Chem. Soc., 1952, 75：4013

40　Takeda K,et al. J. Am. Chem. Soc., 1963, 4815

41　林启寿.中草药成分化学. 北京：科学出版社, 1977. 415

42　陈昌祥等.天然产物研究与开发, 1995, **7** (4)：18-23

43　苏瑞强等.山东医药, 1997, **16** (5)：37

44　葛发欢等.中草药, 2000, **31** (3)：181

第 9 章　生　物　碱

生物碱是自然界中广泛存在的一大类碱性含氮化合物，具有广泛的生理功能，是许多药用植物的有效成分，目前运用于临床的生物碱药品已达 80 种之多，相当多的生物碱具有抗肿瘤、低毒性和低成本的特性，因而引起了人们的广泛关注。随着各类生物碱市场需求量的增加，经济效益的提高，提取分离生物碱的方法也在不断改进和提高。生物碱一般是指来源于植物界的一类含氮有机化合物，大多具有较复杂的氮杂环结构，并具有生理活性和碱性。现在，人们从海洋生物、微生物及昆虫的代谢产物中亦发现了不少类似的有机含氮化合物，有时也称它们为生物碱。因此，从广义范围讲，生物界除去生物体必需的含氮化合物（如氨基酸、多肽、蛋白质和 B 族维生素等）外，其他所有的含氮有机化合物都可视为生物碱。

1803 年 Derosne 首先从鸦片中得到第一个生物碱那可汀（narcotine）。其后，1806 年德国人 Serturner 又从鸦片中得到吗啡（morphine），因它具有碱性，曾称之为植物碱（vegetablealkalis）。1810 年西班牙医生 Gomes 从金鸡纳树皮中分离得到结晶金鸡宁（cinchoine），后来证明主要是奎宁（quinine）和辛可宁（cinchonine）的混合物。之后从植物中不断发现生物碱，1817 年发现士的宁（strychnine）、吐根碱（emetine），1819 年发现马钱子碱（brucine）、胡椒碱（piperine）、咖啡碱（caffeine），1820 年发现奎宁、秋水仙碱（colchicine）等。1819 年 W. Weissner 将从植物中得到的具有碱性的化合物统称为类碱（alkalilike）或生物碱（alkaloid）。

由于生物碱结构较为复杂，虽然 19 世纪初提出不少生物碱，但当时并未确定结构式，直到 1870 年首次确定了较为简单的毒芹碱（confine）结构式，复杂结构生物碱结构式的确定多数是在 20 世纪，如士的宁直到 1946 年才得到正确的结构式。目前由于提取分离手段的提高及波谱法在结构式测定中较快的发展，使生物碱的种类和数量都增加很快，据统计已达万种。

从鸦片中分得的吗啡具有强烈的镇痛作用，可待因（codeine）具有止咳作用，罂粟碱（papaverine）具有松弛平滑肌作用，麻黄中的麻黄碱（ephedrine）具有平喘作用，黄连、黄柏中的小檗碱（berberine）具有抗菌消炎作用，曼陀罗、天仙子、颠茄中的莨菪碱（hyoscyamine）具有解痉和解有机磷中毒的作用等。目前临床应用的生物碱达 80 多种。

当前除了提取分离生物体中大量和微量的生物碱，并测定它们的结构式外，生物碱的全合成和半合成工作也是重要的研究领域，而且发展得很快。1889 年，首次全合成了毒芹碱。近年来，自美登木中提取鉴定的具有抗癌活性的极微量生物碱美登木碱（maytansine）为化学结构复杂的含氮大环化合物，经过短短的数年已有全合成的报道。此外，通过对生物碱构效关系的研究，对生物碱进行结构改造，寻找疗效更高、结构更简单、且便于大量生产的新型药物研究，也是一个重要领域。

生物碱在植物界分布较广，但主要分布在高等植物中，尤其是双子叶植物中的毛茛科、防己科、罂粟科、茄科、夹竹桃科、芸香科、豆科等 100 多科的植物中。单子叶植物中分布较少，如百合科、石蒜科和兰科等。裸子植物中更少，如麻黄科、红豆杉科、三尖杉科等少数属植物中。低等植物中的地衣类和苔藓类中未发现生物碱，蕨类及菌类只有极个别的植物中存在生物碱，如麦角菌含有麦角生物碱类。

生物碱在植物体的各种器官和组织内都可能存在，但对某种植物来说，往往是集中在某一器官。例如，麻黄生物碱在麻黄的髓部含量高，防己生物碱在防己的根部较多，黄柏生物碱主要存在于树皮部分，具有抗癌活性的三尖杉酯碱（harringtonine）则在三尖杉植物的枝、叶、根、种子各部分都有存在，但在叶和种子中的含量较高。植物中生物碱含量的多少差异极大，如金鸡纳树皮中生物碱含量在 1.5% 以上，而长春花中长春新碱含量仅为百万分之一，美登木中美登木碱含量仅为千万分之二。一般植物中生物碱含量达到千分之一以上就算比较高了。值得注意的是，同科属植物，甚至同种植物中，生物碱的有无及含量高低还受生长环境、季节等因素的影响。如欧洲产的麻黄，麻黄碱的含量很低，而我国产的则含量较高。产于山西大同附近的麻黄又比其他地区的含量高，可达 1.6%，并且秋末冬初采收的含量最高。含生物碱的植物很少只含有一种生物碱，多数是数种或数十种生物碱共存，如长春花已知含 70 多种生物碱。由于同一植物中的生物碱往往来源于同一个前体，因此它们的化学结构往往类似，同科同属植物中的生物碱也往往属同一结构类型。了解此点，对寻找新的药用植物资源及化合物的鉴别和推定结构都是非常有意义的。当然，也有一些科属的植物亲缘关系并不相近，但可能含有相同的生物碱，如小檗碱在植物界已发现分布于多个科属中，如小檗科、罂粟科、防己科、毛茛科、芸香科、鼠李科。

生物碱在植物体内一般被认为是次生代谢产物，起着保护植物或促进植物生长与代谢的作用。但它们的真正作用仍不清楚，因为一些不含或含微量生物碱的植物或生物同样生长发育良好，因此生物碱在生物体内的功能仍有待进一步的研究。

9.1　生物碱的生物合成

生物碱为生物体的次生代谢产物，它是初级代谢产物氨基酸通过生物合成途径生成的。形成生物碱的氨基酸大多是 α-氨基酸，如赖氨酸、鸟氨酸、苯丙氨酸、酪氨酸、色氨酸、组氨酸和邻氨基苯甲酸等。这些氨基酸的骨架大部分保留在所产生的生物碱中。甲瓦龙酸（mevalonic acid，MVA）和乙酸酯也是重要的组成成分。

类似的生物碱往往有相似的生物合成途径。如异喹啉类生物碱是由苯丙氨酸或酪氨酸脱羧生成苯乙胺衍生物，或氧化去氨基生成苯乙醛衍生物，两者均可缩合成苄基异喹啉衍生物，然后再通过简单的化学反应及重排而生成各种类型的异喹啉类生物碱。

在生物碱生物合成过程中常见的有机化学反应有脱羧反应、氧化去氨基反应、Michael 缩合反应、希夫碱（skiff bases）形成反应、Mannich 碱形成反应及酚的氧化偶合反应等，现介绍以下几种。

9.1.1　希夫碱形成反应

羰基与伯胺反应生成希夫碱。在异喹啉的生物合成途径中，由苯乙胺和苯乙醛缩合生成苄基四氢异喹啉的过程即可视为希夫碱的形成反应。

9.1.2　Mannich 碱形成反应

胺、醛和负碳离子的缩合反应为 Mannich 反应，又称氨基甲基化反应，其产物为 Mannich

碱。在异喹啉生物碱的生物合成途径中，由苯乙胺形成简单四氢异喹啉及由苄基四氢异喹啉形成四氢原小檗碱时，结构中增加一个碳原子，就是发生 Mannich 碱形成反应所导致的。

9.1.3　酚的氧化偶合反应

植物体内含酚羟基的化合物，经酶系统的接触氧化，形成游离基，两个游离基进行邻位、对位或邻对位偶合，形成新键，这就是酚的氧化偶合反应（包括 C—C、C—O 或 O—O 之间的偶合）。此种偶合反应可以发生在分子内部，也可发生在分子之间。如在异喹啉的生物合成途径中，由苄基四氢异喹啉形成双苄基异喹啉，就是分子间的氧化偶合反应，在形成阿朴菲类时是分子内的氧化偶合反应。

9.2　生物碱的分类

9.2.1　有机胺类

有机胺类生物碱的结构特点是氮原子不结合在环内。如麻黄碱（ephedrine）、秋水仙碱（colchicine）、益母草碱（leonurine）等。

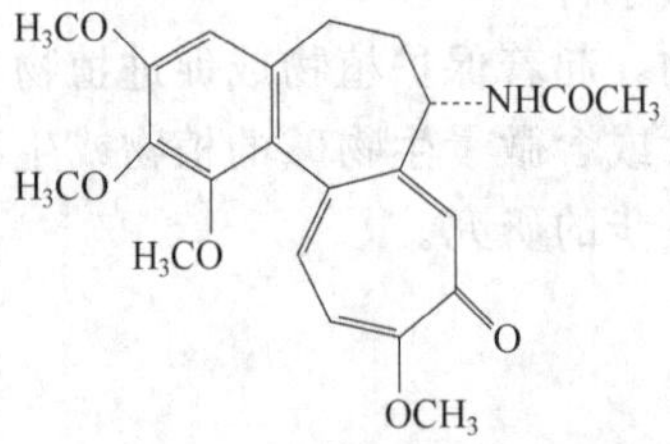

秋水仙碱 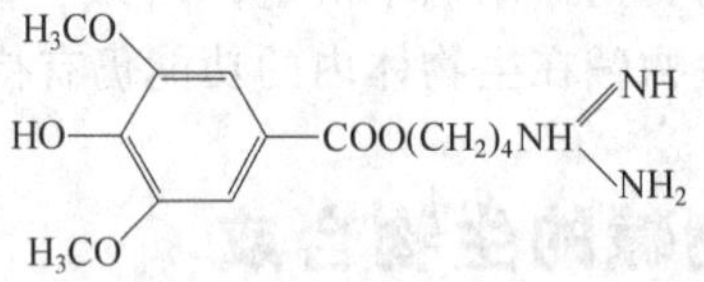　　　　　　　　益母草碱

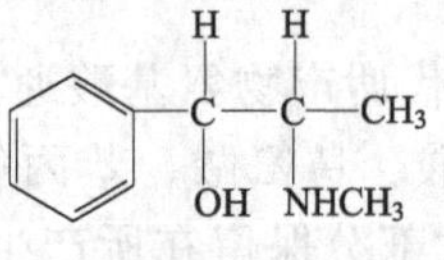

麻黄碱($1R$, $2S$)　　　伪麻黄碱($1S$, $2S$)

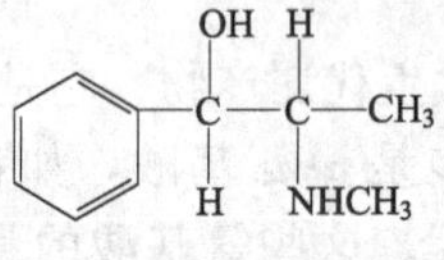

麻黄碱和伪麻黄碱属于芳烃仲胺类生物碱，有些性质和生物碱类的通性不完全一样。例如游离时可溶于水，能与酸生成稳定的盐，有挥发性，不易与大多数生物碱沉淀试剂反应生成沉淀。但若于它们的甲醇溶液中加二硫化碳、硫酸铜和氢氧化钠试液各一滴，即能产生棕色或黄色沉淀。在麻黄碱或伪麻黄碱的水溶液中加入硫酸铜试剂，再加氢氧化钠试液后，溶液能显蓝紫色，若加入少量乙醚振摇后放置分层，则醚层显紫红色，水层变为红色。这是由于螯合反应产生紫红色铜络盐所致。

麻黄碱和伪麻黄碱都是拟肾上腺素药，能促进人体内肾上腺素的释放，作用强度较弱，只有肾上腺素的 1/142，但口服有效，并具有中枢神经系统兴奋及散瞳作用，这是肾上腺素所没有的。盐酸麻黄碱主要供内服以治疗气喘等。

9.2.2　吡咯衍生物

由吡咯或四氢吡咯衍生的生物碱种类不少，比较重要的可分为简单的吡咯衍生物、吡咯里西啶衍生物（又称双稠吡咯啶）和吲哚里西啶衍生物。

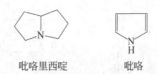

吡咯里西啶　　　吡咯

红古豆碱（cuscohygrine）属于简单的吡咯衍生物类生物碱，存在于颠茄、莨菪、曼陀罗、山莨菪等茄科植物中。该生物碱本身无药用价值，但将其还原成红古豆醇，再与乙酰苦杏仁酰氯反应制成红古豆苦杏仁酸酯，则有类似阿托品类药物的散瞳、抑制腺体分泌、舒张平滑肌、降压等作用。

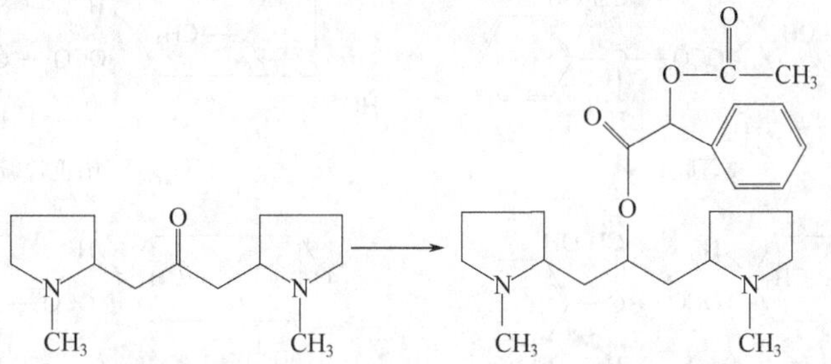

红古豆碱　　　　　　　　　　　红古豆苦杏仁酸酯

9.2.3 吡啶衍生物

由吡啶（pyridine）或六氢吡啶衍生的生物碱主要有简单吡啶衍生物和喹诺里西啶（quinolizidine）两种类型。

猕猴桃碱（actinidine）　属简单吡啶衍生物是一种油状液体生物碱，由两分子异戊烯排列所组成，因此也可认为是单萜衍生的生物碱。来自猕猴桃属植物木天蓼（*Actinidia polygama* Maxim.）的叶中。

蓖麻碱（ricinine）　是蓖麻（*Ricinus communis* I.）种子中的一种生物碱，是吡啶酮的衍生物，分子中含有氰基，因此毒性较大。

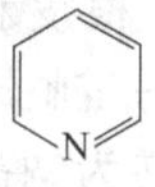

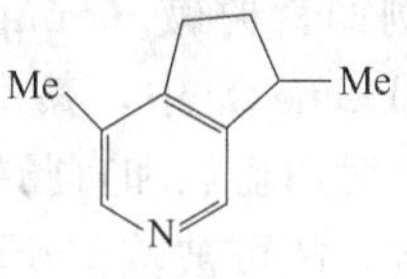

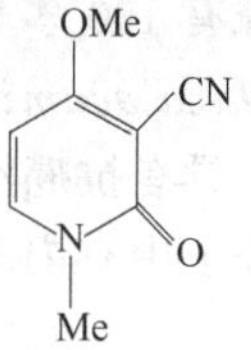

吡啶　　　　　猕猴桃碱　　　　　蓖麻碱

苦参碱（matrine）　来自于豆科植物苦参（*Sophora flavescens* Ait.）的干燥根。其根中主要成分是苦参碱和氧化苦参碱（oxymatrine），二者均有抗癌活性，能抑制肉瘤-180 的生成。

9.2.4 莨菪烷衍生物

莨菪烷（tropane）　是由吡咯啶和哌啶骈合而成的杂环。该类生物碱可分为两个类型颠茄生物碱（belladonna alkaloids）和古柯生物碱（coca alkaloids）。

颠茄生物碱（又称茄科生物碱）　是从茄科植物颠茄、莨菪等中分离得到的。如莨菪碱（hyoscyamine）和阿托品（atropine），均有解热镇痛、解磷中毒和散大瞳孔等作用。莨菪碱是由莨菪醇（tuopine）与莨菪酸（tuopic acid）缩合而成的酯，莨菪醇是四氢吡咯和六氢吡啶两个杂环骈合的双环结构。

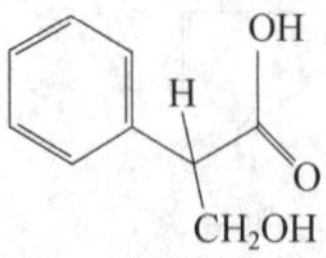

莨菪酸 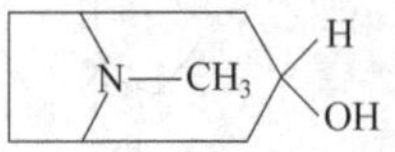   莨菪醇

莨菪碱呈左旋光性，而阿托品是其消旋体，即没有旋光性。东莨菪碱（scopolamine）与莨菪碱的生物活性相似，常用作防晕和镇静药物。

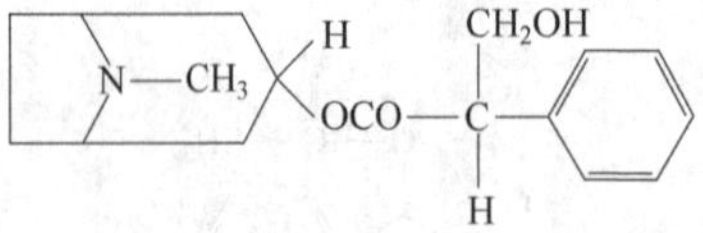

莨菪碱 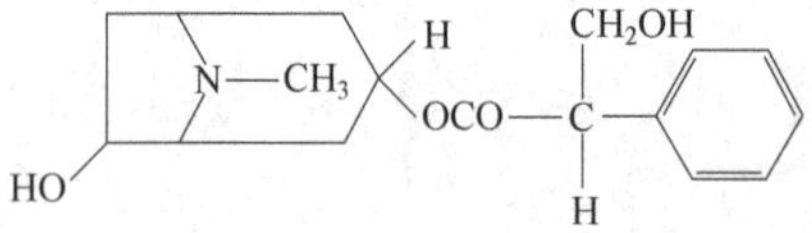   山莨菪碱

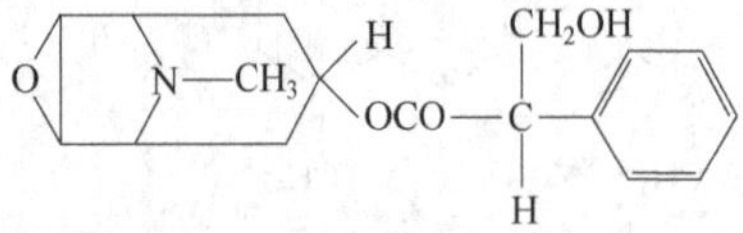

东莨菪碱 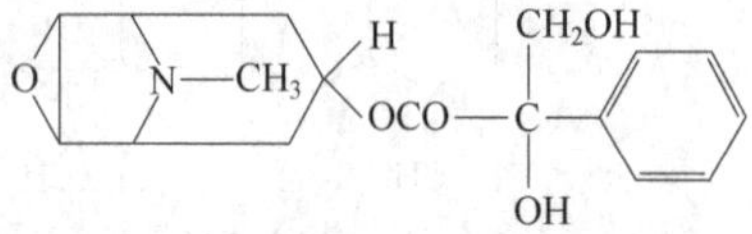   樟柳碱

古柯生物碱通常指爱康宁（ecgonine）的衍生物，如古柯碱（coca alkaloids）又称可卡因（cocaine），系苯甲酰爱康宁的甲酯，是一种局部麻醉药，常用于表面麻醉。

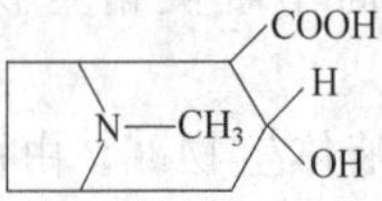

爱康宁 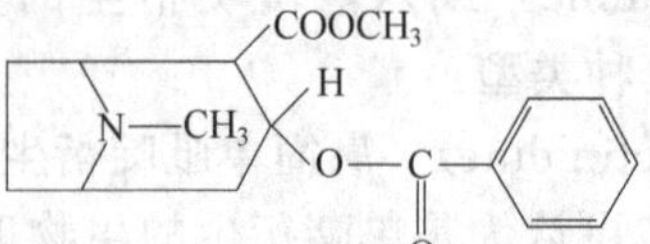   古柯碱

9.2.5　喹啉衍生物

喹啉衍生物类生物碱有 100 多个。例如喜树碱（camptothecine），来自于我国南方特产植物珙桐科喜树（*Camptotheca acuminata* Decne.）中，其木部、根皮和种子中都含有生物碱，并以喜树碱为主要成分。具有抗癌活性，对白血病和直肠癌有一定临床疗效，但毒性很大，其安全范围较小。喜树碱分子中有内酯结构，故可被碱化开环，转为钠盐后能溶于水中。

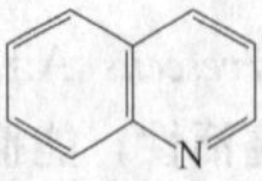

喹啉 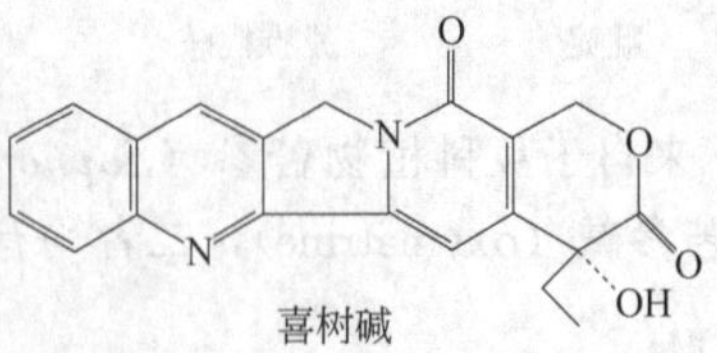   喜树碱

9.2.6　异喹啉衍生物

异喹啉衍生物是一类很重要的生物碱，由于其数量多且结构类型复杂，仅就其主要类型介绍如下。

（1）1-苯甲基异喹啉（1-benzyl-isoquinoline）型生物碱　存在于鸦片中的那可丁（narcotine）属此类生物碱，具有镇咳作用，与可待因相似，但无成瘾性，可替代可待因。

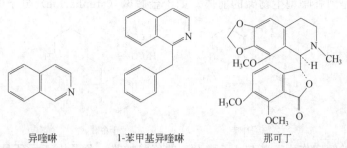

异喹啉   1-苯甲基异喹啉   那可丁

（2）双苯甲基异喹啉（bisbenzyl-isoquinoline）型生物碱   由两分子的苯甲基异喹啉衍生物通过醚氧键结合而成。例如唐松草碱（thalicarpine），其结构是阿朴啡和苄异喹啉的二聚物，对瓦克氏癌瘤-256 有显著抑制作用。

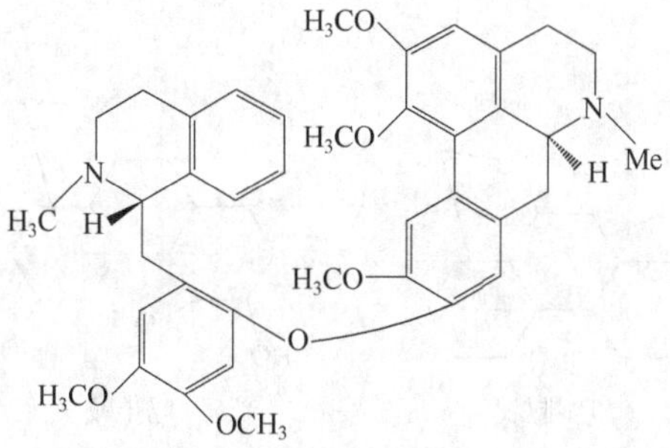

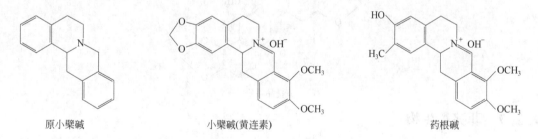

唐松草碱

（3）原小檗碱（pxotoberberine）型生物碱   可认为是由苯甲基四氢异喹啉衍变而来的。如小檗碱（berberine）和药根碱（jatrorrhizine）属于此类型生物碱，存在于黄连、黄柏及三颗针等植物中。

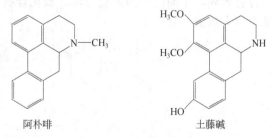

原小檗碱   小檗碱(黄连素)   药根碱

（4）阿朴啡（aporphine）型生物碱   由苯甲基四氢异喹啉衍生物分子内脱去两个氢原子，使苯环与苯环相结合，形成了菲核。如土藤碱（tuduranine）存在于防己（*Sinomenium acutum* Rehder et Wilson）的根中。

阿朴啡   土藤碱

（5）原阿朴啡（proaporphine）型生物碱   该类型生物碱常与阿朴啡型生物碱共存在于

植物中，故认为是阿朴啡型生物碱的前体。如千金藤碱（stepharine）分子中含有醌样结构，

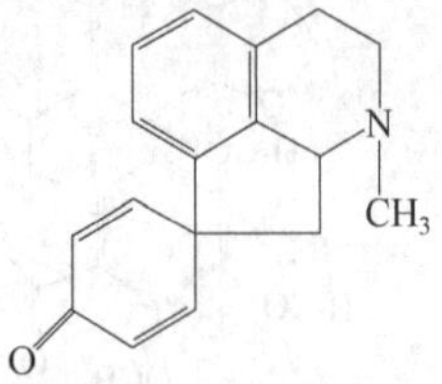

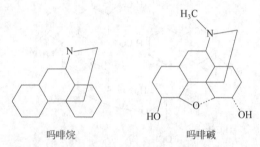

原阿朴啡 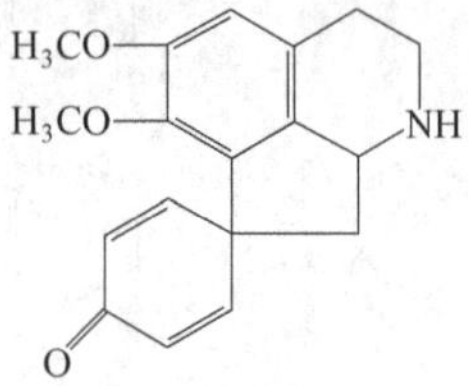   千金藤碱

有类似于利血平的镇定作用。若与 1.5mol/L 的硫酸加热，分子中五元环易重排而转变为六元环土藤碱，而失去镇定作用。

  （6）吗啡烷（morphinane）型生物碱 属于甲基异喹啉的衍生物，又同时是菲的部分饱和衍生物。如吗啡碱（morphine）是鸦片中的成分，具有止痛的作用。

吗啡烷   吗啡碱

  （7）原托品碱（protopine）型生物碱 在原托品碱的分子中含有一个含氮的十元环结构，并无异喹啉环的存在，因此不是真正的异喹啉类衍生物。但它却常与异喹啉类衍生物共同存在于同一植物中，可能是形成苯甲基异喹啉生物碱的中间产物，因此归为异喹啉类生物碱。

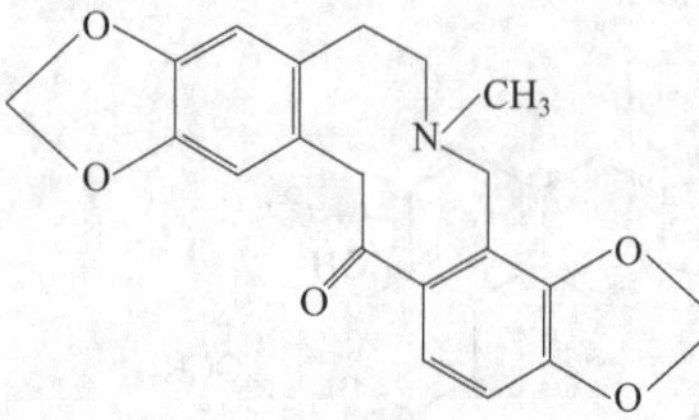

原托品碱

9.2.7 菲啶衍生物

  菲啶（phenanthridine）衍生物也属异喹啉衍生物，该类型中较重要的有苯骈菲啶类和吡咯骈菲啶类生物碱。

  （1）苯骈菲啶（beno-phenanthridine）类生物碱 如白屈菜碱（chelidonine），具有四个骈合环系，两端的环为芳香苯环，中间两个为氢化芳环。该化合物具有一定强度的镇痛作用和抗菌活性，是白屈菜中的有效成分之一。

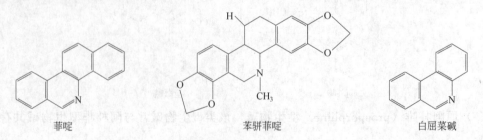

菲啶   苯骈菲啶   白屈菜碱

（2）吡咯骈菲啶（pyrro-phenanthridine）类生物碱　如石蒜碱（lycorine），其结构中均含有吡咯与菲啶骈合的多环系。该化合物有催吐、祛痰作用，可作为恶心性祛痰药，还具有一定的抗癌活性。其氧化产物氧化石蒜碱（oxylycorine）具有明显的抗癌作用，对胃癌、肝癌、头面部肿瘤有效。

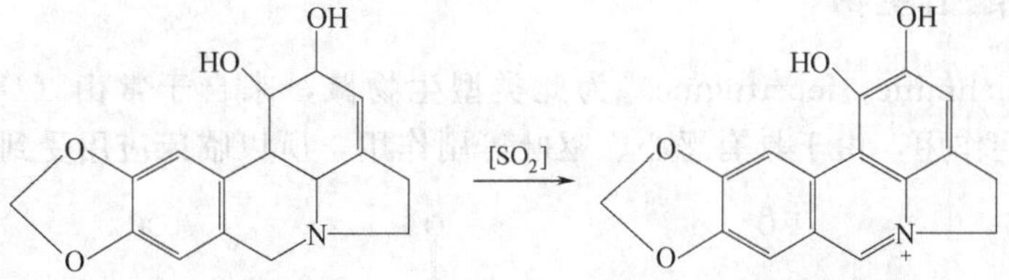

石蒜碱　　　　　　　　　　　　　氧化石蒜碱

9.2.8　吖啶酮衍生物

芸香科鲍氏山油柑（*Acronychia baueri* Schott）中的山油柑碱即属于此类生物碱。具有显著抗癌作用，抗癌谱较广，现已有人工合成品。

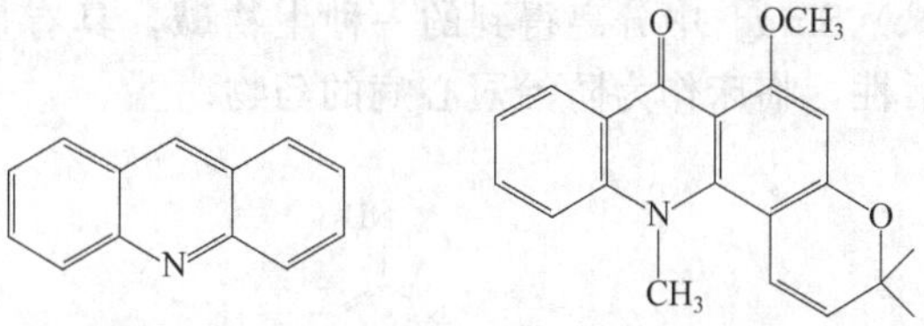

吖啶　　　　　　　　　　　　山油柑碱

9.2.9　吲哚衍生物

该类型生物碱数量较多且结构比较复杂，如长春花、马钱子等含有的生物碱均属于此类型。较重要的还有麦角新碱（ergonovine，ergometrine），存在于麦角菌科麦角菌（*Claviceps pur-pures*）中，是寄生在黑麦（*Secale cereale*）子房中所形成的菌核中的一种水溶性生物碱，临床用于产后使子宫收缩，减少充血而促进复原。

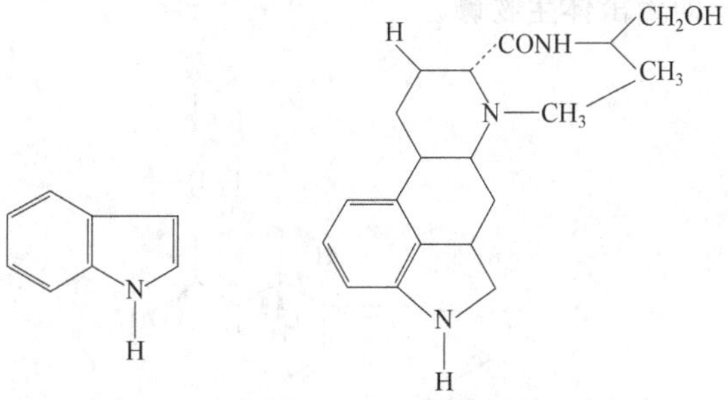

吲哚　　　　　　　　　　　　麦角新碱

9.2.10　咪唑衍生物

此类生物碱种类不多，较重要的有毛果芸香碱，又称匹鲁卡品（pilocarpine），来源于毛果芸香（*Pilocarpus jaborandi* Holmes）及其他同属植物的叶片，临床上主要用于青光眼的治疗。

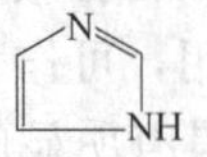

咪唑 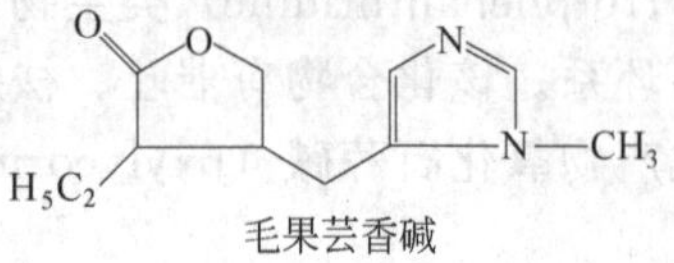   毛果芸香碱

9.2.11　喹唑酮衍生物

常山碱（β-dichmine，febrifugine）为此类型生物碱，来自于常山（*Dichroa febrifuga* Lour.），具有抗疟作用，由于具有恶心、呕吐等副作用，所以临床应用受到一定限制。

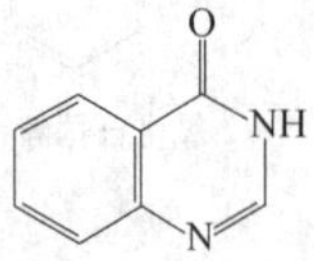

喹唑酮 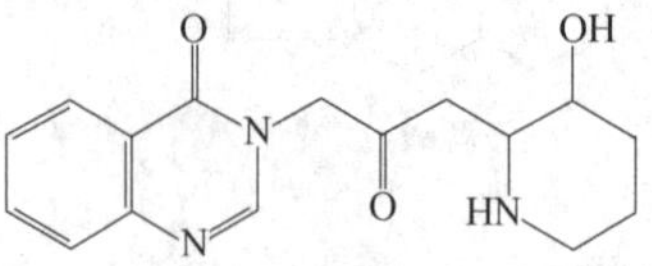   常山碱

9.2.12　嘌呤衍生物

由嘌呤衍生的生物碱在天然药物中存在较普遍，如香菇嘌呤（eritadenine）是由香菇 [*Lentinus edodes*（Berk.）Sing] 中分离得到的一种生物碱，具有显著降低血液中胆甾醇、甘油三酯、磷脂的生物活性，临床作为防治冠心病的药物。

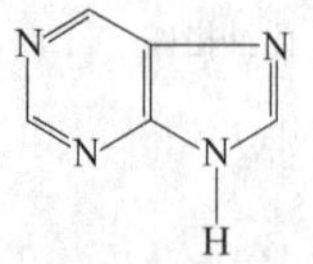

嘌呤 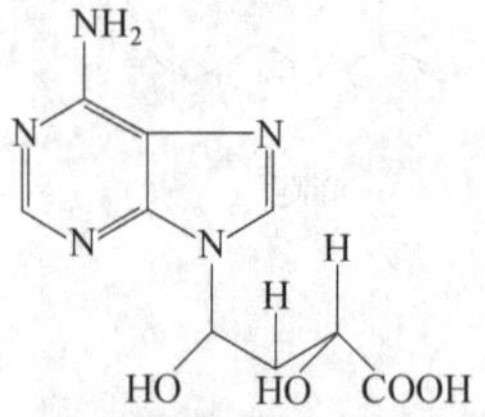   香菇嘌呤

9.2.13　甾体生物碱

浙贝母（*Fritillaria thunbergii* Miq.）和川贝母（*F. roylei* Hooker）的主要成分贝母碱（peimine，verticine）即为甾体生物碱。

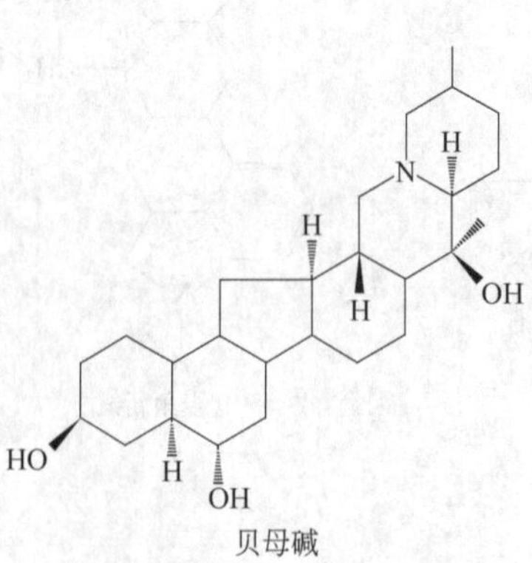

贝母碱

9.2.14　萜生物碱

萜生物碱类包含一萜生物碱、倍半萜生物碱、二萜生物碱、三萜生物碱等。如石斛碱

(dendrobine) 属于倍半萜生物碱，乌头碱属于复杂二萜衍生物。乌头碱毒性极大，产生毒性的根源是其结构中含有两个酯键。若将乌头碱与稀碱水溶液加热，很容易除去两个酯键，生成乌头原碱（aconine）。或将乌头碱在中性水溶液中加热，酯键也同样被水解。经水解后生成的乌头原碱，其毒性极小。这就是中医用乌头、附子必经炮制的缘由。

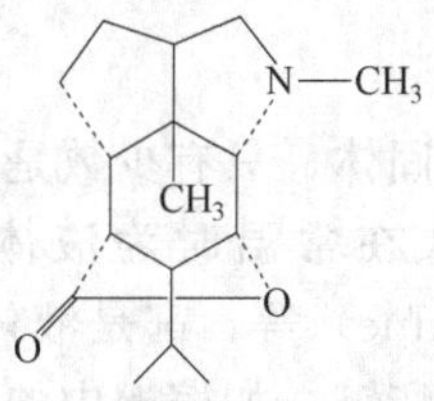

石槲碱

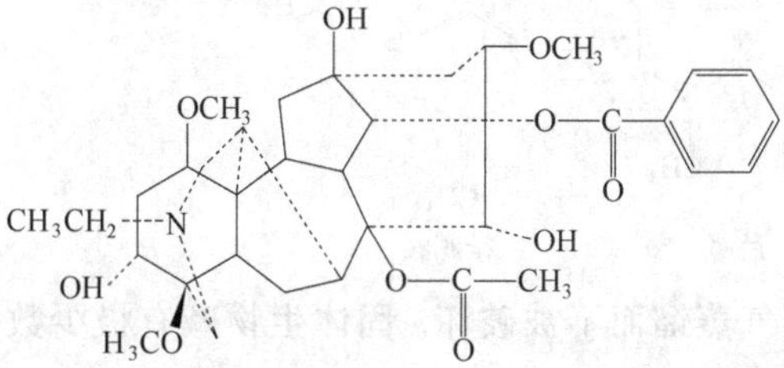

乌头碱

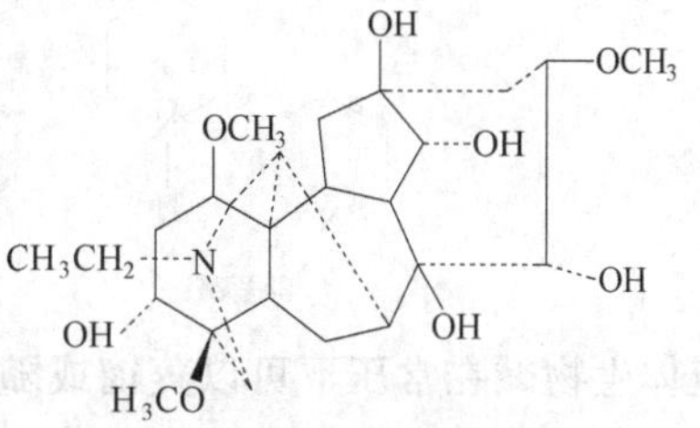

乌头原碱

9.2.15　大环生物碱

卫矛科美登木属植物在我国主要有云南美登木（*Maytenus hookeri* Loes.）和广西美登木（*M. guangsiensis* Cheng et Sha）。在美登木中含有一种生物碱称为美登碱（maytansine），是一种高效低毒、安全幅度大的抗癌活性成分。

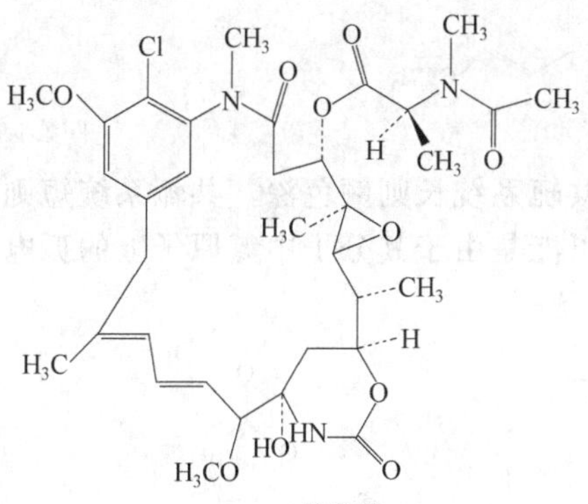

美登碱

9.2.16　其他类型生物碱

川芎（*Ligusticum chuanxiong* Hort.）中的生物碱川芎嗪，结构为四甲基吡嗪（tetra-methylpyrazine），用于治疗各种闭塞性血管疾病。

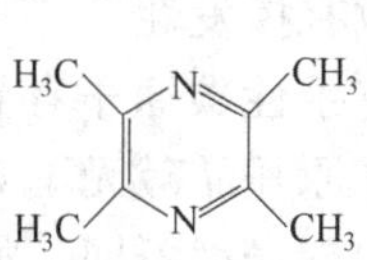

四甲基吡嗪

9.3 理化性质

9.3.1 一般性质

（1）形态 生物碱大多为结晶形固体，只有少数是非结晶形的粉末，如乌头中的乌头原碱（aconine）。有一定的熔点，少数在常温时为液体，如八角枫须根中的毒藜碱（dl-anabasine）以及烟叶中的菸碱（nicotine）等，都是液体。液体生物碱大多都不含氧，如果分子中含有氧原子则氧原子多结合成酯键，如槟榔中的槟榔碱（areooline）。

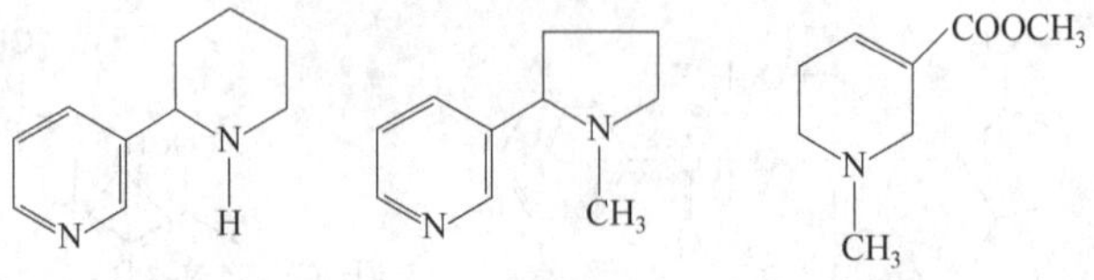

毒藜碱　　　　　　菸碱　　　　　　槟榔碱

液体生物碱在常压下可以蒸馏或随水蒸气蒸馏而不被破坏。固体生物碱有极少数如麻黄碱能随水蒸气蒸馏出来。有的可升华，如咖啡因。

（2）颜色 生物碱一般是无色或白色的化合物，只有少数有色。例如小檗碱呈黄色，经硫酸和锌粉的还原反应，生成无色的四氢小檗碱。

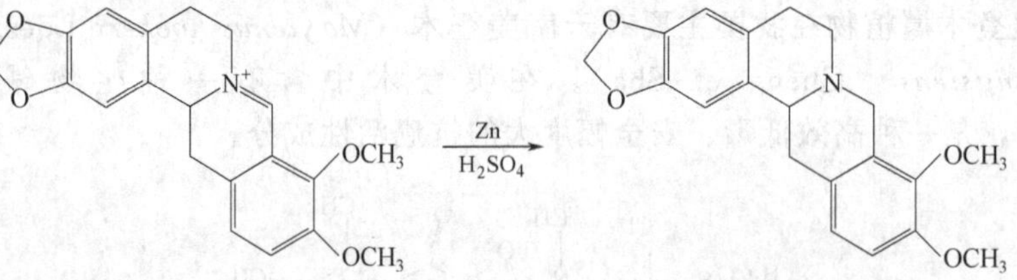

小檗碱（黄色）　　　　　　　　　　　四氢小檗碱（无色）

颜色与共轭系统有关，共轭系统长则颜色深，共轭系统短则颜色浅。如一叶萩碱是淡黄色结晶体，但其盐则无色，可能是由于其分子中氮原子上的孤电子能与环内双键产生跨环共轭的缘故。

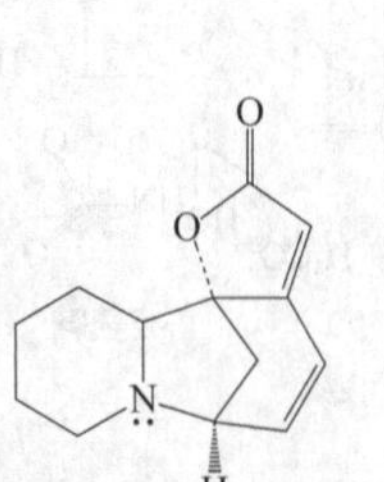

一叶秋碱（黄色）

（3）味觉 生物碱多具苦味。

（4）挥发性 一般无挥发性，少数有挥发性。

（5）旋光性 大多数生物碱分子有手性碳原子存在，有光学活性，且多数为左旋光性。少数生物碱分子中没有手性碳原子，如原托品碱无不对称中心，无旋光性。有的生物碱产生变旋现象，有的生物碱在不同的溶剂中旋光度不同，如菸碱在中性溶液中（游离状态）呈左旋光性，而在酸性溶液（成盐状态）呈右旋光性。

生物碱生理活性与其旋光性密切相关。一般地，左旋体生物活性显著，而右旋体则无生物活性或很弱。如 *l*-莨菪碱的散瞳作用大于 *d*-莨菪碱 100 倍。但也有少数生物碱与此相反。

（6）溶解性　大多数游离生物碱不溶或难溶于水，能溶于氯仿、乙醚、丙酮、醇或苯等有机溶剂。生物碱盐类尤其是无机酸盐和小分子的有机酸盐多易溶于水，不溶或难溶于常见的有机溶剂。不同的酸与不同的生物碱结合生成的盐，具有不同的溶解度。例如多数生物碱与大分子有机酸所形成的盐，往往要比小分子有机酸盐或无机酸盐在水中溶解度小。生物碱的无机酸盐虽然易溶于水，但溶解度的大小也不尽相同。一般来说，含氧酸盐的水溶性较大（如硫酸盐、磷酸盐等），少数生物碱的盐酸盐则较难溶于水（如盐酸小檗碱）。

碱性很弱的生物碱只能与强酸结合成盐，而且这种盐往往不稳定，还可能表现出似游离生物碱的性质。例如弱碱性的利血平溶解于醋酸水溶液中，生成的盐很不稳定，如果在这种醋酸水溶液中加入氯仿振摇提取，则游离的利血平就能从酸性水溶液转溶到氯仿层中。

季铵类生物碱，由于碱性强，离子化程度大，亲水性强，所以较易溶于水。有少数生物碱虽不属于季铵类，但在水中也有较大的溶解度，如苦参碱由于碱性较强，极性较大，所以有一定的水溶性。

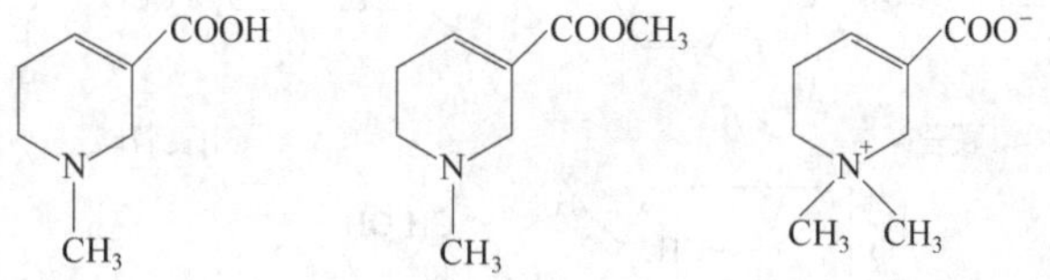

槟榔次碱　　　　槟榔碱　　　　槟榔碱(季铵碱)

9.3.2　碱性

9.3.2.1　碱性的来源

在生物碱分子中含有氮原子，这些氮原子与氨原子一样有一对孤电子，对质子有一定程度的亲和力，因而表现出碱性。

9.3.2.2　碱性强弱的表示方法

生物碱的碱性强度一般用 pK_a 表示。K_a 是指碱的共轭酸（即生物碱的盐）的解离度。

$$BH^+ \rightleftharpoons B + H_3O^+$$

$$K_a = \frac{[B][H_3O]^+}{[BH^+]}$$

则

$$pK_a = pH + \lg\frac{[BH^+]}{[B]}$$

式中，BH^+ 表示生物碱盐的浓度；B 表示生物碱的浓度（即游离碱的浓度）。

有些书中用 K_a、pK_b、K_b 来表示，它们之间的关系如下。

$$pK_a = -\lg K_a$$

$$pK_b = -\lg K_b$$

$$pK_a + pK_b = 14$$

pK_a 的值越大，其碱性就越强；而 pK_b 的值越大，则酸性就越强。

9.3.2.3　影响碱性强弱的因素

（1）杂化方式　生物碱分子中氮原子孤电子对处于杂化轨道中，其碱性强弱随杂化度升高而增强。例如，氰基中的氮原子为 sp 杂化，呈中性；吡啶（$pK_a = 5.17$）和异喹啉（$pK_a = 5.4$）的氮原子均为 sp^2 杂化，其碱性较弱；而 2-甲基吡咯的氮原子为 sp^3 杂化（$pK_a = 10.26$），其碱性较强。

再如，吡啶核环上具有 6π 电子，氮原子的孤电子对不构成 p-π 共轭，而形成缺 π-N-芳杂环，因而具有较强的碱性，不过碳与氮之间有双键而降低了氮原子的碱度，以致其碱度比其饱和同系物胡椒啶（piperidine）的低。

（2）电子效应

① 氮原子所连接的基团如为供电基团则碱性增强。例如氨、甲胺、二甲胺和三甲胺的碱性不同，是由于甲基的供电性使氮原子的电荷密度增多，而表现出碱性增强。

但叔胺碱性弱于仲胺，其原因是由于立体效应（即位阻），叔胺结构中的三个甲基阻碍了氮原子与质子结合的能力，使碱性降低。

② 氮原子附近若有吸电基团存在，则使氮原子电子密度降低，因此碱性减弱。

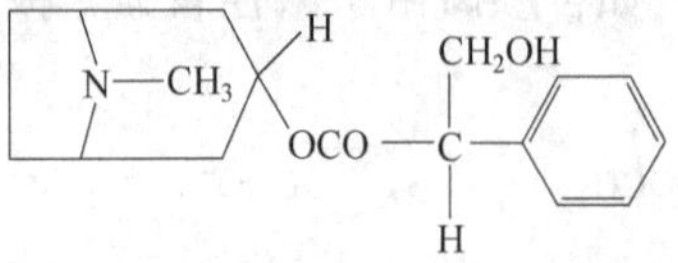

莨菪碱

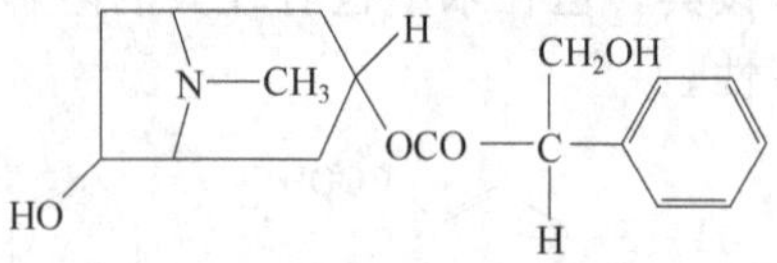

山莨菪碱

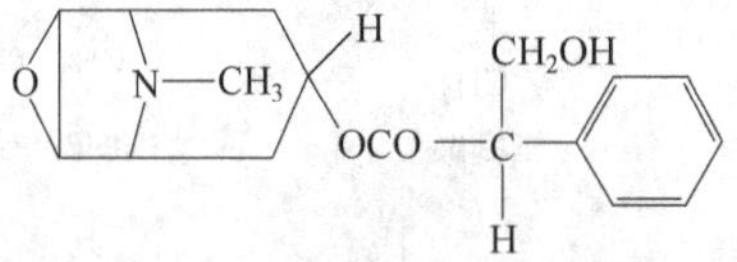

东莨菪碱

在东莨菪碱分子中 6,7-位有氧环，对氮原子上孤电子对产生显著的空间障碍，使氮原子不容易接受质子，所以碱性很弱。山莨菪碱分子中 6-位羟基对其氮原子也产生立体效应，但不如东莨菪碱的氧环影响大，所以山莨菪碱的碱性虽弱，但要比东莨菪碱强些。莨菪碱分子中不存在 6-位羟基或 6,7-位环氧，没有由于它们所产生的立体效应，所以它的碱性比山莨菪碱及东莨菪碱的碱性强。在可卡因分子中，由于—COOCH₃ 基的吸电作用，其碱性弱于托哌可卡因（tropoeocaine）。

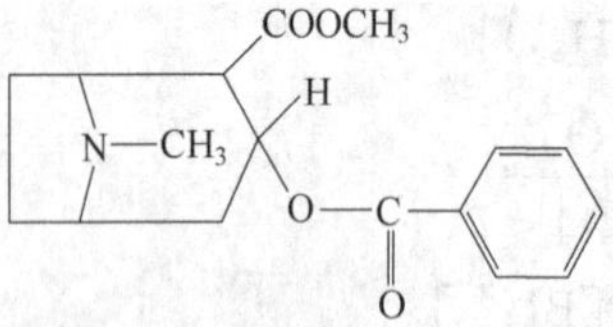

可卡因

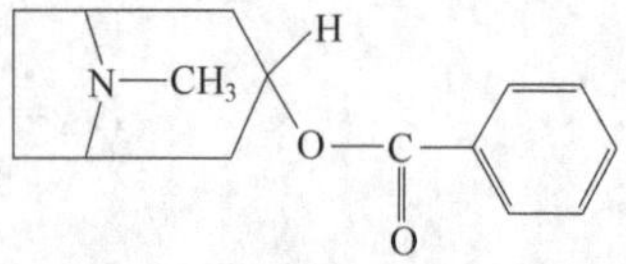

托哌可卡因

③ 氮原子孤电子对处于 p-π 共轭体系时，一般情况下碱性较弱。若氮原子与羧酸缩合成酰胺，则形成了 p-π 共轭而使其碱性降低。如胡椒碱（piperine）、咖啡因（caffeine）等均表现出很弱的碱性。

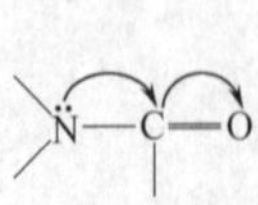

酰胺结构

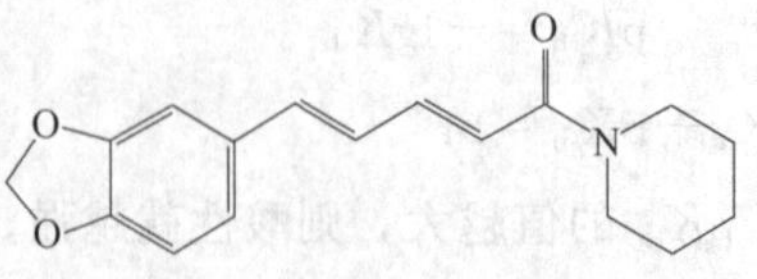

胡椒碱 ($pK_a=1.42$)

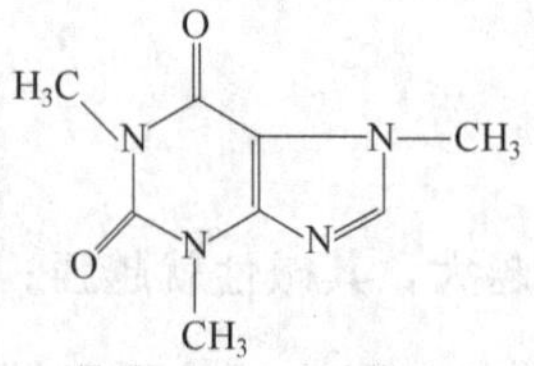

咖啡因 ($pK_a=1.22$)

④ 诱导—场效应使生物碱的碱性降低。在生物碱分子中若同时含有两个氮原子时，即使其处境完全相同，其碱度总是有差异。当第一个氮原子质子化后，就产生一个强的吸电基团 HN。它对第二个氮原子产生两种碱性降低的效应，即诱导效应和静电场效应。前者通过碳链传递，且随碳链增长而降低。后者则通过空间直接作用，故又称为直接效应。二者可统称为诱导—场效应。如茄碱（nicotine）在其分子中同时存在两个氮原子，N_1 的 pK_a 为 8.2，N_2 的 pK_a 为 3.4，$K_a = 4.8$。若将其分子"拆开"与其进行比较，则不难看出由于诱导—场效应的影响，使其碱性降低。

（3）**立体因素** 尽管质子的体积较小，但生物碱氮原子质子化时，仍受到立体效应的影响，使其碱性增强或减弱。

前述的东莨菪碱分子中，由于三元氧环的存在，氮原子上的孤电子对产生显著的立体效应（加强了空间位阻），使氮原子不容易给出电子，所以使碱性减弱。

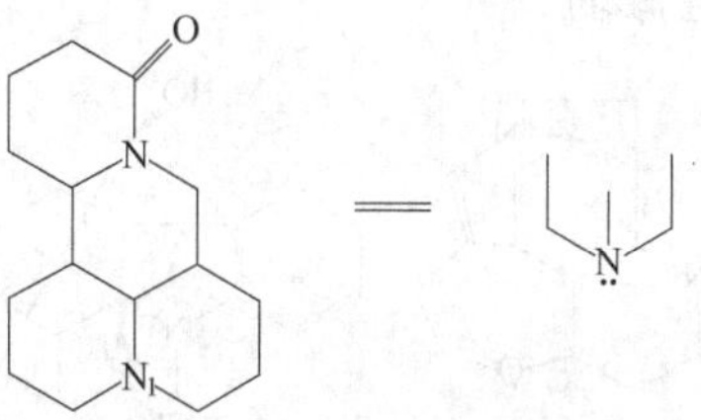

苦参碱

而苦参中的主要生物碱苦参碱（matrine），具有比较强的碱性，它的分子中有两个氮原子，16-N 呈酰胺状态几乎没有碱性，1-N 为叔胺，三价都结在环上，由于它的立体构象便于接受质子，减弱了立体效应的影响，所以碱性比较强。

（4）**分子内氢键** 若能形成稳定的分子内氢键，则使碱性增强。碱性强度不同是因为伪麻黄碱能形成稳定的分子内氢键。氢键与一般化学键相同，其强度与原子间的距离成反比，从麻黄碱和伪麻黄碱的优势构象来看，它们的羟基和甲氨基之间的距离似乎没有什么差别。但在结构中，处在邻位交叉较大的基团即甲基和苯基之间存在一定的排斥力。在伪麻黄碱的结构中，由于这种排斥力的作用，使羟基与甲氨基的距离较为接近，故氮原子接受质子成为—N^+H 后，氮上的氢与邻近羟基上的氧所形成的氢键就比较稳定，而具有较强的碱性。在麻黄碱的结构中，当氮原子接受质子并与邻近羟基上的氧形成氢键时，同样由于甲基和苯基的排斥作用，使所形成的分子内氢键的强度减小，而—N^+H 较易解离，故碱性较弱。这种情况可从 Newman 投影式的优势构象中看得清楚些。

（5）**分子内互变异构** 有些生物碱可异构化成季铵型，而季铵碱离子化程度大，使氮原子具有似金属性，所以表现出强碱性。例如，蛇根碱分子中 4-N 位的 α、β 位有双键，4-N 上孤电子对参与了共轭体系。因此当双键转位时，4-N 可形成季铵型。1-N 原子就作为 4-N 季铵的电子受体，因而表现出强碱性。

某些醇胺型生物碱分子中具有 α-羟胺结构，能异构化成季铵型，一般表现为强碱性，如小檗碱就是因此而表现出强碱性。

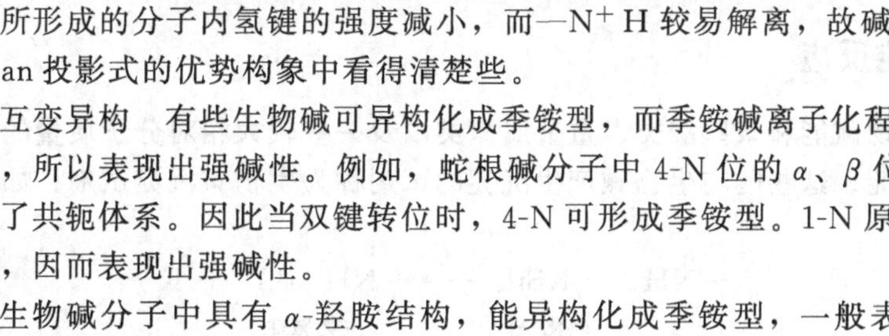

蛇根碱 （pK_a 10.8）

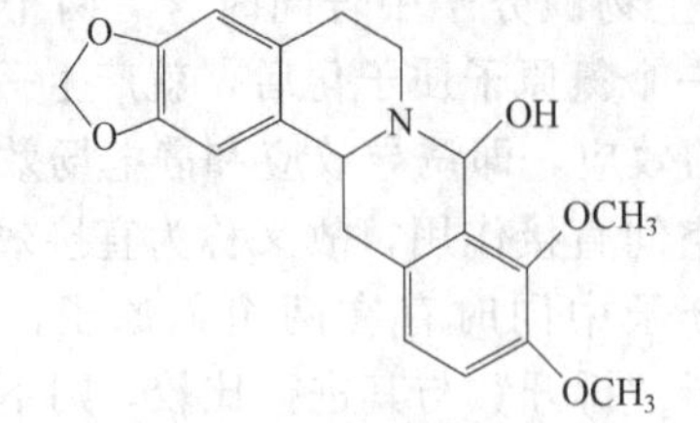

醇胺型 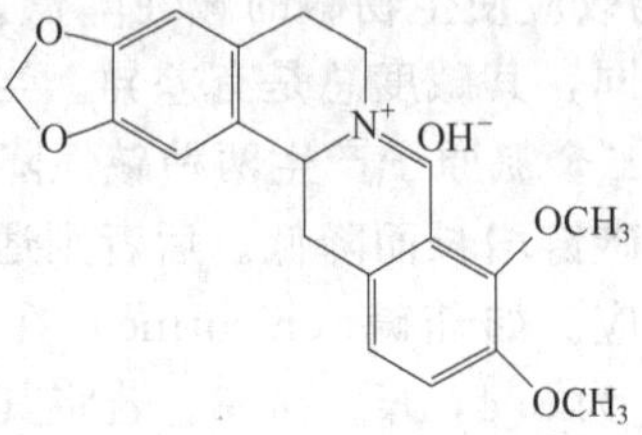 季胺型

小檗碱 (pK_a 10.5)

但有些生物碱，如新番木鳖碱（neostrychnine）分子中 N 的 α、β 位也有双键，阿马林碱（ajmaline）分子中也有 α-羟胺结构，表面看起来也能转变为季铵碱。但由于 N 原子处在稠环的"桥头"，其张力较大，要使双键移位，形成季铵型较为困难。却由于双键或羟基的吸电子诱导效应的影响，使碱性减弱。

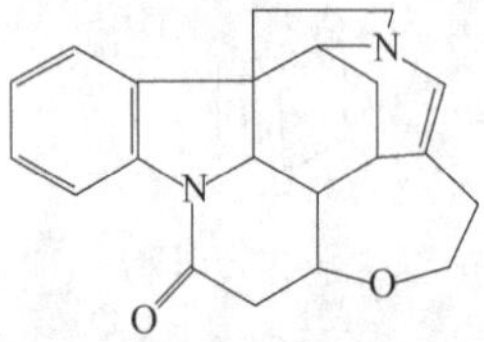

新番木鳖碱 (pK_a 3.8) 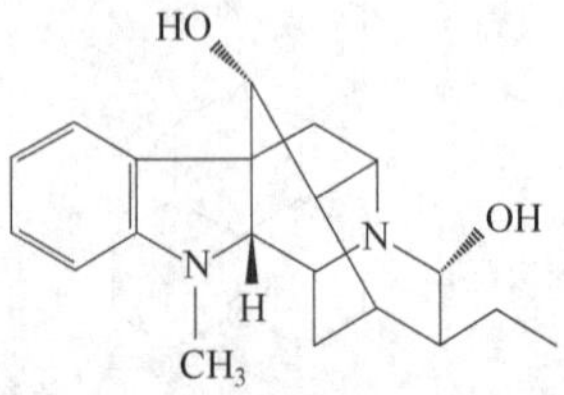 阿马林碱 (pK_a 8.15)

生物碱碱性强弱的影响因素虽然较多，但就常见氮原子的结合形式，按其碱性强弱可排序如下。

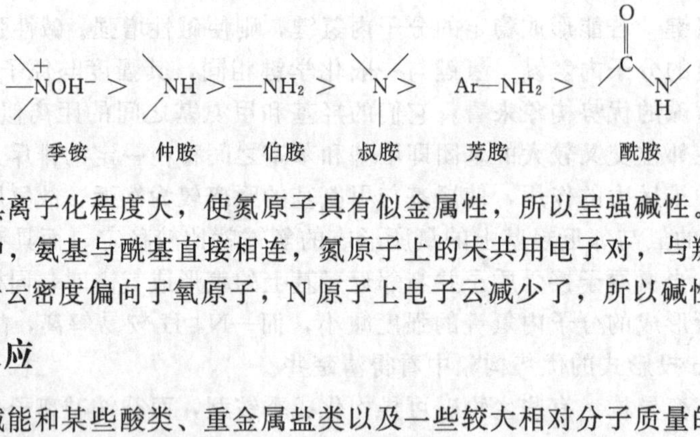

季铵 仲胺 伯胺 叔胺 芳胺 酰胺

季铵碱由于其离子化程度大，使氮原子具有似金属性，所以呈强碱性。酰胺碱性最弱是由于在酰胺分子中，氨基与酰基直接相连，氮原子上的未共用电子对，与羧基上的 π 电子形成 p-π 共轭，电子云密度偏向于氧原子，N 原子上电子云减少了，所以碱性大大降低。

9.3.3 沉淀反应

大多数生物碱能和某些酸类、重金属盐类以及一些较大相对分子质量的复盐反应，生成单盐或复盐沉淀。这些能与生物碱产生沉淀的试剂称为生物碱沉淀试剂。如碘化铋钾与生物碱的反应。

$$—NH^+ + KBiI_4 \longrightarrow —NH^+BiI_4^- + K^+$$

碘化铋钾 生物碱盐

利用这种沉淀反应，不但可以预测某些天然药物中是否有生物碱的存在，也可用于检查提取是否完全，并借此沉淀以精制生物碱，沉淀颜色、形态等不同还有助于生物碱的鉴定。

沉淀反应通常在酸性水溶液中生物碱成盐的状态下进行；若在碱性条件下则试剂本身将产生沉淀。在稀醇或脂溶性溶液中检查时，则溶液中含水量应在 50% 以上（大于 50% 的醇溶液可使沉淀溶解）。沉淀试剂不易加入过多，尤其是过量的碘化铋钾可使产生的沉淀溶解。

用于鉴别时每种生物碱需采用三种以上的生物碱沉淀试剂，这是因为沉淀试剂对各种生物碱的灵敏度不一样。若直接采用天然药物的酸浸液来作沉淀反应，则得出的阳性结果不能判定生物碱的存在。这是因为水浸液中常夹杂有蛋白质、鞣质等成分，也能和生物碱沉淀试剂反应生成沉淀。当排除这些干扰后，才能得到比较可靠的结果。排除非生物碱类成分的干扰，一般可以利用游离生物碱及生物碱盐类溶解度大的特点，经过氯仿及碱性水溶液两相间萃取精制，氯仿层含游离生物碱，再将生物碱转溶于酸水中，生物碱转为盐溶于水中，再加入生物碱沉淀剂检查生物碱。季铵型水溶性生物碱则需将萃取溶剂改为醋酸乙酯、正丁醇或氯仿中加入一定比例的乙醇，才能自水中提取出来。

较简易的方法是用薄层色谱或纸色谱，以适当的溶剂系统展开后，再喷洒可以显色的生物碱沉淀剂，观察有无生物碱斑点。

生物碱的沉淀反应若呈阴性结果，则可判断无生物碱的存在。生物碱沉淀试剂的种类很多，大多为重金属盐类、相对分子质量较大的复盐或某些酸类试剂。表 9-1 列出了几种较为常用的生物碱沉淀试剂。

表 9-1 常用的生物碱沉淀试剂

试 剂 名 称	试剂主要组成	与生物碱反应的产物
碘-碘化钾（Wagner 试剂）	$KI-I_2$	多生成棕色或褐色沉淀（$B \cdot I_2 \cdot HI$）
碘化铋钾（Dragendoff 试剂）	$BiI_3 \cdot KI$	多生成红棕色沉淀（$B \cdot BiI_3 \cdot HI$）
碘化汞钾（Mayer 试剂）	$HgI_2 \cdot 2KI$	生成类白色沉淀，若加过量试剂，沉淀又被溶解（$B \cdot HgI_2 \cdot 2HI$）
氯化金（3%）（suric chloride）	$HAuCl_4$	黄色晶形沉淀（$B_2 \cdot HAuCl_4$ 或 $B_2 \cdot 4HCl \cdot 3AuCl_3$）
硅钨酸（silicotungstic acid）（Bertrand 试剂）	$SiO_2 \cdot 12WO_3$	浅黄色或灰白色沉淀（$4B \cdot SiO_2 \cdot 12WO_3 \cdot 2H_2O$）
苦味酸（picric acid）（Hager 试剂）	2,4,6-三硝基苯酚	晶形沉淀（必须在中性溶液中反应）
雷氏铵盐（ammoniumreineckate）	硫氰酸铬铵	生成难溶性复盐，往往有一定晶形、熔点或分解点（$BH^+[Cr(NH_3)_2SCN_4]$）

9.3.4 显色反应

生物碱的显色试剂很多，它们往往因生物碱结构不同而显示不同颜色。但颜色反应仅可作为识别生物碱的参考，因为生物碱纯度不同，显色会有差别。常用的显色反应见表 9-2。

表 9-2 生物碱常用的显色反应

名 称	试 剂	生物碱及反应结果
Mandelin 试剂	1%钒酸铵的浓硫酸溶液	阿托品显红色 奎宁显淡橙色 吗啡显蓝紫色 可待因显蓝色 士的宁显蓝紫色至红色
Fröhde 试剂	1%钼酸钠或 5%钼酸铵的浓硫酸溶液	乌头碱显黄棕色 吗啡显紫色转棕色 可待因显暗绿色至淡黄色
Marquis 试剂	浓硫酸中含有少量甲醛	吗啡显橙色至紫色 可待因显洋红色至黄棕色 古柯碱和咖啡碱不显色
Labat 反应	5%没食子酸的醇溶液	具有亚甲二氧基结构的生物碱呈翠绿色
Vitali 反应	发烟硝酸和苛性碱醇溶液	结构中有苄氢存在则呈阳性反应

9.4 生物碱的提取与分离

9.4.1 生物碱的提取

9.4.1.1 按所用溶剂不同分类

（1）水提取法 直接以水为溶剂，采用最佳的提取工艺来提取生物碱。此法操作简便，成本较低，但提取次数多，用水量大。

（2）酸性水溶液提取法 对于那些碱性较弱不能直接溶于水的生物碱，就可采用偏酸性的水溶液，使生物碱与酸作用生成盐而进行提取。

（3）碱性水溶液提取法 对于那些化学结构非常独特、化学性质与一般生物碱不同、且在酸性或中性条件下不稳定的生物碱来说，可以采用此法。而原有的以乙醇为溶剂渗漉提取，不仅成本高，而且存在防火等级高、提取时间长、能耗大等诸多问题，远不如使用稀 NaOH 溶液好。

（4）有机溶剂提取法

① 乙醇提取法在生物碱的提取中应用较为普遍，对于游离生物碱及其盐类一般采用乙醇提取法。

② 其他有机溶剂法是根据相似相溶原理，对于不同性质的生物碱选取最佳的有机溶剂进行提取。可采用单一有机溶剂进行分步提取，用不同溶剂提取不同成分；也可采用混合溶剂、反应溶剂进行提取。

9.4.1.2 按提取条件不同分类

（1）冷浸取法 对于不宜热浸的物质，特别是从淀粉较多的物质中提取生物碱，一般采用冷浸取法，如从苦豆子种子中提取生物碱，就是在冷的稀盐酸水中浸出生物碱。

（2）回流提取法 是通过加热回流来提取生物碱。使用的回流溶剂一般有水、醇及混合溶剂。此法操作简便，但效率不够高，有时不能一次完全提取生物碱，要反复回流提取。

（3）索氏提取法 此法是利用索氏提取器，多次提取生物碱，可以反复利用溶剂，提取效率高且操作方便。索氏提取生物碱的方法已被广泛应用。

（4）超声波提取法 一般作为生物碱的辅助提取法，单纯采用超声波提取法不多见。

（5）膜提取法 膜提取分离是一门高新技术，它对中草药提取浓缩、生物碱的提取分离及其他有效成分的提取分离具有传统法无可比拟的优势。如不存在相转换、操作条件温和、提取分离效率高、不必添加化学试剂、不损坏热敏感物质、可极大地减少提取工序等。

9.4.2 生物碱的分离

对于生物碱的分离通常分为系统分离与特定分离。前者带有基础研究的性质，后者则侧重于生产应用，具有应用开发价值，二者对分离方法的设计均有定向作用。系统分离通常采用总碱分离成类别或部位再进一步分离成单体生物碱的程序。类别是指按碱性强弱或酚性、非酚性组分的生物碱类别。部位主要指经色谱柱（如氧化铝为吸附剂的色谱柱）根据其极性不同而粗分的部位。

经酸水提取与溶剂提取所得的总生物碱含有较多的杂质，所以在分离前应先纯化总碱。除水溶性生物碱外，一般的纯化方法是先将总碱溶于酸水，于其中加入有机溶剂（如乙醚），振摇，以溶除脂溶性杂质（如脂肪油、树脂等），而生物碱盐类仍留存于水溶液中。

经过纯化后所得的生物碱，往往是多种结构相似的混合物，通常称为总生物碱，需要加以分离和精制。

9.4.2.1 利用游离生物碱的溶解度不同进行分离

例如自苦参总生物碱中分离氧化苦参碱。氧化苦参碱的亲水性比苦参中其他生物碱都强，在乙醚中溶解度很小。将苦参总生物碱溶于少量氯仿中，加入约十倍量的乙醚，氧化苦参碱能沉淀析出，其他生物碱仍留于溶液中。

如果在总生物碱中某一种生物碱含量最多，可以选择合适的溶剂进行重结晶或多次重结晶也能达到分离的目的，含量多的生物碱应先结晶出来。农吉利中的抗癌有效成分野百合碱就是利用其溶解度不同，从其总生物碱的乙醇溶液中重结晶而获得的。

9.4.2.2 利用生物碱盐类的溶解度不同进行分离

许多生物碱的盐比其游离碱易于结晶，故可利用生物碱各种盐类在不同溶剂中的溶解度不同而达到分离。例如麻黄碱和伪麻黄碱的分离，就是利用它们的草酸盐在水中溶解度的不同，草酸麻黄碱在水中的溶解度比草酸伪麻黄碱小，能够先结晶析出，草酸伪麻黄碱则留在母液中。又如士的宁和马钱子碱的分离也采用了类似的方法。士的宁的盐酸盐在水中的溶解度较盐酸马钱子碱小，可以先结晶析出，而与留在母液中的盐酸马钱子碱分离；但士的宁的硫酸盐在水中的溶解度则比硫酸马钱子碱大，如果将它们的硫酸盐在水中重结晶，则硫酸马钱子碱先结晶出来，与母液中的硫酸士的宁分离。又如由催吐萝芙木弱碱性总生物碱中分离利血平，就是利用了利血平硫氰酸盐难溶于甲醇和容易结晶的性质。

9.4.2.3 利用生物碱碱性强弱的不同进行分离

碱性不同的混合生物碱溶于酸水溶液中，加入适量的碱液，用有机溶剂萃取，则碱性比较弱的生物碱将先游离析出转入有机溶剂层中，而与碱性较强的生物碱分离。反之，将总碱溶于有机溶剂中，用不足以中和总碱的适量酸水萃取，则强碱先成盐而优先转入酸水层，而与碱性较弱的生物碱分离。根据上述原理，可分离碱性不同的生物碱。例如莨菪碱的分离，就是将混合生物碱的酸水溶液，用碳酸氢钠溶液分次碱化，逐次用乙醚或氯仿萃取，可先分出碱性较弱的东莨菪碱，而碱性较强的莨菪碱仍以盐的形式留在水层中。

根据生物碱的碱性强弱不同，可采用不同的 pH 值的缓冲溶液，将生物碱从有机溶剂中萃取出来而达到分离的目的，即采用 pH 梯度萃取法进行分离。

9.4.2.4 利用生物碱分子特殊功能基的性质进行分离

（1）具有酚羟基的生物碱　可利用酚性化合物的弱酸性能与苛性碱生成可溶于水的钠盐这一性质，而与非酚性碱分离。例如鸦片中的酚性碱吗啡及非酚性碱可待因的分离，就是根据这一原理进行的。

（2）具有内酯结构的生物碱　可利用内酯溶于碱液开环成盐，加酸环合析出的性质，而与非内酯生物碱分离。例如，喜树碱与其他碱的分离就是根据这一原理进行的。

（3）具有酰胺键的生物碱　例如苦参碱分子有酰胺键，于氢氧化钾乙醇溶液中加热，皂化反应后生成苦参碱酸钾，增大了水溶性，从而与不能或不易皂化的其他生物碱分离。

9.4.2.5 色谱法

采用柱色谱法常用氧化铝（有时也用硅胶等）吸附，以苯、乙醚、氯仿等溶剂洗脱。若分离效果不理想，也可采用氧化铝或硅胶薄层色谱制备柱分离。色谱法的分离能力很强，能使一些含量较低、组分复杂的生物碱分离成单体，如从长春花中分离得到 60 多个生物碱。

高效液相色谱法（HPLC）的应用，使生物碱的分离达到了快速、准确、微量、高效的水平。在分离生物碱时，常采用高于 pH7 的移动相，一般在 pH8～10 之间，可抑制生物碱的离子化作用，获得尖锐峰形，但高于 pH8 的移动相时硅胶易于溶解。现已对填充剂硅胶进行了改进，使其可以在 pH11 的移动相中不被溶解。

9.4.2.6　逆流分配法

逆流分配法（counter current distribution，CCD）又称逆流分溶法、逆流分布法或返流分布法，是利用溶质在两相溶剂中的分配系数（K）的差异进行多次往复萃取而达到分离的。本法所采用的逆流分配器多是以固定容积的容器组合而成，以振荡、搅拌、平衡或转移的方式进行。若无此仪器，少量萃取时可用分液漏斗代替。预先选择对混合物分离效果较好（即分配系数差异大）的两种不相混溶的溶剂。并可经纸色谱进行分析和选用溶剂系统，通过实验确定萃取次数。对于分离具有相似性质的混合物时，往往可以取得良好的效果。逆流分配器应用于易乳化成分的分离时有很大困难，同时转移次数较多，各容器中下层的溶液体积变小，影响了物质的分配曲线。该法操作时间长，萃取管易因机械振荡而损坏，且消耗溶剂较多，因此在实际应用上常受到一定的限制。在生物碱的分离中，一般采用低于 pH7 的缓冲溶液与适当的有机溶剂（如氯仿、苯等）的两相溶剂，可获得较好的效果，如萝芙木、藜芦等生物碱的分离。

9.5　生物碱的结构测定

生物碱的结构鉴定与测定方法包括化学法与光谱法。20 世纪 60 年代以前，生物碱的结构鉴定以化学法为主，经脱氢、氧化降解、官能团分析、全合成等测其结构。后来，光谱法不断发展，迄今已取代经典化学方法而居首位。

9.5.1　光谱法在生物碱结构测定中的应用

最常用的光谱法有 UV、IR、MS 和 NMR（^{1}H、^{13}C 和 2D-NMR）谱。CD、ORD 和单晶 X 射线衍射分析较少应用，这里不再赘述。

9.5.1.1　紫外光谱

生物碱的 UV 谱反映了其基本骨架或分子中生色团的结构特点，是结构测定的手段之一。

（1）生物碱的结构分类与 UV 谱的关系　由生色团在分子中的位置有 3 种，即在分子中的非主体部分、在分子的整体部分、在分子的主体结构部分。

① 生色团在分子的非主体部分。这类生物碱主要有吡咯里西啶、喹诺里西啶、萜类和甾体生物碱等。UV 谱不能反映分子的骨架特征，对测定结构来说，其作用十分有限。

② 生色团在分子的整体结构部分。生色团组成分子的基本骨架与类型。如吡啶、喹啉、氧化阿朴菲、吲哚碱类等。UV 谱可反映生物碱的基本骨架与类型特征，且受取代基的影响很小或甚微。对此类生物碱骨架的测定有重要作用。

③ 生色团在分子的主体结构部分。此类生物碱可分为两类，第一类含一个生色团者，许多类型的生物碱如托品类、苄基四氢异喹啉类、普罗托品类、二氢吲哚类等，都属于此类；第二类含两个生色团者，如吗啡碱类、刺桐碱类等，其特征是不同类型的生物碱具有相同或相似的 UV 谱，故不能由其 UV 谱推断生物碱的骨架类型，UV 谱仅有辅助作用。

（2）生物碱 UV 谱与 pH 值的关系　某些生物碱的 UV 谱受 pH 值影响颇为显著，主要有以下 4 种情况。

① 若碱性 N 原子参与生色团或与之直接相连，则酸性与中性液中测定的 UV 谱不同。属于这种情况的有喹啉碱、吲哚碱类、吖啶酮类等。例如，喹啉 λ_{max}（lgε）为 227nm（4.56）、280nm（3.56）、314nm（3.56）；λ_{max}（lgε）为 233nm（4.50）、236nm（4.45）、307nm（3.76）、313nm（3.79）。

② 若非碱性 N 原子与生色团直接相连时，则在酸性液中测定，不影响其 UV 谱。例如，箭头毒 V（caracurine V）λ_{max}（lgε）为 256nm（3.85）、292nm（3.70）。N_1 虽处于生色团取代苯胺中，但因其碱性甚弱，在 2mol/L HCl 液中测定其 UV 谱 [λ_{max}（lgε）为 256nm（3.80）、290nm（3.77）] 基本不变。又如，酸对二氢吲哚碱 UV 谱的影响，与两个 N 原子间的距有关。若二者间隔 3 个以上碳原子，酸性液中因两个氮原子均可质子化，而导致 UV 谱变化。如柯蒲醇（kopsanol）λ_{max}（lgε）为 246nm（3.78）、249nm 尖峰（3.24）、297nm（3.39）和 λ_{max}（lgε）为 256nm 尖峰（3.24）、262nm（3.30）、269nm（3.26）。反之，若两个 N 原子间隔少于 3 个碳原子，则因 N_2^+ 降低 N_1 的碱性（诱导—场效应），使 N_1 难以质子化，故酸性液中仍保持二氢吲哚的 UV 吸收带。如皮克尼宁（picrinine）λ_{max}（lgε）为 237nm（3.90）、287nm（3.51）和 λ_{max}（lgε）为 239nm（3.65）、244nm（3.64）、305nm（3.67）。仍基本保持 N_1 无取代基时的二氢吲哚碱类的 UV 谱。

③ 若 N 原子不与生色团相连，即使与酸成盐，也不影响紫外吸收。如那可丁 λ_{max}（lgε）为 209nm（4.86）、291nm（3.60）、309~310nm（3.69），而其盐酸盐 λ_{max}（lgε）为 211nm（4.76）、291nm（3.40）、313nm（3.54）。

④ 若生色团中含有羟基取代苯类结构，则遇碱成酚氧负离子，使吸收峰发生红移。

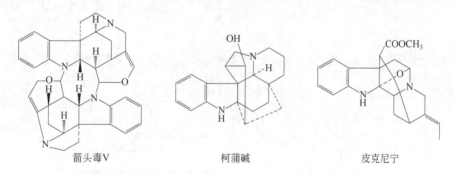

箭头毒V　　　　　　柯蒲碱　　　　　　皮克尼宁

9.5.1.2　红外光谱

主要用于功能基的定性和与已知碱对照鉴定。对生物碱来说，共同的特征不多，现仅叙述两点。

（1）酮基 $\nu_{C=O}$ 吸收　处于跨环效应时，$\nu_{C=O}$ 吸收在 1680~1660cm^{-1} 区域，比正常酮基吸收波数低。例如，普罗托品中 $\nu_{C=O}$ 为 1661~1658 cm^{-1}，紫乌定（episcopolidine）6-酮基吸收为 1695cm^{-1}。

（2）Bohlmann 吸收带　是指在反式喹诺里西丁环中，凡氮原子邻碳上的氢有两个以上与孤氮电子对呈反式双直立关系者。在 2800~2700cm^{-1} 区域有两个以上明显的吸收峰（ν_{C-H}），而顺式异构体则在此区域无吸收峰或极弱。实际上，若采用氯仿溶液，则多为两个峰，而用溴化钾压片后测得的 IR 谱则为一簇峰。通常呈现 Bohlmann 吸收带的生物碱有喹啉里西丁类、吐根碱类、吲哚碱类中的柯南因-阿马利新组和育亨宾组和异甾碱，吸收带在结构测定中有指导意义。例如，在育亨宾类生物碱中（如图 9-1 所示），若为 3α-H（如伪或表育亨宾），则无此种吸收。

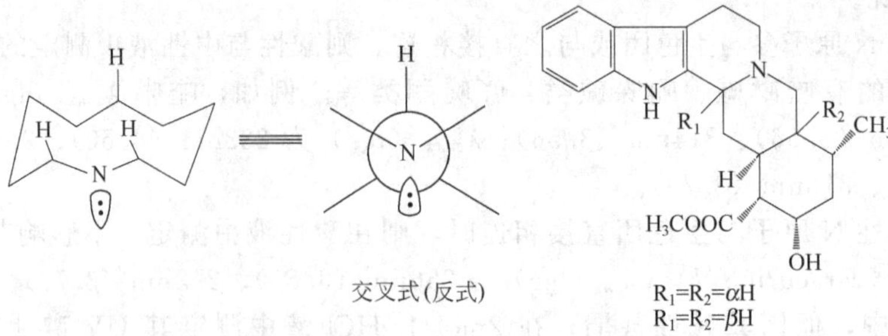

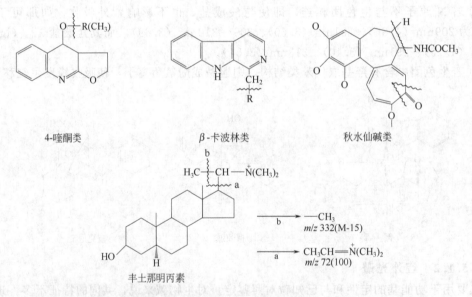

图 9-1 育亨宾类生物碱

9.5.1.3 质谱

生物碱的质谱数据非常丰富。根据文献，结合主要生物碱类型的质谱特征，归纳总结出生物碱质谱的一般规律如下。

（1）难以裂解或由取代基、侧链的裂解产生特征离子 如图 9-2 所示，其特点是 M^+ 或 M^+-1 多为基峰或强峰。一般观察不到由骨架裂解产生的特征离子。主要包括两大类结构不同的生物碱。

图 9-2 难以裂解或由取代基、侧链的裂解产生特征离子

① 芳香体系组成分子的整体或主体结构者。如喹啉类、4-喹酮类、吖啶酮类、β-卡波林类、去氢阿朴菲类、酮式阿朴菲类等。

② 环系多、分子结构紧密的生物碱。如马钱碱类、吗啡碱类（如吗啡碱 M^+ 为基峰）、苦参碱类（如苦参碱 M^+ 为基峰）、秋水仙碱类、萜类生物碱、取代氨基甾体生物碱类（如丰土那明丙素 fubtuphyllamine C）等。

（2）主要裂解受氮原子支配 主要裂解方式是以氮原子为中心的 α-裂解，故对生物碱基本骨架的测定有重要意义。特征是基峰或强峰多是含氮的基团或部分，如杂氮环己烷及其衍生物、四氢 β-卡波林环等。具有这种裂解特征的生物碱类型很多。主要有金鸡宁类、托品类、石松碱类等。现以金鸡宁碱类为例加以说明。

金鸡宁碱类的裂解特征是先发生 α-裂解使 C_2-C_3 键断裂形成一对互补离子 a 和 b，基峰离子 b 又经 α-裂解等产生其他离子，如图 9-3 所示。

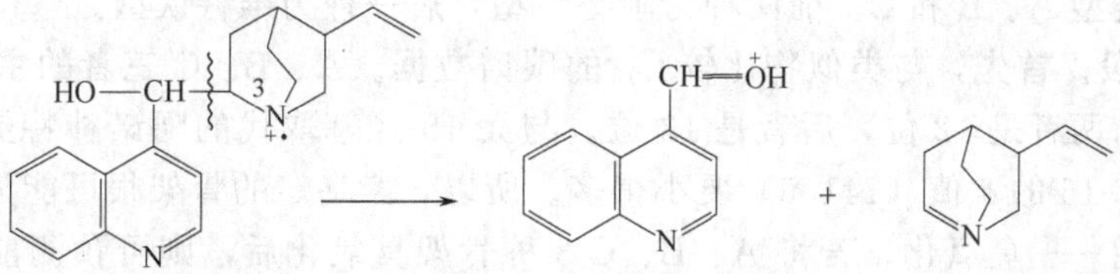

金鸡宁
M^+, m/z 294

a, m/z 153

b, m/z 136(100)

图 9-3　金鸡宁碱类的裂解

（3）主要由苄基裂解产生特征离子　苄基四氢异喹啉类、双苄基异喹啉等是最典型的代表，裂解后得到一对互补离子，如图 9-4 所示。

需要应强调的是，实际应用中须针对具体对象，灵活运用上述一般规律。

9.5.1.4　核磁共振谱

核磁共振谱是生物碱结构测定最强有力的工具之一。氢谱可提供有关功能基（如 NMe、NEt、NH、OH、MeO、双键、芳氢等）和立体化学的许多信息。碳谱、高分辨氢谱（300～750MHz）和 2D-NMR 谱，所提供的结构信息的数量与质量，又是任何光谱法所无法比拟的。由于生物碱的核磁共振谱内容非常庞杂，限于篇幅，在此不作归纳总结。

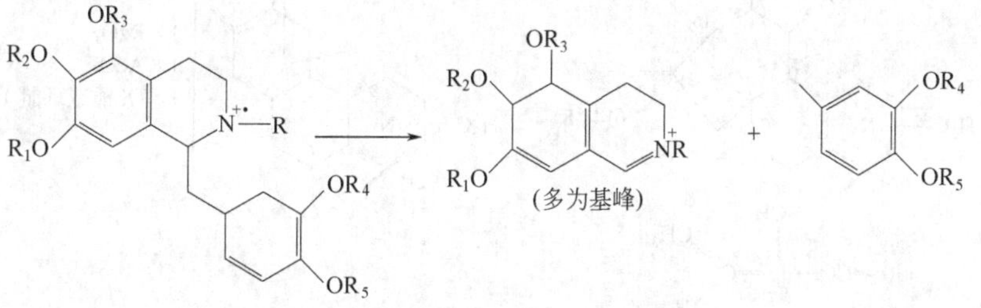

（多为基峰）

图 9-4　由苄基裂解产生特征离子

9.5.2　生物碱结构测定的实例

紫乌定的结构测定。紫乌定来自苍山乌头（*Aconitum contortum* Finet et Gagnep）的根茎。药理实验表明，紫乌定能预防滇乌碱引起的中毒。

9.5.2.1　光谱分析

（1）物理常数　紫乌定为无色棱柱状晶体，熔点为 210～212℃，$[\alpha]_D^{21} -80°$（$c=0.6$，$CHCl_3$）。易溶于有机溶剂（如甲醇、乙醇、乙醚、氯仿、丙酮等），不溶于水。分子式为 $C_{30}H_{33}O_6N$（HR-MS），不饱和度为 15。

（2）功能基的定性与定量　由 IR 和 NMR 确定紫乌定具有：$NCH_3×1$（$\delta_H 2.44$）、OAc×1（1730、1250cm^{-1}；$\delta 2.04$）、$C_6H_5—CO_2×1$ [1710、1580、1280、700cm^{-1}；$\delta_H 7.44$、7.58、7.97（5H，m）]、$>=CH_2×1$ [1640、891cm^{-1}；$\delta_H 4.82$、4.98（各 1H，s）]、CO×1 或 2 [1710、1690cm^{-1}；$\delta_C 210.8$；CD：$[\theta]$ nm$=2.2×10^4$、CE：（一）]。

（3）确定基本骨架

① 推测阶段。主要根据四点，第一，乌头属植物主要含二萜生物碱；第二，紫乌定的

实验式为 $C_{20}H_{22}$ [$1 \times BzO$-$1 \times AcO$-NCH_3-$2O$（酮）]；第三，不饱和度为 15；第四，文献报道的、已知的、符合 $C_{21}H_{31}N = 297$ 的 C_{20}-二萜生物碱的骨架类型。由此，推测紫乌定可能有 3 种骨架类型 A、B 和 C。前两种为阿替生型，后一种为维特钦型。

② 证明阶段。首先，与类似物比较 C_{16} 的碳谱数据。A、B、C 三者的主要区别是 D 环桥位置不同，前两者是 12 位，后者是 13 位。与无 15-羟基取代的阿诺朴特灵（anopterine）比较，紫乌定 C-16 的 δ 值（141.6）要小得多。所以，紫乌定的骨架很可能为 A 或 B。其次为化学反应证明——臭氧化。若将 A、B、C 3 种骨架臭氧化后，则可预测前两者产物应显示出六元环酮红外特征吸收（约 $1700cm^{-1}$），而后者则为五元环酮吸收（$> 1700cm^{-1}$）。紫乌定臭氧化物的 IR 显示出 $1700cm^{-1}$ 的六元环酮基吸收，所以排除了 C 式。最后，结合 6-酮基定位以及 7-H_2 的氢谱 [δ 2.27、2.25（ABq，$J = 12Hz$）]，确定紫乌定骨架为 A 式。因为 B 式不可能显示出 ABq 型的 7-H_2 信号来。至此，可以写出部分结构式。

阿诺朴特灵
（维特钦型）

（4）取代基定位

① 双酯（BzO 与 AcO）。氢谱显示两个酯基偕碳质子信号的化学位移分别为 4.88（d，$J = 4.5Hz$）和 5.53（六重峰，$J_1 = 4.5Hz$，$J_2 = 2.2Hz$）。其偶合常数表明，它们彼此处于邻位关系，即在 1、2 或 2、3 位上。但是，前者可以排除，因为当照射 4-CH_3（$\delta1.58$，s）时，$\delta4.88$ 处一个质子给出 NOE 增益（21%）。这样，$\delta5.53$ 处一个质子信号就应指定为 2β-H，且由此推知 2-酯基为 α-取向。为进一步证明以上论证，又将紫乌定水解，其水解产物分别与丙酮/$HClO_4$ 和 HIO_4 反应。前者产物经 TLC 与 IR 证明为丙酮缩合物，后者反应产物的氢谱显示醛基信号（$\delta9.98$）。由此，确定双酯在 2、3 位。再根据 BzO 基吸电性大于 AcO 基，将它们分别指定在 2 位和 3 位。

② 6-酮基。其定位主要基于两点：第一，生源上此类化合物如海替定（hetidine）等多具 6-酮基；第二，4-甲基明显地移向低场（$\delta1.58$，s），而无 6-酮基者，4-CH_3 多在 $\delta1$ 附近。

③ 还有一个氧尚未安排。由于 IR 谱仅明显地显示出 3 个羰基吸收峰（$1730cm^{-1}$、$1710cm^{-1}$、$1690cm^{-1}$），碳谱显示出 1 个酮基信号（$\delta210.4$），故将此氧安排成环醚形式。

综上所述，提出紫乌定的平面结构式为 I。

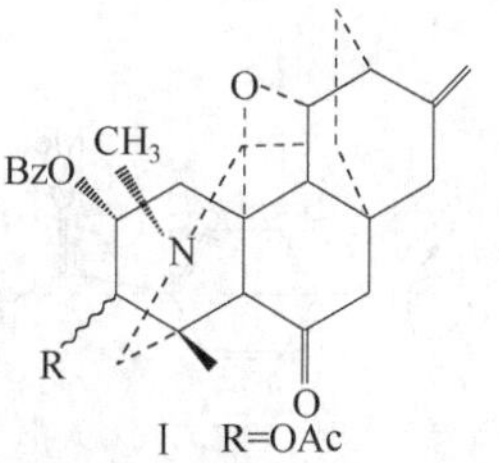

I R=OAc
II R=αOAc

（5）立体化学的确定 已由 H-2 的偶合常数推定 2-BzO 为 α-取向，还须确定 3-AcO 的构型。此处是由 NOE 方法证明的，即当照射 4-CH$_3$ 时，3β-H 获得 NOE 增益。根据以上光谱分析，紫乌定的结构推定为 II。

9.5.2.2 单晶 X 射线衍射分析

结果表明，提出的结构 II 并不正确，应修正为 III。有两处修正：第一，两个酯基位置互调；第二，变氮杂缩醛为 13-酮基。

9.5.2.3 结构修正后的化学与光谱分析工作

（1）双酯定位 由下图看出，H-2 与 H-3 的 δ 值受立体因素（H-2e 应比 H-3a 更移向低场，Δδ 约为 0.5）和取代基的诱导效应（Δδ$_{BzO-AcO}$＝0.5）的影响。此时，两种效应恰好相反。但是，结果是立体因素占据主导作用。仅考虑诱导效应而忽略立体效应，是造成双酯定位错误的原因。事实上，难以由以上两种因素作出肯定判断。因此，设计以下方法（III→IV→V）证明。IV 经全乙酰化后，其化学位移的变化为 H-2e（－0.1）、H-3a（－0.24），而 Δδ$_{(H-2)-(H-3)}$＝0.79。显然，δ 值变化最大的 H-3a 即是指示 OBz 基连接的位置。

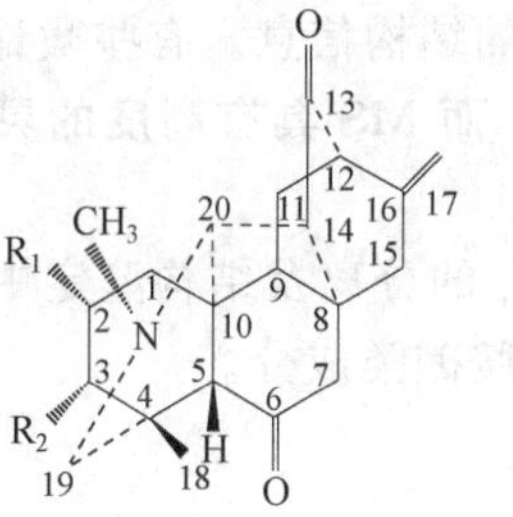

III R$_1$=OAc, R$_2$=OBz
IV R$_1$=R$_2$=OH
V R$_1$=R$_2$=OAc

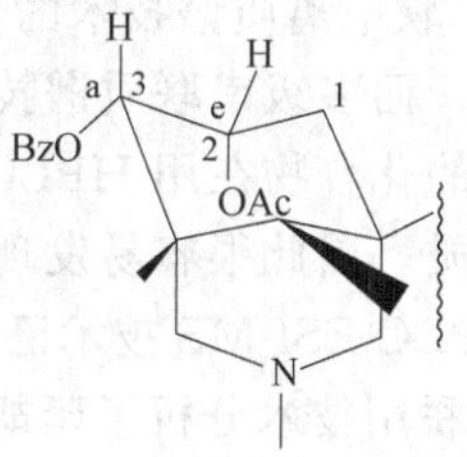

a—直立键
b—平伏键

（2）"13"-酮基定位 曾试图用不同频率的核磁共振仪（90MHz、100MHz、200MHz）测定紫乌定分子中"13"-酮基信号，但未成功。当累积间隔为 5s 时，可明显看见新增的酮基信号（δ200.2）。但后来证实这个信号不属于 13-酮基。因为紫乌定成盐后该信号消失，所以原先的 δ210.8 实为 13-酮信号，δ200.2 则为 6-酮基。有趣的是，对紫乌定及其类似物碳谱研究表明，在非充分碱化条件下测得的 6-酮基 δ 值不可靠，是酮式 III（δ 约为 207）和半缩酮式 VI（δ 约为 104）的加权平均值。由此说明，δ200.2 并非紫乌定 6-酮基的真正化学位移值，其值在 δ207 附近。由于紫乌定分子中可能的转动主轴的存在（如图 9-5 所示），使离轴近的 13-酮基的自旋-晶格弛豫时间常数（T$_1$）小于离轴远、运动快的 6-酮基，故在累积间隔时间 1s 时，难以观察到 6-酮基的信号。相反，紫乌定水解物或其衍生物等，则因该转动主轴的消失导致易于测出 6-酮基信号。以上研究再次证实了紫乌定分子中跨环效应的存在。

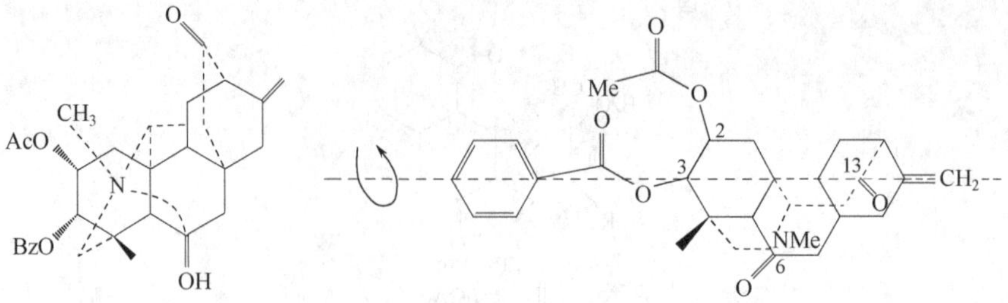

图 9-5   紫乌定分子中可能的转动主轴

9.5.3   液-质联用技术分析延胡索中的生物碱类成分实例

延胡索又称元胡，为罂粟科植物延胡索（*Corydalis yanhusuo* W. T. Wang）的干燥块茎，具有活血、利气、止痛之功效，临床用于治疗胸胁、脘腹疼痛、经闭痛经、产后瘀阻、跌扑肿痛等症。延胡索的主要成分是生物碱，其类型分属原小檗碱型、原托品碱型、阿朴菲型、苯并菲啶型等四种异喹啉类生物碱，其中多数属原小檗碱型，少数为阿朴菲型与原托品碱型。

通过高效液相色谱法（HPLC）对其中的一种或多种生物碱进行分析，可确定延胡索中主要组分并测定其含量，但该法对化合物的定性能力很有限，必须在有标准对照品情况下才能进行保留时间的比对定性和定量分析，据此所建立的延胡索质量控制方法大多只针对延胡索乙素等少数生物碱，不够全面。

液-质联用技术（HPLC-MS）是目前广泛应用的分析方法之一，它利用液相色谱的高效分离能力对被分析样品进行分离，再以质谱为检测器在线提供化合物的分子量信息，特别是电喷雾（ESI）软电离质谱技术的出现，为研究热不稳定和极性较大的化合物提供了简捷快速的分析方法，而多级串联质谱技术还可提供被分析成分的结构信息。有些微量、痕量成分和无紫外吸收的化合物在用 HPLC 分析时很可能被忽略，而 MS 具有高度的灵敏性，可检测到皮克级物质，因此很容易发现这些化合物的存在。

目前，HPLC-ESI-MS 技术已被广泛用于植物有效成分的分离及结构鉴定中。本实例采用 HPLC-MS 联用技术分析了延胡索中主要季铵碱类和叔胺碱类成分。

9.5.3.1   实验方法

（1）样品（延胡索，YHS）制备

取 YHS100g，粉碎，加 1000ml 纯净水回流提取 1h，水提液减压回收至 80ml，量取此浓缩液 1ml，加 1ml 甲醇，混匀，离心，取上清液过 0.45μm 微孔滤膜，制得待测样品。

（2）仪器条件

① 液相色谱条件。ODS C18 色谱柱（4.6mm×250mm，5μm）；流动相：A 为 5％冰醋酸水溶液，B 为乙腈；流速 0.8ml/min；采用线性梯度洗脱，梯度洗脱程序为：ⓐ0～10min 时，B 为 10％；ⓑ10～35min 时，B 为 10％～20％；ⓒ35～60min 时，B 为 20％～44％；ⓓ60～85min 时，B 为 44％～80％；ⓔ85～90min 时，B 为 80％～95％；ⓕ90～100min 时，B 为 95％；进样量为 10μl。

② 电喷雾质谱条件。ESI 离子源，正离子检测模式；Capillary 3000V；Sample cone 50V；Extraction cone 3V；RF lens 300V；Desoluation Temp 110℃；Source Temp 90℃；MCP Detector 2670V。

9.5.3.2 实验结果

延胡索水提取物 (YHS) 的 HPLC-UV 图谱和 HPLC-MS 总离子流图中, 两者的峰形和峰与峰之间的分离度都较好 [侯鹏飞, 宿树兰, 段金廒等。液-质联用技术分析延胡索中的生物碱类成分。中国医药导报 2008, **5** (11), 48-49]。根据 MS 所测定的 $[M+H]^+$ 值, 通过检索文献, 鉴定出 YHS 中的 11 个化学成分, 分别为四氢非洲防己碱、原托品碱、延胡索碱、黄连碱、延胡索乙素、非洲防己碱、四氢黄连碱、四氢小檗碱、小檗碱、巴马亭、脱氢紫堇碱, 组分鉴定见表 9-3。

表 9-3 组分鉴定

编号	保留时间/min	分子离子峰[M+H]$^+$的 m/z 值	化学成分
1	20.434	342	四氢非洲防己碱
2	22.934	354	原托品碱
3	26.236	370	延胡索碱
4	27.694	320	黄连碱
5	28.525	356	延胡索乙素
6	29.160	338	非洲防己碱
7	30.236	324	四氢黄连碱
8	31.300	340	四氢小檗碱
9	32.890	371	未鉴定出
10	34.591	336	小檗碱
11	35.028	352	巴马亭
12	37.987	366	脱氢紫堇碱

为确证以上推论, 该实例做了延胡索乙素的 HPLC-MS 研究, HPLC 和 MS 的条件即用分析 YHS 条件, 结果延胡索乙素在 HPLC 中保留时间为 27.915min, $[M+H]^+$ 值为 356, 与 YHS 中的第 5 号成分相符, 所以可以判断第 5 号成分为延胡索乙素。

电喷雾 (ESI) 质谱是一种 "软电离" 质谱, 碎片离子很少。延胡索中叔、季铵生物碱电离出的分子离子峰主要以 $[M+H]^+$ 的形式存在, 在质谱中可得到很好的响应。由于除延胡索乙素外, 其他成分没有对照品, 还不能充分断定这些成分的化学结构, 所以还需对这些成分的分子离子峰做二级或多级电离质谱, 获取更多的碎片离子峰信息, 再根据延胡索中各种生物碱的裂解规律, 最终确定其化学结构。

该实验利用 HPLC 的高分离性能和 ESI-TOF/MS 的强大定性功能, 建立了一种快速分析延胡索水提物中各种主要生物碱的方法, 为延胡索的质量控制提供了可行依据。

天然药物作为药品开发有多种形式。从天然植物或中药中开发出创新药物的基本要求有四点。第一，应弄清有效成分或活性成分。第二，能用科学、适用、较经济的方法从中药或天然药物中直接提取，分离出有效单体，或进行人工合成。第三，可做成适当剂型入药且质量可控、稳定。第四，投产上市前要按新药注册申报要求经过严格的报批审查。一些天然活性成分作为合成药物的先导化合物，在经过一系列的化学修饰或结构改造后才可开发成为高效、低毒的新药。在开展天然药物研究工作时，还应注意以下几点。

① 注重检索专利文献，寻找创新点，设立高起点研究目标。

② 适时对研究结果进行阶段性评估。

③ 将具有创新性的研究结果及时申请专利保护。

中草药的使用和研究在我国有着几千年的悠久历史，也是我国特有的开发天然药物的宝库。目前，我国对 1000 种左右植物进行了现代研究，对 300 余种中草药进行了较详细的化学与药理学方面的研究，鉴定了 600 多种有药理活性的成分。研究对象主要集中在生物碱、皂苷、多糖类成分的研究上，并从品种、成分、药理、含量测定、质量标准等方面进行了系统整理。

以中草药化学成分作为新药开发的单体成分，较著名的有青蒿素、山莨菪碱、延胡索乙素、丁公藤碱Ⅱ、樟柳碱、联苯双酯、天花粉蛋白、石衫碱甲（福定碱）、3-乙酰乌头碱、靛玉红、葛根总黄酮、金荞麦素、氯甲左箭毒、毛冬青甲素、麦角新碱、假蜜环菌甲素、汉防己甲素、去甲斑蝥素、三尖杉酯碱、棉酚、鹤草酚、川楝素、罗通定、利福定、平阳霉素等。其中已被研制开发为临床常用有效药物的有黄连素、香荚素、齐墩果酸、川芎嗪、岩白菜素、1-细辛醚、葛根素、阿魏酸、小檗胺等约 70 种。一些天然化学药品已可人工合成生产，例如咖啡因、川芎嗪、联苯双酯、咖啡酸、茜草双酯、8-甲氧补骨脂素、冰片、罂粟碱等百余种。近年来由药品生产企业经提取法生产的中草药有效成分及其衍生物制品已经有350 种以上，经提取法生产的植物药有效部位制品约 800 余种，这是 1993 年前对我国 1300余家药厂调研数据库的统计。

我国中草药化学研究方法已进入到利用超临界萃取、超滤、逆流色谱等技术水平阶段，天然植物研究中涉及的色谱（气相色谱、高效液相色谱、凝胶渗透色谱、离子交换色谱、薄层色谱及电泳等），分子结构测定过程中涉及的有机化学（有机分析、有机合成）、波谱学（质谱、核磁共振以及红外、紫外、拉曼光谱、X 射线衍射和圆二色谱），特别是超微量结构分析技术和色谱与质谱或光谱联用技术，快原子轰击，化学反应质谱等技术也正在中草药研究中不断得到应用，这将使中草药化学研究的技术难点有所突破。

大量现代研究结果证明，中草药有效成分主要是生物碱、黄酮、苷类、酚类、甾醇、蒽醌、木脂素、有机酸、氨基酸、多糖、蛋白质、多肽、酶以及挥发油、萜类等，某些中草药中的鞣质、树脂、油脂也被认为是有效成分。近年来微量元素在生物体内的重要作用日益被人们所注意。我国学者在天然药物活性成分及其类似物和衍生物的合成研究中，将从天然药物分离得到的具有一定活性的化合物作为先导化合物，进行分子结构改造，以增加治疗疾病的活性，去除不良反应和副作用，减少毒性，使之发展成新型药物。

近10年来，我国中草药化学成分研究飞速发展。在发展我国药学事业的同时，也为中草药和传统用药经验，以及为我国的中草药制剂的质量控制标准提供了可靠的科学依据。

中草药及其制剂都含有多种相互起协同作用的活性成分，但由于中草药品种繁多，基础研究工作薄弱，某些有效成分尚不清楚，给中草药及其制剂研究增加了一定难度。但分析中草药及制剂的有效成分和测定其含量，是保证药品质量及用药安全的必要手段，也为中药制剂进入国际市场的质量控制奠定了基础。

中草药化学成分及有效成分的研究与药效学研究是密切相关的。血清药理学研究方法的创新和应用，以及新药理模型的建立，在中草药及其制剂的有效成分的检测和作用机制的探索中起了推动的作用。这也促进了中药新药研制过程中药效学试验的设计和验证工作，拓宽了"中药新药药效学指南"以外的疾病种类。

1987～1996年批准的中药新药总数已超过600种。Ⅰ类新药有10种，Ⅱ类新药有13种，Ⅲ类与Ⅳ类分别有230种和310种。

中草药的提取分离方法也有很大发展，如超临界二氧化碳萃取、粗粉动态提取、高速离心、树脂柱分离等，越来越多地应用于生产。现代新药研制追求更高疗效，更安全可靠。中草药新药研究开始走向正规化、标准化、科学化和法制化。

"安全、有效、稳定、可控"是药品的四大要素。药品的研发首先必须针对某种疾病，从大量的化学物质、中药、天然药物中筛选出具备上述四大要素的物质，才能进入新药研发。中药尽管有两千多年的临床使用历史，但临床上基本都是以复方配伍使用，各种中药的疗效包括复方的疗效如何，没有确切的数据，作为药品进行开发，仍需要进行大量的筛选。因此，新药的发现是中药创新药物研发的必需过程。

目前，世界上有多家公司和数百家研究单位从事中草药的研究和产品的开发，重点是治疗肿瘤、心血管疾病、神经精神疾病和艾滋病药物。在亚洲，除上述疾病外，对治疗消化系统疾病、骨质疏松症、炎症、传染性疾病的药物也很重视。许多疾病如糖尿病、风湿病、过敏性疾病等，现代医学目前尚无很好的治疗方法，而中草药确有特殊疗效，且标本兼治，我国已着力开发。

10.1　天然药物开发的一般程序

下面介绍的内容主要是第一类创新药物（含中药和天然药物）的开发程序。一类新药的开发是一个非常复杂的高技术密集型系统工程，涉及化学、药理、制剂、临床医学、毒理等多学科领域。根据国际成熟经验，大约平均合成与筛选1万个化合物才可能研制成功一个一类创新药物上市，故成功率极低、难度极大。国外周期至少为10～12年，多则15年，投资2亿～5亿美元。当然，中药或天然药物因有千百年临床实践经验积累，从中开发一些新药，成功率较高，可能会缩短一些过程，但其工作量之大、投入之多也可想而知。大量、长期、并冒有极大风险的投入迫使各研究部门及企业集团千方百计保护自己的利益。故多数研制单位一旦从天然药物或中药中筛选、分离得到新结构、新活性的化合物，并判断其可能有开发、利用前景时，总是先申请专利，求得知识产权保护，当发明得到确切保护后才开始作大量、长期、全面的战略投入，研究过程中必须随时分析、调整计划，以求取得最好效果。

根据国际上开发新药的成熟经验，结合我国国情，从中药或天然药物活性成分中开发一类新药的大致过程如图 10-1 所示。由图可见，从天然药物或中药中开发一类创新药物的前提在于能否得到新的活性化合物。没有新结构、新活性的化合物，一类创新药物的开发研究就成了无源之水、无本之木。这也是为什么近 20 年来国际上天然药物化学研究领域不断加强对生物活性物质的重视的根本原因。

如图 10-1 所示，根据国内外新药发现过程结合我国中药新药研发的特点，总结新药发现过程主要如下。

10.1.1 样品的选择与制备

新药的发现从样品的收集开始。为了提高目标的命中率，可根据文献古籍调研，从民族、民间药物、临床名方、老药和国外天然药物中选择筛选样品，收集样品，进行基原鉴定，也可选择天然产物进行大规模筛选。样品收集后进行提取，或采用溶剂粗分成几个部位，得到粗提物。

10.1.2 活性筛选

根据拟开发药物的适应证，采用体外或体内的方法对提取物进行活性筛选，如果提取物有明显的活性，即进入下一程序；如果提取物没有明显的活性，先贮存在样品库中，供其他活性筛选。

10.1.3 活性跟踪

跟踪化合物的分离、结构鉴定以及有效部位、有效成分、活性先导化合物的发现，通常采用溶剂方法或色谱方法对粗提物进行进一步分离，最好能够按化合物类型进行分离，有利于有效部位新药的发现；对分离后的各个部分进行进一步的活性筛选，发现活性部位；采用色谱方法对活性部位进行化合物的分离和结构鉴定；对分离的化合物进行活性筛选。

在此筛选过程中，有时会发现某一部位活性很强，但进一步分离成单体化合物后活性没有提高，甚至降低的现象，这可能是由于中药的各成分之间存在着协同作用导致的。

这时可以把相应的活性部位研发成为新药，即有效部位新药。如果发现某一单体化合物活性很强，具有临床应用前景，就可以把单体化合物研发成为新药，即有效成分新药。

但在活性成分研究中，大部分情况是分离的化合物具有一定活性，但活性不太强，或毒性很大，没有临床使用价值，这类化合物被称为活性先导化合物，可进入结构改造程序。对于没有活性的化合物，将其贮存在样品库中，供其他活性筛选。

10.1.4 结构改造和构效关系研究

如前所述，天然产物中发现的大部分化合物没有直接临床应用价值，但可作为创新药物发现中先导化合物的主要来源。对于活性筛选发现的活性先导化合物，必须进行结构改造和构效关系研究。通过系统的构效关系分析，进一步设计并优化活性化合物，再通过活性筛选，直至发现具有临床应用价值的化合物，从而进入新药研发阶段，最后成为化学药的一类新药。

目前，国际上多数创新药物都是通过这一途径发现的，从国际上申请的专利也可以看出，一般一个活性化合物，其合成的衍生物都在数十个，甚至上百个。而在我国，天然产物研究与合成是基本脱节的，从事天然产物研究的人员大多不懂合成，从事合成的人员对结构

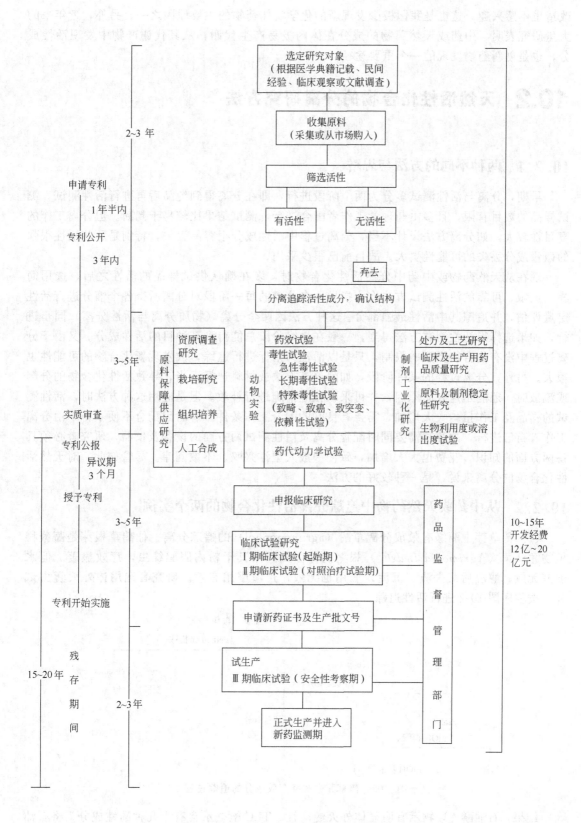

图 10-1　天然物药品（一类新药）的开发研究过程

改造也不感兴趣，这也是我国极少发现新的化学实体药物的主要原因之一。另外，近年来的大量研究表明，中药或天然药物的成分在体内极易产生代谢，从其代谢产物中发现活性成分，也是创新药物发现的一个重要途径。

10.2 天然活性化合物的分离研究方法

10.2.1 两种不同的方法与思路

早期，分离与活性测试多分为两个阶段进行，即在分离得到纯品后再进行活性测试，测试样品的数目有限，且多由药理学工作者配合进行，测试结果比较易于判断。但分离工作的盲目性较大，如分离方法设计不当，分离过程中活性成分很容易丢失，特别是那些活性很强的微量成分丢失的可能性更大。故目前已很少采用。

现在从天然药物或中药中分离活性化合物时，多在确认供试样品的活性之后，选用简易、灵敏、可靠的活性测试方法作为指导，在分离的每一阶段对分离所得各个馏分进行活性定量评估，并追踪其中活性最强部分。这种方法因两个分离（物质分离与活性分离）同步进行，如果选择得活性测试方法得当，一般在最终阶段总能得到某种目的的活性成分。又由于分离过程中没有化合物类型的限制，只是以活性为指标进行追踪，故发现新化合物的可能性也很大。另外，分离过程的某一阶段，如因分离方法或材料选择不当，导致活性化合物的分解或流散时，还能迅速查明原因，并可采取相应措施进行补救。但是应用这种方法时，活性测试的样品及工作量均大大增加，需要有良好的配合工作条件。有时因配合不便不得不由分离工作者自己进行，故往往需要同时配置分离及活性测试两方面的设备及仪器，研究者必须具备两方面的知识，花费也大大增加，致使一般人望洋兴叹、不敢问津。尽管如此，对天然活性化合物的分离来说，是一种较好的方法。

10.2.2 从中药或天然药物中追踪分离活性化合物的两个实例

（1）鹤草芽中驱绦有效成分鹤草酚（agrimonophol）的追踪分离　仙鹤草根芽是蔷薇科植物龙牙草（*Agrimonia Ledeb.*）根茎的芽。民间用其干粉内服驱绦虫，疗效显著。但水煎液无效，醇浸后蒸去渣（沉淀）服用也无效，连渣服用有效。研究者选用体外灭囊虫试验，按程序图 10-2 进行活性追踪。

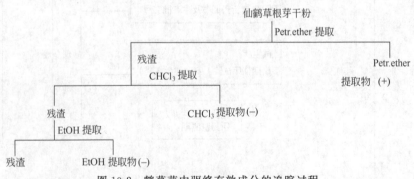

图 10-2　鹤草芽中驱绦有效成分的追踪过程

结果，石油醚提取物示有明显体外灭囊活性。TLC 检查示含有十几种酚性成分。将石油醚提取物随后用不同碱液进行 pH 值梯度萃取，由 $NaHCO_3$ 萃取部分分到有效单体鹤草酚

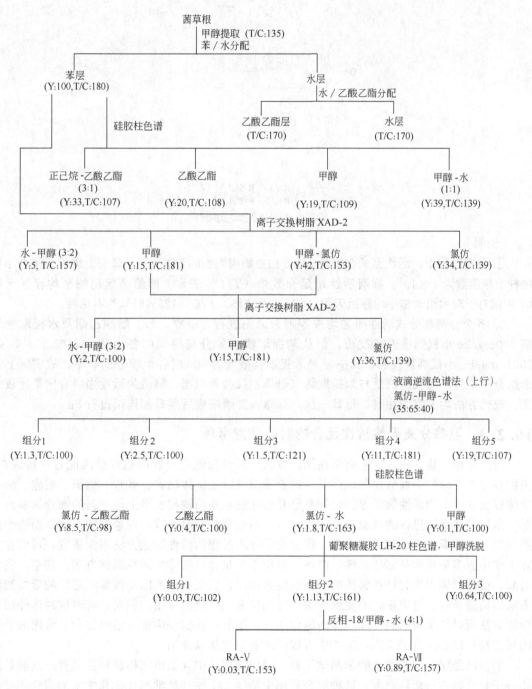

图 10-3　茜草根中抗肿瘤活性环肽 RA Ⅴ、RA Ⅶ的追踪分离过程

(agtimonophol)。最后经一系列降解及光谱测试，确定其结构，并经化学合成得到确认。

（2）茜草（*Rubia cordifolia*）根中抗肿瘤活性成分的追踪分离 茜草根的抗肿瘤活性是系川等采用 S-180 荷瘤小鼠进行体内抑瘤试验筛选过程中发现的。按图 10-3 程序进行活性成分的追踪分离，最后得到了具有抗肿瘤活性的 RA Ⅴ 及 RA Ⅶ 等环肽类活性物质。

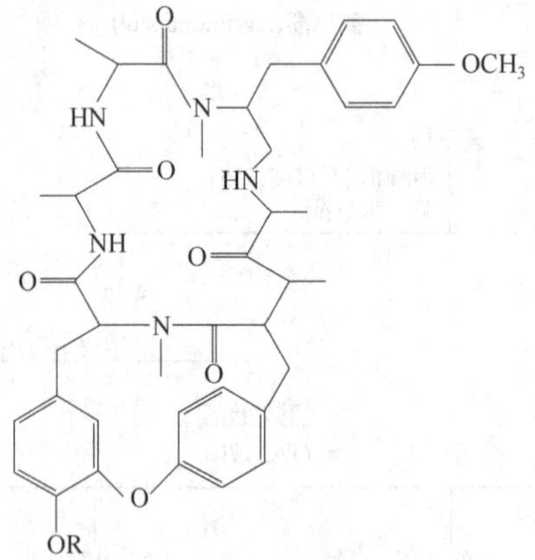

RA Ⅴ　R=H
RA Ⅶ　R=CH₃
茜草根中抗肿瘤活性环肽的结构

［说明］

① 分离过程中，活性测试在接种 p-388 白血病瘤细胞的 CDF₁ 系小鼠身上进行。每个小鼠接种瘤细胞数为 1×10^6。抑瘤活性用延命效果（T/C）表示，即给药组动物平均存活天数（T）相对于对照组动物平均存活天数（C）的百分率。$T/C > 125\%$ 时认为有活性。

② 各个分离部分或活性筛选均按等剂量原则进行。甲醇、苯、醋酸乙酯及水提取物均按 200mg/kg 小鼠剂量进行投药，但从苯提取物出发分离得到的各个馏分则按 $200 \times (y/100)$ mg/kg 小鼠剂量投药，其中 y 是苯提取物数量为 100 时各个馏分的收率。故实际上各个馏分（子体）的投药剂量与苯提取物（母体）投药量相当，测得的活性强弱有定量比较意义。投药方法均为腹腔注射，每日一次，从植入肿瘤细胞后翌日起连续进行 5d。

10.2.3　追踪分离天然活性化合物时的注意事项

（1）选择、建立先进的生物活性测试方法 天然活性化合物的追踪分离能否取得成功，关键在于有无好的生物活性测试体系。试验模型可以是整体动物、器官、组织、细胞、酶或受体以及体内生物活性物质等。近年来已开始注意在基因调控水平上建立新的筛选体系。无疑，采用整体动物进行的试验与人比较相近，但是实验费时费钱，现象复杂，加以动物个体差异以及病理模型难于建立等因素，作为指导分离过程的活性筛选方法不太适宜。目前在实际工作中更多采用的是那些灵敏、简便、可用于微量样品的体外活性测试方法。其中，利用对酶、受体或体内生物活性物质的抑制或促进作用，以及利用基因调控影响进行的活性测试方法因简便易行、可定量，而受到青睐，得到越来越广泛的应用。但是，有时这种体外活性检测方法所得结果与药物实际在体内的作用并不平行，故实践中也应予以注意。常用的活性测试方法可以参见有关文献，工作中可以因地制宜地加以选用。

利用已经建立起来的生物学测试平台，我们期望从中寻找出结构新颖且具有开发前景的小分子化合物进行新药研发。这种综合利用生物学、生物信息学和合成化学来加速新药寻找速度体现了当前新药研发的新趋势。

（2）确保供试材料具有活性　这是追踪分离活性化合物的前提。为了确保活性成分的分离工作在可靠的基础上进行，对供试天然药物或中药有时须采用多项指标、体内外结合进行测试加以确认。图10-4为美国癌研究中心（NCI）用于筛选植物或动物粗提取物抗肿瘤活性的改进方案。该方法有许多优点：①活性低或含量少的化合物不至于丢失；②增加了检出新化合物的机会；③可能分离得到具有不同作用机制的化合物。

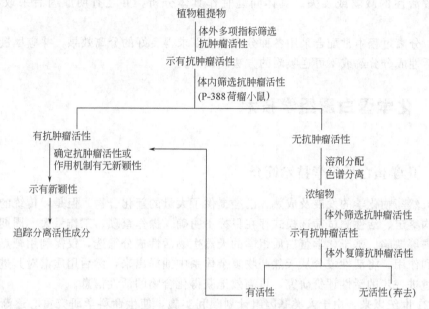

图 10-4　植物粗提取物抗肿瘤活性的筛选方案（美，NCI）

（3）在众多生物活性中找出最本质的作用　天然药物或中药在临床治疗上可能作用于多个靶点，因而具有多种疗效，即表现出多方面的活性。研究者应当力求找出其中最本质的作用，选择建立反映临床治疗作用特点、且效果与之平行的活性测试体系，才有可能追踪分离出目的活性成分，甚至有效成分。表10-1反映了这方面工作的一些典型实例。

表 10-1　生物活性追踪分离实例

供试材料	生理作用	生理活性测定方法	目的活性物质
乌头 （*Aconitum* spp.）	强心、利尿、兴奋、镇痛	Yagi-Hartung 法 （离体蛙心）	去甲基乌药碱 （higenamine）
大黄 （*Rheum coreanum* 及 *R. palmatum* 的杂交种）	健胃、缓泻	致泻活性（小鼠）	番泻苷 （sennoside）
茵陈蒿 （*Artemisia capillaris*）	利胆、抗炎、口渴、视力减退	胆汁分泌促进作用	茵陈色原酮等 （capillarisin）等
贝（日本产） （*Babylonia japonica*）	瞳孔散大、言语障碍、便秘	atropine 定量法 （小鼠散瞳率试验）	surugatoxin
软紫草 （*Arneebia euchroma*）	止血、抗炎、抗菌、抗病毒、抗癌	前列腺素 PGE$_2$ 合成抑制活性	软紫草酚 （arnebinol） 软紫草酮 （arnibinone） 软紫草呋喃酮 （aenebifuranone）

（4）正确比较并判断各馏分活性　如前所述，分离过程中总是按"等剂量不等强度原

则"对每一阶段得到的馏分（子体）进行活性定量评估，并与母体作比较，追踪活性最强馏分。一般，如与母体比较，所得几个子体活性强弱参差不齐，则示活性分离与物质分离平行，可能得到良好的分离效果；如某个子体活性显著增强，则示分离过程中可能除去了某种拮抗作用物质；如果所得各个子体活性均明显减弱，则提示活性成分可能分解、流散或与吸附剂发生不可逆吸附，还可能因该药物活性原本为多组分综合作用（相加或相乘），故分离后反而导致活性的减弱或丧失。具体问题宜作具体分析，并在查明原因后采取相应对策处理。

另外，分离过程中常配合采用各种分离手段以求得良好的分离效果，并应尽量避免采用可能导致活性成分分解或不可逆吸附的方法或试剂。

10.3 化学蛋白质组学技术

10.3.1 化学蛋白质组学技术简介

随着天然药物化学的发展及成熟，已经提供了大量的新化合物。但是，传统的化学成分分离、结构鉴定、活性测试筛选模式存在目标不明确、操作繁琐、工作量大、周期长、活性成分易丢失等缺陷。基于化学蛋白质组学的天然生物活性成分筛选，仅需利用靶点与小分子配体的亲和作用，将活性成分从天然药物复杂体系中抽提出来，然后用质谱对其进行结构鉴定，并通过进一步的活性评价研究，可高效地获得化合物的活性信息。

进入 21 世纪以来，由于人类基因组计划顺利实施，使生命科学研究重心逐渐转移到对生物功能整体研究上，蛋白质作为生物功能主要体现者或执行者，对其表达与功能的研究已成为生命科学发展的趋势。化学蛋白质组学是化学生物学研究的重要技术手段，利用能与靶蛋白质发生特异性相互作用的小分子干扰和探测蛋白质组，采用亲和色谱技术，借助高灵敏质谱和生物信息学，可在分子水平系统揭示特定蛋白质功能及它们与小分子的相互作用，有别于以往主要以蛋白质定性定量鉴定为基础的蛋白质组学技术。化学蛋白质组学正是利用小分子直接从功能角度切入蛋白质组研究，因此被认为是很有前途的新一代功能蛋白质组学技术。

具体的化学蛋白质组学实验技术有两种，一是蛋白质活性表达技术（ABPP），是用化学探针研究蛋白质结构和功能，通过发展和应用有特定结构和生物活性的靶向探针，揭示复杂蛋白质组中的特异性酶家族的功能；另一种是以化合物为中心的化学蛋白质组学技术（CCCP），将生物活性已知的目标化合物与生物相容的惰性树脂结合，研究靶蛋白质功能。

化学蛋白质组学的一般流程是先将化学探针与蛋白质提取液进行孵育，然

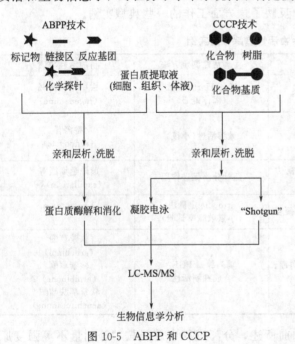

图 10-5 ABPP 和 CCCP

后利用亲和色谱等技术将这些蛋白质加以分离，再通过高灵敏度质谱进行鉴定，最后用生物信息学对它们进一步分析（图10-5）。探针即探测用的工具，是指能与特定靶分子发生特异性相互作用的分子，并可被特殊方法所检测。化学探针可根据化学小分子的变化来获知大分子的信息，这正是化学蛋白质组学所采用的研究手段。

（1）蛋白质活性表达技术（ABPP）　是利用基于靶酶活性的小分子探针研究蛋白质结构与功能。它是合成同时带有反应基团和标记物的 ABP 试剂与待研究的蛋白质组发生相互作用（ABP 中的反应基团能特异性修饰蛋白质组中的某类酶蛋白质而将小分子结合到感兴趣的靶酶上，利用 ABP 中的荧光或生物素标记物又可将这些靶酶逐一地从蛋白质组中"钓"出来）。ABPP 技术整合了化学和生物学各自优势，以一种较简明的手段研究小分子与生物大分子间的复杂作用，从分子水平揭示生物体在生理或病理状态下的关键调控机制，现已成为研究重要药物靶点蛋白质结构与功能的主要手段之一。目前，该技术已成功用于针对丝氨酸蛋白酶、巯基蛋白酶、半胱氨酸蛋白酶、泛素蛋白酶等靶酶的功能蛋白质组研究，并从中发现一些小分子在疾病中的新作用靶点。

化学探针分为 3 个特异功能部位：①与酶共价交联的反应基团。②调节反应基团反应特异性的链接区。③一个便于鉴别和纯化目标酶的标记物（Label/tag）。反应基团一方面有特定蛋白质中氨基酸残基的反应性，另一方面不能识别细胞或细胞抽提物的其他活性片段。

一般说来，大多数成功的化学探针都是基于靶酶抑制剂的作用机制来设计反应基团，这些小分子抑制剂可根据酶系的作用机制不同对靶点产生选择性抑制作用。链接区常采用长链烷基、聚乙二醇或多肽片段，以连接反应基团和标记物，其主要作用是在反应基团和标记物间提供足够空间以阻止空间障碍的形成，便于反应基团与酶结合及对结合物纯化。标记物最基本特点是便于鉴定和分离，常选用生物素、荧光物质和放射性物质作为标记物。

（2）化合物为中心的化学蛋白质组学技术（CCCP）　基于蛋白质的亲和色谱技术特别适用于鉴别与能小分子发生相互作用的靶蛋白。该技术可描述与良好生物活性的化合物相互作用的靶蛋白质特征。与 ABPP 技术相比，它不需提供蛋白质活性状态的直接信息，并作为一种更加没有导向性的方法，可鉴定出意料之外的生物分子，包括不具有酶功能的蛋白质，故可用于探索完全未知的新奇药物靶点。

基本实验步骤：

① 先将感兴趣的有生物活性的化合物固定到琼脂糖凝胶或其他树脂上（目前有许多商业化的树脂可允许共价连接不同化学基团，例如巯基、氨基、羟基和羧基等），制成化合物基质，再用这种基质作为诱饵来钓溶胞产物或组织提取物中能产生相互作用的蛋白质，当化合物需进行结构修饰时，要确保其药效团保留；②用缓冲液将与固定的化合物配体特异性结合的蛋白质从固相载体上洗脱下来，通过双向凝胶电泳或 Shotgun 蛋白质组学方法进行分离；③银染或考马斯亮蓝染色后，对感兴趣的蛋白点用蛋白酶消化；④用 nano-ESI/MS/MS 或 MAIDI-TOF-MS/MS 鉴定；⑤进行生物信息学分析。

在所有已知蛋白酶中，胰蛋白酶最常用，它具有高度专一性，产生的肽段末端往往是碱性氨基酸残基，而肽段长度也正好可用来进行有效的质谱分析。质谱鉴定结果依赖于蛋白质序列数据库。常用蛋白质数据库有 Swiss-Prot 和 EMBL 数据库，相关工作可由软件完成。例如 Mascot 和 Sequest，可进行深入的生物信息学分析。对于生物学预测或推断的蛋白质靶点，还需要生物学方法进行验证。例如，表面等离子共振技术和等温滴定量热法（前者特别适用于蛋白质检测和蛋白与蛋白相互作用等蛋白质组学研究，它能在保持蛋白质天然状态的情况下，实时提供靶蛋白质的细胞内分布、结合动力学及浓度变化等功能信息。后者是一种生物物理学技术，可用来检测化学小分子与生物大分子结合的热力学参数（n，K，ΔH，

ΔS）。此外，还有很多其他的验证化合物与蛋白质相互作用的方法，如制备化合物与蛋白质的共结晶来确定结合位点；定点突变蛋白质结合位点序列后再验证是否还有结合能力；GST-pulldown 实验等。

10.3.2　亲和色谱技术简介

亲和色谱技术（affinity chromatography，AC）是利用化合物和作用靶之间的亲和活性，将目标化合物从大量无亲和活性的化合物中分离出来的一种方法，具有色谱分离和活性筛选可同时进行的特点，尤其适合研究复杂体系中的效应物质。该技术将可与待分离混合物（或称配体）特异结合的物质（配基）如靶蛋白等制备化合物基质，固定于色谱填料上制备色谱柱，共同孵育后，以洗脱液洗脱，使其缓慢、连续地流出色谱柱，获得靶蛋白-小分子复合物，即可实现混合物中各组分间以亲和性为基础的分离。直接分析复合物或将复合物解离后再对特异结合的化学小分子进行分析，可获得结合小分子的结构及对靶蛋白的亲和参数等活性信息。还可将靶蛋白固定化，即通过吸附、包埋、交联、共价结合等方法将目标蛋白质固定于特定载体上并保持其活性来进行筛选。以生物和非生物来源物质为配基的各种亲和色谱在天然药物活性成分筛选中已得到广泛应用，逐渐成为一种重要技术手段，为天然生物活性成分筛选提供新途径。以下是天然生物活性成分筛选中常用的亲和色谱方法。

（1）基于固定化靶蛋白的亲和色谱技术　确定靶蛋白是制备基于固定化靶蛋白亲和色谱柱的前提，采用蛋白组学技术比较正常体与病变体、给药前后蛋白质谱的变化，验证这些蛋白质在疾病发生过程中的作用等，可为药物筛选提供大量理想的作用靶点。虽然目前这方面的报道主要集中在从组合化学库中筛选新药，然而，今后随着蛋白组学和蛋白固定化技术的发展，基于固定化靶蛋白的亲和色谱技术的应用范围将不断扩展，会成为天然生物活性成分筛选的有力工具。

（2）基于细胞膜的色谱技术（CMC）　CMC 技术是将活性组织细胞膜固定于特定载体表面，制备成细胞膜固定相，用 HPLC 方法研究化合物与固定相上细胞膜及膜受体的相互作用的方法。该模型获得的色谱保留参数（容量因子）与化合物药理作用密切相关，因此具有操作方便、稳定可靠、高效灵敏的优点。

目前，常将亲和色谱技术与其他筛选方法相结合，可及时跟踪分离产物，非常适用于筛选有确切作用靶点或结构特征的活性成分。亲和色谱-质谱联用可实现有效成分分离、筛选和鉴定一体化。

10.3.3　基于化学蛋白质组学技术的天然生物活性成分筛选及新药开发

天然生物活性成分的筛选是中药新药研发过程中的重要步骤。通过筛选小分子配体来描述新蛋白的功能，可为新药研发提供先导化合物，是化学蛋白质组学的重要研究内容。

天然生物活性成分作用于人体，会引起分子、细胞、器官、整体多层次的结构和功能状态改变，调节这些层面的结构和功能的本质是基因，直接作用者主要是蛋白质。化学蛋白组学可用于包括蛋白质表达、鉴定、细胞定位和功能调节在内的蛋白质组学研究的所有层面。具体来说，化学蛋白组学具有如下功能：①筛选中药有效成分；②通过检测中药有效成分的活性来验证可能的靶点；③通过筛选小分子配体与蛋白的结合来描述新蛋白；④进一步阐释中药作用机制和探索中药新药的研发思路等。

与传统的天然生物活性成分筛选模式相比，基于化学蛋白质组学的靶分子亲和色谱-质谱联用技术的筛选模式具有快速、高效、灵敏、特异性强等优势。

10.4 天然化合物的化学修饰或结构改造

从天然药物或中药中筛选追踪得到活性化合物只是一类创新药物研究的前期阶段。即使一些天然活性化合物本身可以开发成为新药，但从成功分离、确定结构到真正开发成功还要走很长一段道路。更何况不少天然活性化合物因为存在某些缺陷，如药效不理想或具有一定的毒副作用；或因含量太低，难以从天然原料中取材；或因结构过于复杂，合成十分困难，故往往本身并无直接开发利用前途。我们只能以它们为先导化合物，在经过一系列的化学修饰或结构改造后，对得到的衍生物进行定量构效关系的比较研究，才有可能发现比较理想的活性化合物，并开发成为新药上市。

以下为近年来我国自主开发研制抗疟新药青蒿素（arteannuin）及其合成衍生物蒿甲醚（methylarteannuin）的大致过程。

青蒿素是从菊科植物青蒿（也叫黄花蒿，*Artemisia annua* L.）全草中分得的一种抗疟活性新成分，为倍半萜双烷基内酯，分子中具有过氧键。

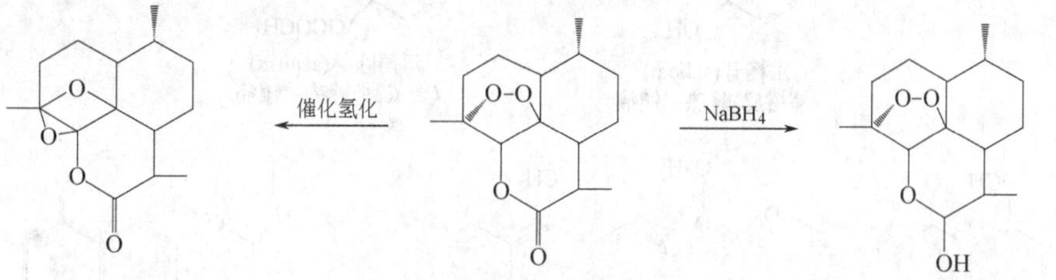

氢化青蒿素（Ⅱ）　　　　　青蒿素（Ⅰ）　　　　　还原青蒿素（Ⅲ）

青蒿素（Ⅰ）经催化氢化或硼氢化钠作用，分别得到氢化青蒿素（Ⅱ）及还原青蒿

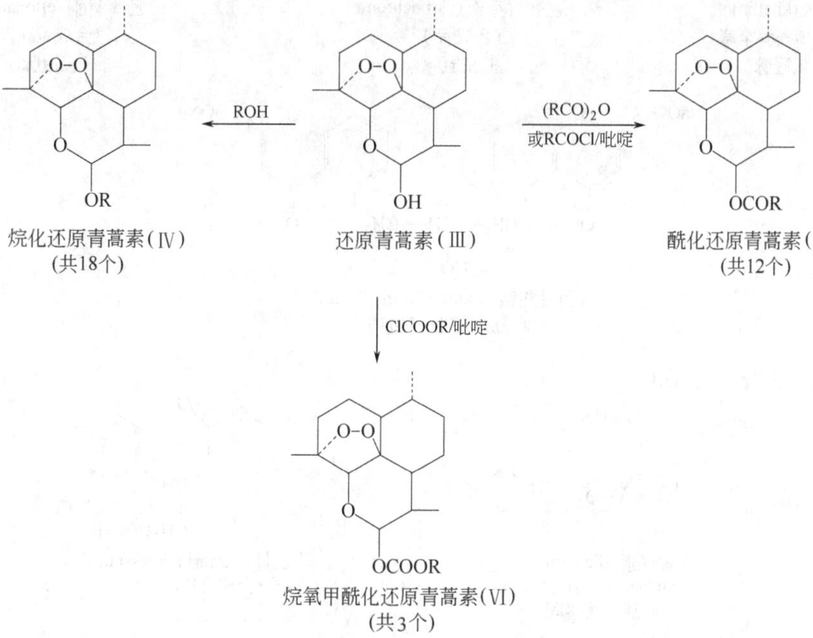

烷化还原青蒿素（Ⅳ）　　　还原青蒿素（Ⅲ）　　　酰化还原青蒿素（Ⅴ）
（共18个）　　　　　　　　　　　　　　　　　　　　（共12个）

烷氧甲酰化还原青蒿素（Ⅵ）
（共3个）

素（Ⅲ）。经抗鼠疟（*P.berghei*）活性测试，证明Ⅱ无活性，故提示分子中的过氧键可能是抗疟活性基团。Ⅲ的抗疟活性比Ⅰ高出1倍，为进一步改善与提高抗疟效果，以Ⅲ为基

础，分别进行烷基化、酰化及烷氧甲酰化，分别生成烷化还原青蒿素（Ⅳ）、酰化还原青蒿素（Ⅴ）及烷氧甲酰化还原青蒿素（Ⅵ）三类衍生物。

所得Ⅳ、Ⅴ及Ⅵ三类几十种衍生物经采用鼠疟抗氯喹虫株筛选，并以实验动物原虫转阴的最小剂量为指标，进行构效关系的定量研究，发现活性比青蒿素高出 10～30 倍。其中，化合物 224（Ⅳ，R＝CH₃）、108（Ⅴ，R＝C₂H₅）及 242（Ⅵ，R＝n-C₃H₇）的效价分别为青蒿素的 14、31 及 28 倍，显示有较大开发利用前途。在经过一系列药效、毒性及临床研究的综合评价后，化合物 224，也称甲基化还原青蒿素或蒿甲醚，已作为一类创新药物正式批准投产。该药对恶性疟（包括抗氯喹虫株）疗效确切，临床试用恶性疟疾 829 例，间日疟 239 例，治愈率达 100%，平均退热时间 26.8h，平均疟原虫转阴时间为 36.3h，复染率极低，且副作用小。蒿甲醚的开发研制成功是我国自主开发研制抗疟新药的一项重要成果。

以天然活性成分为先导化合物，进行结构修饰或结构改造，并最终开发成功新药的例子在历史上并不少见。以下为在天然活性成分基础上研究开发而成的合成药物，是这方面工作的一些典型例子，可供参考。

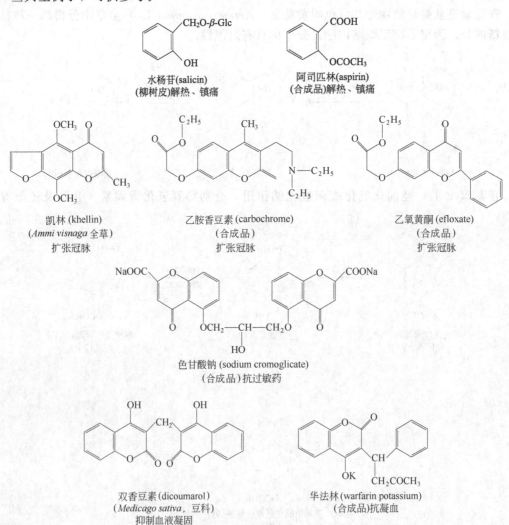

水杨苷(salicin)
(柳树皮)解热、镇痛

阿司匹林(aspirin)
(合成品)解热、镇痛

凯林 (khellin)
(*Ammi visnaga* 全草)
扩张冠脉

乙胺香豆素 (carbochrome)
(合成品)
扩张冠脉

乙氧黄酮 (efloxate)
(合成品)
扩张冠脉

色甘酸钠 (sodium cromoglicate)
(合成品)抗过敏药

双香豆素 (dicoumarol)
(*Medicago sativa*，豆科)
抑制血液凝固

华法林 (warfarin potassium)
(合成品)抗凝血

显然，某些合成药物只是天然活性化合物在原有结构基础上经过简单的化学修饰，如烷基化、酚化、氧化、还原等衍生而成。以东莨菪碱、氧化东莨菪碱、溴化甲基东莨菪碱三者为例，后两种合成衍生物与前者在结构骨架方面没有太大变化，故作用并无本质差别，只是活性强弱及毒副作用的程度差别而已，难以出现重大突破。但是，有一些化合物则不然，只是以原型化合物为先导，保留活性骨架，并对原有结构进行较大改造，药效或毒副作用也得到了显著的改进。这一方面著名的例子如以古柯碱为先导化合物合成的普鲁卡因，以 *d*-筒箭毒碱为先导合成的十烃双胺等。

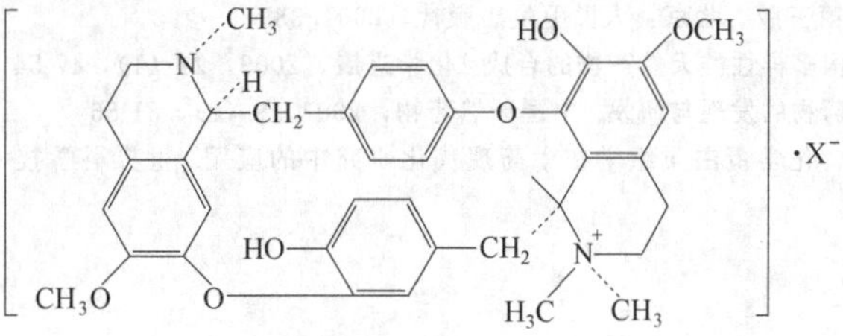

d-筒箭毒碱 (*d*-tubocuranine)
肌肉松弛剂

$$(CH_3)_3\overset{+}{N}-(CH_2)_{10}-\overset{+}{N}(CH_3)_3$$
$$X^- \qquad X^-$$

十烃双胺 （decametenium）
肌肉松弛剂

对天然活性化合物进行结构改造有许多方法，依据的原理也不同，如通过制备适当衍生物以改变在油/H_2O 中的分配比；引入另一活性基团；作为前体药物；改变立体结构使之与受体结构相适应，以利于其发挥作用等。这些原理和方法在合成药物化学书上均有详细介绍，需要时可以参考。

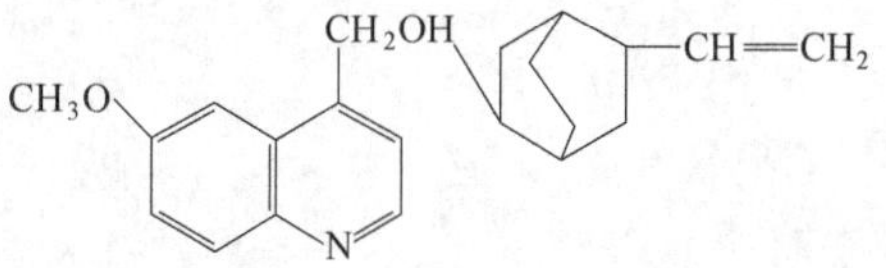

奎宁 (quinine)
(金鸡纳树 *Cinchona succirubra* Pabon)
解热抗疟病

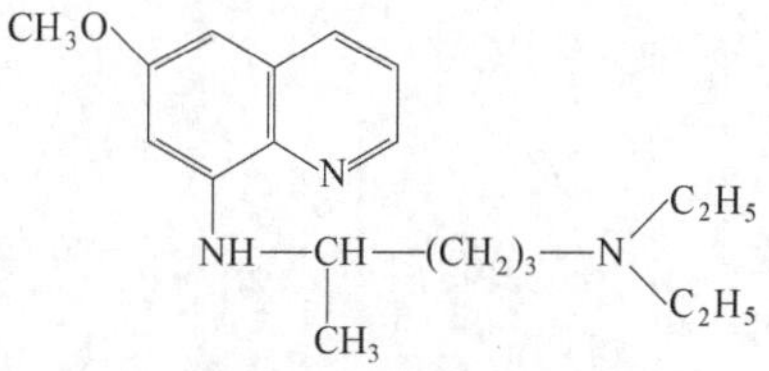

扑疟奎宁 (plasmoquine)
(合成品) 抗疟药

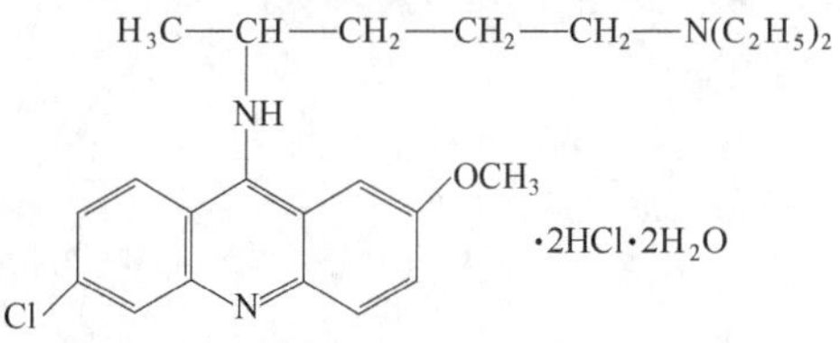

阿的平 (atebrine)
(合成品) 抗疟药

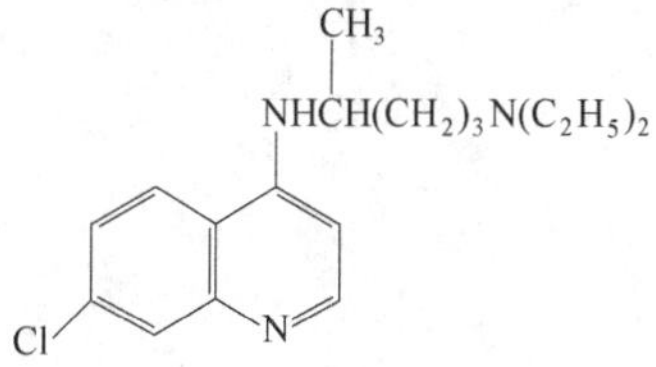

氯喹 (chloroquine)
(合成品) 抗疟药

对天然活性化合物进行结构改造，合成理想的新药绝非易事。仍以抗疟药研究为例，从金鸡纳树皮中含有的天然抗疟活性化合物奎宁（quinine）出发，到发现扑疟奎宁（plasmoquine）时，即合成筛选了近 1 万个化合物；到发现阿的平（atebrine）时，共合成与筛选了 1.2 万个化合物；而到发现氯喹（chloroquine）时，合成与筛选的化合物多达 1.4 万个。由此可见，开发新药的工作量及难度之大，需要天然药物化学工作者与合成药物化学、药理学、毒理学等研究者的全力合作与周密细致、坚持不懈的努力奋斗。为发展我国民族制药工业，适应实行药品专利新形势的需要，我们必须尽早建立起自主开发新药的研究体制与队伍，根据我国国情大力加强从中药及天然药物中开发创新药物的研究，争取为人民做出较大贡献。

参 考 文 献

1 郑汉臣.中国天然药物研究与发展论坛会刊.2003.62
2 赵余庆,杜文川等.中草药,1999,**30**（增刊）：8
3 赵余庆,杜文川等.中草药,1999,**30**（增刊）：10
4 姚新生.天然药物化学.第三版.北京：人民卫生出版社,2001.389
5 杨震.活性天然产物和结构多样性类天然产物的合成.化学进展,2009,**21**（1）,47-54
6 屠鹏飞,姜勇.中药创新药物的发现与研发.中国天然药物,2007,**5**（2）,81-86
7 岳荣彩,单磊,严诗楷等.化学蛋白质组学在中药现代化研究中的应用.世界科学技术-中医药现代化,2010,12：
  502～510